中文医学术语体系构建与应用

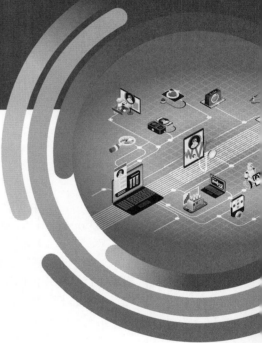

主　编　胡建平　廖家智　张晓祥

副主编　任宇飞　李岳峰　张黎黎　肖　辉　董方杰

编　委（按姓氏笔画排序）

王　梁　任宇飞　孙润康　李　金　李岳峰

杨　柯　肖　辉　汪火明　沈绍武　张晓祥

张黎黎　陆安庆　陈洞天　奈存剑　庞　磊

屈晓晖　胡建平　虞兵兵　董方杰

人民卫生出版社

·北　京·

图书在版编目（CIP）数据

中文医学术语体系构建与应用 / 胡建平，廖家智，张晓祥主编. —北京：人民卫生出版社，2023.11（2023.12 重印）

ISBN 978-7-117-35583-4

Ⅰ. ①中…　Ⅱ. ①胡… ②廖… ③张…　Ⅲ. ①医学 — 术语 — 研究　Ⅳ. ① R

中国国家版本馆 CIP 数据核字（2023）第 203746 号

| 人卫智网 | www.ipmph.com | 医学教育、学术、考试、健康，购书智慧智能综合服务平台 |
| 人卫官网 | www.pmph.com | 人卫官方资讯发布平台 |

中文医学术语体系构建与应用
Zhongwen Yixue Shuyu Tixi Goujian yu Yingyong

主　　编：胡建平　廖家智　张晓祥
出版发行：人民卫生出版社（中继线 010-59780011）
地　　址：北京市朝阳区潘家园南里 19 号
邮　　编：100021
E - mail：pmph @ pmph.com
购书热线：010-59787592　010-59787584　010-65264830
印　　刷：北京盛通印刷股份有限公司
经　　销：新华书店
开　　本：787 × 1092　1/16　印张：27
字　　数：607 千字
版　　次：2023 年 11 月第 1 版
印　　次：2023 年 12 月第 2 次印刷
标准书号：ISBN 978-7-117-35583-4
定　　价：118.00 元

打击盗版举报电话：010-59787491　E-mail：WQ @ pmph.com
质量问题联系电话：010-59787234　E-mail：zhiliang @ pmph.com
数字融合服务电话：4001118166　E-mail：zengzhi @ pmph.com

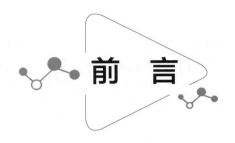

前　言

　　我国卫生健康信息标准体系服务于公共卫生、医疗服务、医疗保障、人口统筹、药品供应保障和综合管理等业务领域，是卫生健康行业科学发展的重要基础，对于深化医药卫生体制改革、推动实施健康中国战略具有重要意义。经过多年的发展，国家卫生健康委初步建成了卫生健康信息标准体系，大力推动全民健康信息标准应用，有力支撑了卫生健康事业发展。医学术语标准是卫生健康信息标准体系建设的重要内容，系统性、信息化的中文医学术语体系，能够明确、完整地传达医学信息，并方便计算机一致性处理，促进卫生信息交换共享和区域医学交流与合作，推动医疗大数据和医学人工智能技术发展。国外对医学术语系统及术语标准化的探索起步较早，从 20 世纪 60 年代起，形成了较为完善的医学术语系统，诸如 MeSH、SNOMED CT、UMLS、LOINC 等，这些医学术语系统被广泛应用于临床、文献检索等领域。在中文医学术语领域，虽然全国科学技术名词审定委员会、国家卫生健康委员会等机构审定发布了一些医学名称，诸如临床医学名词、疾病分类代码等，但存在医学知识覆盖不完整、术语之间逻辑关系与交叉映射缺乏、术语管理工具和服务欠缺等问题，多种医学名词或分类代码之间相互独立，不成体系，难以满足我国医疗健康行业发展需求。

　　为促进中文医学术语标准的发展和应用，在国家卫生健康标准委员会卫生健康信息标准专业委员会和国家卫生健康委统计信息中心指导下，在国家"863"课题"医疗信息化体系与信息标准研究"、国家卫生健康委统计信息中心课题"中文医学术语标准开发前期研究和开发管理机制研究"等的支持下，中国卫生信息与健康医疗大数据学会卫生信息标准专业委员会和华中科技大学信息医学研究所，联合国内多家医疗机构，自主设计了中文医学术语体系，涵盖症状和体征、疾病、生理结构、治疗、药物等临床概念，基因、蛋白质、细胞等生物信息概念，以及中医疾病、中医证候、中草药等传统医学概念。在此过程中，我们对国际医学术语的发展路线、体系框架与内容、组织管理模式、术语编码方法、协作开发方法、知识产权保护措施、推广服务模式和应用进行了系统性调研，通过中文医学术语著录与管理并重的方法，设计了术语基本模型、分类框架、编码体系和知识图谱，构建了术语协作管理系统，提供了术语映射和服务工具，从而支撑中文医学术语行业应用。

　　本书共分为九章，第一章对我国卫生信息标准的发展，中文医学术语标准的探索历程、建设内容、建设路线、建设意义进行了概述;第二章介绍了术语标准化基本概念;第三章对国内外医学术语标准的发展进行了系统性调研分析;第四章和第五章分别对中文医学术语标准的管理机制和协作开发机制进行了分析与设计;第六章介绍了中文医学术语的模型设计、知识图谱设计、概念体系、术语命名和编码方法等;第七章围绕临床医学、生物信息学、传统医学等领域的若干分类罗列了部分术语条目;第八章围绕术语标准开发过程面临的沟通与管理挑战,在剖析 ICD-11 等术语本体协作编辑工具特点的基础上,构建了面向多方协作的中文医学术语管理系统;第九章对中文医学术语标准在医学自然语言处理、医院信息系统构建等场景中的应用进行了介绍,给出了电子病历、医学科研、医院管理等多方面的应用设计案例。

　　本书可供临床医护人员,临床技术人员,信息系统工程师,医疗器械生产技术人员,高等医药院校和研究院所相关专业教师、研究人员、在校学生等阅读使用。在本书中,编者尽可能地清晰阐明中文医学术语体系的构建方法和设计依据,希望可以帮助读者理解中文医学术语标准。限于编者的水平,本书难免有疏漏和偏颇之处,恳请读者给予指正并提出宝贵意见,以激励我们不断完善中文医学术语体系,在此表示感谢。

编者

2023 年 10 月

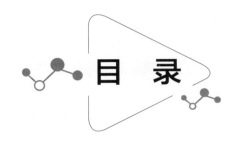

目　录

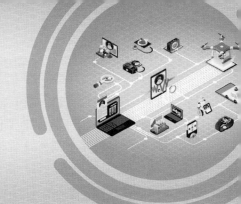

第一章

概　述

第一节　中文医学术语体系建设背景

一、我国卫生健康信息标准发展现状

（一）我国卫生健康信息标准体系

　　标准是通过标准化活动，按照规定的程序经协商一致制定，为各种活动或其结果提供规则、指南或特性，以共同使用和重复使用的文件。卫生健康信息标准是指为卫生健康相关业务活动信息产生、信息处理及信息管理与研究等制定的各类规范和行为准则，包括整个业务处理过程中在信息采集、传输、交换和处理等各环节所应遵循的统一规则、概念、名词、术语、代码及技术标准、管理标准等。信息社会的发展进步必须依赖信息化，信息能够得到交流、共享和再利用是信息技术应用的最终目的，信息标准有利于实现不同领域、不同层次、不同部门间的信息系统兼容和信息共享。

　　我国卫生健康信息标准体系是服务公共卫生、医疗服务、医疗保障、人口统筹、药品供应保障和综合管理等业务领域，涵盖基础设施、数据、技术、安全隐私和管理等内容，由国家标准、行业标准、团体标准、企业标准组成的有机整体，是卫生健康行业科学发展的重要基础，对于深化医药卫生体制改革、推动实施健康中国战略具有重要意义。我国卫生健康信息标准体系系统化建设工作经历了五个发展阶段。第一阶段（2001—2005年）为探索研究阶段，主要学习了解国际国内先进经验和发展动态，开展课题研究，探索建立我国卫生信息标准化适宜技术和方法。第二阶段（2006—2010年）为规范管理和重点突破阶段，初步建立国家层面卫生信息标准管理组织,在原卫生部卫生标准管理委员会下增设卫生信息标准专业委员会,确立了卫生信息标准工作的重点方向和体系框架,围绕改革需求制定了一批有较高质量、较高科技水平的标准成果。第三阶段(2011—2015年)为快速研发与提高供给阶段,进一步健全完善卫生信息标准分类框架体系和组织管理体系,加强科学研究,厘清卫生信息标准工作的目标和重点,推进建立具有中国特色、富有创新的卫生信息标准科学发展格局。第四阶段(2015—2020年)为应用推进与创新发展阶段,做好互联网+健康医疗、健康医疗大数据等新型技术领域标准的研究,建立更加合理的标准开发机制,加快推进区域和医院两个层面标准测评体系建设,促进标准的应用落地。第五阶段(2021年至今),我国卫生健康信息标准将进入新的发展阶段,国家提出实施标准化战略,以标准助力创新发展、协调发展、绿色发展、开放发展、共享发展。

截至2023年10月,发布国家行业卫生健康信息标准252项,团体标准67项,基本建立了全民健康信息平台标准规范和医院信息化建设标准规范,初步形成了卫生健康信息标准体系,大力推动全民健康信息标准应用,有力支撑了卫生健康事业发展。

不同的卫生健康信息标准体系体现了不同的应用目的,同时也体现了不同国家、不同行业在不同信息化建设环境下不断认识和发掘信息标准的过程,是对标准内涵和本质的抽象归纳和描述,以及对标准所涉及边界的界定,是指导标准开发的总体框架和顶层设计。我国卫生健康信息标准体系概念模型将卫生健康信息标准分为5大类,即基础类标准、数据类标准、技术类标准、安全与隐私类标准和管理类标准,其中基础类标准包括信息模型、医学术语、标识、体系框架等内容;数据类标准包括数据元与元数据、代码与编码、数据集、共享文档等内容;技术类标准包括功能规范、技术规范、传输与交换等内容;安全与隐私类标准包括信息安全、隐私保护等内容;管理类标准包括建设指南、测试与评价、运维管理、监理与验收等内容(图1-1)。

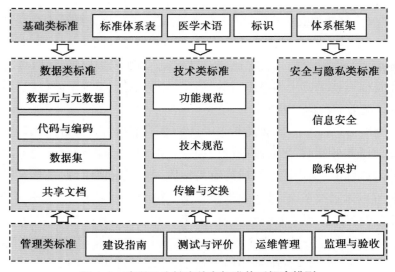

图 1-1　我国卫生健康信息标准体系概念模型

卫生健康信息标准体系概念模型虽然对信息标准进行了合理的类别划分,但由于模型的层次较高,与卫生健康系统业务无关,故在此基础上,结合主要应用系统建设需求,综合吸收国内外标准体系框架的积极成果,构建了多维度、多视角的新型三维卫生健康信息标准体系层次模型(图1-2)。

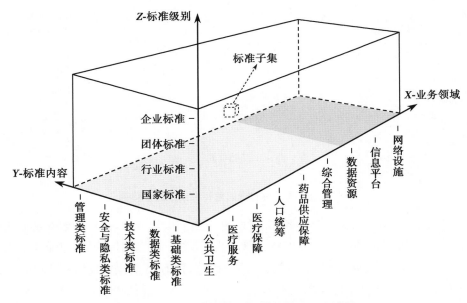

图1-2 我国卫生健康信息标准体系层次模型

(1)业务领域(X轴):从卫生健康信息化专业领域对标准进行分类,主要划分依据是"46312"工程,既能完整覆盖卫生健康工作,也能体现国家卫生健康工作的优先领域。具体包括公共卫生、医疗服务、医疗保障、人口统筹、药品供应保障、综合管理、数据资源、信息平台、网络设施9个分类。

(2)标准内容(Y轴):从标准定义的内容对其进行分类。具体包括基础类标准、数据类标准、技术类标准、安全与隐私类标准、管理类标准5个分类。

(3)标准级别(Z轴):从标准发布的不同类别对其进行分类,反映了标准的适用范围及其性质,具体包括国家标准、行业标准、团体标准、企业标准4个分类。

为了推动卫生健康信息标准制定与应用工作的有序发展,国家卫生健康委成立以委领导为主任的国家卫生健康标准委员会,负责卫生健康行业标准的管理工作。国家卫生健康标准委员会下设卫生健康信息标准专业委员会,负责统筹管理卫生健康信息领域相关标准的研制与应用,秘书处挂靠单位为国家卫生健康委统计信息中心。另外,中国卫生信息与健康医疗大数据学会下设卫生信息标准专业委员会,负责卫生健康信息团体标准研制与应用管理工作,秘书处挂靠在国家卫生健康委统计信息中心信息标准处。如此,各司其职、互为补充、运转高效的卫生健康信息标准管理机制基本完善(见图1-3)。

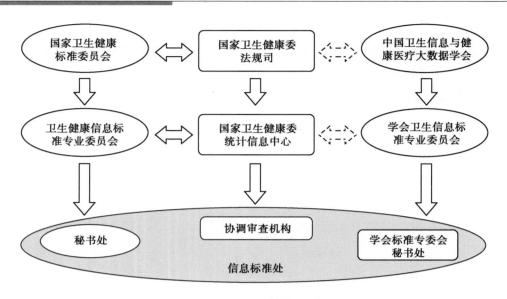

图 1-3　我国卫生健康信息标准组织管理体系

卫生健康信息标准管理工作严格执行《国家卫生健康标准委员会章程》《卫生健康标准管理办法》《卫生健康标准起草和征求意见管理规定》和《卫生健康标准审查管理规定》等标准管理制度与工作要求,同时把制度建设作为规范管理和提高效率的重要手段和有效措施。根据卫生健康信息标准规划,围绕业务需求,采用多渠道公开征集项目建议,经国家卫生健康标准委员会卫生健康信息标准专业委员会、协调审查机构、业务主管部门逐级审查,确定信息标准年度制/修订任务。在卫生健康信息标准管理过程中,由立项、研制管理、预审、会审、协调性审查、发布、评估测评和宣贯培训 8 个业务流程组成全链管理流程,其组织实施离不开人才队伍参与、资源要素支撑和评价机制约束,并以卫生健康标准网和中国卫生信息标准网为在线管理载体与消息门户,推动卫生健康信息标准工作的开展。

(二)电子病历和医疗健康信息互联互通标准建设

1. 我国电子病历标准化建设　电子病历标准化是医院信息互联互通的基础,也是充分发挥电子病历"数据价值"的必要条件。电子病历标准化作为卫生健康信息标准体系的重要组成部分,其建设路径可总结为数据标准化、文档标准化、交互标准化、技术标准化和测评标准化 5 个步骤。

(1)数据标准化:数据标准化过程对电子病历数据元的标识符、名称、定义、数据类型、表示格式以及数据元值的允许值进行规范。数据集标准和值域标准都属于此类,主要包括:

1)WS 363—2011《卫生信息数据元目录》第 1～17 部分。

2)WS 445—2014《电子病历基本数据集》第 1～17 部分。

3)WS 538—2017《医学数字影像通信基本数据集》。

4)WS 364—2011《卫生信息数据元值域代码》第 1～17 部分。

5)GB/T 14396—2016《疾病分类与代码》。

6）T/CHIA 001—2017《手术、操作分类与代码》。

（2）文档标准化：文档标准化过程对调阅与共享电子病历基本数据时使用的文档架构和涉及的具体业务内容进行规范。共享文档规范属于此类，包括：

1）WS/T 482—2016《卫生信息共享文档编制规范》。

2）WS/T 500—2016《电子病历共享文档规范》第 1～53 部分。

（3）交互标准化：交互标准化过程对调阅与共享电子病历基本数据时的交换机制、接口方式和消息格式等进行规范。交互规范属于此类，主要包括：

1）WS/T 790—2021《区域卫生信息平台交互标准》第 1～18 部分。

2）WS/T 544—2017《医学数字影像中文封装与通信规范》。

（4）技术标准化：技术标准化过程对调阅与共享电子病历基本数据时起支撑作用的信息系统架构、基本功能、资源管理、基础设置、系统性能等进行规范。技术规范属于此类，主要包括：

1）WS/T 447—2014《基于电子病历的医院信息平台技术规范》。

2）WS/T 448—2014《基于健康档案的区域卫生信息平台技术规范》。

（5）测评标准化：测评标准化过程通过对电子病历数据产生、获取、处理、存储、传输、使用全流程进行标准符合性测试，对信息标准实际应用效果进行综合评价，一方面推进信息标准落地应用，另一方面对信息标准内容及质量进行实践校验和完善提升。标准符合性测试规范和测评方案属于此类，主要包括：

1）WS/T 501—2016《电子病历与医院信息平台标准符合性测试规范》。

2）WS/T 502—2016《电子健康档案与区域卫生信息平台标准符合性测试规范》。

3）WS/T 548—2017《医学数字影像通信（DICOM）中文标准符合性测试规范》。

4）医院信息互联互通标准化成熟度测评方案（2020 年版）。

5）区域全民健康信息互联互通标准化成熟度测评方案（2020 年版）。

2. 我国医疗健康信息互联互通标准化成熟度测评　标准化是以制定、修订和实施标准为主要内容的全部活动过程。标准化实现路径分为需求分析、标准开发、标准选择与融合、标准实施、标准测试与认证五个阶段，其中需求分析和标准开发两个阶段属于标准研究制定的内容，标准选择与融合、标准实施、标准测试与认证这三个阶段属于标准应用实施，可见标准应用实施在标准化活动中的重要性。如果信息标准制定发布以后不能得到广泛采用、无法落实到各级各类医疗卫生机构的具体信息化建设项目中，标准的规范统一作用就无法实现，无法发挥标准对卫生信息化建设的支撑性作用。我国卫生健康信息标准应用管理包括互联互通标准化成熟度测评、标准实施评估、标准应用管理培训和宣贯等多种方式，其中互联互通标准化成熟度测评是最直接最有效的方式。

在国家卫生健康委统计信息中心的具体组织下，围绕以电子病历为核心的医院信息化和以居民电子健康档案为核心的区域信息化两个重点，从电子病历和电子健康档案数据集、共享文档、平台技术规范和交互规范、应用系统数据集、功能规范和技术规范、标准符合性测试规范等标准研制入手，截至 2023 年 10 月发布国家行业卫生健康信息标准 252 项，通过中国卫生信息与健康医疗大数据学会卫生信息标准专业委员会发布卫生健康信息团体标准67项,形成了较为完整的区域和医院信息化建设标准群。这些信息标准可在国家卫生标准网检索、下载,满足了区域(医院)信息化建设及综合管理信息共享和业务协同应用的基本要求,在指导各地规范推进以电子健康档案和电子病历为核心的卫生健康信息化建设中发挥了重要作用。

为加快卫生信息标准科学研究和实施应用工作,2010年12月—2012年12月,国家卫生健康委统计信息中心牵头承担了国家科技支撑计划"跨区域医疗健康协同服务关键技术研究及应用示范"项目"电子健康档案标准符合性测试规范与系统开发(2011BAH15B01)"课题研究。该课题依据统一制定的电子健康档案相关标准与规范,研究提出了电子健康档案标准符合性测试方法,制定了电子健康档案标准测试指标体系和标准符合性测试规范,编写了测试用例,并开发了电子健康档案标准符合性测试系统。2013年开始,国家卫生健康委统计信息中心(原卫生部统计信息中心)以"电子健康档案标准符合性测试规范与系统研究"课题成果为基础,试点开展国家医疗健康信息互联互通标准化成熟度测评工作。2013年制定了测评试点方案,2017年、2020年分别印发《国家医疗健康信息互联互通标准化成熟度测评方案(2017)版》和《国家医疗健康信息互联互通标准化成熟度测评方案(2020)版》。2013—2022年共开展10个批次测评工作,建立了我国医疗健康信息标准实施评价技术体系,对现有各项标准的内容及质量进行了实践校验和完善提升,构建了国家-省两级测评分级管理体系,授权25个分级管理单位组织推进各自辖区内测评工作,创建了一批标准化应用示范单位。

通过系统性创建医疗健康信息互联互通标准和技术体系,对我国医疗健康信息化建设提出了统一、细化、目标可执行、效果可测评的技术要求,解决医疗健康信息互联互通的技术难题,在国家卫生健康领域信息化建设中得到广泛应用,开启了我国医疗健康信息化建设新格局,引领我国医疗健康信息互联互通水平的跨越式发展,有力支撑了医疗健康服务能力、服务水平的提升和服务模式的创新,对深化医药卫生体制改革和健康中国战略实施发挥了重要作用。

区域全民健康信息化建设方面:

(1)有力指导区域卫生信息化顶层设计,通过诊断梳理区域卫生信息化建设过程中存在的问题,提升区域卫生健康行政管理部门和业务机构IT治理能力和治理水平,加强区域卫生健康行政管理部门信息化建设统筹整合力度,全方位提升信息化建设水平,为卫生健康工作管理水平和服务能力的提升奠定基础。

(2)提升区域卫生信息数据治理能力,推进以健康档案为核心的区域卫生信息化建设,实现了以人为中心的健康信息资源整合和以信息交换与共享为支撑的区域医疗卫生协同,支撑了"以治病为中心"向"以健康为中心"的大卫生、大健康理念的转变,为实现居民全方位全周期卫生健康服务提供强大技术保障。

(3)2021年全民健康信息化调查报告显示,全国30个省份建设了区域卫生信息平台,62.8%的市和46.4%的县建设了区域卫生信息平台。区域卫生信息平台与医疗机构的联通更加紧密,分别有 48.0% 的三级医院、31.9% 的二级医院已经与区域平台实现联通,通过区域卫生信息平台实现区域内机构间信息共享交换。区域卫生信息平台在跨行业协同方面发挥重要作用。

医院信息化建设方面:

(1)指导医院信息化顶层设计,医院信息化建设过程中存在的问题得到系统梳理,医院信息化治理能力和治理水平不断提升,有效整合多方力量,加强职能部门和临床科室的信息化参与度,全方位加强医院信息化建设水平,为医院综合管理水平和服务能力的提升奠定基础。

(2)提升医院数据治理能力,有利于实现以电子病历为核心的医院数据中心建设,实现了以患者为中心的信息资源整合利用与医疗质量安全提升,以人、财、物运营为主要内容的精细化管理与成本控制,以信息交换与共享为支撑的区域医疗协同。

(3)2021 年全民健康信息化调查报告显示,三级医院开展集成平台建设比例升高,基于集成平台完成院内数据交换、数据查询、患者主索引建设等功能使用的医疗机构分别占比95.4%、89.9%、81.9%。

通过医疗健康信息互联互通标准化成熟度测评,卫生健康信息标准的重要性得到充分认识,"标准 + 平台"的互联互通实现路径得到一致认可,"标准筑基、数据领航、平台支撑"的理念在医疗健康信息化领域得到普及,为逐步实现全国范围跨机构、跨层级、跨地域的互联互通和信息共享奠定了坚实基础。

(三)卫生健康信息标准发展展望

2020 年 10 月,国家卫生健康委印发《关于加强全民健康信息标准化体系建设的意见》(以下简称《意见》),提出要加强全民健康信息标准化体系建设,推进互联网、大数据、人工智能、区块链、5G 等新兴信息技术与卫生健康行业的创新融合发展。《意见》分三大部分,包括充分认识全民健康信息标准化体系建设的重要性、全民健康信息标准化体系建设的重点任务以及强化全民健康信息标准化体系建设的保障措施。《意见》提到了四项重点任务:一是促进全民健康信息基础设施标准化建设;二是加强全民健康信息数据库标准化建设;三是推进新兴信息技术应用标准化建设;四是加强网络安全标准化建设。在促进全民健康信息基础设施标准化建设中有六点任务:加快全民健康信息平台标准化建设;强化全国医院信息平台标准化建设;推进基层医疗卫生机构信息标准化建设;完善公共卫生信息标准化建设;优化政务服务一体化平台标准化建设;统筹中医药信息标准化建设。在这些任务中,提出要加快研究编制医学术语、检查检验代码、药品耗材应用编码、数据交互接口、数据分析、临床决策支持等基础标准;积极参与国际标准化组织的工作,开展中医药名词术语与信息学领域国际标准制定。在加强全民健康信息数据库标准化建设中有四点任务:全面优化全员人口信息数据库;加快电子健康档案数据库建设;规范电子病历数据库建设;完善基础资源数据库建设。在推进新兴信息技术应用标准化建设中有五点任务:加强"互联网 + 医疗健康"应用标准化建设;推进健康医疗大数据规范应用标准化建设;推动医疗健康人工智能应用标准化建设;鼓励医疗健康 5G 技术应用标准化建设;探索医疗健康区块链技术应用标准化建设。在加强网络安全标准化建设中有三点任务:完善行业网络安全标准体系;强化数据安全标准研制;推进行业应用安全标准研制。

2022 年 1 月,国家卫健委印发《"十四五"卫生健康标准化工作规划》(以下简称《规划》),要求到 2025 年,基本建成有力支撑健康中国建设、具有中国特色的卫生健康标准体系,并特别强调要以国家医疗健康信息互联互通标准化成熟度测评为抓手,对区域和医疗机构信息化建设整体水平进行测评。对于标准化工作的主要任务,《规划》着重强调了六项工作:优化标准体系;完善标准全周期管理;推动地方标准化工作;鼓励发展团体标准;提高标准国际化水平;全面推广标准化理念。此外,《规划》还明确了卫生健康标准化工作的六大重点领域:以标准化助力构建强大公共卫生体系;以标准化引领医疗卫生服务高质量发展;以标准化推动爱国卫生运动深入开展;以标准化促进重点人群健康;以标准化支撑卫生健康事业创新发展;以标准化保障卫生健康事业安全发展。其中,在以标准化支撑卫生健康事业创新发展重点领域方面,要求针对卫生健康领域新技术、新产品、新服务及时跟进相关标准研制,强调健全卫生健康信息标准体系,完善基础类、数据类、应用类、技术类、管理类、安全与隐私类 6 类信息标准的制定,聚焦以居民电子健康档案为核心的区域全民健康信息化和以电子病历为核心的医院信息化两大重点业务标准;推进互联网、大数据、人工智能、区块链、5G、物联网、IPv6(互联网协议第 6 版)等新兴信息技术与卫生健康行业融合性标准的供给;加强卫生健康信息标准应用效果评价,促进信息共享互认和互联互通。

面对新的形势和任务,我国卫生健康信息标准工作将坚持统筹规划、急用先行、规范管理、强化协调、提升能力、完善支撑的基本原则,在标准研究制定、应用推广以及实施评价与规范管理等诸多环节加强制度建设,推进标准化工作机制创新,建立健全政府引导、市场驱动、统一协调、运行高效的卫生健康信息标准化工作新格局,努力构建权威统一、全面协调、自主可控、管理规范的卫生健康信息标准体系,发挥好信息标准在引领技术创新、驱动事业发展中的重要作用。

二、中文医学术语标准探索历程

(一)医学术语的起源和发展

20 世纪 30 年代初期,术语学作为一门学科正式创立,术语学的理论、原则和方法开始广泛应用于各个专业领域的术语规范工作。一般认为,术语学作为一门学科,是奥地利的欧根·于斯特(1898—1977 年)教授提出来的,他也是术语学中维也纳学派的创始人。其他如苏联的艾·德列曾、察普雷金(1868—1942 年)、洛特(1898—1950 年)等人,也在 20 世纪 30 年代初就开始了术语学的研究工作。其中,洛特院士撰写的《科技术语构成原则》始终是苏联术语工作的理论基础。术语(terminology)是在特定学科领域用来表示概念的称谓的集合,或者说,是通过语音或文字来表达或限定科学概念的约定性语言符号。术语是传播知识、技能,进行社会文化、经济交流等不可缺少的重要工具,而术语学是指导术语标准化的重要工具。在科学技术高度发展的今天,术语标准化具有更加明显的现实意义。

大约在 20 世纪 50 年代,国际标准化组织(ISO)和苏联、联邦德国、英国、法国等国家即已开始提出术语标准化的原则与方法,用以指导统一术语工作。到 1988 年年底,ISO 发布的术语标准已达 334 个。这些工作由 161 个分技术委员会以及若干个工作组分担完成,其中 ISO/TC37(国际标准化组织第 37 技术委员会,秘书处设在奥地利)负责根据术语学的基本原则制定相关的国际标准。我国于 1988 年制定了中国国家标准 GB 10112—1988《确立术语的一般原则与方法》。中国是 ISO/TC37 的积极成员,为了建立规范术语的标准,由原国家标准局组建成立的全国术语标准化技术委员会,组织制定了指导术语工作的基础标准,即 GB/T 19101—2003《确立术语的一般原则与方法》、GB/T 19100—2003《术语工作　概念体系的建立》等国家标准。这些标准所确定的工作原则与方法以现代术语学思想和实践为依据,其中提出的原则具有通用性,适用于各个知识领域,当然也包括社会科学领域的术语工作。

医学术语是术语学在医学领域的具体运用,医学术语标准的建设方法,并非一门独立的科学,而是运用术语学的理论和术语标准化的一般方法,对医学领域的术语进行标准建设的工作。医学术语是医学科学技术基本用语的组成部分,主要用以标记、概括医学科学技术各领域中的事物、现象、特性、关系和过程等,在医学科技领域中使用频率很高。随着人类对生命科学认识的深入和现代医学的发展,新的医学术语将不断产生。有的医学术语如艾滋病、疯牛病、禽流感等,由于疾病(疫情)对人类身心健康和社会、经济、政治带来的巨大影响,加之媒体的传播,而进入公众话语领域。探讨医学术语的生成方式,有助于认识医学术语的这一特性。医学术语具有单义性、系统性、形象性、简明性、国际性,规范命名和使用医学术语是科学理论成熟的标志,研究、认识医学术语的特性,对于规范命名和使用医学术语,科学传播医学知识,有现实的意义。

国外对医学术语系统及术语标准化的探索起步较早,从 20 世纪 60 年代起,大量医学术语标准逐步建立,至今已经形成了完善的医学术语标准体系。例如,美国国立图书馆(NLM)的 ICD-9-CM、UMLS(一体化医学语言系统)、RxNorm(临床药学标准术语)等术语体系,美国 NANDA(北美护理诊断协会护理诊断)、NOC(护理结局分类)和 NIC(护理措施分类)等护理领域术语体系,英国国家卫生服务部(NHS)的 NLMC(国家检验医学目录),世界卫生组织(WHO)的 WHOART(世界卫生组织不良反应术语)、ICD-10(国际疾病分类)、ICF(功能、残疾和健康的国际分类)等术语体系,Regenstrief 机构的 LOINC(观测指标标识符逻辑命名与编码系统),SI(国际医学术语标准化组织)的 SNOMED CT(医学术语系统命名临床术语)。其中,SNOMED CT 由美国病理家学会研发,2006 年由国际医疗术语标准开发组织(IHTSDO)管理,至今有 50 多个国家在使用,并成功地被应用于电子健康记录、临床信息系统、知识本体构建以及现代医学临床科研的诸多重要领域。

2018 年,国务院办公厅发布了《关于促进"互联网 + 医疗健康"发展的意见》,要求健全"互联网 + 医疗健康"标准体系,制定医疗服务、数据安全、个人信息保护、信息共享等基础标准,全面推开病案首页书写规范、疾病分类与代码、手术操作分类与代码、医学名词术语"四统一"。医学术语标准的构建,能够为临床信息的结构化录入提供术语支撑,实现医学描述的唯一性和计算机可解读性。随着卫生信息标准研制工作的深入和拓展,作为卫生信息交换共享的重要基础以及医疗大数据和人工智能技术发展的知识层核心,中文医学术语标准建设工作被提上日程。根据知识组织层级、设计目标、复杂程度等因素,医学词条管理可分为主题词表、分类系统和术语系统三个层次。在中文医学词汇方面的研究成果中,中文医学主题词表等词表主要用于索引和编目,属于第一层次;ICD-10中文版等分类系统主要用于支持卫生统计和医疗保险付费等卫生管理需求,属于第二层次。中文医学主题词表开发研制工作始于1995年,至今已有二十多年,国内研究成果仍集中于医学名词与分类代码相关的研究,例如中文医学主题词、中医药学主题词、中医药学名词、中医病证分类代码等。术语系统经过系统组织编排,能够用于将患者数据与电子医疗记录集成在一起,当前,国内鲜有机构和组织专注于术语系统研究。

(二)中文医学术语体系构建工作基础

中文医学术语系统对促进医疗健康信息化发展具有重要的战略意义和现实需求。为响应国家医学科学的发展和医疗事业的需要,在国家卫生健康委的领导下,国家卫生健康委统计信息中心、中国卫生信息与健康医疗大数据学会、华中科技大学信息医学研究所以及国内众多医院,开始了中文医学术语信息标准的研究和推进工作。2001年,卫生部与国家标准化管理委员会发布GB/T 14396—2001《疾病分类与代码》,等效采用WHO(ICD-10)《疾病和有关健康问题的国际统计分类》(第10次修订版),拉开了中文医学术语系统建设的序幕。经过二十多年的努力,中文医学术语系统建设推进的各项工作都有了长足的进展。

1. 组织架构建设 为进一步加强卫生健康标准化工作,完善卫生健康标准体系,我国建立了国家卫生健康标准委员会。国家卫生健康标准委员会下设卫生健康信息标准专业委员会,是我国卫生健康信息标准的最高技术审查机构,统筹管理中文医学术语相关信息标准的研制与应用推广工作。

国家卫生健康委统计信息中心是国家卫生健康委直属单位,是全国卫生健康统计和信息化的技术支撑与管理服务机构。负责拟定和推动全国卫生健康统计信息规划工作;组织拟定国家卫生信息标准体系规划,组织开展信息标准开发、应用推广与测评工作;承担卫生健康信息化项目工程建设,对各地卫生健康统计信息工作提供技术指导和咨询服务;承担国家卫生健康标准委员会卫生健康信息标准专业委员会秘书处工作,是国家卫生健康信息标准协调管理机构。

中国卫生信息与健康医疗大数据学会是国家卫生健康委主管的国家一级学会。学会前身是中国卫生统计学会,于1984年9月在广西南宁市正式成立;2004年更名为中国卫生信息学会;2017年7月更名为中国卫生信息与健康医疗大数据学会。学会是国家标准化管理委员会批准的国家第二批团体标准试点单位。学会下设的卫生信息标准专业委员会一直致力于推进包括中文医学术语标准在内的卫生健康信息标准的研制与应用推广工作。

在国家卫生健康标准委员会卫生健康信息标准专业委员会和国家卫生健康委统计信息中心指导下,中国卫生信息与健康医疗大数据学会卫生信息标准专业委员会和华中科技大学信息医学研究所联合致力于中文医学术语系统的开发。为保障中文医学术语系统的长期发展,以华中科技大学信息医学研究所为基础设立术语日常维护机构,从组织管理、术语管理、标准协调管理、服务管理等方面,依托术语协作开发网络平台,开展术语开发和维护工作。

2. 课题研究基础 2014 年,国家卫生健康委统计信息中心承担了"863 计划"课题"医疗信息化体系与信息标准研究"(2012AA02A617),历时 3 年,对卫生信息标准顶层设计进行研究,为医学术语标准化提供了经验借鉴。

2018—2020 年,在国家卫生健康委统计信息中心支持下,华中科技大学相继开展了"中文医学术语标准开发前期研究"(2018090)、"中文医学术语标准开发管理机制研究"(2019090)、"临床医学术语标准协作开发机制研究"(2020090)课题研究。课题对中外医学术语研究应用现状、中文医学术语的标准化方法、中文医学术语的开发管理机制、协作开发机制进行了系统研究,取得丰硕成果。

2019 年,国家卫生健康委统计信息中心牵头承担了国家重点研发计划项目"规范化、全周期重大出生缺陷大数据平台建设生殖疾病防治规范化体系建立"(2019YFC1005100),联合多家单位对已有重大出生缺陷研究数据进行标准化,对术语系统进行实践验证。

近年来,国家卫生健康委统计信息中心牵头进行医学术语分类体系研究,并于 2020 年发布团体标准 T/CHIA 16—2020《医学术语(含中医)分类框架体系》,为术语系统建设工作奠定坚实基础。

3. 协作网络建设 2019 年 11 月,中国卫生信息与健康医疗大数据学会卫生健康信息标准专业委员会在海南省海口市举办年度学术研讨会,会上国家卫生健康标准委员会、中国卫生信息与健康医疗大数据学会卫生信息标准专业委员会、国家卫生健康委统计信息中心、中国疾病预防控制中心、空军军医大学、北京协和医学院公共卫生学院、清华大学信息技术研究院、复旦大学公共卫生学院、北京医院、中南大学湘雅三医院、中国医学科学院北京协和医院、解放军总医院、广东省人民医院、武汉大学中南医院、浙江省人民医院、华中科技大学同济医学院、无锡市人民医院、中国中医科学院广安门医院、中国医科大学附属第一医院、华中科技大学同济医学院附属协和医院、华中科技大学同济医学院附属同济医院、郑州大学第一附属医院、中南大学湘雅医院等机构共同发起倡议,尽快构建中文医学术语协作开发信息联合体,广泛吸纳全国医疗卫生机构、高校及科研院所、医疗健康信息化企业、产业服务机构,充分发挥技术和专家队伍资源优势,凝心聚力,共同推进新时代卫生信息标准建设工作。

4. 研发应用基地建设 华中科技大学信息医学研究所挂靠附属同济医院,旨在进一步加强大学医工交叉优势学科建设,推进医疗信息领域的研究、成果转化和临床应用。依托华中科技大学信息医学研究所,建设了中文医学术语系统的日常管理机构和应用研发基地,将中文医学术语标准化的相关理论与方法在华中科技大学同济医学院附属同济医院及协作单位进行实践,开发了中文医学术语开发协作管理系统。该系统遵循 GB/T 10112—2019《术语工作原则与方法标准》要求,吸纳中国卫生信息与健康医疗大数据学会团体标准 T/CHIA 16—2020《医学术语(含中医)分类框架体系》,进行术语著录工作。截至 2022 年 6 月,已编著传统医学和现代医学领域 80 万条术语,包括症状和体征、疾病、治疗、生理结构与功能系统、药物、器械、标本、实验室操作、有机体、环境与定位等术语类别。为服务中医药信息化,还涵盖了中医症状和体征、中医疾病、中医证候、中药等术语类别。

(三)国际交流工作基础

2016 年 8 月 31 日,中国卫生信息技术交流大会期间,国家卫生计生委统计信息中心与国际医学术语标准化组织(Snomed International,简称 SI,也称为 IHTSDO)就 SNOMED CT 在中国应用进行了交流。会谈的内容包括:SNOMED CT 常用概念的中文翻译、中文翻译词条的质量控制,SNOMED CT 在中国试点单位的选择(建议选择 2～3 家专科医院或综合性医院科室),国际版 SNOMED CT 应用案例等。

2017 年 1 月 6 日,国家卫生计生委统计信息中心在海口召开人口健康信息标准管理与健康医疗大数据应用研讨会,集中研讨 HL7、医学术语、我国卫生信息共享文档和标识体系、健康医疗大数据资源目录研究进展以及相关标准本地化方法与路径。会议就 SNOMED CT 内容概念、描述关系、组成部分、临床表现实例,以及中国应用路径进行了充分交流与研讨,认为按照新时期深化医改任务要求和国家卫生计生工作安排,人口健康信息标准工作要积极与国家标准化组织开展学术交流,做好国际标准"引进、消化、吸收、应用、创新"工作。

2017 年 5 月 20 日,国家卫生计生委统计信息中心与 SI 就 SNOMED CT 在中国的应用进行会谈,双方就 SNOMED CT 落地进行培训,由 SNOMED CT 委派专业人员,对中国试点示范医院和地区相关人员进行专题培训,由国家卫生计生委统计信息中心负责组织中国医疗机构相关人员参加相关培训,并遴选 3～5 家中国医院(含地区)成为 SNOMED CT 试点示范地区或医院;双方按照安排,拟定工作计划。

2017 年 7 月 25 日,为充分研讨 SNOMED CT 标准中国化的技术路线,初步确定 SNOMED CT 在国内试点、落地、应用的技术框架和实现路径,第四军医大学、电子科技大学、河北北方学院、中国医科大学附属第一医院、浙江大学医学院附属第一医院、大连大学附属中山医院、白求恩国际和平医院有关专家进行了集中研讨,北京大学第三医院、四川大学华西医院、西京医院、北京儿童医院、芜湖市第二人民医院等开展 SNOMED CT 应用试点。

2017 年 9 月 1 日,为推动中文医学术语系统开发工作,进一步完善和明确有关单位试点工作方案,国家卫生计生委统计信息中心在北京召开 SNOMED CT 试点工作研讨会,会议主要内容包括：SNOMED CT 应用试点示范医院工作方案介绍、SNOMED CT 技术文档概要介绍、SNOMED CT 培训内容研讨。

2017 年 9 月 27—28 日，国家卫生计生委统计信息中心在大连举办临床医学术语标准培训与研讨会议。会议邀请国际临床医学术语组织的专家和国内专家，围绕我国卫生信息标准工作进展与体系架构，SNOMED CT 标准架构与方法、术语服务与映射，SNOMED CT 标准应用案例、临床部署实施与临床大数据分析、试点医院试点工作路径等主题进行了全面培训和深入研讨。

2018 年 10 月 18 日，国家卫生健康委统计信息中心与 SI 就国际临床标准术语工作情况及其在中国的应用进行进一步会谈。SI 就 SNOMED CT 在国际上的发展进行了介绍，希望与国家卫生健康委统计信息中心紧密合作，使国际临床术语标准在中国卫生健康部门得到广泛应用，共同推动卫生健康信息化的发展，为临床诊疗大数据挖掘奠定基础，将临床诊断水平提升到一个新的高度。在组织管理方面，SI 介绍了根据各国的年度经济状况缴纳会费，用于组织正常运转开展的日常工作，以及 SNOMED CT 标准开发、维护和促进工作。国家卫生健康委统计信息中心就中国卫生健康信息标准管理体制、工作机制和标准工作进展进行了介绍，阐述了中文医学术语系统需求与应用前景发展。会议重点对 SI 的组织管理进行了介绍。

第二节　中文医学术语体系建设内容

基于上述分析，本书将从医学术语标准发展现状、中文医学术语标准管理机制、中文医学术语协作开发机制及管理系统、中文医学术语模型及术语集、中文医学术语集应用五个方面，对中文医学术语体系的构建、管理与应用进行介绍。

1. 国际医学术语标准发展调研

（1）调查国际典型的术语标准化机构和术语标准化项目，分析医学术语系统的演变历史、体系结构、应用现状和发展趋势，研究印欧语系医学术语系统对中文医学术语系统建设的借鉴意义。

（2）通过研究 SNOMED CT、UMLS、LOINC、RxNorm、MeSH 等具有影响力且成熟的医学术语标准的开发目标设计、组织机构设置、团队构成方式、会员管理及资金来源等运营管理模式、多语种管理方法，以及术语开发的更新机制、发布方法、翻译工作管理、支持性软件工作和服务等，总结各术语标准开发组织管理机制方面的共同点，为中文医学术语标准化项目的管理模式提供参考。

（3）调研 SNOMED CT、UMLS、LOINC、RxNorm 等术语系统之间的协调管理机制，调研 SNOMED CT International 与 WHO 在推进 ICD-11 制定过程中开展的合作内容，总结术语标准之间的协调机制,探讨中文医学术语标准建设过程中应考虑的外部术语因素,使得中文医学术语标准建设规划具有先进性和实用性。

(4)调研基因本体(GO)、生物医学调查本体(OBI)、生物医学术语网(BiomedGT)、ICD-11、生物医学资源本体论(BRO)五个术语项目的协作开发模式,总结术语标准的协作开发机制,探讨中文医学术语标准协作开发中面临的共性和特性问题。

2. 中文医学术语标准管理机制

(1)通过探索中文医学术语标准制定的组织机构设置、工作组管理、运营管理等,确定组织管理要素。

(2)探索中文医学术语标准的编写、内容更新、版本发布和术语质量管理方法,确定术语管理要素,使得中文医学术语标准建设能够跟随医学的发展。

(3)探索中文医学术语标准应用及推广所需提供的服务,研究术语标准管理所需的软件系统支撑,为中文医学术语标准的应用推广方案做准备。

(4)设计中文医学术语标准与其他术语标准的协调机制,以及与其他医疗信息化标准的协调应用,使得中文医学术语标准的构建具有实用性。

3. 中文医学术语标准协作开发机制及管理系统

(1)通过调研国际医学术语标准的协作开发模式,探索中文医学术语标准开发的协作机制,包括协作工具、多学科多小组协作方式等。

(2)设计中文医学术语协作开发管理平台,基于中文医学术语管理平台需具备的功能,包括术语著录管理、协作管理、质量管理、发布管理、反馈追踪等功能模块,为中文医学术语标准体系建设提供平台支撑。

(3)建立中文医学术语标注级术语语料库,在语料的篇章标注、术语标注等方面采用人机结合方式进行。

(4)借鉴国外典型医学术语系统,充分考虑国内医学发展特点,研究适应中文语言环境的医学术语著录方法,包括中文医学术语语料库、术语集内容、术语的交叉映射等。

(5)开发术语浏览器和知识图谱浏览器,提供术语集查询功能,并能筛选和查看术语概念的首选词和同义词。知识图谱浏览器以可视化的形式展示相关术语之间的关系网络。

4. 中文医学术语模型及术语集

(1)开发中文医学术语系统,包含术语模型、术语概念体系、知识图谱语义类型和语义关系,并制定术语编码方法。

(2)著录并形成术语集,包含症状和体征、疾病、中医证候、治疗、诊断方法、中医四诊检查对象、生理结构与功能系统、身体物质、药物、药物加工、器械、临床事件、健康管理、中医理论与经验、标本、检测指标、实验室操作、有机体、物理因素、外部物质、测量单位和限定值、文档、短语、社会背景、环境与定位、连接词以及特殊概念、基因组、细胞等。

5. 中文医学术语集应用 结合临床实践,验证本书提出的中文医学术语标准的合理性,包括信息系统研发应用和医院业务应用,并进行具体的应用案例设计。

第三节　中文医学术语体系建设路线

一、体系建设的原则和路径

（一）中文医学术语标准化原则

围绕术语构建的相关理论基础和标准化方法进行研究,吸纳国际主流医学术语标准的建设经验,运用适应国内医学和临床环境的用语习惯,进行中文医学术语标准的构建和维护,从而构建中文医学术语系统。术语系统建设遵循以下原则。

1. **系统性原则**　中文医学术语标准构建重点解决临床领域的需求,临床领域是医学的组成部分,需要与医学领域其他术语标准协调一致,还必须考虑与国际医学术语系统的一致与协调,以便将来协调互用。从中文医学术语标准本身来看,其不是简单的临床概念的堆砌。根据知识组织体系的结构、语义强弱程度、所实现的功能等要素,已有的医学术语标准可分为四个层次:①词汇表类,强调对概念的解释,形式简单,不涉及复杂的语义关系,如权威规范文档、词汇表、术语表、词典、指南等;②分类体系,强调概念之间的层级聚合和类别体系,起到范畴归类作用,如分类法、知识分类体系、类目表等;③语义关联组类,强调概念的表达,以及概念之间各种关系的揭示,如叙词表、语义网络、本体等;④一体化语言系统,强调各个医学术语标准之间的映射和关系的揭示。中文医学术语标准建设应构建术语集、分类体系、语义关联组,同时考虑与现有医学术语系统的映射关系。

2. **实用性原则**　中文医学术语标准构建应从临床工作需要出发,保证涵盖所有涉及临床常用术语,根据术语在临床应用中的属性和特点进行科学、合理的系统化排序。术语的概念和分类应以服务于临床应用为基础,充分考虑实际操作的可行性和便捷性,其分类应既符合医学特色,还能满足电子病历、医疗保险等信息系统建设需求。

3. **经济性原则**　国内外已有 SNOMED CT、ICD-10、LOINC、UMLS 和中医药学术语系统等众多医学术语标准,后发制胜,选择经济上合理的设计方案。中文医学术语标准建设,应充分考虑借鉴或复用现有知识系统的可能性,围绕术语构建的相关理论基础和标准化方法进行研究,吸纳国际主流医学术语标准的建设经验,运用适应国内医学和临床环境的用语习惯,进行中文医学术语标准的构建和维护,建立中文医学术语标准体系。

4. **质量原则**　经过术语审核流程后,通过审核的术语才能对外发布。

5. **稳定性原则**　术语集一旦构建形成,将不会做重大改变,以平稳方式新增和修订,从而保证用户的正常使用。

6. **可追溯原则**　为了更好地进行历史追溯,术语集所有内容一旦发布即会永久存在。

7. **被监督原则**　通过制定科学的机制,使术语集处于可被发现错误的状态,主要通过两种方式:临床专家发现和用户反馈。

(二)中文医学术语标准开发路径

1. 中文医学术语标准建设路径 中文医学术语标准的建设,主要有两种思路:一是引进和翻译国际医学术语系统,形成中文医学术语系统;二是吸收国际医学术语系统的设计思想和研制方法,自主设计开发中文医学术语体系。

部分学者认为,根据我国当前标准研发现状,在术语理解、国际通用性、开发周期、技术力量、团队协作等方面还存在一定差距,自行开发难度较大,引进、消化、吸收 SNOMED CT 的技术路线和方法,创新建立我国医学术语系统较为可行,是实现跨越式发展的有效路径。以 SNOMED CT 的实施思路为例。

(1)组织管理:建议国家成立组织管理机构(SNOMED CT 中文版发布中心),统筹 SNOMED CT 中文版开发与应用。

(2)标准翻译:SNOMED CT 的翻译需要具有相应的语境的理解,翻译人员应具有相应医学背景,根据试点情况,找出相应的最小参考集,最后根据需求确定本地化的内容,再进行翻译。

(3)交流培训:根据 SNOMED CT 官网内容,组织专家编写相应的培训教材。试点医院根据 SNOMED CT 在医院业务流程的应用切入点,查询、学习 SNOMED CT 相关指南,学习相应的免费课程,试点医院信息系统承建单位要主动学习 SNOMED CT,积极参与应用试点工作。

(4)应用试点:试点医院应明确具体的实施方案,确定具体的方向和边界以及解决具体的问题,总结试点成效、进行推广应用。

(5)人才培养:行业主管部门、技术部门、医院、高等院校、科研院所、健康医疗信息技术企业多方参与,共建 SNOMED CT 中文版开发与应用管理体系,建立健全中文医学术语系统。

在中文医学术语标准探索过程中,自主设计和开发全套中文医学术语体系具有可行性。

(1)可参照 ISO 或国家标准化管理委员会(SAC)等组织发布的术语标准化方法,进行中文医学术语标准的构建。术语标准化方法明确提出了概念、术语、关系和同义词等,涉及术语标准制定和管理的各方面,SNOMED CT、MeSH、UMLS 等术语标准制定的方法并无特别创新之处,没有拥有自有知识产权的方法论内容。术语标准化方法由 ISO TEC 技术委员会和我国 SAC 技术委员会制定,并作为国际标准和我国国家标准予以发布,任何新的术语标准建设均可使用。

(2)中文医学术语标准构建所需的相关软件工具,我国能够自行研发。SNOMED CT、LOINC 等众多医学术语系统均建立了相应的管理系统、映射工作和辅助工具等,服务于术语标准制定过程,并提供网络检索平台。我国信息化技术发展处于世界前列,中文医学术语标准构建过程所需的这些软件系统,我国有大量的研究所、高等院校和企业拥有自主研发能力。

(3)中文医学术语标准构建所需的医学领域知识和数据积累,我国没有相关障碍。近年来我国医学高速发展,并在部分领域处于世界前列,拥有一批各专科领域的权威专家;同时,我国医院电子病历建设起步较早,至今已有大量医院拥有超过 10 年的电子病历数据,这些有利条件均为中文医学术语标准的制定提供了基础支撑。

自主设计开发中文医学术语体系的总体路径如下:

(1)从实际工作需求出发,构建统一的分类框架体系,吸纳词汇表、词典和指南等多种来源的术语名词,覆盖临床医学、中医、药学、生物医学等多专业领域。

(2)采用先进的术语设计理念,吸纳 SNOMED CT 等术语体系的构建技术,设计基于本体的医学术语模型、编码体系和知识图谱。

(3)兼顾管理与协作,搭建中文医学术语协作管理系统,保障中文医学术语体系的长期发展。

(4)与现行其他医学词表或目录进行融合或映射,满足病历书写、病案编目、疾病诊断相关分组(diagnosis related groups,DRG)付费等多场景应用需求。

(5)提供术语服务与软件工具,使卫生行业人员更好、更便捷地获取术语服务。

(6)积极探索推进术语应用落地,包括互联互通、医学研究、医学人工智能等。

以 SNOMED CT 中文化为例,对比分析自主构建和 SNOMED CT 中文化方式构建的优劣,对两种中文医学术语标准开发方案进行对比分析,如表 1-1 所示。通过对比分析可以看出,我国在研制中文医学术语标准时,参照国际医学术语系统,自主设计和开发全套中文医学术语体系。

表 1-1 中文医学术语标准构建路线比较分析

序号	影响因素	构建路线	
		自主设计	引进与翻译
1	知识产权	拥有自主知识产权	版权归属 IHSTDO,需年度付费,每年约 200 万美元,以获取在中国范围内使用的权限
2	体系实用性	能够吸纳各种医学术语的优点,设计符合我国需求的术语标准体系	在具有中国特色的中医概念上存在缺口,还需要补充;遵循 SNOMED CT 体系,部分轴线术语不实用,需要进行调整,例如,医院耗材、地理位置和社会关系等,因此"人工制品",和"社会环境"轴线术语意义不大
3	长期规划与短期目标结合性	结合性好	遵循 SNOMED CT 的统一规划
4	建设周期	需要完成组织架构建设、术语标准建设、维护和推广机制建设等,建设周期较长	基于 SNOMED CT 多年的建设成果,能够缩短中文医学术语的建设周期
5	总体建设工作量	包括体系设计、概念确定、描述语添加、关联关系添加等工作,工作量大	翻译工作量大;翻译完成后,由于中西方文化、环境、语言习惯等差异,对术语的二次整理、筛选、评估工作量依然很大

续表

序号	影响因素	构建路线	
		自主设计	引进与翻译
6	概念、术语建设量	需要制定所有的概念和描述术语,建设量大	可直接使用 SNOMED CT 的概念、部分描述语和部分关联关系;因中英语言差异,需要舍弃大部分英文同义词,同时需新增大量中文同义词,建设量依然较大
7	与其他术语标准映射的工作量	需要从零开始实施映射,工作量大	直接使用 SNOMED CT 的映射建设成果
8	持续更新能力	能跟进国内最新研究成果和部分全球热点研究方向	能全面、及时跟进医学各专科的发展

2. 中文医学术语标准化方法　自主构建中文医学术语标准,关键需要研究术语的标准化方法,主要工作包括概念的确定与表示、概念之间关系的确定与表示、术语与同义词的确定。

（1）概念的确定与表示:概念的确定与表示是向特定领域,选取具有特异性的概念并给出合理的表达方式,概念的选取与确定可以在概念体系的构建过程中进一步补充与完善,其过程主要分为以下步骤:①确定专业领域,分析用户需求;②收集该专业领域的备选术语,在收集过程中应考虑术语的领域特异性;③确定该领域的概念,将备选术语按所指称的概念分类,以此确定该领域中的概念;④确定概念的形式化表示,一般可采用概念的专业分类和指称同一概念的备选术语的集合作为概念的形式化表示,在一个明确的专业领域内部（不包含进一步细分的专业领域）也可仅使用指称同一概念的备选术语集合作为概念的形式化表示;⑤选定概念的首选词,概念的首选词主要用于在确立概念和建立概念体系工作过程中进行交流与讨论,一般可以用概念的备选术语集中任一选定的术语作为概念的首选词。

（2）概念之间关系的确立与表示:概念体系的建设是对特定领域的一组相关的概念之间的关系进行描写,每一个概念应在概念体系中有确定的位置。基本流程主要包含以下步骤:选定专业领域及应用目标,确立并描述领域概念,确立概念体系所包含的概念之间的关系;确立每一个概念在概念体系中的位置;根据概念之间的关系评价、优化概念的定义;给出概念的指称,一般可在指称概念的候选术语集合中选择出一个首选术语作为概念的唯一指称,也可以根据需要定义新的术语作为概念的指称。概念体系的建设可采用自底向上和自顶向下两种方式进行,自底向上是指通过概念间的聚类分析找出相关的上位概念并以此递推构建完整的概念体系,自顶向下是将所研究的概念按照领域的理论模型、物质分类等进行归类,在建设概念体系的具体操作中常常是两种方式的结合。

（3）术语与同义词的确定:主要针对术语的选择,确立同义词。一些已经确立的术语指称的是同一概念,这些术语之间便发生了同义现象。同义词可在任何语境中互换使用;而准同义词在某些语境中可等同使用,但在另外的语境中则不能互换使用。

(三)中文医学术语项目管理路径

中文医学术语标准开发需要技术和管理并重,标准开发项目的组织管理模式的合理性会对术语标准的开发产生较大影响。术语项目从开始到完成,特别是涉及标准化的管理过程,是通过一系列阶段顺序展开的,包括:准备、设计、实施和审查。①准备阶段:本阶段包括对项目可行性评价,对其权益、经费及组织的框架描述,以及依据可行性研究和框架,确定任务书。②设计阶段:项目规划,术语标准化项目规划包括成立工作组、制定包括项目时间进度的工作计划、确定项目的工作方法和工作手段。通过术语标准化的会议,可为概念、术语和定义等问题取得一致意见,包括建立概念体系;编写详细的术语标准化文件,包括对惯用法的推荐;成立特别工作小组,召开小组会议集思广益合力攻关或召开一般讨论会解决特殊难题。③实施阶段:本阶段包括对术语数据的收集和记录,查阅相关概念和术语文献,评价文献的可靠性和关联性,建立术语表,建立概念领域和概念体系,撰写定义,最后根据工作组在设计阶段所选择的记录媒体和格式构建词条。④审查、评价和验证阶段:本阶段包括由术语学家、领域专家和术语集的用户对项目成果的审查和评价,以及对术语标准化项目的评价。

通过研究中文医学术语标准开发项目管理方法,为中文医学术语标准体系建设工作做好准备,针对术语标准管理机制和术语标准协作开发机制展开深入研究。

1. 术语标准管理机制　中文医学术语标准管理机制的研究路线如图 1-4 所示。首先,将文献调查和专家咨询相结合,研究分析国外主流医学术语标准项目的组织管理体系、术语管理方法、推广机制以及不同术语标准之间的协调机制,分析得出对中文医学术语标准管理的借鉴意义。调研国外典型术语系统的协调机制,充分了解中文医学术语标准管理的外部环境。然后,在充分调查、分析的基础上,设计中文医学术语标准管理体系框架,研究术语标准开发需要关注的管理要素,对组织模式、标准更新和维护机制以及与其他术语标准的协调机制等进行研究,为中文医学术语标准规划提供建议。实现临床术语长期维护,定期更新,建立与使用者之间的反馈机制。

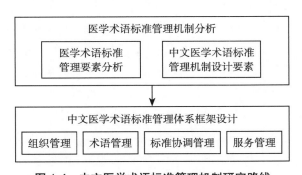

图 1-4　中文医学术语标准管理机制研究路线

2. 术语标准协作开发机制　中文医学术语标准协作开发机制的研究路线如图 1-5 所示。首先,研究分析国际典型医学术语标准项目的运行机制和协作开发管理机制及协同工具,分析得出对我国医学术语标准协作开发的借鉴意义。从医学术语体系的设计者、开发者、使用者等角度考虑,在充分调查、分析的基础上,设计中文医学术语标准项目的协作开发模式,构建术语语料库、术语著录系统、术语协作系统。为打造出一个"开放、共做"的协作平台,提出医学术语协作开发管理系统的开发需求。

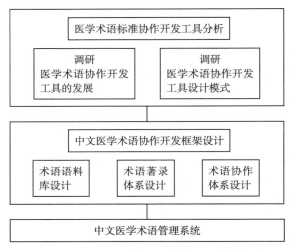

图 1-5　中文医学术语标准协作开发机制研究路线

二、体系建设的具体方法

(一)文献分析

通过对国内外相关文献进行深入分析和研究,了解国外典型医学术语标准化组织及术语系统的历史、现状和今后发展趋势,总结各术语标准化组织的术语系统体系结构、术语集的建设成果。考虑中西方文化、环境、语言习惯的差异,分析印欧语系医学术语系统对中文医学术语系统建设的借鉴意义,为术语研究提供参考,指导构建中文医学术语标准体系。医学术语涉及的领域过于庞大,在术语著录过程中,需要进行文献采集、评价和使用,其类型主要包括:①法律、法规、标准等权威文件;②教科书、科学论文、科技期刊等学生团体普遍公认的文献;③小册子、说明书、零部件目录、报告等常见但未必得到公认的资料;④工作组成员和专家提供的资料;⑤术语数据库;⑥术语词表、词典、百科全书、叙词表等。认真评价所收集的资料,主要考虑以下几点:①资料应能反映学科领域的研究水平,不能过于陈旧,否则其中的术语和定义可能不太可靠;②应选取学科领域公认的、权威的研究者所撰写的资料;③资料中的术语不应只反映个别学派、个别研究者的观点;④考虑词表中术语是否按照国家标准规定的或公认的术语工作原则和方法而制定;⑤所用的资料一般不能是译文,对于使用译文作为资料的极少数情况,应先评价译文的可靠性和准确性,经过评价的资料要经过编码并按列表形式查询,以便保管和日后查询。采集术语数据时,从选定的资料中标识出属于该学科领域的术语,采取的术语数据应尽量齐备。在最初阶段,与该领域有关的一切术语或概念定义都要采集,即便其中有些可能属于其他学科领域。采集的数据要分语种并按照一定的格式记录下来,其中包括与术语相关的数据、与概念相关的数据和与管理相关的数据三大部分。与术语相关的数据包括:基本术语及其同义词、近义词、反义词、变体形式(拼写变体、形态变体和句法变体)、缩写形式、完整形式、术语符号、其他语种的等值词;术语采用级别(优选术语、许用术语、拒用术语、被取代的术语);语法信息;术语的注释信息。与概念相关的数据包括:定义、语境、概念的其他表示法(如公式等)、图形表示、示例、注释。管理数据包括:概念标识符、语种符号、记录日期、记录者标识符、源文献。以上数据可以通过术语卡片记录,也可以数据库的形式存储起来。

通过图书、期刊、网络、会议、考察及其他传播媒介,查阅术语标准化和医学术语标准的国内外文献,收集国外相关文献、成果和案例,收集我国医学术语相关文献、成果和案例,跟踪和分析对比最新理论、方法、研究成果、政策法规制度等。结合国外和我国医学术语系统的发展对比,分析我国与其他国家在医学术语标准化方面存在的差异,包括总体规划、标准和术语数量、组织机构、应用效果和维护情况等,分析中文医学术语系统发展存在的问题以及对策。

(二)专家团队

建立良好的团队协作机制,进行跨专业领域的合作,同时,采用咨询会、专家研讨会和研究交流会相结合的方式,实现研究的开放化管理,强调研究过程管理,保证研究目标按计划实现。术语集构建过程中应有标准的、完整的数据审核机制以保证数据的准确性和可靠性。通过专家咨询,确定术语概念、名称是否合理,是否适合加入中文医学术语体系中,收集的专家建议列表将作为中文医学术语团队对基础体系进行纠错和数据补充的依据。

为保证研究成果具有先进性、系统性、实用性,成立专家组,以中国卫生信息与健康医疗大数据学会卫生信息标准专业委员会、国家卫生健康委统计信息中心和华中科技大学同济医学院及其附属同济医院的有关专家为主力,并邀请中国工程院院士、同济医院妇产科学系主任马丁及其团队提供临床指导。在研究过程中广泛征求有关专家意见。

(三)实证研究

通过与国内大型医疗大数据企业进行交流,了解我国各大医院术语标准应用现状及相关大数据公司术语系统建设情况,并探讨术语系统建设过程中面临的问题及解决方案。本书提出的中文医学术语标准化方法,在同济医院现场应用,评估和验证其合理性、科学性和实用性,发现问题,提出解决对策。

1. 术语语料库构建与加工 对术语语料库系统进行功能设计,根据术语研究的需要,提供术语的用例查询、领域频度信息统计等功能。对术语语料库系统进行管理与维护,包括语料管理与更新、服务方式或功能更新、术语语料库系统维护与管理等。对术语语料库中的语料进行加工,形成包含原始术语语料库、篇章级标注术语语料、术语标注级术语语料三个层次的语料。术语语料库的规模一般比较大,在语料的篇章标注、术语标注等方面宜采用人机结合方式,为便于数据交换,标注工具宜采用通用的置标语言。

2. **中文医学术语管理系统研发与协作**　设计中文医学术语管理平台的基本功能,包括术语编写管理、协作管理、质量管理、发布管理、反馈追踪等功能模块,为临床医学术语标准体系建设提供平台支撑。基于国家卫生健康委已发布相关数据集及术语集标准等多种术语来源,探索基于术语协作开发平台进行多学科、多小组协作开发模式。

3. **医院信息系统应用**　中文医学术语系统与电子病历结合,应用于模板制作,提高电子病历的前置结构化水平,便于后续的病历分析和医学研究。基于中文医学术语集,构建结构化病历搜索,在医院本身病历数据清洗加工的基础上,通过多样化的搜索方式和工具,达到快速搜索特定要求病历或患者,以满足临床各种查询、科研、分析场景的专业搜索。基于中文医学术语集,利用人工智能技术探索在病案首页质量控制,尤其是编码纠正、辅助上的应用具有可行性,包括智能化 ICD 自动编码对应;多诊断情况下自动判别主要诊断;智能化编码合并及合理费用优化等。很多疾病的管理需要依据或参考风险评估结果,包括心血管疾病、呼吸系统疾病等,如果能在中青年时或者患者入院初期就提早知道罹患冠心病、脑卒中、静脉血栓栓塞症等疾病的风险,就可以及早采取预防措施,探索中文医学术语在疾病智能化风险评估中的作用具有重要意义。

第四节　中文医学术语体系建设意义

医学术语标准建设是我国卫生信息标准建设领域面临的难点问题。中文医学术语能够推进实现医疗服务规范化标准化管理,响应实现国务院和国家卫健委关于全面推进病案首页书写规范、疾病分类与代码、手术操作分类与代码、医学名词术语"四统一"工作。

1. **推动医学学科建设**　医学术语是在长期的临床实践中形成的,与其他专业术语一样,具有鲜明的专业特色,是同行间的共同语言,以利于本学科间的沟通。医学术语的标准化要求一直伴随着医学的发展,统一、规范的医学术语是交流思想、准确传递信息的保证,对于学科进步、知识专业化具有重大意义。医学术语均以科学概念为依据,严格体现科学内涵、所指事物的科学特征,进行规范化是纠正名词使用混乱的需要,是符合科学技术发展的需要。

2. **促进临床医疗诊断智能化发展**　医疗人工智能的发展离不开数据,医疗数据散布于病历、文献、教科书、诊疗指南、专家共识、专著等多种类型的知识源中,数量庞大、种类繁多、结构复杂,如何解决医疗数据源间术语异构问题,实现跨系统间数据的有效整合和互操作是亟待解决的重要问题。目前医疗数据处理依赖于统一命名规则的医学术语标准,对各系统数据实现跨术语源的概念检索和术语映射。所以,医学术语标准是医疗数据处理的关键,是医疗人工智能产业发展的基础和前提。

3. **提升医学科研效率**　医学术语的标准化体系建设,架起了连接基础医学研究和临床医学研究的桥梁。术语的标准化,有助于实现病历文本的语义标识和结构化处理,降低文本数据的结构化处理难度,提升自然语言技术的处理效果。对结构化数据的统计分析与挖掘,可以发现新理论、新技术和新药物,并通过探索性研究与验证性研究不断加以明确,提升医学科研的效率。

4. 增强公共卫生事件精细化监控能力　疾控机构建立的传染病网络直报系统是目前早期发现传染病暴发的最佳途径,传染病直报系统覆盖了医疗机构,医疗机构通过系统上报后需要经过区、市、省多级人工审核后,才能达到国家层面,数据采集不能及时达到政府决策层,而重复繁重的填表任务,消耗了基层工作人员大量时间、精力,不堪重负。规范化的医学术语标准可以消除临床概念的不确定性,实现不同机构、不同系统间医疗数据的共享,降低数据整合难度,推动区域医疗大数据中心的建设,使得公共卫生事件的监控从人工上报转变为主动预警,提升公共卫生事件的精细化监控能力。

5. 为医保基金的合理使用提供基础支撑　2017 年,国务院出台《国务院办公厅关于进一步深化基本医疗保险支付方式改革的指导意见》,提出要实行多元复合式医保支付方式;重点推行按病种付费;开展按疾病诊断相关分组付费试点;完善按人头付费、按床日付费等支付方式;强化医保基金对医疗行为的监管。中文医学术语的标准化,可以满足我国临床疾病诊断的需求,为医保进行 DRG 付费改革奠定基础,降低各地推广难度,从而实现医保基金使用的精细化管控,避免医保基金滥用。

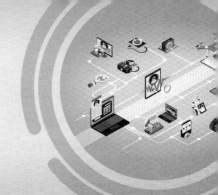

第二章

术语标准化基本概念

第一节　术语标准化概述

一、术语

(一)术语概念

　　术语是特定学科领域用来表示概念的称谓的集合,在我国又称为名词或科技名词(不同于语法学中的名词)。术语是通过语音或文字来表达或限定科学概念的约定性语言符号,是思想和认识交流的工具。根据国际标准,"术语"一词仅指"文字指称"。但许多人使用此词颇为混乱,时而指"指称",时而指"概念"。这可能是由于使用者脑中概念漂移,但也可能同加拿大术语学家隆多给出的另一定义有关,即视术语为索绪尔意义的语言符号,为所指和能指的统一体。

　　概念是客观事物的本质在人们头脑中的反映,其内容是由概念的内涵和外延构成的,内涵是概念所反映事物的本质属性;外延是概念所反映事物的范围。概念的明确是靠定义来完成的,定义是概念的要点。术语是定义的要点,较为理想的是一个概念用一个术语表达,一个术语只表达一个概念。术语学主要是研究若干客体根据其共有特性抽象形成的一般概念,这些形成概念的共同特性在心理上的反映称为特征,其指称名为术语。这个抽象过程称为概念化过程,术语学探讨的概念与某一知识领域所研究的客体相对应,因而又有其内在的系统性。在一个知识领域中,概念用定义描述,被赋予约定的指称(即术语)。

　　任一客体都具有众多特性,人们根据一群客体所共有的特性形成某一概念。这些共同特性在心理上的反映,称为该概念的特征。不同专业领域对同一客体的众多特性侧重有所不同。在某个专业领域中,反映客体根本特性的特征,称为本质特征。因此本质特征是因概念所属专业领域而异的,反映了不同专业领域的不同侧重点。一个概念虽然有多个特征,但对于术语工作来说,最重要的是其中能据以区分该概念和其他概念的特征,这种特征称为区别特征(或辨异特征),用定义描述事物时,必须给出区别特征。应注意,区别特征并非一定是本质特征。一个概念所反映的客体的全部特征称为概念的内涵。一个概念所指客体的范围称为概念的外延。一般来说,概念的内涵越丰富,外延越小;反之,内涵越贫乏,外延越大。

一组概念可依据概念间的相互关系构建成概念体系。一般来说,概念体系反映相应的知识体系。正是基于这些关系,才有可能把一个专业领域的全部概念组成一个概念体系。抽取事物的共有特性将其概括为概念的心理过程称为抽象。这种抽象过程可以由下向上不断进行,从而建立一个多层次的垂直概念体系,其中的每一个层次称为抽象层面。一般来说,层次越高,其概念数目越少,可视为一个由下而上的聚合过程。反过来,也可以把垂直概念体系看作是由上而下的划分过程的产物。同一概念可以依据不同的分类标准划分为若干个不同的概念组。例如桌子可按不同的特征类型进行不同的划分。按大小,可分为大、中、小三类;按颜色,可分为黄、黑、白等若干种;按用途,可分为饭桌、书桌、计算机桌等。每一种划分标准称为一种维度。

(1)层级关系:根据概念间的包含关系,可将概念区分为上位概念和下位概念。上位概念称为大概念,下位概念称为小概念。按同一标准(同一维度)划分并处于同一层面的概念称为并列概念。

(2)属种关系:属种关系指概念外延的包含关系。小概念(种)的外延是大概念(属)外延的一部分。小概念除了具有大概念的一切特征外,还具有本身独有的区别特征,包含整体—部分关系。整体—部分关系指客体间的包含关系。小概念对应的客体是大概念对应的客体的组成部分。示例:(整体)- 人体(部分)- 大脑、心、肺、肾、肝等。

(3)非层级关系:非层级关系也反映了客体间的某些关系,其类型多种多样,包含序列关系、空间(位置)关系、时间关系、因果关系、源流关系、发展关系、联想关系(又称主题关系或实用关系)、推理关系(前提 - 结论关系)、形式 - 内容关系、函数关系(自变量 - 因变量关系)、物体 - 属性关系、结构 - 功能关系、行为 - 动机(目的)关系、行为 - 客体关系、生产者 - 产品关系、工具 - 操作关系等。

(二)术语学

术语学是介于自然科学与语言学、语词、词汇学以及逻辑学等之间的边缘性学科,是研究术语概念,学术创造、发展,以至统一的科学。随着近代科学技术的飞速发展以及国际标准化活动的开展,术语学已成为一门独立学科。术语学主要研究若干客体根据其共有特征抽象形成的一般概念,这些形成概念的共同特征在心理上的反映称为特征,其指称名为术语。

1. 术语与语言学 术语学是一门独立的学科,但许多学者现在还不承认它是一门独立的学科,如不少语言学家认为术语学是语言学的一个分支,属于应用语言学,这种看法是不确切的。理由之一,术语学与语言学各自研究的对象不同。术语学研究的是概念、概念体系以及概念在其所属体系中的位置;概念的定义、概念的命名等。而语言学研究与语言文字有关的一切问题,如研究语言结构本身的问题,包括语音学、文字学、语法学、词汇学、语义学以及语用学;研究语言多方面的联系问题,包括社会语言学、心理语言学、人类语言学和应用语言学等。理由之二,从术语学的形成和发展来看,其形成和发展不是语言学家研究语言的本身问题才形成的学科,而是在自然科学家通过对科技术语的命名急需统一这种背景下形成的,实际上其主要研究人员也大都是自然科学家和专业技术人员。

2. 术语学与逻辑学 逻辑学研究的是思维和表达。术语学在关于思维、对事物特征的认识、概念、定义方法等方面借用了逻辑学的知识,可以说术语学与逻辑学密切相关。在术语学理论中,标明"概念"的概念与其他概念的关系形成一个中心点,是术语学理论的基础。最早开展概念性质研究活动的是古希腊哲学学派。

3. 术语学与本体论 我国 1979 年版《辞海》是这样阐述的:本体论"指哲学中研究世界的本源或本性的问题的部分"。《中国大百科全书·哲学卷》(1987 年版)在"本体论"条目中则认为:"在西方哲学史和中国哲学史中分别具有各自的含义。在西方哲学史中,指存在及其本质和规律的学说。"我国有关学者对本体论及其与术语学的关系做过一些研究,仅就"本体论"而言,哲学界存有不少争议,本书只研究其与术语学直接有关的内容。术语学探讨的是术语与客观事物之间的关系,需要借用本体论关于存在及其本质和规律的知识。此外,研究概念间的关系,就常常涉及事物的本体关系,即时空上的关系等。

4. 术语学与分类法 分类法体系可用于多种目的,如科学概念排序、出版物排序、专业词典词汇排序。分类法理论是一门知识的分支,与术语学理论和文献学具有同等的关系。Woster 提出了两种类型的分类法,即概念分类法和主题分类法。"主题"被认为是文献中涉及的内容,主题本身就是一个术语即一个概念。Woster 认为两种分类法之间的区别在于:在概念体系中成员之间的关系存在于概念的内涵之间,或是存在于各个概念表达的各成员本身之间。后者为一种间接的概念关系。然而,在主题体系中,分类法成员(主题科目)之间的关系与主题存在有关。但主题体系结构比概念体系结构有更多的自由性。概念的结合会产生新的概念,主题科目的结合则不然。

二、术语标准化

(一)我国标准化法

为了加强标准化工作,提升产品和服务质量,促进科学技术进步,保障人身健康和生命财产安全,维护国家安全、生态环境安全,提高经济社会发展水平,我国制定了《中华人民共和国标准化法》,于 1988 年 12 月 29 日由第七届全国人民代表大会常务委员会第五次会议通过,2017 年 11 月 4 日第十二届全国人民代表大会常务委员会第三十次会议修订,自 2018 年 1 月 1 日起施行。该法所称标准(含标准样品),是指农业、工业、服务业以及社会事业等领域需要统一的技术要求。标准包括国家标准、行业标准、地方标准和团体标准、企业标准。国家标准分为强制性标准、推荐性标准，行业标准、地方标准是推荐性标准。法律、行政法规和国务院决定对强制性标准的制定另有规定的，从其规定。强制性标准必须执行。国家鼓励采用推荐性标准。制定标准应当在科学技术研究成果和社会实践经验的基础上，深入调查论证，广泛征求意见，保证标准的科学性、规范性、时效性，提高标准质量。国务院标准化行政主管部门统一管理全国标准化工作。国务院有关行政主管部门分工管理本部门、本行业的标准化工作。鼓励企业、社会团体和教育及科研机构等开展或者参与标准化工作。国家积极推动参与国际标准化活动，开展标准化对外合作与交流，参与制定国际标准，结合国情采用国际标准，推进中国标准与国外标准之间的转化运用。国家鼓励企业、社会团体和教育及科研机构等参与国际标准化活动。

对满足基础通用、与强制性国家标准配套、对各有关行业起引领作用等需要的技术要求，可以制定推荐性国家标准。推荐性国家标准由国务院标准化行政主管部门制定。对没有推荐性国家标准、需要在全国某个行业范围内统一的技术要求，可以制定行业标准。行业标准由国务院有关行政主管部门制定，报国务院标准化行政主管部门备案。制定强制性标准、推荐性标准，应当在立项时对有关行政主管部门、企业、社会团体、消费者和教育及科研机构等方面的实际需求进行调查，对制定标准的必要性、可行性进行论证评估；在制定过程中，应当按照便捷有效的原则采取多种方式征求意见，组织对标准相关事项进行调查分析、实验、论证，并做到有关标准之间的协调配套。制定推荐性标准，应当组织由相关方组成的标准化技术委员会，承担标准的起草、技术审查工作。制定强制性标准，可以委托相关标准化技术委员会承担标准的起草、技术审查工作。未组成标准化技术委员会的，应当成立专家组承担相关标准的起草、技术审查工作。标准化技术委员会和专家组的组成应当具有广泛代表性。制定团体标准，应当遵循开放、透明、公平的原则，保证各参与主体获取相关信息，反映各参与主体的共同需求，并应当组织对标准相关事项进行调查分析、实验、论证。国家实行团体标准、企业标准自我声明公开和监督制度。企业应当公开其执行的强制性标准、推荐性标准、团体标准或企业标准的编号和名称；企业执行自行制定的企业标准的，还应当公开产品、服务的功能指标和产品的性能指标。国家鼓励团体标准、企业标准通过标准信息公共服务平台向社会公开。

（二）术语标准化

1. 术语标准化目的　　减少甚至消除一义多词或一词多义、含义不清、相互矛盾等混乱现象，使各专业领域的概念和术语尽可能统一，以减少信息损失，并保证人类各专业领域明确无误地交流。如果一个概念有多个定名（一义多词），或一个术语有多个概念（一词多义），就不可能准确地交流思想，甚至造成严重后果。

2. 术语标准化主要任务　　术语标准化的主要任务之一是建立与概念体系相对应的术语体系。专门学科和一定专业领域的概念，构成一个概念体系，每个概念在该体系中都占有一个确切的位置，与之相对应的术语，在专门学科和一定专业领域也构成一个术语体系。专业术语要反映概念的本质特征,一个概念只对应特定的术语。在分析现有术语和确立新术语时,应在术语体系内进行。

第二节 名词和定义

1. 标准(standard) GB/T 3935.1—1996《标准化和有关领域的通用术语 第1部分:基本术语》将标准定义为在一定的范围内获得最佳秩序,对活动或其结果规定共同的和重复使用的规则、导则或特性的文件。该文件经协商一致制定并经一个公认机构的批准。

2. 标准化(standardization) GB/T 3935.1—1996 将标准化定义为在一定的范围内获得最佳秩序,对实际的或潜在的问题制定共同的和重复使用的规则的活动。

3. 术语标准(terminology standard) GB/T 3935.1—1996 将术语标准定义为与术语有关的标准,通常带有定义,有时还附有注释、图表、示例等。

4. 概念(concept) 概念是反映事物特征的思维单元(GB 10112—1988《确立术语的一般原则与方法》)。概念是客体在人们心理上的反映。术语学中所指的客体,既包括客观存在并可观察的事物,也包含想象产生的事物。概念是人们根据客体特征概括得到的心理构想。一个概念所反映的客体的全部特征称为概念的内涵。一个概念所指客体的范围称为概念的外延。一般来说,概念的内涵越丰富,外延越小;反之,内涵越贫乏,外延越大。这一定义说明了概念与事物的关系。概念是主观与客观的辩证统一体。客观是指独立于人的意识之外的事物;主观则指人类的意识,是客观事物在人大脑中的反映。

5. 概念体系(concept system) 概念体系在 ISO 1087—1990 中的定义为根据概念间关系组成的概念的集合。GB/T 15237.1—2000《术语工作 词汇 第1部分:理论与应用》将概念体系定义为根据概念间相互关系建立的结构化的概念的集合。一个概念体系由一组相关的概念构成。每个概念在体系中都占据了一个确切的位置。理想的概念体系应层次分明,结构合理,正确反映客观事物,便于下定义和规范指称,也便于协调和容纳不同语言的相应术语体系。大多数概念体系是混合体系。概念体系一般以属种关系为骨架,在个别地方辅以整体—部分关系、序列关系和联想关系等。概念体系的作用是:①使认识序列化的手段;②使概念间的关系清晰而具体化;③使已统一化、标准化的术语实现优化;④使各个不同语种的术语之间建立等效对应关系;⑤使数据库中各种信息的分类有一个科学。

构建概念体系包括一系列交互作用的操作,最后汇编出供专业领域使用的术语集。这些操作包括:搜集所研究的专业领域的概念;分析各概念的内涵和外延;确定各概念在概念体系中的相互关系及位置;在概念关系的基础上为概念撰写定义;赋予每个概念指称。

6. 术语(term) 国家标准 GB 10112—1988《确立术语的一般原则与方法》5.1 条对"术语"的定义:"术语是指称专业概念的词组"。

我国等效采用 ISO 1087—1990 的国家标准 GB/T 15237—1994《术语学基本词汇》对"术

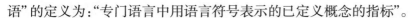

语"的定义为:"专门语言中用语言符号表示的已定义概念的指标"。

7. **本体**(ontology) 对特定领域中某套概念及其相互之间关系的形式化表达。

8. **术语集**(terminology) 术语是具体而确定的所指,把这类能表示概念的多个术语汇编到一起,即术语集。

9. **术语体系**(terminological system) 为每个概念赋予指称的概念体系[GB/T 18391.1—2009《信息技术 元数据注册系统(MDR)第一部分:框架》]。

10. **术语条目**(term entry) 术语数据集合中所包含的关于一个概念的术语数据就是术语条目(GB/T 17532—2005《术语工作 计算机应用 词汇》)。一条术语条目可以包含两个以上的记录。

11. **首选词**(preferred term) 指称某一概念的诸术语中作为第一选择的术语。

12. **术语标准化**(terminology standardization) 术语标准化是指制定术语标准或技术标准中的术语和定义章节,并由权威机构批准发布的工作。制定术语标准的目标是获得一种标准化的术语集,其中概念和术语一一对应,以避免歧义和误解,因此,在术语标准化工作中:应为每个术语标准建立相应的概念体系;概念的定义应代替同概念相对应的术语(替代原则);概念的定义应使用汉语或国家规定的少数民族文字表述;使用不同语种表述的同一定义应在内容上等同,并尽可能使用类似结构;应指出国家标准的概念体系与国际标准的概念体系之间的差异以及不同民族语言的概念体系与国家标准的概念体系之间的差异。

13. **概念协调**(concept harmonization) 在彼此密切相关的两个或多个概念之间,减少或消除细微差异的活动(GB/T 16785—2012《术语工作 概念和术语的协调》)。

14. **术语协调**(term harmonization) 在不同语种中,用反映相同或近似特征或具有相同或稍有差异形式的术语指称一个概念的引导活动(GB/T 16785—2012《术语工作 概念和术语的协调》)。

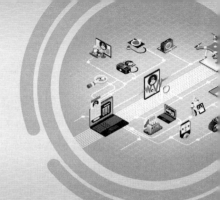

第三章

国内外医学术语标准的发展

第一节　国际术语标准介绍

一、SNOMED CT

（一）目标

SNOMED CT 是一种综合性的临床医学术语,其设计的主要目的是满足用户结构化、智能化的临床数据录入的需要,精确表达有关患者病史、疾病、治疗和结果的信息,可用来编码、提取和分析临床数据,支持医学数据的一致性索引、存储、调用和跨专业、跨机构集成,促进电子健康记录(electronic health record,EHR)系统的语义互操作,从更高层次上解决医学信息处理过程中术语间的复杂关系。

（二）发展历史

SNOMED CT 前身是美国病理学家学会建立的 SNOP(Systematized Nomenclature of Pathology),主要用于帮助病理学专家整理组织病理报告。1974 年更名为 SNOMED,范畴超出了病理学,应用到其他医学领域,当时已发展为多轴化和体系化的医用术语表,建立了 6 个顶层类。1998 年,在 SNOMED Ⅲ 中包括 156 965 个词条,其顶层类扩展为 12 个。2000 年,发展为 SNOMED RT(SNOMED Reference Terminology),用于满足用户结构化、智能化的临床数据录入的需要,从更高层次上解决医学信息处理过程中术语间的复杂关系。2002 年,SNOMED

RT 与英国国家卫生服务部的临床术语第 3 版 (*Clinical Terms Version 3*,CTV3) 相互合并,术语在原来的基础上,融入了 CTV3 有关初级护理的部分。2006 年,美国、英国、加拿大、丹麦、澳大利亚、立陶宛六国商定,建立了国际医学术语标准开发组织(IHTSDO,SI 前称),之后收购 SNOMED CT 以及之前的版本。SNOMED CT 术语的主要来源包括:美国病理学家学会的 SNOMED 2(1979 年)、SNOMED 3 International(1993 年)、SNOMED RT(2000 年);英国国家卫生服务部的阅读代码(1984 年)、阅读代码 2(1989 年)、英国临床术语第 3 版即 CTV3(1989 年)。SNOMED CT 包含 SNOMED RT 和 CTV3 所有代码。SNOMED CT 经历过多次分类结构调整,如 2005 年版顶层概念 18 个,2007 年版顶层概念调整 19 个,2013 年版新增 "SNOMED CT" 模型组件(含 4 个亚类),调整后顶层概念为 19 个,但其设计和组成的核心没有改变。其核心主要是三张表:①概念表,按层级结构组织的具有临床含义的概念;②描述表,用指定的术语描述某个临床概念;③关系表,用来说明两个临床概念之间的关系。每个关系的性质用一种特殊临床概念表示。

(三)术语框架

1. 概念表　SNOMED CT 的概念表由每个概念的概念编码(concept ID),概念的状态(concept status,包括 "现在使用中的 -current" "重复的 -duplicate" "错误的 -erroneous" "不确定的 -ambiguous" 和 "有限制的 -limited" 5 种状态),概念完全指定的名称(fully specified name),此概念在英国临床术语集第 3 版中的编码(CTV3 ID),此概念在较早版本 SNOMED 中的编码(SNOMED ID),以及概念是否为初级定义(is primitive,与完全确定的 fully defined 相对)6 个字段构成。2021 年最新版 SNOMED CT 的概念表包含 350 936 个具有唯一含义并经过逻辑定义的活动状态概念(不含已过时概念),分类编入 19 个顶级概念轴(hierarchy)中,每个顶级概念轴再分类细化形成包含多层子系统的树状结构。

(1)临床发现(clinical finding):包含两个层次,即发现(finding),如手臂肿胀(swell of arm),和疾病 / 病症(disease/disorder),如肺炎(pneumonia)。临床发现概念轴收录临床可获得的各种信息,包括患者的总体情况、体格检查、理化检查、病史、导致损伤与中毒的原因以及各种疾病 / 病症。其中疾病 / 病症部分按 43 种分类,收录了诸如妊娠疾病(disease of pregnancy)、血液病(disorders of blood)、淋巴和免疫系统疾病(lymphatics and immune system)、家族性疾病(familial disease)等疾病 / 病症。

(2)操作 / 介入(procedure/intervention):操作 / 介入概念轴收录医疗保健过程中发生的各种诊断与治疗操作行为及其方法。比如:肺活组织检查(biopsy of lung)、诊断性内窥镜检查(diagnostic endoscopy)、胎儿处理(fetal manipulation)等。具体分为:调护(制度)和疗法(regimes and therapies),处理、治疗操作(management procedure),按方法分类的操作(procedure by method),背景依赖性的操作(context-dependent procedure),管理性操作(administrative procedure),按部位分类的操作(procedure by site),按目的分类的操作(procedure by intent),按重点分类的操作(procedure by focus),按器具分类的操作(procedure by device)九类次级概念。

（3）观察对象（observable entity）：观察对象概念轴收录所有可与"具体结果"组合从而构成发现（finding）的询问或操作概念。如：性别（gender）、肿瘤大小（tumor size）、平衡能力（ability to balance）。

（4）身体结构（body structure）：身体结构概念轴的内容包括正常与异常的解剖结构概念，其中异常的解剖结构作为"异常形态"的子类概念单独收录。如：甲状腺（thyroid gland）属于身体结构（body structure），赘生物（neoplasm）属于异常形态（morphologic abnormality）。

（5）有机体/生物体（organism）：有机体/生物体概念轴涵盖了对人类和动物疾病具有病原学意义，包括动物、真菌、细菌与植物在内的全部有机体/生物体，如丙肝病毒（hepatitis c virus）、化脓性链球菌（*streptococcus pyogenes*）、嗜动物性真菌（zoophilic fungus）、血液寄生虫（haematozoic parasite）、蜗牛（snail）、野花（wild flowers）等，并设置次级概念轴收录了有机体/生物体的生命周期形式、营养获得形式等概念。有机体/生物体这个概念分类对于公共卫生报告非常重要，同时也用于传染性疾病的循证诊断记录。

（6）物质（substance）：物质概念轴涵盖了大量生物及化学物质的概念，包括食品、营养素、变应原和材料，可以用来记录所有药物制品中的有效化学成分。如：粉尘（dust）、雌激素（estrogen）、血红蛋白抗体（hemoglobin antibody）、甲烷（methane）、可待因（codeine phosphate）等。

（7）物理对象（physical object）：物理对象概念轴收录与医疗创伤有关的天然或人造物体的概念。如：假体（prosthesis）、人造器官（artificial organs）、结肠造瘘袋（colostomy bag）、武器（weapon）等。

（8）物理力（physical force）：物理力的概念包括诸如运动、摩擦、电流、声音、辐射、热、空气压力等各种与医疗事件和医学行为相关的力。如火（fire）、重力（gravity）、压力变化（pressure change）等。

（9）事件（events）：本类概念描述在医学操作和介入行为之外，可以引起损伤的事件。如：洪水（flash flood）、机动车交通意外（motor vehicle accident）。

（10）环境和地理定位（environments/geographical locations）：本类概念包括各种类型的自然环境和已有确定名称的地理位置如国家、州县或区域。如：喀麦隆（Cameroon）、北美洲的岛屿（Islands of North America）、肿瘤医院（cancer hospital）。

（11）社会关系（social context）：社会关系概念包括各种可对卫生保健起到重要影响的社会情况和形势，包括家庭和经济情况、人种、宗教、遗产、生活方式和职业情况等。如：经济情况（economic status）属于社会性概念（social concept），亚洲人（Asian）属于种族集团概念（ethnic group），文书主管人员（clerical supervisor）属于职业概念（occupation），供体（donor）属于人的概念（person），小偷（thief）属于生活方式（life style），犹太教（Judaism）属于宗教/哲学（religion/philosophy）。

（12）背景依赖性范畴（context-dependent categories）：为了将医疗信息表达完全，有时必须在已给定的概念后再加上附注，如果某条信息可以改变某条概念的意义，可以认定这条信息为该概念的背景。属于背景依赖性范畴的概念携带有内含的背景。如：无家庭脑

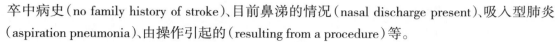

卒中病史（no family history of stroke）、目前鼻涕的情况（nasal discharge present）、吸入型肺炎（aspiration pneumonia）、由操作引起的（resulting from a procedure）等。

（13）分期与等级（staging and scales）：本概念轴包括为评估尺度定名和肿瘤系统分期的概念。如：Glasgow 昏迷等级（Glasgow coma scale）、酒精使用报表（alcohol use inventory）属于评估等级（assessment scale），Dukes 分期系统（Dukes staging system）属于肿瘤分期（tumor staging）。

（14）药物和生物制品（pharmaceutical/biologic product）：本概念轴用于医生下达药物医嘱及描述患者用药史等信息时使用，不仅包括人用药物、生物制品，还包括一些饮食制品。如：他莫昔芬（tamoxifen，抗肿瘤药物 / 抗肿瘤激素类）。

（15）标本 / 样本（specimen）：本概念轴包括采自各种有机 / 无机物质、组织器官、病理样本及排泄物等的标本 / 样本。如：食物样本（food specimen）、药物样本（drug specimen）、小便标本（urine specimen）、肝脏样本（specimen from liver）等。

（16）限定值（qualifier value）：此类概念用于对相关概念进行赋值或加以限定。其下可分为四个二级子集，即：修饰词、连接术语和 / 或限定值（modifier，linkage term AND/OR qualifier），附加值（additional values），单位（unit），管理性值（administrative values）。

（17）联系概念（linkage concept）：联系概念用于表达概念之间的语义关系、实现语义关联。两个属于相同概念轴或不同概念轴的概念可以通过联系概念形成一个可以表达明确意义的短句，多个概念通过联系概念相连即可形成一个概念表达充分的医学语句。如："IS A"（是一个）可以连接属于同一概念轴的两个概念，"associated morphology"（伴随的形态学）、"finding site"（发现部位）可以连接属于不同概念轴的两个概念。

（18）特殊概念（special concept）：特殊概念分为两种，即非现在使用的概念与导航性概念。

（19）SNOMED CT 模型组件：也被称为"顶层元数据"（top level metadata），其下又包含 4 个亚类：核心元数据概念（core metadata concept）、基础元数据概念（foundation metadata concept）、连接概念（linkage concept）、命名空间概念（name space concept）。核心元数据概念的子类可提供支持国际发布数据的结构信息。支持信息包括枚举值集，这些枚举值用于概念、描述和关系属性。基础元数据概念的子类为包括参考集在内的派生结构提供支撑元数据和结构信息。命名空间概念每个子类概念有一个整数术语，是一种分配扩展名称空间标识符。连接概念用于连接两个或两个以上的概念来表达组合含义。所有能被作为"关系类型"的概念都收在连接概念中。

2. 描述表 对于同一个医学概念，可能存在多个与之对应的术语，SNOMED CT 中用描述表来指定术语与概念的关系。2021 版 SNOMED CT 的描述表中收录了 1 521 274 条语言描述或同义词说明以增强临床概念表达的灵活性。例如：喉咙痛（pain in throat）是一个属于发现（finding）轴并完全指定名称的概念。但同是这个概念还可有诸如"sore throat""throat pain""pain in pharynx""throat discomfort""pharyngeal pain""throat soreness"等多个术语描述，这时必须从中指定一个作为对该概念首选的描述术语，而其他术语作为同义词（术语）标明存在。描述表中每一种描述关系均由描述编码（description ID）、描述的状态（description status，包括"现在使用中的 -current""重复的 -duplicate""错误的 -erroneous""不确定的 -ambiguous"和"有限制的 -limited"5 种状态），概念编码（concept ID），术语（term），首字母大写状态（initial capital status，即指定单词首字母是否需要大写的重要性，如果标明状态的值是"1"，那么首字母的大小写必须保持发行时的状态，否则可按照句中的上下文来决定其大小写），描述类型（description type，包括"完全指定的名称 -fully specified name""首选的术语 -preferred term""同义术语 / 词 -synonym"3 种情况），标明现有何种语种可用（language code）7 个字段组成。

3. **关系表** 2021 版 SNOMED CT 的关系表中提供了 3 091 741 组概念关系，这些语义关联可以是属于上述 19 种顶级概念轴（hierarchy）内部的概念之间，也可以是属于不同概念轴概念之间的相互关系。SNOMED CT 用加强概念间的语义关联来提供逻辑性强并可直接由电脑处理的医学概念的明确定义，从而保证数据检索的可靠性和连贯性，使医学数据能充分为决策支持、费用分析和临床研究所用。关系表中每一种关系均由关系编码（relationship ID），概念编码 1（concept ID1），关系类型（relationship type，SNOMED CT 中的关系类型是通过举出两个适当的概念来指出这种关联的本质），概念编码 2（concept ID2），特征类型（characteristic type，标明这种关联的特征是"限定的 -defining characteristic""合格的 -qualifying characteristic"还是"上下文指定的 context-specific characteristic"），可精炼性（refinability，用来指明这种特征性是否还可以再加精炼以更为精确地表达概念间的关系），关系组（relationship group，表示与一个具体概念有关的特征性语义关联的分组，如一种需要穿透关节的修复手术，描述修复术种类的语义关联应归为一组，而描述关节的部位或偏侧性的语义关联应该归为另一组）7 个字段构成。SNOMED CT 中，两个概念间可以通过一种特定关系的描述建立起语义关联，正是这些大量具有特殊意义的连接概念，使得同一概念轴和不同概念轴之间的概念能够组合在一起形成数量极丰富的语句，使临床信息描述具有极大的灵活性。

（四）编码方式

SNOMED CT 中，术语的对应概念所属的 19 个顶层概念通过"IS A"关系与根概念（SNOMED CT concept）建立联系，描述术语本身结构信息的顶层元数据概念通过"IS A"关系与根元数据概念（SNOMED CT odel component）建立联系。对于概念、描述、关系，其 id 编码采用 SCTID 格式。SCTID 数据类型是一个 64 位整数，最小允许值为 100000（6 位），最大允许值为 999999999999999999（18 位）。100000 的下限，确保十进制字符串表示至少是 6 位数字，确保一个 SCTID 区别于 4 个或 5 个字符的长度阅读代码（read code），也区别于以字母开头的早期版本遗留的 SNOMED ID。18 位的上限，确保任何有效的十进制字符串可存储在一个符号或无符号 64 位整数。

在 SCTID 中，倒数第一位是校验码，目的是发现常见的错误类型。这些错误可能是转录或沟通过程的排版错误，包括高层次发展，如创建或修改协议、预先指定查询等。

SCTID 的倒数第二位数和倒数第三位数是分区标识符。分区标识符指示确定的实体性质，并用以区分描述 ID 与概念 ID，还允许集中发布 SNOMED CT 主体组件的 SCTID，并与扩展部分发布的组件区别开。主体组件对应官方发布的术语,而扩展组件则对应授权组织公布的术语。SNOMED CT 主体组件标识符的分区标识符值见表 3-1,扩展组件标识符的分区标识符值见表 3-2。

表 3-1　SNOMED CT 主体组件标识符的分区标识符取值

分区标识符	类别
00	概念（A Concept）
01	描述（A Description）
02	关系（A Relationship）
03	子集（A Subset）
04	交叉映射集（A Cross Map Set）
05	交叉映射目标（A Cross Map Target）

表 3-2　SNOMED CT 扩展组件标识符的分区标识符取值

分区标识符	类别
10	扩展概念（A Concept in an Extension）
11	扩展描述（A Description in an Extension）
12	扩展关系（A Relationship in an Extension）
13	扩展子集（A Subset in an Extension）
14	扩展交叉映射集（A Cross Map Set in an Extension）
15	扩展交叉映射目标（A Cross Map Target in an Extension）

主体组件的 SCTID 分为三段,除了校验码和分区标识符,其余部分为条目的标识符数字。条目的标识符数字可用来唯一标识指定分区内的单个实体。同一项条目标识符可存在于每个分区,并呈现独特的分区标识。在 SNOMED CT 的主体组成部分,条目标识符通常会在添加组件到 SNOMED 临床术语集中时,按任意顺序给出。按照编辑过程管理规则,条目标识符的发布序列可能不连续,标识符的顺序应认为是无含义的。

与主体组件不同,扩展组件的 SCTID 分为四段,除了校验码和分区标识符,从倒数第四位开始从右往左的 7 位数为命名空间标识符,剩余部分为条目的 ID 数字。命名空间标识符分配给经授权的组织用以扩展,即许多经授权组织可公布独特的 SCTIDs,且每个 SCTID 可追溯到该经授权的源组织。

(五)术语管理方法

SNOMED CT 分为两个部分,分别是 SI 发布的 SNOMED CT 国际版和成员在国际版的基础上制作和发布的本国版本,国际版与本国版的构成详见图 3-1。

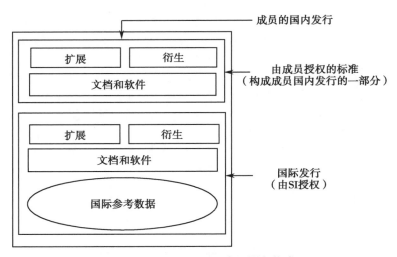

图 3-1　SNOMED CT 术语服务构成

SI 通常在每年 1 月和 7 月对国际版进行发布和更新。国际版本的更新由用户的需求所驱动,这些需求的优先级由 SI 根据咨询团体提供的信息和内容委员会(Content Committee)的指导决定。国际版的更新通常包括概念内容的完善、概念定义的加强和新概念的增加。在发布前,SNOMED CT 的内容需要经历一个临床和技术的质量保障过程。在最终版本发布前,初级版本将被发送给 SI 的各个成员进行更广泛审查。SI 成员可以根据本国在某些具体领域的发展情况,发布适合自己国家的本国版,也可以进行更频繁的发布。如英国基于国际版 SNOMED CT 中药品类的术语,发布本国需要的药品与设备词典,供本国医院及研究机构使用。

1. SNOMED CT 的内容变更管理　在 SI 中,SNOMED CT 内容变更是一个系统性、点对点的过程。内容变更是为了改进现有系统,提供更加友好的用户体验,扩大 SNOMED CT 的全球用户群,解决与日俱增的术语内容变更要求,增加全球性 SNOMED CT 编制资源,利用全球临床专家资源提高 SNOMED CT 中引用数据的质量。内容变更管理包括需求提交、内容变更管理、合作编辑、出版发行、将变更管理的过程与质量问题的反馈途径相结合。SI 的内容变更管理过程采用开放统一过程(open unified process,OpenUP)的管理方式。SI 的内容变更过程实际上是一个项目工程,遵循标准项目的管理方法,通常也需要对发布主体提供资金和资源支持。内容变更过程通常需要一段很长的时间,可能会超过版本发布时间。

2. SNOMED CT 的翻译　为使 SNOMED CT 能在各国得到更好的应用,支持 SNOMED CT 在全球范围内的发展,SI 支持各国对 SNOMED CT 用本国语言翻译。SI 的翻译兴趣小组(Translation Special Interest Group,TSIG)对 SNOMED CT 的翻译工作提供支持,包括:

(1)为 IHTSDO 成员提供一个交流经验的论坛,各成员在此可以与其他成员共享翻译经验。

(2)支持本国化和组织内部的翻译工作,为本国化翻译中的重要和一般问题提供建议和指导。给出《SNOMED CT 翻译指南》(*Guidelines for Translation of SNOMED CT*)、《SNOMED

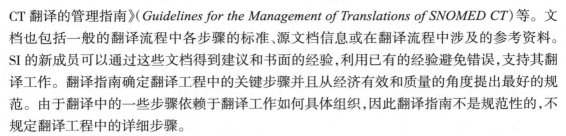

CT 翻译的管理指南》(*Guidelines for the Management of Translations of SNOMED CT*)等。文档也包括一般的翻译流程中各步骤的标准、源文档信息或在翻译流程中涉及的参考资料。SI 的新成员可以通过这些文档得到建议和书面的经验,利用已有的经验避免错误,支持其翻译工作。翻译指南确定翻译工程中的关键步骤并且从经济有效和质量的角度提出最好的规范。由于翻译中的一些步骤依赖于翻译工作如何具体组织,因此翻译指南不是规范性的,不规定翻译工程中的详细步骤。

(3)促进规范化发展和 SI 开发的与本国化翻译相关工具的测试,为本国化翻译提供所需的相关工具信息。

(4)支持 SI 质量框架的应用、本国化翻译的质量评估的开发与应用,直接对质量评价委员会的首席质量官员负责。

(5)进一步改进源语言的术语(即英语版本的术语),使 SNOMED CT 的使用更便利。

(6)改进翻译过程,使 SNOMED CT 更易本国化。

(六)知识产权保护

根据与美国病理学家学会达成的协议,IHTSDO 以 780 万美元获得 SNOMED CT 及前期所有工作的知识产权,且 CAP 将在三年内继续支持 SNOMED CT 的开发。目前 SI 由成立之初的 9 个成员发展到 20 多个成员。SI 的成员必须是一个国家政府机构或被政府授权的实体(如地方政府机构等)。中国香港于 2013 年正式加入 SI,组织由各成员组成的会员大会(General Assembly)管理。组织的资金主要来源于各成员的资助,成员需要根据自己国家的经济状况对 SI 进行资助。成员可以免费使用 SNOMED CT,免费参加 SNOMED CT 培训项目,SI 授权经济状况不好的国家、已注册的附属机构、以"公共利益"为目的的组织,免费使用 SNOMED CT。成员可在其行政管辖区域内对 SNOMED CT 及其相关产品进行二次使用许可认证,享受每年两次的术语更新服务,并有权建议新增术语概念及关系。SI 允许成员国将其翻译为本国语言,同时邀请各国代表参加每年两次的管理、咨询、工作特殊利益和项目组商务会议。非成员国可以从 SI 的官方网站下载已发布的 SNOMED CT 版本,并使用其中的顶层术语。

(七)应用情况

SI 成员国主要有美国、英国、加拿大、澳大利亚、丹麦、爱沙尼亚、西班牙等 43 个国家。其主要应用于以下方面。

1. 应用于电子健康记录　电子健康记录(electronic health record,EHR)是数字化、关联个人终身医疗的保健记录,其实施需要医院之间实现信息共享,医疗机构的跨区域协同服务。SNOMED CT 为 EHR 的术语标准化提供了参考依据,使 EHR 的术语更精确,实现不同地域、不同机构之间的互操作。加拿大 2001 年投资 16 亿加元成立加拿大医疗咨询网,用以促进和加速整个国家范围内电子健康系统的研发,旨在提高医疗质量和减少医疗差错;改进患者服务,提高公众健康、减低患者风险;提高医疗卫生机构的效率和效益。计划于 2020 年实现所有加拿大人拥有可交互的 EHRS。加拿大医学术语标准化工作由 Infoway 下的标准协作组负责,选定 SNOMED CT 作为推荐标准,正在制作 SNOMED CT 的法语版。

2. 参与构建临床信息系统　医院临床信息系统主要用于完成患者诊疗信息的收集、存储、处理、提取等,但由于医院间采用不同软件开发商的临床信息系统,各医院不能共享患者信息。SNOMED CT 涵盖大多数临床信息,如疾病、发现、操作、微生物、药物等,可以在不同学科、专业和照护地点之间实现对临床数据的标引、存储、检索和聚合,便于计算机处理。该系统正好解决了临床信息系统中的电子病历、医嘱录入、监护病房、急诊室表格记录等的语言交互障碍,为软件开发商提供临床医疗术语的概念和代码,促使临床信息交互系统的信息共享。

3. 为医学术语标准的制定提供参考　美国国家医学图书馆的统一医学语言系统(UMLS)可免费试用 SNOMED CT,普遍采用映射到精选列表,在测试机构中可用到术语服务器,在主要的系统和机构中使用 SNOMED。SNOMED 从 2004 年开始为 UMLS 提供最广泛和最重要的医学术语词条,是 UMLS 所包含的多个术语集中重要的一个。SNOMED CT 与其他信息标准有广泛合作,最主要包括 ICD、LOINC、HL7、DICOM 等。SNOMED CT 中已经有 ICD-10(英国)、ICD-9(美国)、LOINC、ICF 等标准的映射文件,其中会员国版进行了更多与本国标准的映射。为了促进医疗信息语义上的互操作性,HL7 与 SNOMED CT 开发了广泛合作,发布了《HL7 V3 实施指南:术语信息在 CDA R2 模型中使用 SNOMED CT》。SNOMED CT 被澳大利亚国家电子医疗执行委员会制定为首选国家标准,开发者可免费使用,目前主要用于研究、教育和评估。瑞典作为 SI 的成员国,其国家卫生和福利委员会正将 SNOMED CT 翻译成瑞典语版,有 150 个公司(瑞典区域,IT 供应商、研究机构)支持和开发实施此项目。

4. 应用于知识本体的构建　知识本体是既定领域概念和概念之间关系的集合,常用于可被计算机理解的知识模型,如人工智能、计算余元、数据原理等。其应用领域广泛,特别是随着计算机技术的发展,知识本体正在逐渐成为医药、农业、生物信息系统等许多领域的研究热点。知识本体能够通过描述语言文本中隐含的含义,使应用软件智能化地处理复杂、多样化的知识。而知识本体构建的关键问题在于如何从特定领域中确认概念与概念间的隐性关系。SNOMED CT 中概念之间不是相互独立的,彼此之间根据一定的规则建立了联系。这些概念之间的关系可以为知识本体的构建提供一定的索引,对本领域内词汇进行分析,从而形成知识本体的核心术语。根据概念表和关系表建立术语之间的关系,形成有系统的知识本体。

二、ICD

(一)目标

国际疾病分类(International Classification of Diseases,ICD)是 WHO 制定的国际统一的疾病分类方法,根据疾病的病因、病理、临床表现和解剖位置等特性,将疾病分门别类,使其成为一个有序的组合,并用编码的方法来表示。ICD 是 WHO 国际分类家族(WHO-IFC)最核心的知识库,是推进医疗服务规范化、标准化管理的重要基础,被广泛应用于临床研究、医疗结局监测、卫生事业管理以及卫生资源配置等各个方面。

全世界通用的是第 10 次修订本《疾病和有关健康问题的国际统计分类》,仍保留了 ICD 的简称,并被统称为 ICD-10。其主要目的是:①方便存储、检索和分析健康信息,以作出基于循证医学的决策;②在医疗机构、区域、环境和国家之间共享和比较卫生信息;③实现同一地理区域基于时间轴的纵向数据对比分析。

(二)发展历史

国际统计研究所于 1893 年通过了第一个国际分类版本,即国际死因名录。WHO 于 1948 年创建 ICD 时接受委托,出版了第 6 版 ICD(ICD-6),首次将发病率纳入其中。1967 年通过的《世卫组织命名条例》规定,会员国对死亡率和发病率统计采用最新的 ICD 修订版。ICD 已经修订并出版了一系列版本,以反映随着时间推移在卫生和医学科学方面的进展。1990 年 5 月,第四十三届世界卫生大会批准了 ICD-10。其被引用在 2 万多篇科学文章中,并被世界上 100 多个国家使用。

2018 年 6 月 18 日发布了 ICD-11 版本,允许会员国准备实施,包括将 ICD 翻译成本国语言。ICD-11 首次采用全电子版本,在便于使用的同时也降低了错误的发生率。共有 31 个国家和地区参与了 ICD-11 的现场试验。ICD-11 共收录了 55 000 个编码,远多于 ICD-10 的 14 400 个。

(三)术语框架

1. ICD-10 术语框架　ICD-10 由三卷组成:第一卷类目表、第二卷指导手册、第三卷字母顺序索引。类目表将疾病分为:

第 1 章:传染病和寄生虫病(A00~B99,21 节,171 类目)

第 2 章:肿瘤(C00~D48,7 节,149 类目)

第 3 章:血液及造血器官疾病和某些涉及免疫机制的疾患(D50~D89,6 节,34 目)

第 4 章:内分泌、营养和代谢疾病(E00~E90,8 节,73 目)

第 5 章:精神和行为障碍(F00~F99,11 节,78 目)

第 6 章:神经系统疾病(G00~G99,11 节,67 类目)

第 7 章:眼和附器疾病(H00~H59,11 节,47 类目)

第 8 章:耳和乳突疾病(H60~H95,4 节,24 类目)

第 9 章:循环系统疾病(I00~I99,10 节,77 类目)

第 10 章:呼吸系统疾病(J00~J99,10 节,63 类目)

第 11 章:消化系统疾病(K00~K93,10 节,71 类目)

第 12 章:皮肤和皮下组织疾病(L00~L99,8 节,72 类目)

第 13 章:肌肉骨骼和结缔组织疾病(M00~M99,6 节,79 类目)

第 14 章:泌尿生殖系统疾病(N00～N99,11 节,82 类目)

第 15 章:妊娠、分娩和产褥期(O00～O99,8 节,75 类目)

第 16 章:起源于围生期的某些情况(P00～P96,10 节,59 类目)

第 17 章:先天性畸形、变形和染色体异常(Q00～Q99,11 节,87 类目)

第 18 章:症状、体征和临床与实验室异常所见,不可归类在他处者(R00～R99,13 节,90 类目)

第 19 章:损伤、中毒和外因的某些其他后果(S00～T98,21 节,195 类目)

第 20 章:疾病和死亡的外因(V01～Y98,8 节,372 类目)

第 21 章:影响健康状态和与保健机构接触的因素(Z00～Z99,7 节,84 类目)

第 22 章:用于特殊目的的编码

编码的编排方法,先按英文字母顺序 A～Z,再在字母下按数字的大小顺序 0～99。术语类目,指三位数编码,包括一个英文字母和两位数。亚目,指四位数编码,包括一个英文字母、三位数字和一个小数点。细目,指五位数编码,即小数点后面有 2 位数字。残余类目(剩余类目),指含有亚目标题"其他"和"未特指"字样的亚目。双重编码,指星号及剑号编码,剑号表示病因,星号表示临床表现。主要编码,指对主要疾病的编码,通常是患者住院的原因——即病案首页主要诊断的编码。附加编码,又称次要编码,指除主要编码外的其他任何编码,包括损伤中毒的外部原因编码和肿瘤形态学编码。符号与缩略语 NOS(not otherwise specified),其他方面未特指。NOS 出现在第一卷,根据分类轴心,表示病因、部位、临床表现三个方面中某一种情况没有具体说明。NEC(not elsewhere classified)为不可归类在他处者(主要用于卷三)。方括号,指同义词、注释短语或指示短语,例如:卒中[中风]。圆括号,表示辅助性的修饰词,例如:槌状指(后天性)。大括号,表明括号左右两边术语的关系,目的是减少重复。冒号,表示术语内容不完整,需要与冒号下的修饰词结合才是一个完整的诊断名称。# 号,只用于卷三索引的肿瘤表示。菱形号,出现于卷三的肿瘤中,只适用于来源于骨内和牙源性原发肿瘤的部位编码,当标有菱形号时,任何类型的癌或腺癌都被认为是从其他部位转移而来,部位编码只能编到骨的继发性肿瘤 C79.5,其动态编码由 3 改为 6。

2. ICD-11 术语框架 2007 年,WHO 启动了国际疾病分类的修订 ICD-11。这次修订与以前的不同之处在于,创作是计算机化的,并由本体工具驱动支持。ICD-11 中提出了"基础组件"(foundation component)和"线性组合"(linearization)的概念。基础组件是所有 ICD 实体(包括疾病、综合征、损伤、外因、体征和症状等)的总集。ICD-11 的基础组件展现了 ICD 的整体,本书从这些组件中选取一些组成一个 ICD-11 的线性组合。

ICD-11 所建立的本体模型叫作内容模型(content model),采用该名称是由于"疾病模型(disease model)"这一名称具有局限性,ICD-11 所涵盖的知识范围已不单单是疾病,而是整个"与健康相关的知识"范畴,"内容"(content)一词是这一整个范围的抽象表达。内容模型具有一个结构化的架构,该架构以一种标准化的方式来定义组成 ICD-11 的分类单元(classification units),这样的单元允许通过计算机来加工和处理。在 ICD-11 中,一个分类单元称为一个 ICD 实体（ICD entity）或一个 ICD 概念（ICD concept），一个 ICD 实体可以是一个分类、一节或一章。

ICD-11 每个疾病条目分别包括 13 个部分，对疾病编码和特点进行描述：①疾病名称（ICD title）：用于描述疾病名称。②疾病分类（classification properties）：用于显示所描述疾病的上下分支属性、所属类别（疾病或证候群类别、症状体征、致病因素、就诊原因等），可以侧重针对不同的应用领域，包括卫生保健、临床医疗、医学研究或专科人员等，以利于不同领域的专业人员使用。③疾病定义（definition）：对疾病名称的解释和描述，分简明定义和详细定义两种。④关键词（terms）：用于标识本条内容的词或短语，可用于协助检索以准确定位正确的疾病条目。⑤累及的机体系统或功能（body system/body structure deion）：指明疾病所累及的身体部位和损害的功能，包括累及系统、解剖部位、形态变化等内容。⑥疾病特征（temporal properties）：描述疾病的发病特点、典型过程、年龄段等特征。⑦严重等级（severity of subtype properties）：用于确定疾病的范围、等级等显示疾病严重程度的指标。⑧症状表现（manifestation properties）：疾病所表现的症状，以及相关的化验或影像检查发现等。⑨致病原因（causal properties）：疾病的病因概述，包括发病原因、致病机制、致病生物、致病物质、相关基因、危险因素等内容。⑩失能特点（functioning properties）：疾病所致健康损伤或功能残缺的特点，描述疾病如何导致机体功能残缺，包括智能、交流、运动、自理等评估。⑪特别条件（specific condition properties）：指与公共健康指标相关的特殊条件，包括性别、不同生理阶段（儿童、孕期、围生期）等条件，说明某些疾病与特殊人群或条件相关。⑫治疗特点（treatment properties）：与疾病相关的治疗特点。⑬诊断标准（diagnostic criteria）：用于确定疾病诊断的相关标准。

ICD-11 补充了解剖学、化学制品和药剂、诊断时间、功能评价等，共有 28 个章节，比 ICD-10 增加了 6 个章节。

第 1 章：某些传染病和寄生虫病（1A00～1H0Z）

第 2 章：肿瘤（2A00～2F9Z）

第 3 章：血液或造血器官疾病（3A00～3C0Z）

第 4 章：免疫系统疾患（4A00～4B4Z）

第 5 章：内分泌、营养和代谢疾病（5A00～5D46）

第 6 章：精神、行为或神经发育障碍（6A00～6E8Z）

第 7 章：睡眠 - 觉醒障碍（7A00～7B2Z）

第 8 章：神经系统疾病（8A00～8E7Z）

第 9 章：眼和附器疾病（9A00～9E1Z）

第 10 章：耳和乳突疾病（AA00～AC0Z）

第 11 章：循环系统疾病（BA00～BE2Z）

第 12 章：呼吸系统疾病（CA00～CB7Z）

第 13 章：消化系统疾病（DA00～DE2Z）

第 14 章：皮肤疾病（EA00～EM0Z）

第 15 章：肌肉骨骼系统和结缔组织疾病（FA00～FC0Z）

第 16 章：泌尿生殖系统疾病（GA00～GC8Z）

第 17 章：性健康相关情况（HA00～HA8Z）

第 18 章：妊娠、分娩和产褥期（JA00～JB6Z）

第 19 章：起源于围生期的某些情况（KA00～KD5Z）

第 20 章：发育异常（LA00～LD9Z）

第 21 章：症状、体征或临床表现，不可归类在他处者（MA00～MH2Y）

第 22 章：损伤、中毒和外因的某些其他后果（NA00～NF2Z）

第 23 章：疾病和死亡的外因（PA00～PL2Z）

第 24 章：影响健康状态和与保健机构接触的因素（QA00～QF4Z）

第 25 章：用于特殊目的的编码（RA00～RA26）

第 26 章：传统医学（SA00～SJ3Z）

V：功能补充部分（VA00～VC50）

X：扩展码（XS8H～XX2QG9）

（四）术语管理方法

ICD-10 的修订在 1982—1989 年间，于 1990 年在世界卫生大会上通过，至今已使用 20 余年，被 96 个成员国所应用和发展。在普及时间长与普及范围广的双重压力下，如何科学、有效地修订 ICD-11 给 WHO 带来了新的挑战。从 2000 年起，WHO 开始筹备 ICD-11 的修订工作，并从组织架构、时间进度、达成目标等方面制订了详尽的计划并随着实际情况进行动态调整。

ICD-11 的修订是一项国际间通力协作的大型项目，通过 WHO 的协调与组织，几乎所有成员国都在为 ICD-11 的修订贡献智慧与力量。WHO 首先从管理上搭建了修订组织框架，明确了重要的角色参与不同阶段的修订工作。其中的核心力量为主题咨询组（topic advisory groups，TAG）与修订指导组（revision steering group，RSG）。

1. TAG TAG 是针对特定的主题，如肿瘤、精神卫生疾病、外因与损伤、传染病、非传染病、罕见病等，对相关的修订给出专家建议和提供咨询。由于 TAG 之间存在相互关联，妥善把握每个 TAG 内部的修订进度，响应 ICD-11 整体修订计划，是每一个 TAG 的职责，全球共有超过 136 名顶尖科学家，来自 36 个国家和地区，共同为 ICD-11 的不同主题提出修改建议。每个 TAG 修订 ICD-11 的流程十分严谨，并在统一的修订平台上工作，修改建议可能是关于 ICD-11 构架的修正，也可能是 ICD-11 内容或定义的更改，但每做出一次改动都必须经过完整的提交流程。ICD-10 内容是 ICD-11 的基础信息来源，大部分修订工作都是基于 ICD-10 内容，但需符合 ICD-11 的理论模型构架来开展。

2. RSG RSG 作为负责计划与修订 ICD-11 的专家组参与全部的更新与修订流程，包括主要的 TAG，监督修订工作的全部进程，并协助 WHO 协调修订过程中的各项事宜。

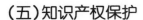

（五）知识产权保护

ICD-10 的电子版和装订版可在 www.who.int/whosis/icd10/ 上向 WHO 购买。出于使 ICD 更广泛应用到医疗领域的考虑，WHO 鼓励开发使用 ICD 分类法的软件和应用，但这些工具仅能提供诸如分类术语检索的功能。WHO 禁止对分类数据的简单再分配以及开发诊断编码工具。同时，WHO 提供 ICD 的商业许可证和非商业许可证：商业许可证是非排他性的、不可转让的、有时间限制的。许可证授权在产品中使用代码和说明，产品将出售给客户并分发给特定国家。被许可方不得以任何方式修改、翻译或修改分类的代码或说明。非商业许可证仅允许用于非商业性的研究用途。

（六）应用情况

ICD 编码在世界范围内用于发病率和死亡率统计，是医疗保健中使用最广泛的代码，被 20 000 多篇科学文章引用，并被世界上 100 多个国家使用。目前主要应用在医疗和信息系统方面。

（1）病案统计分类中的应用：对规范病案信息填报工作，提高病案管理水平，促进医疗、科研和教学工作，配合医疗付费制度改革等发挥了重要作用。

（2）临床诊断中的应用：目前在临床工作中很多医疗机构使用 ICD-10 进行门诊疾病的诊断和编码，以及入院疾病的诊断和编码。

（3）病案首页中的应用：我国已将国际疾病分类（ICD-10）列为国家标准，要求所有医院在病案首页中统一使用 ICD-10 编码。随着医院管理的量化、细化，ICD-10 编码工作将直接影响医院的医疗质量管理和信息化工作。

（4）医疗信息系统中的应用：目前 ICD-10 在医疗信息系统的应用主要有以下方面：出院患者信息库，通过卫生信息平台上报卫生局信息中心；医疗质量控制，统计门诊、入院与出院诊断符合率；现行医疗保险付费信息上报；医疗保险预付费制度的改革；医院信息管理系统；病案统计信息管理系统；门诊医生工作站；电子病历；医疗信息统计分析。

三、UMLS

（一）目标

1986 年美国国立医学图书馆（NLM）主持了一项长期研究和开发计划，即一体化医学语言系统（Unified Medical Language System，UMLS）。该研究计划旨在建立一个计算机化的可持续发展的生物医学检索语言集成系统和机读情报资源指南系统，其目的在于提高计算机程序"理解"用户提问中生物医学词汇含义的能力，并利用这种理解帮助用户检索和获取相关的机读情报。具体地说，是使医疗卫生专业人员和研究工作者能够通过多种交互检索程序，克服由于不同系统语言差异性和不同数据库相关情报的分散性所造成的诸多情报检索问题,帮助用户从电子病案系统、书目数据库、图像数据库、事实数据库、专家系统等各种联机情报源中检索和获取综合性或特定性的情报信息。

(二)发展历史

1986—1988 年为 UMLS 的第一阶段,其研究和开发重点是调查用户需求、开发研究工具、确定 UMLS 的性能及其实施方案、界定系统组成等。在此阶段主要界定了 UMLS 的三个组成部分,即超级叙词表、语义网络、情报源图谱,并且进行了包括 MeSH、SNOMED、CMIT 和 PDQ 词表在内的链接试验。

1989—1991 年为 UMLS 的发展阶段,其开发重点是迅速研制和发行三个 UMLS 产品的试验版,同时继续开展用户调查和 UMLS 功能开发。1990 年秋,NLM 发行了超级叙词表和语义网络初版的 CD-ROM;一年后,发行了试验版的情报源图谱和更新版的超级叙词表和语义网络,同时获得了大量反馈信息,促进了 UMLS 的研究与开发。

1992 年至今为 UMLS 的第三阶段,即应用阶段。其研究重点是围绕 UMLS 所进行的应用开发,不断扩展和修订 UMLS 的三个组成部分,发行修订的 UMLS 三个组成部分的年度版,建立健全的产品体系。1996 年 UMLS 新增了一个组成部分即"专家词典"(Specialist Lexicon)。在此阶段,许多研究机构利用 UMLS 进行基于 Internet 的应用开发,如决策支持系统 DXplain、文献检索系统 WebMedline、临床 Web 搜索系统 ClinWeb、医学世界检索(medical world search)以及集成化的 Medweaver 等,同时进行了 NLM/AHCPR 大规模词汇测试。

2022 年版 UMLS 超级叙词表,包含 1700 万条术语、460 万个概念、880 万个编码、25 种语言、222 个词表,规模庞大。

(三)术语框架

UMLS 又称 UMLS 知识源(UMLS Knowledge Sources),由超级叙词表(Metathesaurus)、语义网络(Semantic Network)、情报源图谱(Information Sources Map,ISM)和专家词典(Specialist Lexicon)四个部分组成。这四部分紧密联系、不可分割,构成了一个有机整体。

1. 超级叙词表 超级叙词表是生物医学概念、术语、词汇及其等级范畴的广泛集成。到 1998 年,第 9 版超级叙词表收录了 47 万多个概念共 1 051 903 个词。这些概念和词来自 40 多个生物医学受控词表、术语表、分类表、专家系统中的词汇、词典及工具性词表等,如 MeSH 表(1997 年版)及其葡萄牙语、西班牙语、法语、德语、俄语等各种译本,《医学系统化术语表》、《国际疾病分类》修订第 10 版及其他各版、《护理诊断分类》、麻省总医院研制开发的 DXplain 专家系统、《多兰氏图解医学辞典》、《校对词表》3.1 版等。超级叙词表是依据概念(concept)或含义(meaning)组织起来的,其根本目的是将相同概念的交替名称和不同形式联系在一起,并识别不同概念之间的联系。因此,可以说概念是超级叙词表组织系统的中心。对于同一概念的不同术语以及不同的变异形式,超级叙词表采用三级结构模式,即概念(Ⅰ级)※术语(Ⅱ级)※ 词串(Ⅲ级),将一个概念的多种不同术语连同多个变异词串有序地组织在一起。对于不同的概念,超级叙词表采用多种"关系"概念如相关概念、组配概念、共现概念等

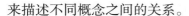

来描述不同概念之间的关系。

2. 语义网络　语义网络是为建立概念、术语间错综复杂的关系而设计的,为超级叙词表中所有概念提供了语义类型、语义关系和语义结构。1998 年版的语义网络包括了 132 种语义类型和 53 种语义关系。超级叙词表中的每一个概念至少被标引一种语义类型。语义类型是通过计算机程序指定的或在人工复审过程中增加的,既是超级叙词表与语义网络之间的连接,也是超级叙词表与情报源图谱(ISM)的连接之一。目前语义类型主要分为生物体、解剖结构、生物功能、化学、事件、客观物体、概念和观念等,各类范畴深度不一。在以后的实际应用中,语义类型将不断完善和扩展。语义类型是语义网络的节点,节点与节点之间的关系即为语义关系。最基本的语义关系是"IS A"关系,通过它建立了节点与节点之间的一种等级关系,这种等级关系的最大特性是继承性,即下一级节点对上一级节点的继承关系。除了"IS A"关系外,还有 52 种语义关系,均是非等级关系,主要分为五大类:"physically related to""spatially related to""temporally related to""functionally related to"和"conceptionally related to"。这些关系可以出现在任何一级节点上,表示一种可能、允许的关系。由语义类型和语义关系构成网状的语义结构,起统领超级叙词表概念的作用。因为超级叙词表的概念来自许多不同的词表,有各自的结构体系,语义网络将全部概念划分成组,每一组共享几种特定的语义类型,语义类型又共享几种语义关系,这样概念不仅高度结构化而且广泛联系。

3. 情报源图谱　情报源图谱是一个关于生物医学机读情报资源的数据库,其目的是利用超级叙词表和语义网络实现以下功能。

(1)测度情报源与特定提问的相关性,以便选取最合适的情报源。

(2)为用户提供特定情报源的范围、功能和检索条件等人工可读的信息。

(3)自动连接相关情报源。

(4)在一个或多个情报源中自动检索并自动组织检索的结果。

1998 年版的情报源图谱(ISM)数据库包括了 71 个情报源数据库,其中 56 个是 NLM 开发和维护的,15 个是其他机构或个人开发的。这些情报源多种多样,不仅包括涵盖生物医学研究、临床实践和生物伦理学的主要书目数据库,而且包括 AI/RHEUM、DXplain、QMR 等专家系统,还包括来自医学史联机图像库、可视化人类计划等图像数据库,以及有关遗传学、蛋白质和核酸序列、药物、毒物学、环境卫生的事实数据库。在情报源图谱中,从 4 个方面对情报源进行标引:

(1)超级叙词表中的 MeSH;

(2)超级叙主题词表中的词和副主题词组配;

(3)UMLS 语义网络的语义类型;

(4)UMLS 语义网络的语义关系。

用标引词标引情报源与标引生物医学文献相似,只不过标引文献时尽可能选用最专指的词,而标引情报源时尽可能选取最泛指的词,以扩大标引词对概念的网罗度和兼容度。例如,给"环境诱变因素数据库"标引的 MeSH 为:"突变""DNA 损伤 / 药物效应""基因,致死的 / 放射效应";语义类型为:"后天异常""遗传功能"和"危险的或有毒的物质";语义关系为:"危险的或有毒的物质影响生物功能"和"活性物质在生物体上引起先天异常"。

4. 专家词典 专家词典是一个包含众多生物医学词汇的英语词典,是在美国国立医学图书馆自然语言处理专家系统项目基础上开发出来的。1998 年版的专家词典约有 108 000 条词汇记录,共 186 000 多个词。每条词汇记录均记录了其句法、词法和字法信息。词条由词或词组组成。所有词条均共享它们的基本形式和拼写变异。词的基本形式包括词的不变形式、名词的单数形式、动词的原形以及形容词和副词的原级形式。词汇信息包括句法分类、词形变异以及词的补充成分。词形变异有名词的单复数形式,动词的规则与不规则变化形式,形容词和副词的原级、比较级、最高级形式等。专家词典能识别 11 种句法分类和引语部分:动词、名词、形容词、副词、助词、语气词、代词、介词、连词、补语、定语。专家词典包括一组词典程序,可以确定英语词汇的范围以及识别生物医学术语和文本词的词形变异,还包括三个索引:

(1)超级叙词表中所有词串的单个词索引。

(2)标准词索引。

(3)标准词串索引。

专家词典包括四个词汇数据库:

(1)已知词源变异文档,如"aphasic"与"aphasia"。

(2)密切相关词文档,密切相关词是意义相同但句法分类不同的词,如"hepatocellular"与"liver cells"。

(3)拼写变异文档,如"foetal"与"fetal"。

(4)意义相近但构词形式不同的词文档,如"heart"与"cardi(o)"。

(四)术语管理办法

UMLS 实施的一般策略是逐步接近所要求的最终性能,迅速开发和广泛分发 UMLS 的早期产品,以便在不同生物医学环境的真实应用与反馈的基础上,不断扩展其范围和复杂性。为此 UMLS 遵循以下开发原则。

1. 多学科、多研究小组协同开发原则 UMLS 是一项规模宏大而又相当复杂的长期研究和开发项目,需要多学科专家、多研究小组参与协作研究。因此,美国国立医学图书馆内部成立了一个多学科研究小组,同时以竞争与合作方式组织了许多以全美各地大学为基础的医学情报研究小组。UMLS 的研究小组不仅吸引了具有开发电子病案系统、书目数据库、专家系统等不同类型情报资源的经验丰富的实践人才,而且吸引了计算机科学、医学、语言学、图书情报科学等多学科专家参与研究。

2. 集中开发与分散开发相结合的原则 UMLS 的研究小组集中开发、维护和修订其产品,同时向广大用户分发。只要用户同意向 NLM 提供反馈信息以及遵守其版权,即可免费获得。用户或各研究小组可以根据自己的系统和环境利用 UMLS 产品开发自己的应用程序。这种广泛发行和用于真实环境的试验产生了大量的反馈信息,促进了利用 UMLS 不同界面程序的开发。UMLS 核心部分的集中开发与应用程序的分散开发相结合,加速了 UMLS 计划向着预定的目标前进。

3. 资金保障原则 UMLS 是一项长期的持续开发的项目,为了使之顺利进行,必须有可靠的资金保障。美国国立医学图书馆为此设立了专项资助项目,UMLS 的研究和开发小组可以从中获得资助,也可以从美国国家科学基金会的一些研究项目中获得资助。正因为如此,UMLS 才得以持续发展。

(五)知识产权保护

根据许可协议可免费提供。UMLS 知识源和相关词汇程序可通过基于 UMLS Web 的知识源服务器(UMLSK)访问,并且"主要为系统开发人员设计",也可以作为"数据库建设者、图书馆员和其他信息专业人员的参考工具"。

(六)应用情况

NLM 使用 UMLS 组件增强其许多信息服务中的检索,包括通过 PubMed 提供的 MEDLINE 数据库、由国家卫生研究院和其他组织赞助的正在进行的临床试验的 clinical trials.gov 数据库和 NLM 网关,提供了许多不同 NLM 数据库的单一入口点。图书馆在自然语言处理和数字图书馆研究项目中也严重依赖 UMLS 资源。除了以 CD-ROM 方式发行其产品外,1995 年 NLM 在 Internet 上建立了 UMLS 知识源服务器,通过 Internet 发行,加强了国际交流与合作。从此,UMLS 由试验阶段进入常规产品的发行、维护和应用阶段。

四、MeSH

(一)目标

MeSH 词表是 NLM 编制的权威性主题词表,是一部规范化的可扩充的动态性叙词表。其涵盖了临床医学、护理、牙科学、兽医学、卫生体系等生物医学相关的多个方面,主要用于索引、编目和检索 PubMed 数据库中全球的医学文献,同时也是 NLM 连接 MEDLINE 数据库的接口。

(二)发展历史

NLM 在 1963 年建立了电子计算机"医学文献分析与检索系统"(简称 MED-LARS),是世界上最大、最早的文献资料检索系统之一。该馆汇集了约 17 000 个规范化医学主题词,按叙词法原理编制了 MeSH(医学主题词表),使其成为一部世界权威的生物医学主题词表。该表是标引人员对生物医学文献进行标引时所必须遵循的依据,也是为适应标引人员、编制人员以及使用 NLM 电子计算机数据库进行检索者的需要而编制。NLM 还充分利用 MEDLARS 数据库印刷出版物,主要有医学索引(简称 IM)和累积医学索引(简称 CIM),这两种索引收录范围大体上与 MEDLINE 数据库相当(1971 年 MEDLARS 发展为联机检索系统 MEDLARS ON LINE,简称 MEDLINE)。印刷版的 IM 和 CIM 则仅仅使用 MeSH 的叙词组织成主题目录。入口词在输入计算机后,在一定条件下自动转换为其上位叙词。自 2000 年以来,NLM 对 MeSH 维护系统进行了重新设计,研制开发了以概念为中心的术语维护系统。重新设计后的 MeSH 新结构以概念为核心,一个概念由一个或多个术语表达,并赋予其唯一标识符作为概念的永久唯一标识,标识同一概念的多个术语组成一个主题词类或称叙词类。改进后的数据结构与 UMLS 的数据结构相兼容,可以更清晰地表达各种关系,使词汇、概念及叙词组之间的作用和关系更明确,有助于加深对这些关系的理解。

(三)术语框架

MeSH 的基本结构要素是叙词(称主题词),其理论依据是建立在叙词性质基础上的。由于出现较晚,所以其在编制上吸取了多种情报检索语言的原理和方法。第一,保留了单元词组配的基本原理;第二,采用组配分类法的概念组配来替代单元词法的字面组配;第三,采用标题法的预先组配方法(即采用词组);第四,对词进行了严格规范化处理,以保证词与概念的一一对应;第五,有完善的参照系统和独特的范畴索引、轮排索引。从多方面显示叙词间的相互关系,以保证准确、全面地选用叙词进行标引和检索。

MeSH 词表由三部分组成。

(1)主题词变更表:主题词变更表是将每年新增主题词和删去的主题词分别列表。变更表说明了主题词的变化,是一部动态化的词典。

(2)主题字顺表:主题字顺表是将所有的主题词、副主题词、非主题词全部按字顺排列,每一个主题词下设该主题词建立的年代、树状结构编码、历史注释及各种参照系统来揭示主题词的历史变迁、族性类别及同其他同义词、近义词之间的逻辑关系。

(3)树状结构表:树状结构表是把所有的主题词按词义的范畴和学科属性系统地分为十五大类,分别用 a、b、c 等 15 个字母表示。含义分别是:a. 解剖学;b. 生物学;c. 疾病;d. 化学物质和药品;e. 分析、诊断治疗技术装备;f. 精神病学和心理学;g. 生物科学;h. 自然科学;i. 人种学、教育、社会学和社会现象;j. 工艺学工业、农业;k. 人文科学;l. 情报科学;m. 人的各种分类名词;n. 保健;z. 地理名称。有的大类按需要再依次划分为一级类、二级类,最多分至九级。树状结构的每个类目中,主题词按等级从上位词到下位词逐级编排,表达主题词之间逻辑的隶属关系。

MeSH 词表在结构上摒弃了一般词表各种繁杂的索引,结构简明、功能完善是其一大特点。

首先,MeSH 的主题字顺表和树状结构表即词汇的字顺显示和词汇的系统显示是两个互相补充的部分,是以学科聚类和以事物聚类的完美结合。所有的主题词、非主题词(即款目词)、副主题词都按字顺编排,排列直观便于查找。每一个主题词下列有一个甚至数个树状结构号表明该词在树状结构表中的位置。通过树状结构表,可以了解该词的上位词、下位词,便于进行扩检和缩检。树状结构号将主题字顺表和树状结构表有机联系起来。两个部分互相对应,互相指引,互相补充。

其次,MeSH 是一部动态化的词表。由知名的医学专家、医学期刊主编及医学图书馆员组成的文献优选与评估委员会(the Literature Selection Technical Review Committee)每年对新文献进行三次评估,定期考察主题词对文献的覆盖程度,力求保证所收录的主题词既有灵活性又有稳定性。基于这种思想,每年都对主题词作适当增删,补充新的主题词,更改旧的主题词。为此,每一个主题词都注有该词建立年代、历史注释,检索不同时期的 IMMED-LINE 必须选用不同历史时期的主题词。

再次,MeSH 词表是一部严格的规范化的词表。近年来,人们对情报语言的研究逐渐倾向于情报语言的自然语言化,因为和规范的情报检索语言相比,自然语言更易被人接受和利用。但 MeSH 词表规范化是由医学学科之复杂性决定的。随着生物医学不断向纵深发展,医学研究由单纯的器官水平深入细胞水平。又由于 21 世纪分子生物学的突飞猛进,生命科学由细胞水平深入分子水平,人们对生命和疾病的认识也有了质的飞跃。医学不单单是一门关于人的疾病的学科,而是由社会学、心理学等学科共同组成的一门综合性学科。医学的概念术语成倍增长,日益专深。医学词汇中有很多概念相同或相近的词型不同,如学名与俗名、全称与简称,再加上英语中词汇本身在构成上的复杂性及各词汇之间还存在许多相关关系、矛盾关系,若不将这些词汇加以规范,势必会造成应用上的更大困难。

MeSH 的规范性主要表现在:①对所选的叙词进行了严格控制:选取叙词的过程中,对叙词进行了严格的同义规范、词义规范、词类规范、词型规范,明确词的含义及所涉及的范围,使得每一个叙词在词语的形式和语义具有单一性,即一个主题词在该词表中只能有一个概念,不允许一词多义和一义多词,避免标引人员和检索人员人为造成的误差。②有一整套健全的参照系统:MeSH 词表的参照系统包括用代参照即非主题词见主题词,用来处理主题词之间的相关关系的相关参照。此外还有一种 CONSIDERALSO 参照系统用来引见意义上相近但词根不同的词,如 kidney consider also clomerul-,nephr-,pyel- and renal,MeSH 参照系统反映了主题词之间的纵横关系,把各个分散、独立的主题词在语义上构成了一个有机的整体。各种参照系统可以使自然语言转化为规范的情报检索语言,从而保证标引者、检索者之间用词的一致性,进一步明确主题词的确切含义。③对组配进行了严格限制:MeSH 词表收录的副主题词共 82 个,目的是对某一主题词的概念进行限定或复分,使主题词具有更高的专指性。为了使这些副主题词发挥更好的作用,不仅在主题词字顺表中罗列了副主题词,而且将副主题词单独列表,阐明副主题词的含义及主题词与副主题词组配的原则,以及组配后所限定的概念的内涵。利用情报语言的后组式原理既有后组式语言的专指性、灵活性,又避免了组配的不规范性,减少检索噪声。

(四)术语管理方法

MeSH 词表的更新维护数据由 NLM 在网站上发布,其发布形式如下。

(1)供下载的词表电子文档:多年来,NLM 一直在其网站免费提供 MeSH 词表电子文档。自 2007 版起,MeSH 词表印刷版停止出版,改为仅以电子版形式出版。每年 MeSH 词表最新版本编制完成后,即会以不同格式在网上发布。发布的格式包括:① MeSH 词表 XML 文档;

② MeSH 词表 ASCII 文档;③ MeSH 词表树形结构表,为 ASCII 格式;④ MeSH 词表 MARC 文档;⑤ MeSH 词表药理作用文档。

(2)有关 MeSH 修订的说明:NLM 每年分别在其网站及定期刊物《NLM 技术报告》中发布有关 MeSH 年度修订的说明。

(3)网站快讯(what's new):在特殊情况下,MeSH 词表会根据需要及时更新相关主题词,并在 NLM MeSH 内部网站的快讯栏目中发布相关消息。

(4)MeSH 浏览器:MeSH 浏览器可供查询完整电子版 MeSH 词表。

NLM 开发了"全球数据库记录维护系统"(The Global Citation Maintenance,GCM),该系统主要在 MeSH 词表更新后出现主题词词形变化或主题词删除时,用来替换更新 PubMed/MEDLINE 数据库记录中的已改变或已删除的相关主题词,以保证其与更新后的 MeSH 词表内容一致。

MeSH 词表的更新维护组织管理有如下特点:①设置专门机构专职人员:MeSH 词表的更新维护由 NLM MeSH 词表研发部负责,该部门是 NLM 常设部门,已有 45 年历史。该部门的词表维护更新专业人员长期保持在 10 人以上。②重视人员专业素质和知识结构:MeSH 词表研发部由兼具生物医学领域专业背景及医学信息学专业知识的复合型专家组成。目前,MeSH 词表研发部的专家分别拥有医学、数学、遗传学、病理学、细胞生物学、生物化学、植物生物学、化学、图书馆学信息学、计算机等教育背景和专业经验,70% 拥有博士学位。③保证充分的研发运行经费:MeSH 词表的研制、更新、维护在 NLM 始终受到高度重视,得到了美国政府的大力支持,每年投入经费高达 200 万美元。

(五)知识产权保护

美国国立医学图书馆在其官网免费提供 MeSH 词表数据下载,且明确表示不收取任何费用,但须遵守其使用许可协议,协议规定:仅其官网提供版本免费,不适用其他翻译或衍生版本;使用 MeSH 数据需以清楚和明显的方式标注 NLM 为数据来源,同时不代表 NLM 已认可其产品 / 服务 / 应用程序;对 MeSH 数据进行重新发布或分发需维护所有分布式数据的最新版本,或以清晰和明显的方式表明产品 / 服务 / 应用程序不反映 NLM 提供的最新 / 准确数据和 / 或确定所使用的 MeSH 版本。

(六)应用情况

MeSH 词表在全球范围内得到了广泛应用,其在德国、法国、西班牙、葡萄牙、意大利、瑞典、挪威、芬兰、俄罗斯、罗马、罗马尼亚、希腊、荷兰、斯洛伐克、斯洛文尼亚、土耳其、阿拉伯、中国、日本等国家均有翻译版本。MeSH 词表主要应用在文献检索:① MeSH 在 PubMed 中的应用。PubMed 建立了多种适应不同用户需求的检索方式,其中通过 MeSH 进行主题词检索,实现方式有自动词语转换和 MeSH Database 辅助检索。② MeSH 在中国生物医学文献数据库中也有广泛应用。

五、LOINC

(一)目标

LOINC 数据库旨在促进临床观测指标结果的交换与共享。其中,LOINC 术语涉及用于临床医疗护理、结局管理和临床研究等目的的各种临床观测指标,如血红蛋白、血清钾、各种生命体征等。当前,大多数实验室及其他诊断服务部门都在采用或倾向于采用 HL7 等类似卫生信息传输标准,以电子消息的形式,将其结果数据从报告系统发送至临床医疗护理系统。然而,在标识这些检验项目或观测指标的时候,实验室或诊断服务部门采用的却是其内部独有的代码。临床医疗护理系统除非也采用结果产生和发送方的实验室或观测指标代码,否则,就不能对其接收到的结果信息加以完全的"理解"和正确的归档;而当存在多个数据来源的情况下,除非花费大量财力、物力和人力将多个结果产生方的编码系统与接受方的内部编码系统加以一一对照,否则上述方法就难以奏效。作为实验室检验项目和临床观测指标通用标识符的 LOINC 代码解决的就是这一问题。

(二)发展历史

从 1995 年以来,美国印第安纳大学医学中心(Indiana University Medical Center)的研究院(Regenstrief Institute,RI)一直承担着维护 LOINC(logical observation identifier names and codes,观测指标标识符逻辑命名与编码系统)数据库、编制支持性文件和开发 REIMA 对照程序(Regenstrief LOINC mapping assistant)的工作。

其中,LOINC 数据库提供的是一套用于标识实验室检验项目和临床观测指标的通用名称和标识代码。其目的是促进实验室检验项目和临床观测指标结果的交换与共享。从医学概念表达(medical concept representation)的角度讲,LOINC 数据库的内容属于一种控制性词汇(controlled vocabulary),而其内在的医学概念表达模型则是实现临床实验室数据信息标准化的一个编码方案(coding scheme)。此外,REIMA 是基于微软 Windows 操作系统而设计的,用于本地代码与 LOINC 代码对照的辅助程序。

(三)术语框架

LOINC 数据库的构建依据一个六轴概念表达模型(six axis concept representation model),而其主要内容则为 LOINC 代码(LOINC codes)和 LOINC 全称(fully specified LOINC names)。所有 LOINC 代码(LOINC codes)均分别与该数据库中所定义的实验室检验项目及临床观测指标呈一一对应关系。如下为组成 LOINC 全称的六个数据库字段(fields)并分别对应上述模型的六个轴。

(1)成分(component):或称分析物(analysis),比如,钾、血红蛋白、丙型肝炎病毒抗原等。

(2)属性类型(kind of property):即分析物被检测的属性的种类。比如,质量浓度、酶活性等。

（3）时间特征（timing）：即观测指标针对的是某一时刻，还是一段时间。前者如时间点型（at a point in time，PT 型，时刻型），后者如 24h 尿液标本等类似指标。timed（确切时间型）属于时间特征轴的个特殊取值；赋予该值时，采集标本的确切时间（exact duration）将被单独作为 H17 或 DKM 等标准消息 message 中的一个部分来发送，而不包括在其全称中。

（4）体系（system）：对大多数实验室指标而言，又常称为标本类型（type of sample），比如，尿液、全血和血清等。

（5）标尺类型（type of scale）：即观测指标属于定性型（quantity，其实这种才是真正的测量指标），等级型（ordinary 或称序数型，其结果的可能取值为一套有序的或具有秩次的选项）或名义型（nominal，如大肠埃希菌、金黄色葡萄球菌等）还是叙述型（narrative，如骨髓细胞分析结果中的诊断建议）。

（6）方法（method）：获得检测结果或其他观测指标数据时所采用的方法，适当的时候才使用这一字段。对于很多指标而言，只需前五个字段即可确定其 LOINC 全称。

（四）术语管理方法

Regenstrief 研究院和 LOINC 委员会担负着 LOINC 数据库及其支持文档和 RELMA 映射程序的开发、编制与维护工作。2015 年 11 月，LOINC 中文版被美国国立医学图书馆（NLM）的一体化医学语言系统（UMLS）所收录。LOINC 委员会每年都会公开发布两个主要版本，即六月份版和十二月份版，同时，LOINC 中文版也会相应地进行更新，并由 LOINC 委员会将其随同这两个版本一并公开发布。

（五）知识产权保护

LOINC 和 REIMA 所有相关文档的最新版本均可从互联网免费下载（http//www.loinc.org）。截至 2005 年 6 月 6 日，LOINC 数据库和 REIMA 程序的最新版本已分别升至 2.15 版和 3.15 版。LOINC 数据库收录的各种试验和临床观测指标已超过 40 000 条。

LOINC 数据库和相关文档及程序受版权保护，但版权允许所有商业和非商业用途永久免费使用。如果 LOINC 数据库或其内容作为数据库分发，则此类分发必须包括正式 LOINC 术语、LOINC 缩略语、LOINC 代码、不推荐使用的标志和版权。使用 LOINC 数据库及其内容需要版权声明来防止变体，但当在 HL7 消息中使用 LOINC 代码来报告测试结果时，不需要这样的通知。

（六）应用情况

目前在国内，LOINC 代码在香港和台湾率先得到认可。而在国外，许多医疗设备制造商、大型参比实验室和政府机构都在使用 LOINC 代码，如美国疾病预防控制中心（CDC）和退伍军人事务部（Department of Veterans Affairs），而且 LOINC 代码还得到了美国健康保险法案 HIPAA（*Health Insurance Portability and Accountability*）的认可。从国际上看，已采用 LOINC

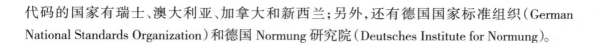

代码的国家有瑞士、澳大利亚、加拿大和新西兰;另外,还有德国国家标准组织(German National Standards Organization)和德国 Normung 研究院(Deutsches Institute for Normung)。

六、RxNorm

(一)目标

RxNorm 是美国国立医学图书馆(NLM)编制的临床药品标准命名术语表,是美国联邦政府临床医学信息电子交换系统中的指定标准之一,目标是使采用不同药品命名法的各个系统能在一个适当的抽象层面上实现有效的数据共享。RxNorm 将药物名称与药事管理中普遍使用的药学词汇表和药品相互作用分析软件进行了链接,包括 First Databank、Micromedex、Medi-Span、Gold Standard Alchemy 和 Multum 中的词汇表,从而最大限度实现药物名称的共享,进而更加全面地呈现药品信息。

(二)发展历史

长期以来,研究人员发现在超级叙词表中,在命名临床药物时遗漏了相当多的同义词;虽然遗漏同义词问题是不可避免的,但在 UMLS 中识别遗漏同义词的传统方法在识别临床药物领域似乎没有效果。因此,研究人员希望开发一种新方法来提高药物术语的互操作性。与此同时,临床药物领域被视为对患者安全问题日益严重的一个重要领域。2001 年年底,HL7 词汇技术委员会对临床药物的模式达成共识,NLM 开始在 UMLS 中对临床药物进行建模实验,该项目被称为 RxNorm 项目。

RxNorm 项目通过一系列步骤确定临床药物代表词。最初的工作是定义一个语义正常形式(semantic normal form,SNF)来表示临床药物。临床药物的 SNFs 是典型代表,由其活性成分、强度和可订购的剂量形式定义。SNFs 明确规范特定临床药物制剂的每种活性成分、强度、计量单位和剂型。利用概念和属性值对其之间的关系表示临床药物概念的语义。2005 年 10 月 10 日,RxNorm 项目正式出版了《RxNorm:电子药品信息交换处方集》。

(三)术语框架

RxNorm 将多个词表的术语重新组织、整合,根据其特性及属性分别存放在 Metathesaurus Relational(MR)表或 Rich Release Format(RRF)表中,包括 RXNCONSO 概念和来源信息、RXNSTY 语义类型、RXNREL 关系和 RXNSAT 属性。

全面分析这些具有特定含义的词表后发现,RxNorm 术语含有多种描述属性,用以区分不同词表的特性,以及各种复杂的词间术语关系。这些术语关系便于建立不同术语之间的关联关系。RxNorm 的术语属性与术语间关系分别见表 3-3。

表 3-3　RxNorm 的术语属性

术语属性英文名称	术语属性中文含义
AMBIGUITY_FLAG	来源词表原词模糊性标识
NDC	对应于临床药品的国家药品代码
ORIG_CODE	与词串相关的原始代码
ORIG_AMBIGUITY_FLAG	与词串相关的原始模糊标识
ORIG_SOURCE	与词串相关的原始词表
ORIG_TTY	原始术语类型
RXAUI	RxNorm 相关联原词的原词标识符
ORIG_VSAB	受版本控制的原始词表缩写
RXCUI	RxNorm 相关联原词的概念标识符
RXN_ACTIVATED	RxNorm 原词重新启用的时间
RXN_BN_CARDINALITY	RxNorm 商品名原词的集数
RXN_HUMAN_DRUG	供人类使用的药品
RXN_IN_EXPRESSED_FLAG	以精确标识表示的剂量
RXN_OBSOLETED	RxNorm 原词停用的日期
RXN_QUANTITY	常规剂型定量因素
RXN_VET_DRUG	动物用药
RXN_STRENGTH	SCDC 的剂量和单位
UNII_CODE	FDA 唯一化学成分标识符

以上术语属性与术语关系将来自于不同词源的药物术语联系在一起。通过这些术语关系与属性能更好地解析与利用 RxNorm 中收录的术语,并能对各种药物术语建立关联,方便临床信息系统的交互与数据调用。

(四)术语管理方法

RxNorm 力图覆盖美国批准的所有处方药,每周更新,每月发布,其已经收录了 187 254 个概念和 420 486 个词。NLM 从许多数据源接收药物名称,分析和处理数据,并以标准格式将数据输出到 RxNorm 文件中。RxNorm 生产涉及许多步骤,但以下五个基本步骤给出了如何生产 RxNorm 的一般概念:①将源数据分组为同义词集合(称为概念);②为每个概念创建一个 RxNorm 规范化名称(如果概念在范围内且不是同义词);③为每个概念分配一个 RxNorm 概念唯一标识符(RXCUI),为每个原子分配一个 RxNorm 原子唯一标识符(RXAUI);④确定

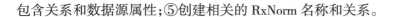

包含关系和数据源属性;⑤创建相关的 RxNorm 名称和关系。

（五）知识产权保护

必须拥有 UMLS 术语服务（UTS）账户才能访问 RxNorm 发布文件。NLM 不收取许可 RxNorm 的费用;但是,使用某些非 SAB=RxNorm 数据可能需要从这些源提供商获得额外 的许可。从 RxNorm 文件页面（http://www.nlm.nih.gov/research/umls/rxnorm/docs/rxnormfiles. html）可下载 RxNorm 的 zip 文件包。zip 文件包含 RxNorm RRF 数据文件、README 文件 以及 MySQL 和 Oracle 数据库加载脚本。zip 文件还包括当前可用处方内容子集。RxNorm 当前可用处方内容子集可以仅包括 SAB=RXNORM 和 SAB=MTHSPL 数据,且下载该数据集 不需要许可认证,完全免费。

（六）应用情况

RxNorm 目前已广泛应用于美国各类临床信息系统交互。

1.提供规范化药品名称和编码,支持电子健康记录系统。RxNorm 已逐渐发展为临床信 息交换的标准,所收录的词表均能满足使用电子健康档案系统的要求。美国卫生保健信息 技术标准专家组（HITSP）将 RxNorm 指定为表示"药品商品名""临床药品名称""过敏原 / 副作用产品"的标准化词表。目前已实现的应用场景包括:

（1）利用 RxNorm 在动态电子健康档案（Live EHR）中捕获用药史。

（2）联合运用 RxNorm 和 NDF-RT 对电子健康档案药品数据进行分类。

（3）运用 RxNorm 标准化命名法表示动态处方（ambulatory prescriptions）。

2.实现语义互操作

（1）RxNorm 用于在退伍军人事务部（VA）和国防部（DOD）之间的数据交换。

（2）管理临床数据仓库中的医学词汇更新,促进异构系统的信息交互。

3.支持临床决策,支持临床转化研究。

七、ICF

（一）目标

《国际功能、残疾和健康分类》（*International Classification of Functioning Disability and Health*，ICF）作为国际分类家族（family of international classification，FIC）的一员,其总目标是 提供一种统一和标准的语言和框架来描述健康状况和与健康有关的状况,使全球不同学科 和领域能够对有关健康和保健情况进行交流。与国际残疾分类（International Classification of Impairments，Disabilities，and Handicaps，ICIDH）相比,ICF 更强调功能,故其亦可用于对健康 人群的研究。同时,ICF 还具备以下用途:①作为统计工具;②作为研究工具;③作为临床工 具;④作为教育工具;⑤作为社会政策工具。

（二）发展历史

WHO 于 2001 年正式发布了《国际功能、残疾和健康分类》(ICF)。该分类是 WHO 分类家族中的重要成员，是 WHO 提出的国际通用的在个体和人群水平上描述和测量健康的理论性框架结构。

WHO 在第五十八届世界卫生大会有关残疾与康复的决议（WHO58.23）《残疾，预防、管理和康复》中，将 ICF 列为残疾与康复的重要标准性文件，ICF 的研究、开发与应用将对新世纪的残疾和康复工作产生极其重要的影响。

2007 年在意大利 Trieste 举行了世界卫生组织家族分类会议（WHO-FIC），WHO-FIC 计划委员会主席 Marjorie Greenberg 女士、WHO Bedirhan Ustün 博士等出席了会议，会议的主题是："信息的力量——知识共享"。会议强调了分类是完善健康信息系统的基石。WHO-FIC 致力于制定国际公共标准，从而达到加强信息共享、地方实施、全球一致的目标。来自 10 所 WHO 协作中心、27 个国家卫生部或统计局的共 168 位代表参加了会议。邱卓英博士作为功能和残疾专家委员会的成员参加了本次会议。

大会评估了 WHO-FIC 网络工作，包括合作中心（CC）和各种委员会（计划委员会、实施应用委员会、教育委员会、更新委员会、系列发展委员会、电子工具委员会），以及 4 个专家咨询小组（病死率专家咨询小组、致残率专家咨询小组、功能及残疾专家咨询小组、专业术语专家咨询小组）的工作。

ICF 一个值得注意的发展是，2007 年出版了儿童青少年版本 "ICF-CY"。ICF-CY 的所有内容符合儿童的权益并且以国际性会议和发表文献为证据来源。这些内容包含基于儿童与青少年特点和情景的类目和子类目；重要的国际性文件包括联合国《儿童权利公约》、联合国《残疾人机会均等标准规则》、有关教育权利的 Salamanca 声明等。

WHO-FIC 参考分类标准（国际疾病分类和国际功能、残疾和健康分类）为不同领域和学科提供了一个共享信息框架。专家就如何能够最好地利用《国际疾病分类》(ICD) 和《国际功能、残疾和健康分类》，使之成为在疾病、健康和残疾方面的通用分类法，在政策、技术和制度方面进行了探讨。会议还就保密性和患者安全问题讨论了 WHO-FIC 将如何授权。

（三）术语框架

ICF 由两部分组成：功能和残疾、背景性因素。每一部分包括两种成分，前者包括身体功能和结构、活动和参与，后者包括环境因素、个人因素。每一成分又由不同领域构成，而在每个领域中，类目是分类的单位。ICF 的一级类目包括：身体结构、身体功能、活动和参与、环境因素。每个一级类目分为若干章节，每个章节都有相应的二级类目，而二级类目又包含了三、四级类目。ICF 的二级类目共有 362 个，三、四级类目数则达到了 1454 个。在 ICF 中，一个人的健康和与健康有关的状况应当使用适当类目的编码加上限定值表示，限定值用于显示健康水平的程度（即问题的严重性）：0- 没有问题，1- 轻度问题，2- 中度问题，3- 重度问题，4- 完全问题，8- 未特指，9- 不适用，ICF 编码只有在加上限定值后才算完整。

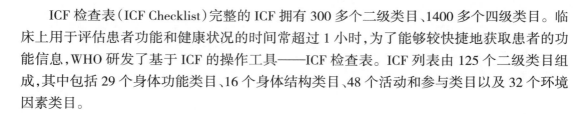

ICF 检查表（ICF Checklist）完整的 ICF 拥有 300 多个二级类目、1400 多个四级类目。临床上用于评估患者功能和健康状况的时间常超过 1 小时，为了能够较快捷地获取患者的功能信息，WHO 研发了基于 ICF 的操作工具——ICF 检查表。ICF 列表由 125 个二级类目组成，其中包括 29 个身体功能类目、16 个身体结构类目、48 个活动和参与类目以及 32 个环境因素类目。

（四）术语管理方法

ICF 的培训应对 ICF 用户的需求进行广泛调查研究，根据需求制订培训目标，编写培训教材，实施相应的培训，并对培训的效果进行定性与定量的评定。

国际上，许多国家根据需要开发了 ICF 的培训教材，建立了 ICF 培训的认证体系。例如 2007 年由欧共体和功能及残疾专家咨询小组（FDRG）联合开发的"ICF 基础培训材料——ICF 入门的核心课程草案"项目完成。2008 年将在对其进行进一步注释和修改的基础上，发放用于标准化的 ICF 培训。许多国家开发了基于 Web 的网络化培训工作，将 ICF 与 ICD 的培训结合起来。通过区域性、国家级以及行业性的专业培训，为 ICF 的应用奠定基础。WHO 也在其网站上发布了介绍 ICF 的幻灯片，用于国际培训使用。

ICF 更新作为 WHO-ICF 发展的重要战略，是保障 ICF 更好地适应卫生信息发展要求的基本措施。由 WHO Nenad 先生主持的一个 ICF 更新小组提出了 ICF 更新的原则与建议，并将建立一个与 ICD 相同的软件平台，来支持与管理 ICF 的更新工作。该软件平台的建立，为更新维护不同语种的 ICF 提供了技术支持平台。

中国残疾人康复协会残疾分类研究专业委员会于 2007 年在国内首次开展了 ICF 的专业培训工作，参与者主要是残联系统和卫生系统的专业人员，通过培训提高了专业人员对 ICF 相关理论与分类体系的认识，为 ICF 进一步的应用打下了基础。

（五）知识产权保护

为使 WHO 的分类法更广泛地应用到医疗领域，WHO 鼓励开发使用分类法的软件和应用，但这些工具仅能提供诸如分类术语检索的功能。WHO 禁止对分类数据的简单再分配以及开发诊断编码工具。同时，WHO 提供商业许可证和非商业许可证：商业许可证是非排他性的、不可转让的、有时间限制的。许可证授权在产品中使用代码和说明，产品将出售给客户并分发给特定国家。被许可方不得以任何方式修改、翻译或分发分类的代码或说明。非商业许可证仅允许用于非商业性的研究用途。

（六）应用情况

2001 年 5 月 22 日，WHO 第五十四届世界卫生大会（第 WHA 54.21 号决议）所有 191 个会员国正式认可 ICF 为描述和衡量健康和残疾的国际标准。目前，ICF 的应用主要有 4 种模式：①健康与残疾统计；②临床保健成果和服务水平评估；③医疗卫生信息系统；④社会政策制订与应用。

来自16个国家的代表报道了ICF的应用情况,比较有代表性的有:ICF用于测量与统计,主要是临床的评定以及残疾统计和相应工具的开发,如由德国 Stucki 教授团队研究的 ICF-CORE SET 在康复医学领域的应用;ICF 在残疾统计中的应用以及相应模板的开发;ICF 临床检查表(Clinical Checklist)的开发与临床应用;WHO《残疾评定量表》(WHO-DAS Ⅱ)的开发应用。

在研究ICF的应用时,研究者也提出了许多ICF的应用原则与方法,如ICF临床应用指南、ICF使用的伦理道德标准、ICF与ICD之间的关系的处理方法以及环境因素的分类方法,环境因素与ISO 9999之间的关系等。ICF应用的一个重要方面是在社会政策与社会服务中的应用。有学者提出了将ICF用于联合国残疾人权利公约的监测工作,以促进残疾人权利公约的实施。

南非、北欧中心和意大利的专家也报告了目前ICF在统计学、相关测量、社会科学和儿童权利方面的应用。《国际功能、残疾和健康分类》儿童青少年版(ICF-CY)的出版,能够使ICF更适合儿童和青年的需要。意大利合作中心将在全球启动监测儿童健康和残疾的项目。在残疾调查与统计方法,"华盛顿城市小组"与WHO建立了合作性关系,通过研究建立运用ICF的残疾分类与分级系统,开发分类参考量表;以及用于残疾调查统计的ICF核心分类集,进一步提高ICF的可用性。中国第二次残疾人抽样调查应用了ICF的理念和分类方法与术语系统,建立了新的残疾分类与分级标准,并应用WHO-DAS Ⅱ评定残疾与功能状态,建立了新的残疾统计数据。针对ICF的应用,许多国家开发了相关的应用工具,EFHROM工具就是一种很好的ICF应用工作。应用这些标准化的工具,可以提升ICF应用的标准化水平。

ICF也在医疗卫生术语系统领域得到应用。ICF作为WHO核心分类,建立了一整套有关功能和残疾的术语体系,该术语体系是医疗卫生领域核心术语体系的重要组成部分,也为规范其他术语提供了依据。ICF在术语领域的应用为发展医疗卫生术语系统奠定了基础。中国在制定康复专业术语时,也参考了相关术语,建立康复规范术语词典。

第二节　国内医学名词与分类代码介绍

一、临床医学名词

(一)目标

全国术语与语言内容资源标准化技术委员会(SAC/TC62)是经国家标准化管理委员会批准设立的,在全国范围内负责术语、辞书编纂、少数民族语言、翻译、自然语言处理、语言资源管理等领域标准化工作的专业标准化技术委员会。然而,具体到医学术语领域,并无专门的分支机构负责研制,仅有医学名词审定委员会负责医学名词统一名词的审定。临床医学

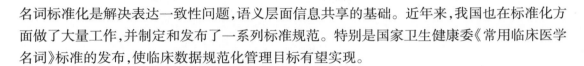

名词标准化是解决表达一致性问题,语义层面信息共享的基础。近年来,我国也在标准化方面做了大量工作,并制定和发布了一系列标准规范。特别是国家卫生健康委《常用临床医学名词》标准的发布,使临床数据规范化管理目标有望实现。

(二)发展历史

我国于 1989—2002 年公布了 7 本医学名词,内容包括妇产科学、耳鼻咽喉科学、风湿病学、血液病学、呼吸病学、内分泌病学、口腔医学、医学遗传学、医学免疫学、医学病理学、心血管病学、肾脏病学、胃肠病学、消化内镜学、传染病学、寄生虫病学、神经病学、结核病学、老年医学、儿科学、眼科学、普通外科学、神经外科学、胸心血管外科学、泌尿外科学、骨科学、小儿外科学、烧伤外科学、创伤学、器官移植学、急诊医学、麻醉学、整形外科学、医学美学与美容医学、皮肤病学、物理医学与康复学等,共计 18 211 条,这些名词均未加注定义。第四届医学名词审定委员会成立后,医学名词审定进入了新的阶段,依托中华医学会 80 余个专业分会开展医学名词审定工作,公布名词全部加注定义或注释。2013—2014 年陆续公布了《泌尿外科学名词》,1828 条;《放射医学与防护名词》,2526 条;《全科医学与社区卫生名词》,1583 条;《物理医学与康复名词》,1353 条。2014 年 12 月,《医学美学与美容医学名词》《核医学名词》《显微外科学名词》《呼吸病学名词》《地方病学名词》向社会预公布,并于 2015 年年底陆续出版。

为统一我国的临床医学名词,全面推进病案首页书写规范、疾病分类与代码、手术操作分类与代码、医学名词术语"四统一"工作,国家卫生健康委组织制定了《常用临床医学名词(2019 年版)》。

(三)名词类目

《常用临床医学名词(2019 版)》作为卫生行业标准由国家卫生健康委员会发布,旨在为卫生行业提供临床医学名词标准。其涵盖临床各科医学名词,旨在促进医学学术交流,加速医疗卫生科技成果的推广,普及新理论、新技术、新方法,为临床教学科研服务。按照国家卫生健康委员会拟定的《医疗机构诊疗科目名录》划分专业,在同一专业下按照疾病诊断、症状体征(即就诊原因)、手术操作和临床检查归集规范名词,收录了目前住院病例覆盖的 30 个临床专业共计 42 000 余个常用医学名词,每一名词包括中文正名、英文名、中文又称和曾称。在名词描述中,一个概念确定一个名称作为正名,正名的异名冠以"又称"(目前允许使用的非规范名词)、"曾称"(已淘汰的旧名)。

二、中医药学名词

(一)目标

为了适应我国中医药事业发展的需要,促进中医药学名词规范化,2000 年经全国科学技术名词审定委员会（简称全国科技名词委）批准成立中医药学名词审定委员会，对中医药学名词进行审定。

（二）发展历史

中医药学名词审定委员会于 2000 年 8 月正式成立，王永炎院士任第一、二、三届主任委员。2004 年，公布 5283 条名词；2011 年，公布 2416 条名词。2011 年第三届中医药学名词审定委员会成立，审定 2485 条名词，使中医外科学、皮肤科学、肛肠科学、眼科学、耳鼻喉科学及骨伤科学由基本名词扩展至全部名词，并全部加注定义，2014 年由全国科技名词委正式公布。为了加强全国科技名词委公布的科技名词的推广应用，国家新闻出版广电总局于 2015 年 1 月 19 日发布新闻出版行业标准：CY/T 119—2015《学术出版规范 科学技术名词》，指出："本标准适用于学术性图书、期刊、音像电子出版物等，包括古籍整理、翻译著作和工具书的编辑出版"。"应首选规范名词"，即"由国务院授权的机构审定公布、推荐使用的科学技术名词，简称规范词。"国家规范名词包括中文名、英文名、定义性注释。

（三）名词分类

中医药学名词是全国科学技术名词审定委员会审定公布的中医药学基本名词，内容包括：总论、医史文献、中医基础理论、诊断学、治疗学、中药学、方剂学、针灸学、推拿学、养生学、康复学、内科疾病、外科疾病、妇科疾病、儿科疾病、眼科疾病、耳鼻喉科疾病、肛肠科疾病、皮肤科疾病、骨伤科疾病 20 个部分，共 5283 条。这些名词是科研、教学、生产、经营以及新闻出版等部门应遵照使用的中医药学规范名词。

三、中文医学主题词表

（一）目标

《中文医学主题词表》（Chinese Medical Subject Headings，称 CMeSH）是中国医学科学院医学信息研究所出版的《医学主题词表》中文本，用于中文医学文献的标引、编目和检索。医学主题词为同一概念具有不同表达方式的词语提供了规范、标准的用语，使文献加工处理达到高度统一和一致，为高质量的文献查询提供了极大的便利。

（二）发展历史

中文医学主题词表检索系统的开发研制工作始于 1995 年，1996 年推出了 DOS 版检索系统，简称 CMeSHDos。在此基础上，1999 年又推出了 Windows 版检索系统，简称 CMeSHWin。该系统的问世对推进医学检索语言体系的建设与发展起到了积极作用。

（三）词表结构

中文医学主题词表检索系统的设计思想是使用方便,快捷检索到所要查询的主题词,用户无需具备复杂的词表结构、语言和规则等方面的知识,只需轻松键入感兴趣的中、英文关键词,便可找到相关的主题词。该系统集成了书本式医学主题词注释表、医学主题词树形结构表、医学主题词轮排表的所有内容和功能,以及联机 MeSH 文档的内容。通过它可以浏览词表的全貌或部分,显示主题词的完整信息,包括主题词的上、下位关系,与其他主题词之间的关系,注释信息,以指导用户正确使用主题词。"中文医学主题词表检索系统"的主题词表与"中国生物医学文献数据库检索系统"的主题词辅助检索词表不同。前者为当年最新版本的主题词表,注释内容翔实、丰富,适用于专业人员;后者注释内容简单,主要用于医学数据库的主题词辅助检索。

中文医学主题词表检索系统的数据结构包括主题词表的 15 个数据项,分类表的 3 个数据项(分类号、分类名、注释),期刊表的 14 个数据项(刊名、ISSN、期刊代码、期刊内部代码、创刊年、刊期、价格、主题词、分类号等)。主题词表的数据内容极其丰富,了解和掌握这些信息有助于标引和检索人员正确使用主题词。中文医学主题词表检索系统还附有分类表检索功能和期刊表检索功能,以满足主题标引和分类标引的需求。

四、中医药学主题词表

（一）目标

供医药信息科研院所、大学院校、图书馆处理期刊、图书资料进行标引、检索、编目使用。

（二）发展历史

《中国中医药学主题词表》是将中医药学科领域自然语言转换成规范化中医药名词术语的一种术语控制工具,是由语义相关、族性相关的中医药学术语组成的规范化动态词典。作为我国第一部中医药专业词表,其研究起步于 20 世纪 70 年代,1987 年正式出版《中医药学主题词表》,1996 年修订后更名为《中国中医药学主题词表》,2008 年第三次修订,2015 年发布网络版,目前 2016 年更新工作已经完成。

（三）词表结构

本词表包括六部分:①字顺表(又称主表):系将全部主题词及入口词按汉语拼音顺序排列。主题词款目结构包括:汉语拼音、主题词名称、主题词英译名、树形结构号、注释及参照项。②树形结构表(又称范畴表):系将主题词按学科门类划分,分列于 14 个类目,各类目之下列出隶属于该类目的主题词,按属分类关系逐级展开,呈树状结构,每个主题词均有双字母数字号码以显示主题词的级别。③副主题词表:包括专题副主题词表及编目副主题词表。

④医学家姓名附表。⑤出版类型表。⑥索引表。

五、国际疾病分类代码

(一)目标

国际疾病分类(international classification of diseases,ICD),是目前国际上公认的、共同使用的疾病分类方法,是国际卫生信息的标准分类。为满足统计工作标准化需要并与国际接轨,将其引入国内使用。但是,ICD系列应用规则较为复杂,其分类命名粒度较粗。因此,在我国进行应用时需要进行本地化改造,编制基于ICD的中文版国际疾病分类代码。

(二)发展历史

国际疾病分类工作在国内的正式开展,始于ICD-9的应用。1990年3月20日卫生部卫医司字〔90〕第15号《关于医院使用统一的病案首页的通知》,正式提出要求使用ICD-9。1993年5月14日国家技术监督局批准《疾病分类与代码》(GB/T 14396—1993)等效采用世界卫生组织《国际疾病分类》第九次修订版(ICD-9)。1993年国家标准局颁布该标准并于1994年1月1日起推荐实施。2001年,中华人民共和国卫生部发布卫医发〔2001〕286号文件《关于修订下发住院病案首页的通知》,明确要求住院病案首页填写要采用ICD-10和ICD-9-CM3。同年,国家标准局将GB/T 14396—93修订为《疾病分类与代码》(GB/T 14396—2001)等效采用世界卫生组织《疾病和有关健康问题的国际统计分类》第十次修订版(ICD-10)。为满足我国医疗健康改革与发展的需要,2016年10月13日国家标准化管理委员会批准发布了《疾病分类与代码》(GB/T 14396—2016),在ICD-10框架下将疾病编码由4位扩展到6位编码,覆盖了2万余种疾病条目。

(三)编码结构

《疾病分类与代码》(GB/T 14396—2016)中,采用以病因为主,同时包括解剖部位、临床表现和病理为分类轴心的基本原则。采用"字母数字编码"形式的3位代码、4位代码、6位代码表示,但肿瘤的形态学编码除外。即采用字母数字混合编码体系,第1位为英文字母,后5位为阿拉伯数字。

六、药品分类与代码

(一)目标

药品编码是实现药品管理与信息化管理的核心和基础,对药品进行分类和编码,可以满足医疗卫生服务、药品监督与管理、医疗保险、物价、财务等部门业务信息处理和数据交换需

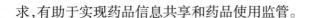

求,有助于实现药品信息共享和药品使用监管。

(二)发展历史

国内不同领域在省级平台和国家级平台使用的药品编码主要分成 3 个体系:以药品审批监管为目标的"国家药品编码"(national drug code,NDC),以医保管理为目的建立的《社会保险药品分类与编码》(LD/T 90—2012),以药品流通管理为目标的"药品采购使用管理分类代码与标识码"(YPID)。

NDC 由国家食品药品监督管理局于 2009 年发布。NDC 包括 3 套编码体系:本位码、监管码和分类码。其中,本位码由国家食品药品监督管理局统一编制赋码,药品在生产上市注册申请获得审批通过的同时获得 NDC。本位码多用于面向药品生产企业的追溯与监管。

《社会保险药品分类与编码》由人力资源和社会保障部于 2012 年发布。2012 年版药品码的特点是沿用了 WHO 发布的 ATC 药品分类原则,区分不同药品名称和剂型。该编码体系整体设计目标是解决医保支付中的药品编码问题。因此,没有加入药品生产厂商作标示识别。

YPID 源自原国家卫生计生委药品集中采购平台的互联互通数据交换项目。YPID 本身使用药理学分类编码,加入剂型编码和厂商剂型流水码,能够做到"一品一规一码"的数据粒度。

2019 年 11 月 25 日,国家药品使用监测平台正式上线,该平台采用 YPID 体系,采集全国 32 个省级单位上万家医疗卫生机构的药品配备和使用数据,为实现药品使用信息采集、统计分析、信息共享、更高质量保障人民健康的目标,提供数据支持。

2021 年 5 月 17 日,国家卫生健康委发布行业标准《药品采购使用管理分类代码与标识码》(WS/T 778—2021)。

(三)编码结构

YPID 的结构由 12 位码以及 5 个层级组成。第一层是药品物质来源;第二层是药理分类(化药和生物制品)或功效分类(中成药);第三层是药品品种名的顺序流水码;第四层是药品品规的顺序流水码;第五层是包装规格及企业组合的顺序流水码。每一层的每一位编码均可由 10 个阿拉伯数字(0～9)和 26 个英文字母(a～z)组成,实行 36 进制。

《药品采购使用管理分类代码与标识码》(WS/T 778—2021)的编码结构由 3 级组成。

七、临床检验项目分类与代码

(一)目标

为了规范临床检验项目,建立卫生系统统一的临床检验分类与代码,促进医疗机构标准化和规范化的管理,有必要建立一套更为科学合理的分类与编码系统。

（二）发展历史

1998 年，国家卫健委（原卫生部）发布卫生行业标准《临床检验项目分类与代码》（WST 102—1998）。为形成全国统一的医疗服务价格项目规范，2000 年 10 月，国家计委、卫生部、国家中医药管理局联合发布《关于印发全国医疗服务价格项目规范（试行）的通知》，我国首部全国医疗服务价格项目规范出台。2007 年，为进一步加强医疗服务价格管理，规范医疗服务价格行为，国家发展改革委、卫生部、国家中医药管理局对《全国医疗服务价格项目规范（试行 2001 年版）》进行了补充和完善。由于部分项目没能够列到终极，各地在实施中自行将其分解，分解后的项目名称、内涵等出现了不规范的现象。2012 年，《全国医疗服务价格项目规范（2012 年版）》发布，对其进行了规范。

（三）代码表框架

在《临床检验项目分类与代码》（WST 102—1998）中，根据检验项目独立应用格式编码，包括 4 个方面内容：代码、中文名称、英文名称、实验方法，其代码采用 8 位阿拉伯数字编码法，第 1 层是第 1 位数字，为 1～7，分别代表临床常规检查、血液凝集、临床生化、免疫学、微生物学、寄生虫学、核医学与基因测试 7 个大类；第 2～3 位数字代表中分类，包括 79 个分类；第 4～6 位数字代表具体的项目；第 7～8 位数字代表不同的检验方法。

在《全国医疗服务价格项目规范（2012 年版）》中，包含实验室诊断项目数 1104 项。项目代码由固定的 8 位数字、字母混合组成，修饰符由 2 位数字、字母混合码组成。代码格式规则如下：①代码值的格式（或字符结构）主要采用全数字或全字母格式。一般情况下，字符的位置上要么只用字母，要么只用数字。未使用随机的字母数字格式。字母代码使用单一形式的大写字母，不采取大小写字母混用的格式。②数字赋值范围为 0～9。由于字母 O 和 I 与数字 0 和 1 形态相似，为避免容易理解成其他字符或者容易同其他字符相混淆的字符，不采用 O 和 I 这 2 个字母，仅使用 24 个字母，分别为 A～H、J～N 和 P～Z。③在数字字母混合式代码格式中，将同类的字符类型当作分组处理且不能分散于代码表达式的各个位置上。

八、中医病证分类与代码

（一）目标

科学、完整的疾病分类方法是为帮助医疗卫生机构明确疾病诊断，开展科学研究，做好病案管理，进行医疗卫生统计，加强国际间学术交流，需要对疾病进行科学完整的分类。中医病名及证候的描述具有中国特色，对中医疾病进行分类，可提高我国医院管理水平，提升中医医疗质量。

（二）发展历史

《中医病证分类与代码》（GB/T 15657—1995）是我国第一个中医疾病分类国家标准,规定了中医病名及证候的分类原则和编码方法。该标准由湖北中医药大学毛树松教授牵头,由国家中医药管理局全国中医医院信息管理中心（该中心当时挂靠在湖北中医药大学）组织编制完成,于 2009 年 12 月获得国家标准化管理委员会的"中国标准创新贡献奖二等奖"。中医疾病及证候分类与代码是推进中医医疗服务规范化、标准化管理的重要基础之一。从 2003 年下半年起,国家中医药管理局委托上海中医药大学终身教授严世芸牵头,组织全国各相关领域的中医专家成立了《中医病证分类与代码》等 4 项国家标准修订项目组;2011 年,国家中医药管理局再次委托项目组对国家标准术语进行术语名的英文翻译,2013 年项目组完成修订任务并提交相关单位进行审核。2017 年 4 月,国家中医药管理局为了更好地引领中医临床的传承和创新发展,进一步巩固中医在国际标准编制中的话语权和主导权,解决国家标准与 WHO 修订国际疾病分类（ICD）第 11 版增设传统医学章节（WHO-ICTM）兼容等问题,在原国家标准修订基础上,组织全国中医界 80 余位各学科专家对《中医病证分类与代码》等 4 项国家标准进行重新修订和审议,并专门成立了 4 项国家标准重修订专家委员会,下设专家审评委员会和专家工作委员会。2021 年国家中医药管理局修订并发布了《中医病证分类与代码》（GB/T 15657—2021）,该标准完善了中医疾病、中医证候相关的术语和分类体系,并在附录中增加了中医治法相关的术语和分类体系。新版中医国家标准完全兼容 ICD-11 传统医学章节,更加符合国际标准规范,更加合乎中医临床诊断思维,更加便于临床使用和学术交流。

（三）编码结构

编码原则如下:以"A"代表疾病名术语的标识符,以"B"代表证候名术语的标识符,以"C"代表治法名术语的标识符,用"."表示疾病或证候的分类层级,每层用 2 位数字作为分类的标识符,代码末尾的"."表示该疾病具有类目属性,一般不适合用于临床诊断;如果分类的最后一层也带"."（阴证和阳证除外）,则该术语可以用于诊断。

类目按学术体系分类排列,其下位术语按概念等级关系排列;同级术语按数字顺序排列。编码的长度与其所代表术语所在的分类层级相关,疾病最长 18 个字符,证候最长 21 个字符,治法最长 18 个字符。

第三节　国际医学术语标准的管理与维护

美国国立医学图书馆（NLM）开发了 MeSH、RxNorm、UMLS 3 个著名的术语标准或系统,国际医学术语标准化组织（SI）开发了临床术语标准 SNOMED CT,Regenstrief 研究院开发了检验医学术语标准 LOINC。通过查阅这五种术语标准的官方网站和研究文献等信息，归纳发现这些术语标准开发覆盖了术语开发组织机制、更新维护及推广机制、术语标准协调机制三个方面的共同特性。

一、国际术语标准化组织调研

国外对各领域的术语标准化一直比较重视，早在 1963 年就建立了欧洲经济共同体术语数据库用于多种语言之间的翻译。国外承担术语服务系统建设和维护的机构主要以科研机构、标准化组织、带有研究性质的政府部门及国际合作项目为主，医学领域机构如美国的国家癌症研究所、NLM、国立生物技术信息中心、加州大学伯克利生物信息学开放资源项目组，以及北美放射学会、芬兰信息服务部等。此外，还有一部分企业从事术语的标准化建设，如 Medicine Net 建立了医学健康术语 Med Terms。总之，国际上医学术语相关的研究机构，仍是术语标准制定、发布和服务利用的主体。

（一）国际医学术语标准化组织（SI）

国际医学术语标准化组织 SNOMED International，简称 SI，是一个非营利性组织，负责 SNOMED CT 的开发、维护和促进工作，SI 由澳大利亚、加拿大、丹麦、立陶宛、荷兰、瑞典、新西兰、美国、英国、巴西和印度等 43 个成员国和地区组成，成员必须是一个国家政府机构或是被政府授权的实体。SI 的前身国际卫生术语标准制定组织（IHTSDO）于 2007 年 3 月 23 日在丹麦正式注册。

在组织管理方面，SI 由各成员组成的会员大会（General Assembly）管理，成员根据各国的年度经济状况缴纳会费，用于组织正常运转开展的日常工作，以及 SNOMED CT 标准开发、维护和促进工作。成员国参与 SI 的组织管理，在 SNOMED CT 开发、维护和促进工作中具有建议权和表决权，可在全国范围内免费使用 SNOMED CT，以及进行本地化改造。SI 授权经济状况不好的国家、已注册的附属机构、以"公共利益"为目的组织免费使用 SNOMED CT；非成员国可以从其官方网站下载已发布的 SNOMED CT 版本，使用其中的顶层术语。SI 的成立在世界范围内发展、维护、促进了 SNOMED CT 的理解与应用，并为 SNOMED CT 的开发创造了开放性的协作环境，支持了 SNOMED CT 国际化。中国香港于 2013 年正式加入 IHTSDO，组织由各成员组成的会员大会（General Assembly）管理。

SNOMED CT 的质量和安全是 SI 成员最优先考虑的事情，由质量保障委员会和首席质量负责人负责。质量保障委员会 2007 年在布里斯班（Brisbane）召开第一次会议，决定 SI 采用质量保障框架（quality assurance framework）的形式指导 SI 在质量安全方面的所有相关活动，如 SNOMED CT 的质量与发展、相关标准和与外部标准相一致的组织的其他术语产品等。质量框架确保所有代表 SI 活动的质量和安全，在处理质量问题时有规范方法可以使用，通过生产指标为开展的各种活动提供保证，可以使用各种度量标准提供质量改进的保障。

（二）世界卫生组织（WHO）

世界卫生组织（WHO）成立于1984年，是联合国下属专门机构之一，是专门从事国际卫生工作的政府间国际组织，总部设在瑞士日内瓦，目前有193个成员国。研究制定公共卫生、食品安全、生物物质等国际标准，是其主要活动之一。其标准化活动可分为三部分：第一是自行制定国际生物学标准、公共卫生标准、生物物质标准等，其中许多标准已被ISO认可为国际标准；第二是与联合国粮食及农业组织（FAO）联合设立了食品法典委员会（CAC），联手研究制定农产品规格、分析方法、卫生规范、工作指南等标准；第三是积极参与国际标准化组织（ISO）的标准化活动。目前WHO参与工作的技术委员会（ISO/TC）共有15个，其中包括ISO/TC48"实验室玻璃器皿及有关设备"、ISO/TC194"医疗设备的生物学评定"和ISO/TC210"医疗器械质量管理与相应的一般性问题"。其参与制定的IWA1—2005《卫生服务组织绩效改善指南》以及ISO/IEC 17025—2005、ISO/IEC 71—2001、ISO 9001、ISO 14001、《国际疾病分类与代码》（ICD-10）、《国际疾病分类肿瘤学专辑》（ICD-0）、《国际功能、残疾和健康分类》（ICF）等标准均在医疗卫生行业得到了广泛应用。

（三）美国国立图书馆（NLM）

随着医疗健康问题逐渐成为全球性的热点问题，医疗健康信息等受到各国政府、社会和人们广泛关注。医疗信息化发展并不均衡，各医疗信息系统标准不一，互不兼容，资源利用率低，出现大量"信息孤岛"。由此，医学术语标准的战略地位日益突显。医学术语标准的本质是统一，是对重复性术语和概念的统一规定，是促进独立医疗信息系统间互操作，实现医疗信息和数据共享，提高医疗信息资源利用率的迫切需要。NLM在医学术语标准化建设方面成绩卓著，为了更好地推进我国医学术语标准化建设，其成功经验值得研究和深入借鉴。

NLM是世界上最大的生物医学图书馆，在开发和推进医学术语标准研究、使用方面取得了瞩目的成绩。2004年，NLM被指派为临床术语集标准的卫生和公众服务部（Department of Health and Human Services，DHHS）的中心协调机构。2008年9月，NLM管理委员会批准建立健康数据标准临时工作组，2009年建立健康数据标准互操作项目。此外，NLM还为作为美国国家标准的临床术语集提供了基金资助。NLM对术语集进行定期更新，使术语集能够及时反映生物医学知识和卫生实践的新变化，同时，NLM也负责实现应用这些标准术语集的卫生保健、公共卫生和卫生医学研究相关系统在美国范围内的免费使用。NLM取得的这些成绩，与美国政府对本国医疗卫生信息化事业发展的高度重视和大力的资金支持分不开。根据美国每个财年的拨款法案，美国政府向NLM拨款3亿～4亿美元用于支持公共健康的相关项目建设，NLM还获得美国国立卫生研究院（National Institutes of Health，NIH）每年财政拨款820万美元用于健康服务和技术研究。此外，卫生和公众服务部、退伍军人事务部、国防部及联邦内部机构等也对其进行资金支持。

目前NLM制定和维护的术语集／代码集标准包括：一体化医学语言系统（Unified Medical Language System，UMLS）、医学主题词表（The Medical Subject Headings classification，

MeSH)、观测指标标识符逻辑命名与编码系统(Logical Observation Identifiers Names and Codes, LOINC)、临床药学标准术语(RxNorm)等。1986 年起, NLM 已开始研究、开发和维护 UMLS。1999 年, NLM 与 Regenstrief 研究院签订合同, 支持 LOINC 的维护、扩展以及其在世界范围的免费传播和应用, 并部分参与 LOINC 的制定。2002 年以来, NLM 的医学主题词表部参与 RxNorm 的制定、维护和传播。2003 年 NLM 获得美国范围内免费获取 SNOMED CT 的永久许可证。2007 年, NLM 帮助将 SNOMED CT 的所有权转接给 SI, 并且作为 SI 的成员, NLM 负责美国范围内 SNOMED CT 的许可和分配。2006 年, NLM 的国家生物技术信息中心 (National Center for Biotechnology Information, NCBI)开始构建 RefSeqGene 标准。

NLM 是超过 15 年的联邦标准政策制定和协调的重要参与者, 现在和全国卫生信息技术协调办公室(Office of the National Coordinator for Health Information Technology, ONC)紧密合作。NLM 除了在制定健康保险便利和责任法案(*Health Insurance Portability and Accountability Act*, HIPAA)事务管理的编码集规定中发挥了主导作用外, 在对主要临床术语集的持续维护和增加免费使用的政策制定和实施方面也提供了帮助。NLM 向美国病理学家学会提出并与其协商 SNOMED CT 在美国范围内的许可, 确保将 SNOMED CT 的所有权转移到 SI 的同时, 不影响美国的权利或增加其每年的维护费用。NLM 不仅帮助 SI 建立与其他标准开发者的合作原则, 也大力提倡在低收入国家提供免费的 SNOMED CT 许可政策。NLM 是 HHS 临床术语集标准的中央协调机构和 ONC 指定的信息技术标准专家小组委员会。NLM 通过参与美国卫生信息团体(American Health Information Community, AHIC)的个性化健康保健工作组, 帮助其制定和实施该领域的政策。

近几年, NLM 一直致力于降低术语集标准制定的重复性, 尝试进行信息和术语集的对齐, 发展临床术语集和管理代码集间的有效映射。卫生和公众服务部(HHS)通过建设可互操作的健康信息技术基础设施提高医疗卫生的质量和有效性。HHS 委派 NLM 资助、调整标准术语集和 HIPPA 编码集间的映射。NLM 资助或负责生成 LOINC 和当代操作术语集(Current Procedural Terminology, CPT)、SNOMED CT 和 ICD-9-CM、SNOMED CT 和 ICD-10、ICD-10 和 MeSH 间的映射。为避免重复劳动, NLM 在 SNOMED CT, LOINC 和命名、属性和单元(Nomenclature, Properties and Units, NPU)的所有者间进行协调, 促进三方合作, 共同开发实验测试术语集。

NLM 不断对 UMLS 等术语标准进行维护、扩展和开展术语集的推广、培训及用户服务。NLM 充分利用讨论群、RSSfeeds、Webcasts、"办公室时间"(office hours)、FAQS 以及 UMLS 论坛网站进行宣传和推广, 为用户提供在线编辑和使用工具的帮助。NLM 在网站提供在线 UMLS 视频学习资源, 包括术语映射, RxNorm、SNOMED CT、UMLS 许可, UMLS 术语服务, MetaMap 和 MMTx 发展现状等, 帮助用户直观了解术语集的使用。为了方便 RxNorm 的使用, NLM 也提供一些额外的服务, 包括 RxNav、RxTerms、MyMedicationList 和 MyRxPad, 帮助用户更好地理解 RxNorm 的模式和内容, 便于对 RxNorm 数据的访问、检索, 及将 RxNorm 集成到个人健康记录(PHR)或电子病历系统中。此外, NLM 工作人员还就 RxNorm 和 LOINC 的使用为相关机构提供具体的技术建议, 进行标准使用的技术指导和推广, 这些机构包括医学保险与医疗补助服务中心、卫生健康研究与质量局,以及其他联邦政府资助的电子处方试验和健康信息交换机构。

NLM 积极组织并开展生物医学信息学的专业人才教育和培训工作,在开展的标准术语集建设和生物医学信息学相关的研究项目中培养和锻炼专业人才,开展员工职业发展培训,设置职业发展奖励,帮助其从信息学受训者成功过渡为具有独立研究能力的专业人才。NLM 也是很多生物医学信息学项目的资助者,与多所高校和研究机构开展合作项目,进行骨干研究人员的培养,在哥伦比亚大学、哈佛医学院、俄亥俄州立大学、斯坦福大学等多所大学开设培训中心,为学生提供生物医学信息学的培训内容。NLM 也重视对高层次生物医学信息学人才的培养,其资助了 18 个五年制生物医学信息学培养机构,这些机构每年培训近 240 名博士和博士后。

NLM 基于现有标准开展增值宣传,包括 UMLS、SNOMED CT、RxNorm 和 DailyMed。UMLS 的建设、维护、宣传和使用,一直是 NLM 的战略规划重点之一,用于促进创建更有效的生物医学信息系统和服务。NLM 积极利用 UMLS 开展增值服务,如 UMLS 术语服务,包括超级叙词表、语义网的浏览,SNOMED CT、RxNorm、MeSH 术语集及其子集的浏览、更新、下载。NLM 提供 MedlinePlus 用户健康主题词表的检索和下载。NLM 也通过 DailyMed 网站为健康信息提供者和公众提供实时更新,可查询和下载的药品内容和药品说明书标签等信息,DailyMed 提供标签的交互和批量电子形式的传播,并将其链接到标准临床药物名称和 PubMed、ClinicalTrial.gov、MedinePlus.gov 的相关信息和其他资源上。

(四)国际标准化组织(ISO)

国际标准化组织(ISO)成立于 1947 年,现有 117 个成员,包括 117 个国家和地区。ISO 的最高权力机构是每年一次的"全体大会",其日常办事机构是中央秘书处,设在瑞士日内瓦。ISO 的宗旨是"在世界上促进标准化及其相关活动的发展,以便于商品和服务的国际交换,在智力、科学、技术和经济领域开展合作"。ISO 通过其 2856 个技术机构开展技术活动,其中分技术委员会(简称 SC)611 个,工作组(WG)2022 个,特别工作组 38 个。中国于 1978 年加入 ISO,在 2008 年的第 31 届国际化标准组织大会上,中国正式成为 ISO 的常任理事国。

术语、其他语言与内容资源技术委员会(Terminology and Other Language and Content Resources,ISO/TC37)成立于 1947 年,是 ISO 确定的对整个标准化工作具有全局性和战略性指导的 9 个技术委员会之一。从 ISO/TC37 的名称可看出,其工作范围包括语言、内容和知识领域。主要内容包括对语言本地化、翻译、基于计算机和网络的语言学习、语言查询、语言资源管理等方面进行标准化。在该技术委员会下直接设 10 个分技术委员会或工作组,其中 4 个分技术委员会下又设工作组,具体架构见图 3-2。

ISO/TC37 目前有 4 个分技术委员会,分别实施具体标准的研制,包括 TC37/SC1 原则与方法,TC37/SC2 术语词典和一般词典编纂工作方法,TC37/SC3 管理术语、知识和内容的系统,TC37/SC4 语言资源管理。

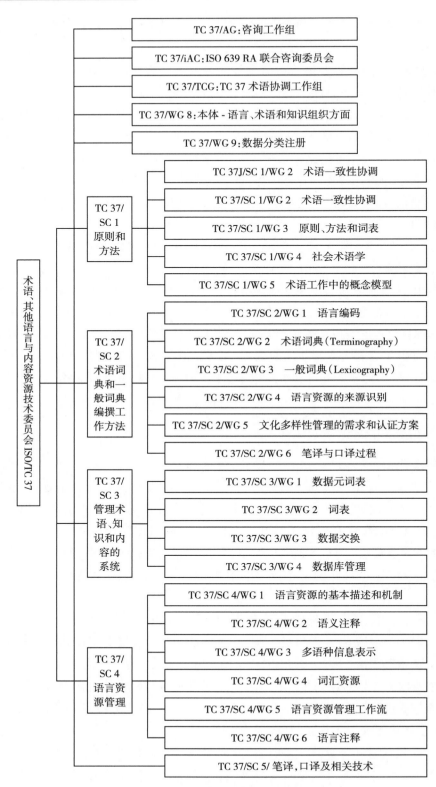

图 3-2　术语、其他语言与内容资源委员会

1. **TC37/SC1 原则与方法**   该分技术委员会研究范围包括在当今信息社会单语与多语种背景下,与术语、语言资源、术语政策相关的原则和方法的标准化以及与知识组织相关的原则和方法的标准化。发布的标准如下:

(1) ISO 704—2009《术语工作 原则和方法》,该标准确立了准备和编制标准化内外框架的基本原则和方法,并且表述了对象、概念以及术语表示之间的联系。

(2) ISO 860—2007《术语工作 概念与术语的统一》,该标准详细说明了有关概念、概念系统、定义和术语之间的统一方法。

(3) ISO/DIS 1087《术语工作 词汇》。

(4) ISO/TR 22134—2007《社会术语学实用指南》。

(5) ISO/TR 24156—2008《术语工作中使用 UML 符号的准则》,该标准制定了使用统一建模语言(UMLS)子集的准则,用于表示术语概念分析的结果。

(6) ISO 29383—2010《术语政策 制定和实施》,该标准为政府、行政管理、非营利和商业机构制定政策方针,为某项术语规划和管理的综合政策或战略提供制定与实施方法。

2. **TC37/SC2 术语词典和一般词典编纂工作方法**   该分技术委员会研究范围包括术语词典和一般词典工作方法、程序、编码系统、工作流以及文化差异管理的标准化以及相关的认证方案。发布的标准有:

(1) ISO 639.1—2002《语言名称表示代码 第一部分:a-2 代码》。

(2) ISO 639.2—1998《语言名称表示代码 第二部分:a-3 代码》。

(3) ISO 639.3—2007《语言名称表示代码 第三部分:用于语言全面覆盖的 a-3 代码》。

(4) ISO 639.4—2010《语言名称表示代码 第四部分:用于语言名称表示和相关实体名称编码的一般原则》,以及应用指南。

(5) ISO 639.5—2008《语言名称表示代码 第五部分:用于语系和语群的 a-3 代码》。

(6) ISO 639.6—2009《语言名称表示代码 第六部分:用于语言变体全面覆盖的 a-4 代码》。

(7) ISO 1951—2007《词典中词目表达/表示方式 要求、建议和信息》,该标准具体说明了一个独立于出版传媒的正式通用结构,并且提出了目前印刷体和电子版词典中词目的表达方法。

(8) ISO 10241.1—2011《标准术语词目 第一部分:一般要求和表达举例》,该标准制定了起草和构架术语词目的要求,并以 ISO(国际标准化组织)和 IEC(国际电工委员会)文件中的术语词目举例说明解释。

(9) ISO 12199—2000《用拉丁字母表示的多语言术语和辞典编纂数据的字母顺序》。

(10) ISO 12615—2004《用于术语工作的书目参考文献和源标识符》,该标准适用于术语工作和术语编纂中书目源信息的记录、保存和交换,详细说明术语工作中书目参考文献所包括的数据要素。

(11) ISO 12616—2002《面向翻译的术语编纂》。

(12) ISO 15188—2001《术语标准化项目管理指南》。

（13）ISO 22128—2008《术语产品和服务　概述和指导》，该标准确立并描述了一个广泛的术语产品和服务范围，以便这些产品和服务的供应商以及它们的客户可达成共识并且在交付中达到共同期望。

（14）ISO 23185—2009《术语资源的评估和基准评价　一般概念、原则和要求》，该标准介绍了与术语数据有效利用相关的基本概念，为适用于各种术语资源的某个模型提供了一般原则。

3. TC37/SC3 管理术语、知识和内容的系统　该分技术委员会研究范围包括与语义交互相关的术语、知识和内容管理系统的技术规范和建模原则的标准化。发布的标准如下：

（1）ISO 12200—1999《计算机应用术语　机器可读术语交换格式（MARTIF）协商交换》。

（2）ISO 12620—2009《术语、其他语言和内容资源　语言资源数据类别和数据分类登记系统管理规范》，该标准提供的指导方针约束所有类型的语言资源，如术语、辞典编纂、基于语料库和机器翻译等的数据分类登记（DCR）的实施。

（3）ISO 16642—2003《计算机在术语方面应用　术语标记框架》，该标准制定了一个框架，其设计是为记录在术语数据集合里的表达数据提供基本指导原则。

（4）ISO 30042—2008《用于术语、知识和内容的管理系统　术语库电子交换（TBX）》，该标准是为涉及术语数据的各类程序提供支持，包括在不同计算机环境下的分析、描述性表达、传播以及交换。

4. TC37/SC4 语言资源管理　该分技术委员会研究范围包括计算机辅助语言资源管理技术规范的标准化。发布的标准如下：

（1）ISO 24610.1—2006《语言资源管理　特征结构　第 1 部分：特征结构表示法》，该标准提供了一个用于特征结构表达、存储和交换的格式，针对自然语言应用中语言数据注释、产生或分析。

（2）ISO 24613—2008《语言资源管理　词汇标记框架（LMF）》，该标准建立了一种元模型，用以表达单语和多语计算机应用中所使用的词汇数据库中的数据。

（3）ISO 24614.1—2010《语言资源管理　书面文本的字分割法　第 1 部分：基本概念和一般原则》，该标准提出了字分割法的基本概念和一般原则，并提供了语言无关性准则，以一种具有可靠性和重复性的方式，将书面文本分割成字分单位（WSU）。

（4）ISO 24615—2010《语言资源管理　语法注释框架（SYNAF）》，该标准为语法表示及参考数据类别提供了一个元模型，用于表达句子或其他具有可比性的发声和音段的组别信息和从属信息。

（5）ISO 24619—2011《语言资源管理　持久性识别和可持续性获得（PISA）》，该标准为持久性标识符（PID）框架和在文献中以及在语言资源本身中作为语言资源参考和引用的PID制定了要求。

（五）英国国家卫生服务部（NHS）

英国的卫生信息标准化系统是最为完整的一个体系，是政府集权管理模式的代表。这是由于英国实施国家卫生保健制度（NHS），属典型的全民医疗制度，而且其卫生资源的配置历来重视计划手段，因而更需要进行信息的标准化以便于相互交流和统一管理规划。

英国国家卫生服务部于 1999 年 4 月成立了卫生信息管理机构，专门负责制定有关临床数据标准、技术标准及管理信息标准的信息标准委员会。该委员会下包含约 40 个项目组，研究主题涵盖癌症信息服务、病例组合、临床编码、临床术语服务、数据标准等。其出版的数据字典和数据手册是关于卫生信息的国家通用标准，并于 2001 年 10 月出版了最新版本的《NHS 数据字典 & 数据手册 1.2》合印本，代替了原有的《数据字典 3.3》和《数据手册 5.3》，从而保证了在 NHS 系统内实现信息的共享、交换和有效利用。近年来，布莱尔政府对 NHS 进行了改革，提出了一系列新举措，卫生信息标准化工作也不断拓展到新的领域，解决新的问题。可以预见，将来英国卫生信息标准化的发展必将和 NHS 的不断发展变化息息相关。

二、国际医学术语标准开发管理模式调研

（一）SNOMED CT

1. 组织机构　SNOMED International（SI）是一家非营利性组织，拥有、管理和开发 SNOMED CT，其成立是为了建立和改进 SNOMED CT，开发、维护、促进其术语产品在全球卫生系统、服务和产品中的使用。SI 于 2007 年成立，是一个会员型组织，致力于服务和响应医疗保健行业的需求。2017 年，该组织采用 SNOMED International 商标名称，以反映以产品和服务为导向的组织发展，与会员和其他利益相关方合作，促进 SNOMED CT 的战略发展，满足医疗保健行业的需求。

（1）SNOMED International 全体会议和管理委员会：SNOMED International 设立了全体会议和管理委员会。全体会议是本组织的最高权力机构，确保协会的宗旨和原则，并维护该组织的利益，就与 SNOMED International 有关的所有事项作出具有约束力的决定。会员有权派代表参加全体大会。会员讨论批准组织的预算和发展策略，发挥关键的治理作用。管理委员会全面负责 SNOMED International 的管理和指导，管理委员会以及委员有责任维护本组织的利益，管理委员会委员由全体会议选举产生，但委员并不代表其国家。

（2）SNOMED International 会员论坛、厂商论坛和咨询小组：会员论坛是 SNOMED International 的咨询机构，由当选的论坛代表和联合主席共同组织，其作用是促进会员之间的协作与合作，为会员优先提供新增的和计划的项目和产品，促进会员之间的交流学习。该机构能够促进 SNOMED International 与各会员之间在运营层面上的磋商和沟通。厂商论坛为管理委员会提供建议，并允许厂商为 SNOMED CT 的开发、发布和实施提供意见。该论坛每季度召开一次会议，每年的十月商务会议和博览会期间将举行一次面对面的会议。咨询小组（AG）开展一些特定活动，这些活动有助于履行管理团队的职责和组织的职责。咨询小组由管理团队成员担任主席，并根据组织的需求和方向不断变化，具有较强的敏捷性。SNOMED International 当前设立的咨询组包括内容管理组（CMAG）、电子学习组（ELAG）、模

型组（MAG）、编辑组（EAG）、术语发布组（TRAG）、用户工具组（TUAG）等。

2. 团队构成　　SNOMED CT 开发工程组包括：疾病组，药品概念模型组，事件、条件和情景模型组，观察和调查模型组，有机物和传染病模型组，SNOMED CT 语言组，SNOMED CT 和 ICD-10-PCS 对照组，基于 FHIR 的 SNOMED CT 组等。

3. 运营管理　　在 SI 成立初期，根据与美国病理学家学会（College of American Pathologists，CAP）达成的协议，SI 以 780 万美元获得 SNOMED CT 及前期所有工作的知识产权，且 CAP 将在三年内继续支持 SNOMED CT 的开发。SI 由成立之初的 9 个成员发展到现在的 43 个成员，会员可以是国家政府机构，也可以是在其代表的领土内由适当的国家政府机构认可的另一机构（例如公司或区域政府机构）。会员能够将其翻译成本国语言，在其领土内可免费使用，通过文档库免费访问会员领土内的 SNOMED CT 资源及教育资源，访问论坛和网络以共享和学习 SNOMED CT 实施经验，并可在 SNOMED CT 基础上做相应的本土化扩展；会员负责管理 SNOMED CT 和协会其他产品在其领土范围内的发行、分发和再许可；可以建议在 SNOMED CT 国际发行版中添加新概念或对当前概念和关系进行更改；会员作为 SNOMED 国际大会和成员论坛的代表，批准组织的预算和发展策略、管理机构。

4. 多国家和多语种建设　　为使 SNOMED CT 能在各国得到更好的应用，支持 SNOMED CT 在全球范围内的发展，SI 支持各国对 SNOMED CT 用本国语言翻译。SI 的翻译兴趣小组（Translation Special Interest Group，Translation SIG）为 SNOMED CT 的翻译工作提供支持，工作包括以下内容。

（1）为 SI 成员提供一个交流经验的论坛，各成员在此可以与其他成员共享翻译经验。

（2）支持本国化和组织内部的翻译工作，为本国化翻译中的重要和一般问题提供建议和指导。给出《SNOMED CT 翻译指南》（*Guidelines for Translation of SNOMED CT*）、《SNOMED CT 翻译的管理指南》（*Guidelines for the Management of Translations of SNOMED CT*）等。文档也包括一些一般的翻译流程中各步骤的标准，包括源文档信息或在翻译流程中涉及的参考资料。SI 的新成员可以通过这些文档得到建议和书面的经验，利用已有的经验避免错误，支持翻译工作。翻译指南确定翻译工程中的关键步骤并且从经济有效和质量的角度提出最好的规范。由于翻译中的一些步骤依赖于翻译工作如何被具体组织，因此翻译指南不是规范性的，不规定翻译工程中的详细步骤。

（3）促进规范化发展和 SI 开发的与本国化翻译相关工具的测试，为本国化翻译提供所需的相关工具信息。

（4）支持 SI 质量框架的应用、本国化翻译的质量评估的开发与应用，直接对质量评价委员会的首席质量官员负责。

（5）进一步改进源语言的术语（即英语版本的术语），使 SNOMED CT 的使用更便利。

（6）改进翻译过程，使 SNOMED CT 更易本国化。

当前，SNOMED CT 已有澳大利亚、加拿大、丹麦、芬兰、西班牙、瑞典、英国、美国 8 个国家的语言和扩展版本。

（二）ICD

1. 组织机构　国际疾病分类（International Classification of Diseases，ICD）是 WHO 为了对世界各国人口的健康状况和分析死因的差别而面对各种疾病做出的国际通用的统一分类。WHO 制定颁布了一系列国际分类工具，这些分类工具主要用于卫生信息的编码、检索、分析和解释。通过运用标准化的分类工具，可以对在同一时间内国际间种群的卫生数据进行比较研究。它们共同构成 WHO 国际分类家族（WHO Family International Classifications，WHO-FIC）。2019 年 5 月 25 日，第 72 届世界卫生大会审议通过了《国际疾病分类第 11 次修订本》，首次将起源于中医药的传统医学纳入其中。

2. 团队构成　WHO-FIC 网络已经设立了 1 个规划委员会和 5 个主要工作委员会，分别是：WHO-FIC 规划委员会（The WHO-FIC Planning Committee），WHO-FIC 执行委员会（The WHO-FIC Implementation Committee）、WHO-FIC 家族分类发展委员会（The WHO-FIC Family Development Committee）、WHO-FIC 教育委员会（Education Committee）、WHO-FIC 更新和修订委员会（Update and Revision Committee）、WHO-FIC 电子工具委员会（Electronic Tools Committee）。

WHO-FIC 网络也建立了专家委员会，包括：术语咨询专家委员会（Terminology Reference Group，TRC）、死亡率咨询专家委员会（Mortality Reference Group，MRG）、功能和残疾咨询专家委员会（Functioning and Disability Reference Group，FDRG）。

根据 WHO-FIC 发展需要，WHO 已经认定若干合作中心，这些合作中心在发展、宣传、维护和使用 WHO-FIC 以支持国家和国际卫生信息系统、统计及提供证据方面发挥了重要作用。

中国国际家族分类合作中心目前由 3 个单位构成：北京协和医院主要负责 ICD 的翻译、标准化和应用推广工作；中国康复研究中心康复信息研究所作为合作中心的成员单位，全程参与 ICF 的发展工作，并且负责 ICF 中文的翻译、标准化、更新与应用的相关工作；原卫生部卫生经济研究所负责 ICHI 的开发与翻译等相关工作。

3. 运营管理　WHO-FIC 网络每年举办年会，由来自全球多个国家的合作中心代表和专家参会。分中心之间开展广泛合作，翻译出版相关研究报告，开展国际和国内培训工作，开发一系列工具，建立基于分类标识语言（Classification Markup Language，ClaML）的 ICF 分类数据管理平台，并将 ICF 应用于临床、教育、社会服务、社会保障、社会政策、残疾统计等多个领域。

（三）UMLS

1. 组织机构　UMLS 是一项规模宏大而又相当复杂的长期研究和开发项目，需要多学科专家、多研究小组参与协作。所以美国国立医学图书馆内部成立了一个多学科研究小组，同时以竞争和合同方式组织了许多以全美各地大学为基础的医学情报研究小组。

UMLS 是由美国卫生与公共服务部（NIH）下属的美国国立医学图书馆（NLM）负责开发

维护的统一医学语言系统。其中超级叙词表中,任何人都可以推荐其中的词汇,由 NLM 进行审核添加。1998 年的情报源图谱数据库包含 71 个情报源数据库,其中 56 个为 NLM 开发和维护,15 个由其他机构或个人开发。专家词典是在 NLM 自然语言处理专家系统项目基础上开发出来的。UMLS 开发人员不仅包括具有开发电子病案系统、书目数据库、专家系统等不同类型情报资源的经验丰富的实践人才,也包括计算机科学、医学、语言学、图书情报科学等多学科专家。

2. 运营管理 在 UTS 主页上可以申请 UMLS 许可证,注册许可证后可以访问 UMLS,许可证不收取任何费用。UMLS 许可证为个人许可证,没有组织或企业许可证。

3. 多国家和多语种建设 超级叙词表有 100 多个源词汇,其中部分为多语言的,有英语、法语、西班牙语、德语、日语、韩语等 21 个语种版本。

(四) MeSH

1. 组织机构 MeSH 词表的更新维护由 NLM MeSH 词表研发部负责,该部门是 NLM 常设部门,已有 45 年历史。该部门的词表维护更新专业人员长期保持在 10 人以上。MeSH 词表研发部的存在,在组织设置上保证了 MeSH 词表更新维护工作的持续有效进行。

2. 团队构成 MeSH 词表研发部由兼具生物医学领域专业背景及医学信息学专业知识的复合型专家组成,具备较高的专业素质,在某一领域堪称专家,因此,具有对生物医学某一领域的信息敏感性,可以有效承担该方面概念术语研究工作。

为适应生物医学学科发展及信息技术发展的需要,NLM 重视对 MeSH 词表研发部组成人员知识结构的调整。以往,出于知识组织的需要,该部门以图书馆学专业人员为主,而近十几年来,考虑到词表维护更新越来越多地需要生物医学领域专家的专业知识,因此,MeSH 词表研发部大幅度增加了生物医学专家的人员比例。目前,MeSH 词表研发部的专家分别拥有医学、数学、遗传学、病理学、细胞生物学、生物化学、植物生物学、化学、图书馆学信息学、计算机等教育背景和专业经验,70% 拥有博士学位。

3. 运营管理 MeSH 没有会员要求,任何人都可以在 NLM 官网上下载 MeSH 相关数据,无须向 NLM 支付任何费用。用户可以通过 FTP 直接下载 MeSH 最新和历年数据,NLM 提供四种类型的格式:XML、ASCII、MARC 21、RDF,也可以通过接口获取 MeSH 相关数据。

(五) LOINC

1. 组织机构 为了指导 LOINC 的发展,Regenstrief 组织了 LOINC 委员会。LOINC 委员会的成员由来自学术界、工业界和政府的志愿者组成,包括个人、组织、标准制定组织等类型,LOINC 委员会是 LOINC 的主要咨询机构。LOINC 委员会的目的是为发展过程制定总体规划和政策,作为 Regenstrief 研究所在 LOINC 的开发和发行过程中的咨询机构。LOINC 委员会的成员还担任其专业领域的主题专家。

2. 团队构成 LOINC 委员会由其下属委员会的成员组成,包括临床委员会、实验室委员会、LOINC/RadLex 委员会、文件本体小组委员会和护理小组委员会。

3. 运营管理 LOINC 不但得到 Regenstrief 基金会及其下属 Regenstrief 研究院的长期支持,同时还得到 NLM 等几家联邦机构的稳定资助。

可以在 LOINC 官网上免费注册成为普通会员,普通会员可以下载 LOINC 和 RELMA 文件、登录 RELMA 和 search.loinc.org、参加用户论坛等,并且只有注册后,才可以成为高级会员。高级会员分为两种:①以 175 美元 / 年的价格注册为 LOINC 高级会员(附带映射有效性检查),能够获取 LOINC 的高级支持、映射有效性检查、观看独家网络研讨会视频、访问 LOINC 以前的版本、每个 LOINC 版本均自动交付变更文件、LOINC Essentials 电子书可享受 20% 的折扣等权益。②以 75 美元 / 年的价格注册为 LOINC 高级会员,能够获取除映射有效性检查之外的其他高级会员服务。

4. 多国家和多语种建设 LOINC 已作为实验室观察和临床测量的国际标准而在世界范围内得到认可和采用。如今,LOINC 用户几乎来自地球的每个角落,许多人和组织使用 LOINC 共享和汇总健康数据,包括大型参考实验室、医疗保健组织、软件供应商、联邦机构、非政府组织、保险公司、体外诊断制造商、卫生部、区域健康信息网络、国家标准等。例如,瑞士日内瓦的瑞士质量控制中心(Swiss Center for Quality Control)因质量保证指令而在采用 LOINC,并备有多种欧洲语言版本。加拿大的安大略省(Ontario)和不列颠哥伦比亚省(British Columbia)都在全省范围内采用 LOINC,纽芬兰省(Newfoundland)则正在考虑紧随其后。近年来,德国也在全国采用了 LOINC,专门成立了德国 LOINC 用户组织。目前,澳大利亚、韩国、巴西和新西兰等国家也在使用 LOINC。法国、加拿大、德国及瑞士等国家都正在就各自的 LOINC 标准引进项目,与 LOINC 委员会之间进行频繁的交流与合作。比如,加拿大目前在借助其泛加拿大实验室观察指标代码数据库(pan-Canadian Laboratory Observation Code Database,pCLOCD),为其国内 HL7 消息标准的实施方制定了代码集。

LOINC 的内容和文档已翻译成多种语言,以满足不同司法管辖区的需求。 Regenstrief 开发了一种机制,可以通过使用 LOINC 术语所组成的原子部分来提高翻译效率。RELMA 和 search.loinc.org 都具有多语言搜索功能。目前 LOINC 的语种包括中文、荷兰语、爱沙尼亚语、英语、法语、德语、希腊文、意大利语、韩文、葡萄牙语、俄语、西班牙语、土耳其文等。

(六)RxNorm

1. 组织机构 RxNorm 是 NLM 编制的临床药品标准命名术语表,是美国联邦政府临床医学信息电子交换系统中的指定标准之一。2001 年,NLM 开始在一体化医学语言系统中对临床药品进行建模试验,拟开发一种新模型以使采用不同药品命名法的不同系统能有效共享和交换数据,改善药物术语的互操作性;该模型基于医师或药房的实际应用场景,遴选了美国药房管理和药物相互作用系统中常用的词表作为药物名称来源。

2. 开发参与者 RxNorm 由 NLM 负责编制更新。

3. 运营管理 首先必须有 UMLS 术语服务(UTS)许可证才能访问 RxNorm 发行文件,UTS 许可证可以在 UTS 主页上申请,NLM 不收取任何费用,但是,使用某些非标准化名称(non-SAB=RXNORM)的数据可能需要源提供者的额外许可。拥有许可证后可以下载

RxNorm 发布文件,包括 RxNorm RRF 数据文件、自述文件以及 MySQL 和 Oracle 数据库加载脚本,也可以通过 RxNorm 提供的 SOAP/REST 接口访问 RxNorm 数据。

三、国际医学术语标准维护及服务模式调研

(一)SNOMED CT

1. 更新管理模式　在 SI 中,SNOMED CT 内容变更是一个系统性、点对点的过程。内容变更是为了改进现有系统,提供更加友好的用户体验,扩大 SNOMED CT 的全球用户群,解决与日俱增的术语内容变更要求,增加全球性 SNOMED CT 编制资源,利用全球临床专家资源提高 SNOMED CT 中引用数据的质量。内容变更管理包括需求提交、内容变更管理、合作编辑、出版发行、将变更管理的过程与质量问题的反馈途径相结合。SI 的内容变更管理过程采用开放统一过程(open unified process,OpenUP)的管理方式。SI 的内容变更过程实际上是一个项目工程,遵循标准项目的管理方法,通常也需要对发布主体提供资金和资源支持。内容变更过程通常需要一段很长的时间,可能会超过版本发布时间。

SNOMED CT 的质量和安全是 SI 成员最优先考虑的一件事,由质量保障委员会和首席质量负责人负责。质量保障委员会 2007 年在布里斯班(Brisbane)召开第一次会议,决定 SI 采用质量保障框架(quality assurance framework)的形式指导 SI 在质量安全方面的所有相关活动,如 SNOMED CT 的质量与发展、相关标准和与外部标准相一致的组织的其他术语产品等。质量框架确保所有代表 SI 活动的质量和安全,在处理质量问题时有规范方法可以使用,通过生产指标为开展各种活动提供保障,可以使用各种度量标准提供质量改进的保障。

2008 年 12 月 12 日发布质量保障框架的 1.2 版本,将质量保障框架融入组织的各种活动中。质量保障框架涉及 SI 活动的各个方面,如组织的流程、数据产品(包括术语参考数据、映射等)、文档、SI 负责的服务和提供的工具。SI 活动作为组织原则成为质量框架中的一部分,因此 SI 活动可以有效地被证明具有开放性和透明性。

基于 SI 质量保障框架的质量工作包括:翻译质量评价、SI 组织细则、团体发展细则、与 SNOMED CT 相关的质量保障等。

2. 版本发布模式　SNOMED CT 分为两个部分,分别是 SI 发布的 SNOMED CT 国际版和成员在国际版的基础上制作和发布的本国版本。SI 通常在每年 1 月和 7 月对国际版进行发布和更新。国际版本的更新由用户的需求所驱动,这些需求的优先级由 SI 根据咨询团队提供的信息和内容委员会(Content Committee)的指导决定。国际版的更新通常包括概念内容的完善、概念定义的加强和新概念的增加。在发布前,SNOMED CT 的内容需要经历一个临床和技术的质量保障过程。在最终版本发布前,初级版本将被发送至 SI 的各个成员进行更广泛审查。

SI 的成员可以根据本国在某些具体领域的发展情况,发布适合自己国家的本国版,也可以进行更频繁的发布。如英国基于国际版 SNOMED CT 中药品类的术语,发布本国需要的

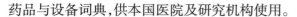

药品与设备词典,供本国医院及研究机构使用。

3. 支持性软件及服务 SI 允许用户通过第三方的在线浏览器、离线浏览器和移动应用进行 SNOMED CT 术语的检索。用户通过这些程序在电脑或各种移动设备上进行术语的搜索与展示,无须注册,使用更快捷、简单。但 SI 不保证由第三方展示的术语内容的准确性与完整性。目前提供第三方术语检索的在线浏览器包括 NLM SNOMED CT 浏览器、NPEx 浏览器、Snoffake 浏览器、Snolex 和 VTSL 术语浏览器,离线浏览器包括 C1iniClueXplore、Minow、Mycroft、SNOB 和 Snow Owl,移动应用包括 Snomobile 和 HealthTerm。通过 Snomobile 用户可以在 iPad 或 iPhone 上进行简单的术语检索,而 HealthTerm 同时还支持在 Android 系统中的术语应用。

SNOMED CT 是一个复杂实体,要求其使用者和管理者都有具体的技能去理解和部署 SNOMED CT。因此,SI 自 2011 年由首席术语学家发起 SIA 项目(SNOMED CT Implementation Advisor Scheme),旨在对具备 SNOMED CT 知识的人员进行培训和指导,即提升他们在知识和技巧方面的实施能力,评估其作为 RSIA(Registered SNOMED CT Implementation Advisor)是否合格,而通过 SIA 项目培训的人员都会被记录在案。同时,SIA 项目也会定期开发和更新文档,以利于 SNOMED CT 在不同国家的有效实施。

SNOMED CT 会开展用户培训,培训的主要内容包括:

(1)SNOMED CT 介绍。

(2)编制 SNOMED CT 中常见问题:对常见问题进行易懂、权威的解答。编制方法比较耗时,但其使得问题的回答易于理解并与已发布的文档保持一致,同时用户也可以通过附在问题后的参考文档容易地获得更多的信息,从而也利于发现已发布文档中的错误与缺陷。

(3)参考文献集使用指南:SIA 主要关注参考文献集的实施操作指南和扩展维护指南两方面,介绍如何使用结构查询语言(SQL)和命令行工具对参考文献集进行加载更新、查询、创建扩展和传播。

(4)具体的实施指导:主要介绍如何使用后组配型的表示方法规范化文档中的表述,及如何将 SNOMED CT 应用于真实世界中门诊病历的记录。

(5)一致性审查:随着文档数量的增多,对各种文档一致性的检查越来越重要。对文档的任何操作都要是可追溯的,同时在 SI 欢迎已注册 Collabnet 问题追踪器的任何人使用该服务帮助改进文档。

SI 成立专门的培训工作组(Education Special Interest)负责审核 SNOMED CT 实施的培训及其他相关材料。审查过程是一个周期性过程,需要对材料进行定期审查。

(二)ICD

1. 更新管理模式 WHO 已成立十个疾病分类合作中心,每年召开一次中心首脑会议,与 WHO 商讨有关卫生分类的发展、执行、使用和修订问题。所有修改 ICD 的建议都必须由某个合作中心向 WHO 提出,直接向 WHO 提出的建议将被退回给建议者,同时要求首先与最相关的中心联系。只要不涉及第一卷类目表,允许用户对第三卷索引进行修改。对于只涉及索引的修改,必须由中心在不迟于每年首脑会议前三个月将修改建议提交 WHO;秘书处审核后尽快与各中心协商,与首脑会议前的文件一并分发,中心首脑会议接受的建议将立即生效,超过上述期限提交的索引修改建议,如足够重要,可按会议特殊提案或通信的方式接受。所有其他修改建议必须于每年中心首脑会议前六个月(如 10 月份开会,必须在 4 月末之前提出)由中心提出与 WHO 协商;过期提交的建议由下一次首脑会议处理;提交的建议由 WHO 审核,并于接收截止日(5 月底)后一个月内分发到各中心;各中心对建议审查后于两个月内(7 月底前)答复 WHO;由 WHO 进一步审查后,不迟于会前一个月,连同注释一同分发至各中心,建议是否被接受由首脑会议决定。

1983 年 9 月在日内瓦召开的筹备会议正式拉开了第十次修订的序幕。会议规定修订工作的程序由疾病分类合作中心总部的定期会议指导,政策由 1984—1987 年召开的一些专家会议包括国际疾病分类专家委员会召开的会议提供。除专家组和个别专家提供的技术贡献外,修订草案于一年间在各成员国中间进行全球性意见征求。注意到用途的大大扩展,必须对结构重新考虑,认为应当设计一种稳定而又灵活的分类系统,能够在未来的许多年间不需要进行根本性的修订。为此,要求各疾病分类合作中心对多种结构进行了尝试。1989 年 9 月 26 日—10 月 2 日,第十次修订会议在日内瓦总部召开,包括中国在内的 43 个成员国代表参加了会议。联合国、国际劳工组织、地区办事处和国际医学科学组织理事会也派代表参加,参加会议的还有癌症登记、聋人、流行病学、家庭医学、妇产科学、高血压、卫生记录及病案、预防与社会医学、神经病学、精神病学、行为医学和性传播疾病 12 个非政府组织。

2. 版本发布模式　由于第十次修订内容改动很大,在各国间磋商耗时较长,故花了 14 年时间。而以前的修订,从 1900 年的第一次修订到 1975 年的第九次修订,间隔均未超过 10 年。修订内容由 WHO 和各中心通过各自的信息发布网(包括 WWW)发布,每个中心根据其年更新周期决定生效日期,但不应迟于首脑会议 15 个月后那一年的年初;中心之间和中心与 WHO 之间的任何信息传递都提倡以电子形式进行,并赞赏同时将信息拷贝分发其他中心的做法。

3. 支持性软件及服务　北京协和医院世界卫生组织国际分类家族合作中心(简称中心)成立于 1981 年 1 月,至今已超过 40 年。负责在中国推广应用国际疾病分类(ICD)的技术。主要服务包括:

(1)翻译和出版:1992—1997 年,ICD-10 三卷书籍内容由中心翻译完成并由人民卫生出版社出版发行。由于使用了计算机,参考了更多的文献资料,特别是翻译和推广 ICD-9 过程中积累的宝贵经验,使得此次翻译在准确性和一致性等方面有了很大提高。

(2)ICD-10 培训班:自 1998 年 11 月,中心开始举办 ICD-10 培训班。在前 4 次培训班中,有 600 多学员参加,大部分是当地师资骨干力量。中心成员还参加了原卫生部或某些卫生厅、卫生局举办的培训班。特别是在国家卫健委组织、中心提供技术支持的全国性师资培训班中,为各省(自治区、直辖市)培养了后备力量,为在 ICD-10 中国的全面推广打下了基础。

(3)支持性软件:ICD-9 和 ICD-10 编码转换程序以及 ICD-10 大百科全书。

(三) UMLS

1. 更新管理　任何人都可以向 UMLS Metathesaurus 推荐词汇。NLM 承诺包含 HIPAA 法案所规定的代码集,NLM 在审查有关添加到同义词库的建议时,会考虑几个评估问题。有关添加 Metathesaurus 的建议,应发送给 NLM 客户支持。

当发布新版本同义词库中的词汇表时,对于词汇表中的新内容和更改内容,将重复进行分析和反转、插入、人工审核和质量保证的过程。如果要更新 Metathesaurus 中已经存在的词汇,则准确确定与先前版本相比有哪些更改是关键部分。电子版本的词汇表通常不包含有关已更改内容的数据。

2. 版本发布模式　UMLS 在每年的 5 月和 11 月进行更新。5 月版本是 AA 版本(例如 2015AA),11 月版本是 AB 版本(例如 2015AB)。以在线形式的超级叙词表浏览器和语义网络浏览器、本地程序 MetamorphoSys、Web Services 3 种形式发布。

3. 支持性软件及服务　UMLS 的支持性软件工具主要包括 MetamorphoSys、UMLS 知识源服务器(UMLSKS)、UMLS 术语服务(UTS)、概念文本映射工具 MetaMap、语义表达工具 SemRep 和词法变量生成程序(lvg)等。

MetamorphoSys 是 UMLS 的本地安装向导和 UMLS 定制工具,用户可以根据需要定制裁剪 UMLS,选择安装超级叙词表、语义网络和专家词典中的一项或多项,尤其在选择安装超级叙词表时可以通过选择或去掉一个或者多个来源词表,或者通过过滤器和相关选项设置来定制裁剪超级叙词表,创建超级叙词表子集,达到减少输出集、提高效率、满足用户个性化要求的目的。

UMLS 知识源服务器是一个在线应用程序,不仅提供了在线对超级叙词表、语义网络和专家词典的查询和数据下载等功能,还提供一系列功能性 API 给用户,完成对 UMLS 知识源的访问。该服务通过超级叙词表浏览器、语义网络浏览器、SNOMED CT 浏览器和 Web 服务客户端为用户提供对 UMLS 知识源的浏览、查询和数据获取服务。

概念文本映射工具 MetaMap 是一个高度可配置的程序,可用来将生物医学文本与 UMLS 中超级叙词表的概念进行映射,标记文本中出现的超级叙词表概念。

语义表达工具 SemRep 通过对 UMLS 专家词典的相关工具和自然语言处理技术的应用,将生物医学文本进行词性上的标注和语句层次的切分,使用 MetaMap 对所获得的术语与 UMLS 超级叙词表概念进行映射,获得相应概念以及概念在语义网络中对应的语义类型和语义关系。

词法变量生成程序 lvg 是一个词典工具,该工具是一个利用 UMLS 的专家词典 SPECIALIST lexicon 为特定概念名称生成词法变种以及支持自然语言文本解析的程序。

(四) MeSH

1. 更新管理模式　MeSH 词表于 1960 年首次作为单独出版物问世。在该词表研制之初,就被设计为一部动态词表,并且为之制定了相应的新词推荐审核机制。MeSH 词表研制方认为,作为一部用于生物医学文献标引、编目的专业可控术语表,其收录的主题词必须与生物医学文献中术语的应用相关,必须能反映生物医学领域中的新概念。必须对可控术语表不断进行维护与更新,对词汇进行增加、修改或删除,并对词表结构进行调整。正是出于这种目的,MeSH 词表制定了更新维护机制,时时更新维护,每年推出新版本。

MeSH 词表由各个领域的主题专家不断更新,每年添加数百个新概念,并进行数千次修改。MeSH 词表更新主要有以下几种情况:新增主题词、修改主题词、删除主题词、调整主题词表结构。每年 MeSH 词表均会根据需要增加一定数量的新叙词,同时也会对部分原有叙词的词形进行修改,并删除一些不必要的叙词。此外,入口词及相关参照也会进行相应修改。

MeSH 词表的更新规则如下:

(1)要有充分的文献支持:主题词的增删需要考虑多种因素,而学术出版物中是否大量出现此概念是决定增词或删词的一个重要指标。

(2)尽量利用现有主题词及副主题词:增加新词的前提是,词表原有版本中未收录对某一概念的表达。在更新修订词表时,要慎重增加主题词。

(3)维护和修改之间的平衡:为保持主题词表与当前生物医学知识的发展变化相一致,既要避免对词表进行过多修改,也要防止对词表几乎不做修改,要在词表的维护和修改之间保持适当的平衡。

(4)主题词的表达方式:制定了主题词的选择、主题词的词形、主题词的拼写、外来语的处理等规则。

MeSH 词表的更新步骤如下:

(1)新增或变更主题词的选择:选择新增主题词或变更主题词的两个主要来源:①标引编目人员或其他外界建议:为 MEDLINE 数据库及 NLM 其他数据库进行标引工作的专业人员,是 MeSH 词表最主要的使用者,他们在文献处理的实践中往往会发现词表的局限性及需要更新之处,从而向 MeSH 词表研制方提出主题词更新建议。此外,NLM 也一向欢迎各界为 MeSH 词表的更新献计献策。任何人都可以方便地在 MeSH 词表网页上提交词表更新修订的相关建议。②词表维护人员自行收集:NLM 有一批专职人员负责 MeSH 词表的更新维护。这些专职人员均具有生物医学领域中某一专门学科的专业背景,在某一专业领域有所造诣。其工作内容包括随时收集科技文献中或新兴研究领域出现的新术语新词汇,并推荐给词表。

(2)定义新词:选择出新增主题词后,需要根据已有的标准术语表或权威词典等参考工具,对新增主题词进行定义。

(3)咨询专家:在新增词汇、维护词表的过程中,要时时与各领域专家保持密切联系,征询他们有关主题词的各类意见及建议。MeSH 词表在实践内容更新工作中常使用的参考文献达百种以上,其开列的清单包括综合性参考工具,A、G 类参考工具,以及 J、N、Z 类参考工具等。

2. 版本发布模式　MeSH 词表以一年为一个更新周期,每年发布新版本。MeSH 词表浏览器同时发布两个年度的版本,一般来说,每年 1—10 月提供当前年度及前一年度的 MeSH 词表版本,而 10—12 月则提供当前年度及下一年度的 MeSH 词表版本。NLM 每年分别在其网站上及定期刊物《NLM 技术报告》中发布有关 MeSH 年度修订的说明,介绍 MeSH 该年度版本中新增加的主题词、更改的主题词、删除的主题词,以及树形结构表的变化,并分别提供MeSH 词表本年度新增主题词、改变词形的主题词、删除主题词、按树形结构排列的新增主题词等多个术语列表。

MeSH 词表的更新维护数据由 NLM 在网站上发布。多年来,NLM 一直在其网站免费提供MeSH 词表电子文档。自 2007 版起,MeSH 词表印刷版停止出版,改为仅以电子版形式出版。每年 MesH 词表最新版本编制完成后,即会以不同格式在网上发布,发布的格式有以下几种。

(1)MeSH 词表 XML 文档:MeSH 词表 XML 文档包括以 XML 格式显示的全部 MeSH 主题词、副主题词、补充概念名称的全部完整数据,其中主题词及副主题词数据每年更新一次,而补充概念名称数据每周更新一次。MeSH 词表 XML 文档因其可扩展性,可以被方便地共享和利用,对于用户形成自己本地的词表数据库尤其便利。

(2)MeSH 词表 ASCII 文档:MeSH 词表 ASCII 文档包括以 ASCII 格式显示的全部 MeSH主题词、副主题词、补充概念名称的全部完整数据,其中完整的主题词及副主题词数据每年更新一次,而年度中产生的任何更新维护数据每周更新一次。MeSH 词表 ASCII 文档与XML 文档相比,文件较小。

(3)MeSH 词表树形结构表:MeSH 词表树形结构表文档为 ASCII 格式,数据包括以层级结构组织排列的全部主题词及其树形结构号,但不包括范畴注释、相关参照等数据,数据按树形结构号排列显示。MeSH 词表树形结构表文档每年更新一次。

(4)MeSH 词表 MARC 文档:MeSH 词表 MARC 文档为以美国国家目录机读格式显示的MeSH 词表数据。如果在一个年度中对数据进行了修订,则每月发布当月的更新数据。

(5)MeSH 词表药理作用文档:MeSH 词表药理作用文档以 XML 形式显示药理作用主题词与药物及化学物质词之间的映射,其中收录的药物及化学物质词既有正式主题词,也有补充概念名称。

3. 支持性软件及服务　NLM 提供以下四种方式联机免费获取其电子版及相关信息。

(1)MeSH 浏览器:MeSH 浏览器可供查询完整电子版 MeSH 词表。在 MeSH 浏览器界面中,同时发布 MeSH 词表的两个版本,即当前年度版本及上一年度版本。

(2)UMLS Metathesaurus®(UMLS 超级叙词表)。

(3)MeSH 网站:包括 MeSH 表的全部内容及相关信息。在特殊情况下,MeSH 词表会根据需要及时更新相关主题词,并在 NLM MeSH 网站的快讯栏目中发布相关消息。如 2005 年禽流感暴发流行时,MeSH 词表对相关主题词进行了修订更新,并及时在网站上发布消息。

(4)MeSH databases:为用户检索 MEDLINE/PubMed 提供帮助。

(五)LOINC

1. 更新管理模式　LOINC 每年召开 4~6 次委员会会议,其中,临床和实验室各半,且各自都至少有一次是向公众开放的。新术语的创建采取志愿提交、集中审核、随时新增、在线反馈的方式。

2.版本发布模式 每年发布 LOINC 数据库和 / 或 RELMA® 程序新版本 3～4 次。

3.支持性软件及服务 用户可以从 LOINC 官网下载 LOINC 表、LOINC 映射助手和一些附加文件等。LOINC 表包含 LOINC 代码字段、LOINC 正式名称的六个部分、同义词、注释和其他信息,以 CSV 格式的文本文件或 Microsoft Access 数据库的形式分发;LOINC 映射助手是 Microsoft Windows 应用程序,用于搜索 LOINC 数据库和帮助程序以将本地代码映射到 LOINC 代码;附加文件包含 LOINC 组文件、LOINC 消费者名称文件、层次结构和面板结构文件等。

同时,LOINC 提供用户论坛,用于促进 LOINC 用户、实施者和开发人员之间的开放式协作和讨论。

LOINC 提供面板浏览器供用户查找所需的面板,该面板浏览器按顶级类别组织 LOINC 面板。

LOINC 的 FHIR 术语服务器包含术语服务、LHC 表和 LOINC 社区映射存储库。术语服务为 HL7 的 FHIR 标准定义的术语服务,以供用户可以以编程方式访问当前的 LOINC 内容。LHC 表是一个完全免费的小部件工具包,利用 LOINC 的丰富内容模型来显示面板、表单和调查工具,可以集成到电子健康记录(EHR)、个人健康记录(PHR)和移动健康应用程序中。LOINC 社区映射存储库存储了本地测试代码到 LOINC 代码的映射,并向 RELMA 添加了一些功能,从而充分利用该社区的智慧。

LOINC 提供各种指南说明,包括《LOINC 用户指南》《LOINC 发行说明》《LOINC 微生物术语使用指南》等。《LOINC 用户指南》规定提交新术语所需的结构和格式。《LOINC 发行说明》按时间顺序列出所有 LOINC 版本中的注释。《LOINC 微生物术语使用指南》帮助用户为临床微生物学和传染病实验室检测选择最合适的 LOINC 术语。

LOINC 不定期举行委员会公开会议,用于会员交流联系,并且公布 LOINC 的最新信息,并提供至少过去两年的会议存档和相关文件。

(六)RxNorm

1.更新管理模式 RxNorm 目前不接受个别药品的单独注册,药物需要首先在 RxNorm 数据源之一中注册,例如 FDA 结构产品标签,才能包含在 RxNorm 中。若有组织希望成为 RxNorm 的药品信息源,将其药物数据添加到 RxNorm,需要联系 NLM,回答源包含问题。

在 RxNorm 版本的生产中,质量保证是一个主要问题。在 RxNorm 数据生产过程中最大限度减少键盘输入要求的同时,将印刷错误降至最低,同时,检查关系的一致性和进行其他内部检查有助于确保发行质量。保证周期的第一步是检查将具有相同 NDC 代码的两个源链接到不同 RxNorm 名称的过程。查看和协调这些错误为 RxNorm 名称和 RxNorm 模型的一致创建提供了重要的检查。

2.版本发布模式 2004 年 11 月,RxNorm 作为独立术语首次发布,并确定了每月发布时间表。在过去的 6 年中,RxNorm 中包含的源词汇量数据大小增加了 5 倍,并且其采用率也大大增加了。RxNorm 在每月的第一个星期一前后工作日全部释放。每个版本都遵循 UMLS Metathesaurus 的丰富版本格式,并且在提到 Metathesaurus 中概念的地方,指的是

Metathesaurus 的现有版本。计划每年两次同时发布 Metathesaurus 和 RxNorm，在这种情况下，RxNorm 中提到的是该 Metathesaurus 版本。RxNorm 的每周发布开始跟上新药和新配方投放市场的时间。这些添加到 RxNorm 的大多数信息来自提交给 DailyMed 的结构化产品标签（SPL）。每周发行的版本仅包含新材料，必要时可通过代码链接到旧材料。

3. 支持性软件及服务 为了促进 RxNorm 的使用，NLM 提供了一些附加服务，主要是作为研究项目开发的，包括 RxNav、RxTerms、MyMedicationList 和 MyRxPad。这些服务可以帮助用户更好地了解 RxNorm 模型和内容，更轻松地访问/检索 RxNorm 数据，以及将 RxNorm 集成到个人健康记录（PHR）或 EHR 系统中。

RxNav 是 RxNorm 导航器，最初主要是 RxNorm 的浏览器。这是一个软件应用程序，其根据用户的搜索输入显示 RxNorm 名称和代码以及它们之间的关系。这是一种辅助工具，可以帮助用户以视觉友好和互动的方式浏览 RxNorm。RxNav 应用程序编程接口（API）最初是为 RxNav 开发的，于 2008 年公开。该 API 用作 RxNorm 数据库的接口，并提供对 RxNorm 数据的访问/检索。该 API 具有多种实现，包括 SOAP 和 REST，从而使其与平台或程序语言无关。目前，RxNav 既是 RxNorm 的浏览器又是应用程序编程接口。

RxTerms 是源自 RxNorm 的药物界面术语，以促进 CPOE。其将 RxNorm 名称和代码重组为专为处方书写量身定制的二维表示；消除了在处方环境中不太可能需要的某些药品名称。RxTerms 将不同级别的药品描述归一化为 SCD 或语义品牌药品（SBD）中心视图，并将成分、品牌名称、途径、强度和其他相关信息与相应的 SCD 或 SBD 关联。这种关联不是通过命名关系在不同级别上链接药物描述，而是通过将 SCD 或 SBD 及其相关信息组织到单个命名列表中的记录行中来实现的。

MyMedicationList（MML）是一款可帮助患者创建、更新和保存药物清单的应用程序。MyRxPad 是一个原型应用程序，旨在帮助处方者降低一些电子处方的采用障碍，并鼓励早期积极的电子处方经验。MML 和 MyRxPad 均使用标准 RxNorm 名称和代码进行数据输入和记录，并以标准 CCD 格式保存药物或处方信息；还从 RxNorm 中提取信息，以获取与药物相关的决策支持，例如自动完成在成分级别进行过量检查以及链接到 DailyMed。这些应用演示了 RxNorm 在 PHR 或 EHR 设置中的适用性。MML 和 MyRxPad 中实现的某些功能对于其他系统可能是理想的，包括具有标准 RxNorm 名称和代码的 CPOE，标准 CCD 格式的药物或处方信息以及一些与药物相关的决策支持功能。

第四节　中文医学术语标准建设思考

一、国际医学术语标准发展分析

医学术语的标准化并非一门独立的科学，而是运用术语学的理论和术语标准化的一般方法,对医学领域的术语进行标准化建设工作,是术语标准化在医学领域的具体运用。目前,医学术语的发展经历了三个阶段。第一阶段,20 世纪 50 年代,术语标准及体系的初步建立:MeSH 等标准被初步创建。第二阶段,20 世纪 80 年代,大量医学术语标准化工具、知识组织系统被建立。发布了 SNOMED CT、UMLS、LOINC 等大量术语标准化及编码标准化工具,包括术语表、分类、主题词表等,但其收录范围和数量还比较有限,内容少有交叉。第三阶段,20 世纪 90 年代,各种医学术语标准化工具的发展逐步稳定和成熟,并且走向多语种和多术语集的交叉映射和集成融合。SNOMED CT 完成了与 ICD-10、ICD-9M、LOINC 的交叉映射,并为 UMLS 提供术语;MedDRA 2.1 版本收录了 WHOART、COSTART、ICD-9 等医学术语集。ICF 现有语种包括英语、法语、阿拉伯语、西班牙语、意大利语、汉语及俄语,ICD-10 现有语种包括英语、佛兰德人语 / 荷兰语、日语、朝鲜语和土耳其语,正在翻译之中的语种有法语、汉语、捷克语和葡萄牙语等。

本书从术语标准的管理机构、建立时间、主题内容、建立目的、数据结构、术语 / 概念的数量、语种、更新周期、应用情况和知识产权声明 10 个维度,对 WHO、NLM 和 SI 等主要组织或机构的术语标准进行对比分析(表 3-4)。

这些医学术语标准,知识组织层级不同,设计目标各异,主要包括主题词表、分类系统和临床术语 3 种。MeSH 等主题词表主要用于索引和编目;ICD-10、ICF 等分类系统主要用于支持卫生统计和医疗保险付费等卫生管理需求;SNOMED CT、RxNorm 等临床术语系统,经过系统组织编排,能够用于将患者数据与电子医疗记录集成在一起。Zahraa M 等认为分类系统和临床术语代表两种用于医疗保健的截然不同的编码方案,ICD-10 特异性较低,SNOMED CT 描述详细,是提供医疗保健数据基础设施所需的两个互补系统。

当前,医学术语标准的发展呈现如下趋势:

(1)各国将医疗卫生信息化作为战略规划,予以重视,以学术团体为主导,推进医学术语研究和发布、实施工作,投入大量资金资助。国际术语标准日趋成熟,成果丰富,得到广泛应用。

(2)标准的发展分两个方向:对特定领域的医学术语标准体系的不断深度优化;开发覆盖更大范围的领域规范,特别是注重多语种的扩展和多种标准化工具的集成、交叉映射、融合使用,促进更大范围的一致性和兼容性。

(3)医学术语标准化活动更加关注电子健康数据的标准化建设,特别注重临床疾病、药物、实验室等多种术语标准化工具的融合使用。

(4)标准化术语及概念的组织方法不仅限于规范、词典,而是扩展为从规范、词典、分类体系发展为本体乃至语义网等更大的具有层级、网络关系,包含更多语义的工具,成为一种广义的标准化运动。

表 3-4 典型国际医学术语标准对比

名称	主题内容	用途	建立时间	管理机构	数据结构	术语/概念量(万)	语种	更新周期	应用情况	知识产权声明
SNOMED CT	综合性临床医学术语	编码、提取和分析临床数据，促进EHR系统的语义互操作	1974年	ISI发布国际版，成员国翻译	概念表、描述表、关系表	118/32.4	英文等6种语言	6个月	电子健康记录、参与临床信息系统与临床信息系统知识本体的构建	成员可以免费使用，非成员仅可使用其中的顶层术语
MeSH	医学主题词	涵盖临床医学、护理、兽医学、卫生体系等，旨在索引、编目期刊文献和书籍	1963年	NLM，每年投入200万美元	词表，包含主题词变更表、主题字顺表、树状结构表	75.8/32.1	英文	1年	MeSH词表主要应用在文献检索，例如:PubMed、中国生物医学文献数据库	NLM在其网站免费提供MeSH词表电子文档
RxNorm	临床药品标准命名名术语	用于临床信息系统中药物数据的交互、统计及共享	2001年	NLM，每周更新，每月发布	来源词表、术语属性	49.7/20.4	英文	7天	提供规范化药品名称和编码，支持电子健康记录系统；实现语义互操作；支持临床决策、临床转化研究	必须拥有UMLS术语服务(UTS)账户才能访问RxNorm发布文件
UMLS	生物医学概念、术语、词汇	旨在建立一个计算机化的可持续发展的生物医学检索语言集成系统和机读情报资源指南系统	1986年	NLM，多学科、多研究小组协同开发	超级叙词表、语义网络、情报图谱、专家词典	1700/460	25种语言	不定期	支持自然语言处理研究；增强NLM信息服务中的检索，包括MEDLINE、ClinicalTrials.gov等数据库	根据许可协议许可免费提供

续表

名称	主题内容	用途	建立时间	管理机构	数据结构	术语/概念量(万)	语种	更新周期	应用情况	知识产权声明
LOINC	标识检验医学及临床观测指标	在实验室检验领域应用较多	1994年	Regenstrief研究院和LOINC委员会	LOINC数据库、REIMA对照程序	36.4/14	英文等13种语言	3个月	应用于美国疾病预防控制中心和退伍军人事务部,瑞士、澳大利亚、加拿大和新西兰等多国已采用	LOINC和REIMA所有相关文档的最新版本均可从互联网 http://www.loinc.org 免费下载
ICD-10	疾病分类与编码	卫生统计	1983年	WHO,主题咨询组、修订指导组	类目表、指导手册、字母顺序索引	1.35/1.15	43种语言	1年	病案统计分类中的应用,临床诊断中的应用,病案首页中的应用、医疗信息系统中的应用	ICD-10电子版和装订版可向WHO购买,有时间限制;商业许可证不可转让,非商业许可证仅用于非商业用途
ICF	国际功能、残疾和健康分类	描述和衡量健康和残疾的国际标准	2001年	WHO,合作中心和各种委员会以及4个专家咨询小组	功能和残疾、背景性因素	0.04/0.14	英文	1年	健康与残疾统计,临床保健成果和服务水平评估,医疗卫生信息系统,社会政策制订与应用	商业许可证被许可方不可修改,翻译或修改分类的代码或说明;非商业许可证仅用于非商业用途

二、国际医学术语标准映射分析

本书以 LOINC、SNOMED CT、RxNorm、UMLS、ICD-11 几种典型的术语标准为例,介绍各标准与其他标准的协调机制。SNOMED CT 和 UMLS 具有更广泛的适用性。SNOMED CT 先构建自身的术语体系,然后通过映射实现与其他术语系统的链接。UMLS 则直接通过超级叙词表将多个不同来源的词表概念、术语等进行集成融合。SNOMED CT 与 LOINC、ICD-11 的维护机构通过合作协议建立协作机制,共同维护相互之间的映射关系。RxNorm 和 UMLS 的构建采用类似的思路,均是将已有的其他名词表、术语库等标准进行集成融合。这五种术语之间的关系如表 3-5 所示。

表 3-5 几种典型术语系统之间的关系

术语系统	LOINC	SNOMED CT	RxNorm	UMLS	ICD-11
LOINC	—	相互映射	—	收录	—
SNOMED CT	相互映射	—	部分收录	收录	相互映射
RxNorm		部分收录	—	收录	
UMLS	收录	收录	收录	—	—
ICD-11		相互映射			

(一)SNOMED CT

SNOMED CT 是一种可以与其他国际术语、分类和代码系统交叉映射的术语系统。映射是一个系统中特定概念或术语与另一系统中具有相同(或相似)含义的概念或术语之间的关联。映射的目的是提供一种国际术语、分类和代码系统与另一种国际术语之间的链接,目的包括:数据重用,即基于 SNOMED CT 的临床数据可以使用其他术语、分类和代码系统重用以报告统计和管理数据;迁移到较新的数据库格式和架构时保留数据的价值;避免多次输入数据以及相关增加成本和错误的风险;国际术语、分类和代码系统之间的互操作性。

SNOMED CT 经过 40 多年的不断发展和丰富,已逐步完成了与其他术语集和医学术语分类法的相互映射,2006 年 1 月发布的 SNOMED 已完成了与 ICD-O3、ICD-10(英国版)、LOINC、OPCS-4(英国版)、NIC、NOC、NANDA、PNDS、CCC 和 The Omaha System 等多种术语集交叉映射,并开展了与世界领先地位的信息传递标准如 HL7、DICOM 和 XML 的合作工作。SNOMED CT 的内容丰富,应用广泛,已逐步得到大多数国际标准设定组织如 ISO、世界病理学与实验室医学联合会(WASPaLM)、ANSI 等重要机构的认证。此外,SNOMED 还得到一些专业团体的认证,如美国护士协会(ANN)、美国外科医师学会(ACOS)等。在世界性的医疗信息标准化、数字化发展潮流中,各国卫生组织和属于不同编码体系的医学术语集,不断加强同 SNOMED 的认证、合作并实现了术语的相互映射。SNOMED CT 自身开放性的构架形式可以使新生的医学概念、医疗信息术语通过SNOMED分类方法迅速添加到术语集体系中，并按照 SNOMED 编码原则实现数字化，极大地满足了医学信息学高速发展的需要。

（二）UMLS

UMLS 的超级叙词表构建过程融合了众多生物医学和健康相关的概念、术语、词汇、分类以及编码系统，是一个面向概念的大型数据库，其词条和编码、定义、属性、继承等关系，来自 CPT、ICD-10-CM、LOINC、MeSH、RxNorm 和 SNOMED CT 等 220 多种医学词汇源。UMLS 超级叙词表各来源词表收录的概念、术语及词串总数较多的词表有 SNOMED CT、MeSH、ICD-10、NCBI 等。截至 2022 年 4 月，所有集成的术语如表3-6 所示。

表 3-6　UMLS 集成的术语集

序号	集成的术语集	术语集中文名
1	AI/RHEUM	人工智能风湿科顾问系统
2	Alcohol and Other Drug Thesaurus	酒类和其他药物叙词表
3	Alternative Billing Concepts	替代计费概念
4	American College of Cardiology/American Heart Association Clinical Data Terminology	美国心脏病学会 / 美国心脏协会临床数据术语
5	Anatomical Therapeutic Chemical Classification System	解剖学治疗学及化学分类系统
6	Authorized Osteopathic Thesaurus	授权整骨疗法词库
7	Beth Israel Problem List	Beth Israel 问题列表
8	BioCarta online maps of molecular pathways, adapted for NCI use	BioCarta 分子路径在线映射，适用于 NCI 使用
9	Biomedical Research Integrated Domain Group Model Subset	生物医学研究集成领域组模型子集
10	Biomedical Research Integrated Domain Group Model, 3.0.3	生物医学研究集成领域组模型，3.0.3
11	Biomedical Research Integrated Domain Group Model, 5.3	生物医学研究集成领域组模型，5.3
12	Cancer Data Standards Registry and Repository	癌症数据标准注册存储库
13	Cancer Research Center of Hawaii Nutrition Terminology	癌症研究中心夏威夷营养术语表
14	Cancer Therapy Evaluation Program - Simple Disease Classification	癌症治疗评价程序 - 简单疾病分类
15	CDISC Glossary Terminology	临床数据交换标准协会词汇表术语
16	CDISC Terminology	临床数据交换标准协会术语集

续表

序号	集成的术语集	术语集中文名
17	CDT	当前的牙科术语
18	CDT in HCPCS	医疗保健普通程序编码系统中的当前的牙科术语
19	Cellosaurus	Cellosaurus 细胞系数据库
20	Chemical Biology and Drug Development Vocabulary	化学生物学和药物开发词汇
21	Childhood Cancer Predisposition Study Terminology	儿童癌症易感性研究术语
22	Clinical Care Classification	临床护理分类
23	Clinical Classifications Software	临床分类软件
24	Clinical Classifications Software Refined for ICD-10-CM	针对 ICD-10-CM 改进的临床分类软件
25	Clinical Classifications Software Refined for ICD-10-PCS	针对 ICD-10-PCS 改进的临床分类软件
26	Clinical Concepts by R A Miller	R A Miller 的临床概念
27	Clinical Problem Statements	临床问题陈述
28	Clinical Trial Data Commons	临床试验数据共享
29	Clinical Trials Reporting Program Terms	临床试验报告程序术语
30	Common Terminology Criteria for Adverse Events 3.0	通用不良事件术语标准 3.0
31	Common Terminology Criteria for Adverse Events 4.3 Subset	通用不良事件术语标准 4.3 子集
32	Common Terminology Criteria for Adverse Events 5.0	通用不良事件术语标准 5.0
33	Congenital Mental Retardation Syndromes	先天性智力障碍综合征
34	Consumer Health Vocabulary	消费者健康词表
35	Content Archive Resource Exchange Lexicon	内容存档资源交换词典
36	COSTAR	计算机存储门诊记录
37	COSTART	不良反应术语词库编码符号
38	CPT - Current Procedural Terminology	当前诊疗操作专用码
39	CPT in HCPCS	医疗保健普通程序编码系统中的当前诊疗操作专用码
40	CPT Spanish	当前诊疗操作专用码西班牙语
41	CRISP Thesaurus	科学项目信息的计算机检索词库

续表

序号	集成的术语集	术语集中文名
42	*Diagnostic and Statistical Manual of Mental Disorders, Fifth Edition*	《精神疾病诊断与统计手册》第五版
43	Digital Anatomist	数字解剖学家
44	Digital Imaging Communications in Medicine Terms	医学数字影像与通信术语
45	Diseases Database	疾病数据库
46	DrugBank	生物信息学和化学信息学数据库
47	DXplain	DXplain 医疗决策支持系统
48	European Directorate for the Quality of Medicines & Healthcare Terms	欧洲药品质量管理局术语
49	FDA Structured Product Labels	FDA 结构化产品标签
50	FDA Terminology	FDA 术语
51	FDB MedKnowledge	国家药品数据文件
52	Foundational Model of Anatomy	解剖学基础模型
53	Gene Ontology	基因本体论
54	Geopolitical Entities, Names, and Codes (GENC) Standard Edition 1	地缘政治实体、名称和代码(GENC)标准版 1
55	Global Alignment of Immunization Safety Assessment in Pregnancy Terms	全球妊娠免疫接种安全评估术语
56	Glossary of Clinical EpIDemiologic Terms	临床流行病学术语
57	Gold Standard Drug Database	金标准药物数据库
58	HCPCS - Healthcare Common Procedure Coding System	医疗通用程序编码系统
59	HL7 Version 2.5	医疗健康信息传输与交换标准2.5 版
60	HL7 Version 3.0	医疗健康信息传输与交换标准3.0 版
61	HUGO Gene Nomenclature Committee	HUGO 基因命名委员会
62	Human Phenotype Ontology	人类表型本体论
63	ICD-10 German	国际疾病与相关健康问题统计分类第十版德语版
64	ICD-10 Procedure Coding System	国际疾病与相关健康问题统计分类第十版程序编码系统

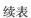

续表

序号	集成的术语集	术语集中文名
65	ICD-10, American English Equivalents	国际疾病与相关健康问题统计分类第十版 - 美式英语等价
66	ICD-10, Australian Modification	国际疾病与相关健康问题统计分类第十版 - 澳大利亚修订版
67	ICD-10, Australian Modification, Americanized English Equivalents	国际疾病与相关健康问题统计分类第十版 - 澳大利亚修订版 - 美式英语等价
68	ICD-9-CM Entry Terms	国际疾病与相关健康问题统计分类第 9 版 - 临床修改代码等价术语
69	ICD10, Dutch Translation	国际疾病与相关健康问题统计分类第十版 - 荷兰语翻译版
70	ICPC Basque	基层医疗国际分类 - 巴士克语版
71	ICPC Danish	基层医疗国际分类 - 丹麦语版
72	ICPC Dutch	基层医疗国际分类 - 荷兰语版
73	ICPC Finnish	基层医疗国际分类 - 芬兰语版
74	ICPC French	基层医疗国际分类 - 法语版
75	ICPC German	基层医疗国际分类 - 德语版
76	ICPC Hebrew	基层医疗国际分类 - 希伯来语版
77	ICPC Hungarian	基层医疗国际分类 - 匈牙利语版
78	ICPC Italian	基层医疗国际分类 - 意大利语版
79	ICPC Norwegian	基层医疗国际分类 - 挪威语版
80	ICPC Portuguese	基层医疗国际分类 - 葡萄牙语版
81	ICPC Spanish	基层医疗国际分类 - 西班牙语版
82	ICPC Swedish	基层医疗国际分类 - 瑞典语版
83	ICPC-2 PLUS	基层医疗国际分类第 2 版扩展版
84	ICPC2-ICD10 Thesaurus	基层医疗国际分类第 2 版 - 国际疾病与相关健康问题统计分类第十版 - 词库
85	ICPC2-ICD10 Thesaurus, Dutch Translation	国际疾病与相关健康问题统计分类第十版 - 荷兰语翻译版
86	ICPC2E American English Equivalents	基层医疗国际分类第 2 版电子版 - 美式英语版

序号	集成的术语集	术语集中文名
87	ICPC2E Dutch	基层医疗国际分类第 2 版电子版 - 荷兰语版
88	ICPC2E ICD10 Relationships	基层医疗国际分类第 2 版电子版 - 国际疾病与相关健康问题统计分类第十版 - 关系
89	ICPC2E-ICD10 Thesaurus, American English Equivalents	基层医疗国际分类第 2 版电子版 - 国际疾病与相关健康问题统计分类第十版 - 词库 - 美式英语版
90	International Classification for Nursing Practice	国际护理实践分类
91	International Classification of Diseases and Related Health Problems, Tenth Revision	国际疾病和相关健康问题统计分类第十版
92	International Classification of Diseases, Ninth Revision, Clinical Modification	国际疾病与相关健康问题统计分类第 9 版 - 临床修改代码
93	International Classification of Diseases, Tenth Revision, Clinical Modification	国际疾病与相关健康问题统计分类第 10 版 - 临床修改代码
94	International Classification of Functioning, Disability and Health	国际功能、残疾和健康分类
95	International Classification of Functioning, Disability and Health for Children and Youth	国际功能、残疾和健康分类儿童和青少年版
96	International Classification of Primary Care	基层医疗国际分类
97	International Classification of Primary Care, 2nd Edition, Electronic	基层医疗国际分类第 2 版电子版
98	International Conference on Harmonization Terms	人用药品注册技术要求国际协调会术语
99	International Neonatal Consortium	国际新生儿联合会
100	Jackson Laboratories Mouse Terminology, adapted for NCI use	杰克逊实验室老鼠术语, 适用于 NCI 使用
101	KEGG Pathway Database Terms	KEGG 途径数据库
102	Korean Standard Classification of Disease Version 5	韩国标准疾病分类第 5 版
103	Library of Congress Subject Headings	美国国会图书馆标题表
104	Library of Congress Subject Headings, Northwestern University subset	美国国会图书馆标题表 - 西北大学子集

续表

序号	集成的术语集	术语集中文名
105	LOINC	观测指标标识符逻辑命名与编码系统
106	LOINC Linguistic Variant - Chinese, China	LOINC 语种 - 中文, 中国
107	LOINC Linguistic Variant - Dutch, Netherlands	LOINC 语种 - 荷兰语, 荷兰
108	LOINC Linguistic Variant - Estonian, Estonia	LOINC 语种 - 爱沙尼亚语, 爱沙尼亚
109	LOINC Linguistic Variant - French, Belgium	LOINC 语种 - 法语, 比利时
110	LOINC Linguistic Variant - French, Canada	LOINC 语种 - 法语, 加拿大
111	LOINC Linguistic Variant - French, France	LOINC 语种 - 法语, 法国
112	LOINC Linguistic Variant - German, Austria	LOINC 语种 - 德语, 奥地利
113	LOINC Linguistic Variant - German, Germany	LOINC 语种 - 德语, 德国
114	LOINC Linguistic Variant - Greek, Greece	LOINC 语种 - 希腊语, 希腊
115	LOINC Linguistic Variant - Italian, Italy	LOINC 语种 - 意大利语, 意大利
116	LOINC Linguistic Variant - Korea, Korean	LOINC 语种 - 韩语, 韩国
117	LOINC Linguistic Variant - Portuguese, Brazil	LOINC 语种 - 葡萄牙语, 巴西
118	LOINC Linguistic Variant - Russian, Russia	LOINC 语种 - 俄语, 俄罗斯
119	LOINC Linguistic Variant - Spanish, Argentina	LOINC 语种 - 西班牙语, 阿根廷
120	LOINC Linguistic Variant - Spanish, Spain	LOINC 语种 - 西班牙语, 西班牙
121	LOINC Linguistic Variant - Turkish, Turkey	LOINC 语种 - 土耳其语, 土耳其
122	Manufacturers of Vaccines	疫苗制造商
123	MEDCIN	MEDCIN 医学术语
124	MedDRA	国际医学用语词典
125	MedDRA Brazilian Portuguese	国际医学用语词典巴西葡萄牙语版
126	MedDRA Czech	国际医学用语词典捷克语版
127	MedDRA Dutch	国际医学用语词典荷兰语版
128	MedDRA French	国际医学用语词典法语版
129	MedDRA German	国际医学用语词典德语版

续表

序号	集成的术语集	术语集中文名
130	MedDRA Hungarian	国际医学用语词典匈牙利语版
131	MedDRA Italian	国际医学用语词典意大利语版
132	MedDRA Japanese	国际医学用语词典日语版
133	MedDRA Korean	国际医学用语词典韩语版
134	MedDRA Portuguese	国际医学用语词典葡萄牙语版
135	MedDRA Russian	国际医学用语词典俄语版
136	MedDRA Spanish	国际医学用语词典西班牙语版
137	Medical Entities Dictionary	医疗实体词典
138	Medication Reference Terminology	用药参考术语
139	MedlinePlus Health Topics	MedlinePlus 健康主题
140	MedlinePlus Spanish Health Topics	MedlinePlus 健康主题西班牙语版
141	MeSH	医学主题词表
142	MeSH Croatian	医学主题词表（MeSH）克罗地亚语版
143	MeSH Czech	医学主题词表（MeSH）捷克语版
144	MeSH Dutch	医学主题词表（MeSH）荷兰语版
145	MeSH Finnish	医学主题词表（MeSH）芬兰语版
146	MeSH French	医学主题词表（MeSH）法语版
147	MeSH German	医学主题词表（MeSH）德语版
148	MeSH Italian	医学主题词表（MeSH）意大利语版
149	MeSH Japanese	医学主题词表（MeSH）日语版
150	MeSH Latvian	医学主题词表（MeSH）拉脱维亚语版
151	MeSH Norwegian	医学主题词表（MeSH）挪威语版
152	MeSH Polish	医学主题词表（MeSH）波兰语版

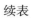

续表

序号	集成的术语集	术语集中文名
153	MeSH Portuguese	医学主题词表（MeSH）葡萄牙语版
154	MeSH Russian	医学主题词表（MeSH）俄语版
155	MeSH Spanish	医学主题词表（MeSH）西班牙语版
156	MeSH Swedish	医学主题词表（MeSH）瑞典语版
157	Metathesaurus CMS Formulary Reference File	元词库 CMS 标准参考文件
158	Metathesaurus Names	元词库名称
159	Micromedex	Micromedex 循证医药学知识库
160	Minimal Standard Terminology（UMLS）	最低标准术语（UMLS）
161	Minimal Standard Terminology French（UMLS）	最低标准术语法语版（UMLS）
162	Minimal Standard Terminology Italian（UMLS）	最低标准术语意大利语版（UMLS）
163	Multum MediSource Lexicon	Multum MediSource 辞典
164	NANDA-I Taxonomy	NANDA 国际护理诊断
165	National Cancer Institute Nature Pathway Interaction Database Terms	美国国家癌症研究所途径交互数据库术语
166	National Drug File	国家药品数据文件
167	National Uniform Claim Committee - Health Care Provider Taxonomy	美国国家统一索赔委员会 - 健康保健提供者分类
168	NCBI Taxonomy	美国国家生物技术信息中心（NCBI）分类法
169	NCI Developmental Therapeutics Program	美国国家癌症研究所（NCI）发展治疗计划
170	NCI Dictionary of Cancer Terms	美国国家癌症研究所（NCI）癌症术语
171	NCI Division of Cancer Prevention Program Terms	美国国家癌症研究所（NCI）癌症预防计划术语部门
172	NCI Genomic Data Commons Terms	美国国家癌症研究所（NCI）基因组数据共享术语

序号	集成的术语集	术语集中文名
173	NCI Health Level 7	美国国家癌症研究所(NCI)HL7 卫生信息交换标准
174	NCI HUGO Gene Nomenclature	美国国家癌症研究所(NCI)HUGO 基因命名规则
175	NCI Integrated Canine Data Commons Terms	美国国家癌症研究所(NCI)综合犬类数据共享(ICDC)
176	NCI SEER ICD Mappings	美国国家癌症研究所(NCI)SEER ICD 映射
177	NCI Thesaurus	美国国家癌症研究所(NCI)叙词表
178	NCPDP Terminology	国家处方药计划委员会(NCPDP)术语
179	Neuronames Brain Hierarchy	Neuronames 大脑层次结构术语系统
180	NICHD Terminology	美国国家儿童健康与人类发展研究所(NICHD)术语
181	Nursing Interventions Classification	护理措施分类
182	Nursing Outcomes Classification	护理结局分类
183	Omaha System	奥马哈系统
184	Online Mendelian Inheritance in Man	在线人类孟德尔遗传数据库
185	Patient Care Data Set	患者护理数据集
186	Pediatric Cancer Data Commons	儿科癌症数据共享
187	Perioperative Nursing Data Set	围手术期护理数据集
188	Pharmacy Practice Activity Classification	药学实践活动分类
189	Physician Data Query	癌症综合信息库
190	Prostate Imaging Reporting and Data System Terms	前列腺影像报告和数据系统
191	Psychological Index Terms	心理索引术语词库
192	Quick Medical Reference	快速医学参考系统
193	Race & Ethnicity - CDC	美国疾控中心种族和民族编码

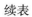

续表

序号	集成的术语集	术语集中文名
194	Read Codes	临床术语
195	Read Codes Am Engl	临床术语美国版
196	Read Codes Am Synth	临床术语综合术语美国版
197	Read Codes Synth	临床术语综合术语
198	Registry Nomenclature Information System	注册中心命名信息系统
199	RXNORM	临床药学标准术语
200	SNOMED 1982	医学术语系统命名法（1982）
201	SNOMED CT Spanish Edition	医学术语系统命名法 - 临床术语西班牙语版
202	SNOMED CT, US Edition	医学术语系统命名法 - 临床术语，美国版
203	SNOMED CT, Veterinary Extension	医学术语系统命名法 - 临床术语，兽医扩展版
204	SNOMED Intl 1998	医学术语系统命名国际版（1998）
205	Source of Payment Typology	支付类型来源
206	Source Terminology Names（UMLS）	源术语名称（UMLS）
207	Standard Product Nomenclature	标准产品命名
208	Traditional Korean Medical Terms	韩国传统医学术语
209	U.S. Centers for Disease Control and Prevention Terms	美国疾病预防控制中心术语
210	UltraSTAR	超快通用 RNA-seq 拼接转录组比对参考
211	UMDNS	通用医疗器械命名系统
212	UMDNS German	通用医疗器械命名系统德语版
213	Unified Code for Units of Measure	统一计量单位代码
214	USP Compendial Nomenclature	美国药典委员会（USP）药典命名法
215	USP Medicare Model Guidelines	美国药典委员会（USP）医疗模式指南

续表

序号	集成的术语集	术语集中文名
216	Vaccines Administered	疫苗接种数据库
217	WHOART	药品不良反应术语集
218	WHOART French	药品不良反应术语集法语版
219	WHOART German	药品不良反应术语集德语版
220	WHOART Portuguese	药品不良反应术语集葡萄牙语版
221	WHOART Spanish	药品不良反应术语集西班牙语版
222	Zebrafish Model Organism Database Terms	斑马鱼模式生物数据库术语

(三)LOINC

LOINC 旨在构建各种条件下使用的通用标识符（命名与代码），特别是编制用于 ORU HL7（HL7 的 2.X 和 3.0 版，或 ASTM 1238-949）消息中 OBX 区段的观测指标标识符（Observation IDentifier）字段（#3）或 HL7 和 DICOM 标准未来版本中的相应字段结果取值编码标准化的标识符。在 HL7 中被标记为"LN"的编码系统就是 LOINC 代码。这些通用标识符的最终目的是，通过其在各种通信标准（消息传输标准）共存环境下的应用，促进临床实验室数据信息在不同计算处理环境之间的相互交换。

2013 年，IHTSDO（SI 的前称）和 Regenstrief 研究院签署了一项长期协议，开始将 SNOMED CT 和 LOINC 中的术语进行链接映射。该协议旨在为快速增长的使用电子医疗记录管理和交换健康数据的临床医生提高安全性、功能性和互操作性。

(四)RxNorm

NLM 建立的 RxNorm 是美国联邦政府指定的进行临床电子数据交换采用的处方药物标准命名表。其采用 UMLS 的方法和技术，整合了包括 Alchemy 金标准、FDA 国家药品代码目录（NDC）、医学主题词表（MeSH）、SNOMED CT 中的药品信息在内的多个词表中的标准药物术语，对药物通用名和商品名采用标准规范的描述方式，命名包括药物的成分、剂量和剂型。

RxNorm 的词汇来自多个源系统（表 3-7）。尽管 RxNorm 中的源内容按"原样"显示，但 RxNorm 并不是源词汇的简单积累。通过反向插入、编辑，将源内容集成到 RxNorm 中。第一，将源词汇表中的内容转换为可以由 RxNorm 系统处理的通用格式。第二，使用各种匹配算法将转换后的源词汇表插入 RxNorm。第三，人工编辑人员检查所有插入的内容，并在需要时创建标准化名称。在质量保障过程之后，发布 RxNorm 内容。在此 RxNorm 数据生命周期中,对语义上等效的名称和代码进行分组,生成并分配 RxNorm 唯一标识符,标准化名称、关系和属性,并保留源内容。

表 3-7　RxNorm 集成词表

序号	名称	中文名
1	Anatomical Therapeutic Chemical Classification System	解剖学治疗学及化学分类系统
2	Vaccines Administered	疫苗接种数据库
3	DrugBank	生物信息学和化学信息学数据库
4	Gold Standard Drug Database	金标准药品数据库
5	Medi-Span Master Drug Data Base	Medi-Span 药品主数据库
6	Multum MediSource Lexicon	Multum MediSource 辞典
7	Micromedex RED BOOK	Micromedex 循证医药学知识库
8	Medical Subject Headings	医学主题词
9	CMS Formulary Reference File	CMS 标准参考文件
10	FDA Structured Product Labels	FDA 结构化产品标签
11	FDB MedKnowledge(NDDF)	国家药品数据文件
12	RxNorm Normalized Names and Codes	RxNorm 规范化名称和代码
13	US Edition of SNOMED CT(drug information)	SNOMED 临床术语(药品信息)
14	USP Compendial Nomenclature	USP 简编术语
15	Veterans Health Administration National Drug File	退伍军人健康管理局国家药品文档

(五)ICD-11

2007 年,WHO 启动了国际疾病分类的修订。ICD-11 与以前的修订不同,本次修订能够改进在电子化信息环境中的交流合作,而不只作为一种印刷产品;能够实现与其他相关分类 / 术语的链接,例如 ICD-O、ICPC、ICECI、ICF、SNOMED CT、ATC 等。

在 WHO 大力推进的 ICD-11 修订过程中,IHSTDO 与其开展了紧密合作。WHO 和 IHSTDO 合作的目标是形成针对临床信息系统进行优化的现代术语,双方都打算保留 ICD 和 SNOMED CT 的基本特征和价值。WHO、SI 于 2010 年联合成立了工作组来开发一个共同本体,推动两个术语系统之间的协调,以期完成深度整合,增加 ICD-11 在患者护理、人口健康和临床研究方面的价值。在美国,Meaningful Use Stage 2 要求使用 SNOMED CT,所以理论上 ICD-11 能够通过 SNOMED CT 实现与电子病历系统的连接。两者之间的协调工作主要体现在以下几个方面(图 3-3)。

（1）ICD-11 基础组件包含了一个 ICD-SCT 共同本体,共同本体是 SNOMED CT 国际版本的一个子集。

（2）ICD-11 和 SNOMED CT 相互提供术语。通过 ICD-11 死亡率和发病率线性组合,在 SNOMED CT 中添加了 1200 个 ICD-11 概念。

（3）SNOMED CT 对 ICD-11-MMS 的编辑进行反馈。

（4）双方对相互映射方法进行审核。

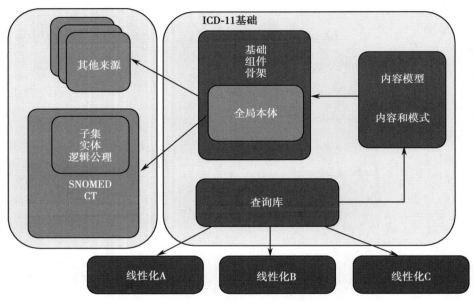

图 3-3　SNOMED CT 与 ICD-11 的协同

三、中文医学术语标准发展建议

国外医学术语标准开发迄今经历了近 60 年历程,其管理方法、设计理念、术语标准产出和应用途径等对我国医学术语标准的开发具有重要的参考意义。中文医学术语标准的开发,应基于国外现有的开发经验和成果,结合我国医疗健康领域的发展对术语标准的需求,制定出合理的开发路线。

（1）满足我国医疗健康行业发展多方位的需求:中文医学术语标准构建要从临床工作需要出发,保证涵盖所有涉及临床常用术语,根据术语在临床应用中的属性和特点进行科学、合理的系统化排序。术语的概念和分类应既符合医学特色,还应满足电子病历、医疗保险等信息系统的建设需求,能够支持与临床诊断、药物、实验室、多组学、影像学等多种术语标准的融合使用,使中文医学术语标准的建设具有实用性。

（2）系统设计中文医学术语体系框架:中文医学术语标准构建重点解决临床领域的需求。临床领域是医学的组成部分,需要与医学领域其他术语标准协调一致,还必须考虑与国外及国际医学术语系统的一致与协调,以便将来协调互用。从中文医学术语标准本身来看,它不是简单的临床概念的堆砌,而应根据知识组织体系的结构、语义强弱程度、所实现的功能等要素,建立中文医学术语系统框架,包括构建术语集、分类体系、语义关联组,并考虑与现有医学术语系统的映射关系。

(3)采用先进的术语设计理念和研究成果:中文医学术语标准的构建,应具有先进性、前瞻性。构建基于本体的医学术语模型和术语标准,已成为所有形态医学术语标准的共识,中文医学术语标准应设计具有先进性的本体模型。此外,国家卫生健康委员会要求各级各类医疗机构应全面使用 ICD-11 中文版进行疾病分类和编码,ICD-11 的诞生和推广必将对中文医学术语标准的建设路径和应用产生重要影响,应认真研究 ICD-11 中文版与中文医学术语标准建设之间的关系。

(4)基于现有标准设计经济的开发路径:国内外已有 SNOMED CT、ICD-10、LOINC、UMLS、中医药学术语系统等众多医学术语标准,应充分考虑借鉴或复用现有知识系统的可能性,选择经济合理的设计方案。围绕术语构建的相关理论基础和标准化方法进行研究,吸取国际主流医学术语标准的建设经验,适应国内医学和临床环境的用语习惯,进行中文医学术语标准的构建和维护,建立中文医学术语标准体系。

(5)保障术语标准的可持续发展:中文医学术语标准开发需要技术和管理并重,标准开发项目组织管理模式的合理性会对术语标准的开发产生较大影响,需设计合理的组织机构设置、过程管理方案、多学科及多研究小组协同开发策略。医学术语标准的更新维护是术语标准发展的重要环节,术语更新是一个项目工程,需探索研究中文医学术语的更新和管理机制,将变更管理的过程与质量问题的反馈途径相结合,保障中文医学术语标准跟随医学技术得到同步发展。

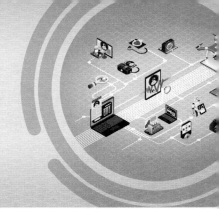

第四章

中文医学术语标准管理机制

第一节　医学术语标准管理机制分析

一、医学术语标准管理机制介绍

医学术语标准开发需要临床医学、药学、护理学、检验技术、信息科学和语言学等多学科参与,并对构建的术语系统长期进行维护、更新以及应用推广。中文医学术语标准的发展,离不开完善的组织和管理模式支撑,通过对术语开发所涉及的管理要素进行探讨,构建管理体系框架,能够促进我国中文医学术语标准的持续发展。

美国国立医学图书馆(NLM)开发了 MeSH、RxNorm、UMLS3 个著名的术语标准或系统,国际医疗术语标准开发组织(IHTSDO)开发了临床术语标准 SNOMED CT,Regenstrief 研究院开发了检验医学术语标准 LOINC。通过查阅这五种术语标准的官方网站和研究文献等信息,归纳发现这些术语标准开发覆盖了术语开发组织机制、更新维护及推广机制、术语标准协调机制三个方面的共同特性(表 4-1)。

二、国际医学术语标准管理机制分析

(一)组织机制分析

MeSH、RxNorm、UMLS、LOINC、SNOMED CT 五种术语的开发组织机制,具有较高的战略

表 4-1　医学术语标准管理机制对比

术语	开发目标	组织结构	团队构成	运营管理	多国家多语言	更新管理	版本发布	支持性软件及服务	标准协同应用	术语标准映射
MeSH	对生物医学和健康相关信息进行索引、分类和搜索	NLM MeSH 词表部	分别拥有医学、数学、遗传学、病理学、细胞生物学、生物化学、植物生物学、化学、图书馆学、信息学、计算机等背景和专业经验	MeSH 没有会员要求，任何人都可以免费在 NLM 网站下载主题词	—	由各个领域的主题专家不断更新，包括新增、修改、调整主题词，删除主题词，调整主题词表结构	每年更新 1 次，以电子版形式出版，提供结构表、XML、ASCII、树形、MARC 文档等多种格式	MeSH 网站、MeSH 浏览器、UMLS 超级叙词表、MeSH 数据库与 PUBMED 连接	—	—
LOINC	用于识别健康指标，观察结果和文件	LOINC 委员会	LOINC 委员会下设临床委员会、实验室委员会、LOINC/RadLex 委员会、文件体小组委员会和管理委员会小组委员会	会员制：免费普通会员，付费高级会员资金：Regenstrief 基金会、NLM 长期资助	世界范围；中文等 13 种语言	新术语的创建采取志愿提交，集中审核，在线反馈的方式	每年更新 3~4 次，以 CSV、Microsoft Access 数据库格式发布，提供 RELMA 更新版本	LOINC 网站、LOINC 浏览器、FHIR 术语服务器、LOINC 用户指南、RELMA 工具、LOINC 委员会公开会议、用户论坛	与 HL7 协同应用，编制用于 HL7 ORU 消息中 OBX 区段的观测指标标识符字段；与 HL7 FHIR 标准开展合作	/
SNOMED CT	成为健康术语专家，制定产品，采用、革新策略	SNOMED 全体会议和管理委员会	设立疾病组，概念模型组，事件、条件和情景模型组、观察和调查模型组、有机物和传染病模型组、SNOMED CT 语言组、基于 FHIR 的 SNOMED CT 组等工程组	会员制：国家政府的机构或国家认可的机构和资金：各成员国的会员费，授权费用	翻译兴趣小组，支持本国化及扩展版	成立质量保障委员会，发布质量保障框架，实施对术语更新的管理	每年更新 2 次，分为国际版和成员国国版两个部分	SNOMED 网站、SNOMED 浏览器、API、第三方浏览器或应用，成立工作组开展培训，实行注册认证	与众多信息传递标准如 HL7、DICOM 和 XML 开展合作	SNOMED 与 ICD-03、ICD-10、LOINC、OPCS-4、NIC、NOC、NANDA、PNDS、CCC 和 The Omaha System 等多种术语集交叉映射

续表

术语	开发目标	组织结构	团队构成	运营管理	多国家多语言	更新管理	版本发布	支持性软件及服务	标准协同应用	术语标准映射
RxNorm	标准化命名系统、语义互操作工具	NLM	NLM 负责编制更新	申请 UMLS 术语服务许可证，NLM 免费，使用某些非标准化名称需要额外许可	—	不接受药品的单独注册，必须在 RxNorm 数据源之一中注册	每周更新，以 UMLS 超级叙词表所支持的版本格式发布	RxNav、RxTerms、MyMedicationList、MyRxPad	与 HL7 FHIR 标准开展合作	融合包括 Alchemy、FDA 国家药品代码目录 (NDC)、VHA 国家药品文件 - 参考术语 (NDF-RT) 在内的 11 个词表中的标准药物术语
UMLS	集成健康和生物医学词汇以及标准，实现计算机系统之间的互操作性	NLM 的一个多学科研究小组	拥有具备开发电子病案系统、书目数据库、专家系统等不同类型情报资源的经验丰富的实践人才，和计算机科学、医学、语言学、图书情报科学等多学科专家	在 UTS 主页上申请许可证，访问 UMLS，不收取费用，许可证为个人许可证，没有组织或企业许可证	—	追踪每一个词汇源的更新，任何人都可以向 UMLS 推荐词汇	每年更新 2 次，以在线形式的超级叙词表浏览器和语义网络服务等形式发布	MetamorphoSys 工具，UMLS 知识源服务，UTS 术语服务，概念文本映射工具 MetaMap，语义表达工具 SemRep，词法变量生成程序	—	超级叙词表融合了 CPT、ICD-10-CM、LOINC、MeSH、RxNorm 和 SNOMED CT 等 150 多种医学词汇源

一致性,均涉及组织机构设置、开发目标制定、开发团队组成、运营模式 4 个维度,在具体的方案选择上又各具特色。

（1）依托具有影响力的机构或组织,成立独立的管理机构。NLM、SNOMED 全体会议和管理委员会、LOINC 委员会是三个最为典型的管理机构,或为政府指定的组织,或为协会组织,均在其专业领域具有代表性和广泛的号召力。

（2）制定明确的发展目标,并且根据医学发展和其他外部因素调整阶段规划。NLM 每 10 年制定一次阶段规划,根据不同的目标开发了 MeSH、RxNorm、UMLS 等术语标准,于 2017 年发布了"生物医学发现和数据驱动健康平台:NLM 2017—2027 战略规划"。IHTSDO 于 2020 制定了 2020—2025 年发展战略,设定了其术语产品、服务、创新和推广目标。

（3）建立稳健的运营模式,持续获取充分的资金支持。MeSH、RxNorm、UMLS 等由 NLM 投资,免费对外开放术语资源;LOINC 得到 Regenstrief 基金会和 NLM 的长期资助;LOINC、SNOMED CT 均建立了会员制管理模式,收取会员费,获取术语发展投入。

（4）成立高素质的开发团队,并且跟随发展规划进行动态调整。NLM 组织的开发团队多由各领域专家组成,对术语进行更新,且具有跨医学、数学、遗传学、病理学、细胞生物学、生物化学、植物生物学、化学、图书馆学信息学、计算机等多学科的特点;相反,LOINC、SNOMED CT 则建立和划分了多个工程项目组,在遵循总体质量保障框架的基础上,各个小组分工合作研发术语标准。

（二）更新维护及推广机制分析

MeSH、RxNorm、UMLS、LOINC、SNOMED CT 五种术语标准为维持其生命力,均制定了完备的更新策略、发布策略和应用支持策略,并不断扩大标准的影响力。

（1）制定规范的术语更新机制,尤其注重质量保障。MeSH 采用专家推荐更新的管理模式,LOINC 提供志愿提交及专家审核的管理模式,RxNorm 和 UMLS 采用定期追踪其所整合的词汇源并进行更新的管理模式,SNOMED CT 的组织更为严密,制定了完善的术语更新管理框架,实施对术语更新的管理。

（2）以多种形式发布术语,注重第三方应用开发者的力量。各种术语标准均淘汰了传统的纸质发布模式,均为在线发布;SNOMED CT、UMLS 还开放了应用编程接口（API）,使得用户能够更轻松地访问和检索术语数据,以及将术语标准集成到自己的 EHR 或 EMR 系统应用中。

（3）提供术语应用的培训服务,研发多种应用软件支撑术语的应用。各种术语标准的服务支持主要分为三种类型,软件服务、培训服务、交流会议和论坛,各具特色。近年来,还兴起了利用社交媒体发布术语标准动态的方式。例如 LOINC 提供了 LOINC 网站、LOINC 浏览器、FHIR 术语服务器、LOINC 用户指南、RELMA 工具、LOINC 委员会公开会议、用户论坛等交流方式。

（三）标准协调机制分析

随着医学知识的爆炸式增长，医学术语标准的覆盖范围不断扩大，MeSH、RxNorm、UMLS、LOINC、SNOMED CT 五种术语标准均注重多种标准的交叉映射以及与其他标准之间的协同应用，促进术语标准在更大范围内的一致性和兼容性。

（1）主动寻求不同术语标准之间的协同应用。例如，LOINC 与 HL7 协作，编制用于 HL7 ORU（HL7 的 2.X 和 3.0 版，或 ASTM 1238-949）消息中 OBX 区段的观测指标标识符字段；SNOMED CT 与众多信息传递标准如 HL7、DICOM 和 XML 开展合作；RxNorm 与 HL7 FHIR 标准开展合作应用。

（2）建立与其他术语标准之间的映射机制。例如，UMLS 的超级叙词表融合了 CPT、ICD-10-CM、LOINC、MeSH、RxNorm 和 SNOMED CT 等 150 多种医学词汇源；SNOMED 已完成了与 ICD-O3、ICD-10（英国版）、LOINC、OPCS-4（英国版）、NIC、NOC、NANDA、PNDS 等多种术语集的交叉映射；RxNorm 融合了包括 Alchemy、FDA 国家药品代码目录（NDC）、VHA 国家药品文件 - 参考术语（NDF-RT）在内的 11 个词表中的标准药物术语。

第二节　中文医学术语标准管理体系框架

我国中文医学术语标准尚缺乏完善的体系，未形成一套涵盖临床诊断、检查、药物、疾病分类、症状描述等临床实践领域的术语标准，现有的词表更新维护滞后。通过对 MeSH、LOINC、SNOMED CT、RxNorm、UMLS 五种医学术语标准或一体化医学语言系统的分析，发现这些术语标准能够长期维持和发展，并且跟随近十年数据密集型科研范式的兴起步伐得到进一步的发展，离不开合理、稳定、与时俱进的管理模式的支撑。本节将对中文医学术语标准开发管理体系的各个管理维度进行探讨，围绕管理三要素"组织、制度、流程"，形成中文医学术语标准开发所需的组织模式、规范制度，设计合理的术语开发工作流程。

本节提出的中文医学术语标准开发管理体系框架，从组织管理、术语管理、映射管理和服务管理四个维度，建立和不断健全管理机制（图 4-1）。通过提出组织机构设置、发展规划制定、工作站管理、运营管理、术语编写管理、术语质量管理、版本发布管理、内容更新管理、术语标准之间的协调、标准之间的协调应用、术语获取服务、术语培训服务、支持性软件服务和信息发布服务 14 个管理要素，建立中文医学术语标准开发的管理机制。

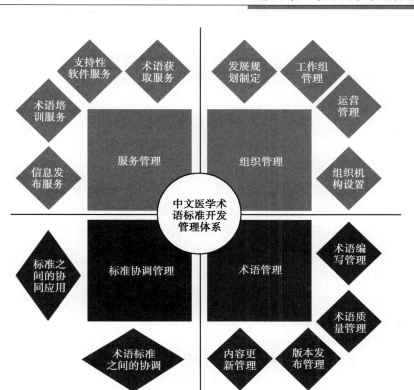

图 4-1 中文医学术语标准开发管理机制构建框架

一、组织管理模式

（一）组织机构设置

在没有统一的中文医学术语标准的背景下，应该由集中的、非营利实体为相关术语进行协调和组织支持，该实体术语管理机构应该协调国家管理部门、大学、企事业单位等术语活动的参与主体，以保证术语制定、传播、使用在各个参与主体间的权威性、一致性和连贯性。中文医学术语标准的发展，需要建立专门的术语管理机构，负责引导和管理中文医学术语的构建、发展、维护与推广，整合及优化全国中文医学术语信息资源，构建适用于更大范围的中文医学术语，更便于术语变更及更新等的统一管理及其在全国范围内的推广应用。

基于对 LOINC、SNOMED CT 等术语管理机构进行调研，对中文医学术语管理机构的设置进行探索，组织机构建设应包括以下内容。

（1）组织架构建设：中文医学术语标准化建设是一项巨大的系统工程，需要在国家卫健委卫生信息标准委员会的统筹与协调下，建立合理的组织架构，确定权力机构和执行机构，构建中文医学术语标准开发的推进机制和决策机制。

（2）咨询组（专家组）建设：咨询组可根据不同阶段的工作目标和内容进行调整，具有较强的敏捷性。

(3)工作组建设:根据术语标准和服务的工作内容,设置和调整工作组。

(4)术语管理机构运行制度建设:制定术语管理机构的日常运行管理制度、财务管理制度等。

(二)发展规划制定

制定中文医学术语标准的发展规划,做好顶层设计。

(1)术语产品命名:为中文医学术语标准确定中文名称和英文名称。

(2)术语产品发展策略:制定产品发展路线图,使得机构制定的中文医学术语标准成为行业标准,满足医疗大数据时代对临床信息、基因组学、蛋白组学、影像学、生物样本、人体表型等内容的整合研究。

(3)术语产品应用策略:制定术语的应用目标、应用范围、应用途径等,为术语的采用清除障碍,鼓励更多的机构、个人使用术语标准,更广泛地推广术语标准应用,鼓励各机构与个人更积极参与术语的制定和修订。

(4)术语产品创新策略:制定面向移动医疗、精准医疗、医疗大数据研究等新兴领域的应对策略,跟随信息技术和医学的发展。

(5)术语产品合作策略:制定其他医学术语标准开发组织的合作方法;制定多样化的医疗机构、管理机构、科研院所、图书馆和医学信息专家广泛参与方法。

(6)术语产品质量策略:设计质量改进过程面向公众监督和应用者开放的原则,严格保障术语质量。

(7)术语人才培养策略:单纯的医学院校医学毕业生教育背景人员或单纯的信息学专业背景人员,都不足以独立完成术语编辑工作。在缺乏掌握术语学、医学和信息学等复合型人才的情况下,术语管理机构需进行中文医学术语标准建设复合型人才的培养,促进中文医学术语标准的发展。

(三)工作组设置

中文医学术语标准建设工作量庞大,需要多机构、多学科、多小组的共同参与和协同开发。参与中文医学术语标准研发的人员,可分别应拥有医学、数学、遗传学、病理学、图书馆学、计算机技术等教育背景,根据术语开发、维护和应用等需要的支持,可考虑设置如下工作小组。

(1)术语模型组:设计和编制术语模型、术语体系框架、顶层概念、属性关系等。

(2)术语编辑组:术语编辑组还可根据具体的术语内容领域,细分为疾病组、药品组、观察组等。

(3)术语发布组:制定术语的发布策略,完成术语在各渠道的发布工作。

(4)系统工具组:开发术语管理平台、术语查询工具、术语标准映射工具以及其他需要的应用软件。

（5）术语映射组：与行业已有的术语标准及其管理机构进行沟通协调，利用现有的术语标准建设成果，与其他术语标准的术语建立映射关系。

（6）术语共享应用组：倡导建立行业内应用机制，为各项公共服务建立企业应用示范，进行评估和反馈。

（7）质量控制组：建立术语质控工作规范，负责术语本身质量及术语工作流程中各项活动、相关文档等的质量管控，以及与其他术语的映射质量等。

每个工作组的团队成员，应考虑工作组的工作内容进行合理配置。团队成员的构成，综合考虑以下 3 方面的因素进行合理搭配。

（1）所在地区：为保障术语在全国范围内的认可度和一致性，工作组成员组成应兼具代表性和普遍性。

（2）职称级别：对于术语编辑组尤其重要，需设置领域专家，保障术语审核的工作。

（3）专业背景：对于参与术语编辑的成员团队，应由具有生物医学领域知识的人员、具有医学信息学领域知识的人员共同组成，以实现对生物医学某一领域的信息具有敏感性，也可以有效地承担该方面概念术语研究工作。

（四）运营管理

术语的价格不应构成广泛获取的障碍，理想情况下，有建设成本补贴的术语可以免费获得（如 ICD-9-CM 和 ICD-10-PCS），而其他类型的术语则可以按名义成本获得。中文医学术语标准需要资金支持，才能持续发展，需要解决中文医学术语标准开发管理机构的运营费用，术语标准的开发、维护和推广费用等。中文医学术语标准开发所需的资金和资源，可以考虑的来源渠道包括以下方面。

（1）政府投入资金：2018 年，国务院办公厅正式发布《关于促进"互联网＋医疗健康"发展的意见》，要求全面推开病案首页书写规范、疾病分类与代码、手术操作分类与代码、医学名词术语"四统一"，需要政务给予资金支持中文医学术语标准的建设。

（2）科研项目资金：需要科技部国家自然科学基金、国家重点研发计划、基地和人才专项等的支持；需要国家卫健委的科研资金投入支持。

（3）企业捐助资金：中文医学术语标准所构建的术语集和知识图谱，对于医疗大数据等类型的产品具有重要作用，企业在使用标准的同时，应对标准建设工具给予捐助支持。

（4）营销增值资金：例如，为客户提供术语查询工具、应用软件、用户培训和支持等获取的收益。

（5）术语捐助：可接受来自企业、医疗机构、科研院所、科研项目、协会的术语捐助。

（6）志愿者招募：可招募志愿者成员，实施术语编辑工作。

设计中文医学术语标准组织的会员管理制度，需要考虑以下内容。

（1）会员准入方式：LOINC 允许任何人或机构成为注册会员；SNOMED CT 允许国家或地区成为其注册会员，公司和个人可以购买 SNOMED CT 授权。中文医学术语标准组织主要面向我国机构和个人，可以考虑制定灵活的准入方式。

（2）会员费用管理：SNOMED International 的成员需要缴纳一定的会费,才可以使用其发布的术语标准的全部内容,但这种入会缴费的方式也容易限制各机构或个人对术语标准制定和修订工作的参与程度。因此,可以考虑在这种准入制度基础上,再制定其他多种准入方式,以鼓励更多的机构或个人参与,如可以根据机构或个人提供术语的贡献度抵消其部分或全部的入会费用等。

（3）会员交流管理：可定期召开学术交流会、论坛等,便于各会员之间的相互交流及与其他医学术语组织间的合作。

（4）会员权益管理：制定不同等级会员的权利和义务。

二、术语管理模式

SNOMED CT、LOINC、MeSH 等医学术语标准能够持续发展,长期被用户接受,离不开严格的术语管理机制,对上述标准进行共性分析,可见典型的术语管理模式为:由术语管理机构开发术语内容管理平台,并制定完整的工作流程,对术语的创建及更新进行管理,以保证平台可以长期稳定地运行。各成员通过术语内容管理平台进行新术语的提交,并通过此平台对已发布的术语进行反馈、讨论。制定的工作流程包括如何处理新提交的术语、如何处理各参与人员对已发布术语的讨论反馈等。例如,术语条目提交后,平台的管理人员将术语分配给相应领域的多位专家,专家也需要通过术语内容管理平台对提交的术语给出判定及判定依据,由工作人员汇总各专家意见后提交专家委员会,最终确定此术语是否可以作为规范的术语进行发布和使用。对已发布术语的反馈信息,工作人员需要定期或在讨论信息达到某个设定值后,收集、汇总及整理反馈意见,并提交专家委员会。因此,中文医学术语集编制需要遵循以下原则。

（1）稳定性原则：术语集一旦构建形成,将不会作重大改变,以平稳方式新增和修订,从而能够保证用户的正常使用。

（2）可靠性原则：经过术语审核流程后,通过审核的术语才会对外发布。

（3）被监督原则：通过临床专家发现和用户反馈等途径,制定科学的机制,使术语集处于可被发现错误的状态。

（4）可追溯原则：为了更好地进行历史追溯,术语集所有内容一旦发布即会永久存在。

以下通过对术语编写、内容更新、术语质量和版本发布四个方面进行管理规范设计,使得中文医学术语集的发展实现对上述原则的遵循。

（一）术语著录管理

为建设一套全面统一的医学术语系统,需涵盖大多数领域的临床信息,如疾病、操作、活有机体、药物、解剖等,可以在不同学科、专业和诊疗机构之间实现临床数据的标引、存储、检索和聚合,便于计算机处理。为了保证中文医学术语的工作质量,规范工作流程,需制定中文医学术语集开发相关工作规范,用于指导术语标准化工作。

1. 临床术语编写规范 规范地添加概念、描述语,需要规定各顶级分类的命名法则、特殊临床术语的命名规则、描述语添加的原则等。术语和概念之间应一一对应,一个术语只表示一个概念(单义性);一个概念只有一个指称,只由一个术语来表示(单名性),在相关学科或至少在一个专业领域内应做到这一点,否则会出现异义、多义和同义现象。术语选择和术语构成的要求如下。

(1)单名单义性:在术语的使用过程中会遇到找不到的术语,医学不断进步也会不断有新病种的增加,在创立新术语之前应先检查有无同义词,并在已有的几个同义词之间,选择能较好满足以下其他要求的术语。

(2)顾名思义性:又称透明性。这里的"义"是指定义,术语应能准确扼要地表达定义的要旨。对概念的首选词进行评估和确认时,有些概念可能同义词普遍能接受,首选词反而是不常用的,如"J B Barlow 综合征"的同义词有"二尖瓣脱垂综合征""Barlow 综合征"等。

(3)简明性:信息交流要求术语尽可能简明,以提高效率。派生性又称能产性。术语应便于构词,特别是组合成词组使用的基本术语更应如此。基本术语越简短,构词能力越强。稳定性使用频率较高、范围较广,已经约定俗成的术语,没有重要原因,即使有不理想之处,也不宜轻易变更。

(4)合乎本族语言习惯:术语要适合本族语言习惯,用字造词,务求不引起歧义,不带有褒贬等感情色彩的意蕴。可以根据医生的书写习惯,适当增加便于检索使用的同义词,包括缩略语、常用词等,如风心病、甲亢等。

(5)文献符合性:任何一个高质量的术语集都必须符合文献描述,在术语集的管理和维护过程中,词汇的选定应该以文献为第一依据,即术语尽可能来自文献,从文献中收集。

2. 临床术语翻译规范 对于外文翻译的术语,需要保障的数据准确性。数据准确性主要是指中文医学术语数据库中的英文概念及描述、中文概念及描述、数据层级编码结构的准确性,为保证数据的准确性和完整性,数据整理人员应做到以下几点。

(1)中文医学术语库中的英文概念语应与 ICD、UMLS 等权威机构的英文描述保持一致。

(2)中文医学术语库中的中文概念语及同义词应进行校对,使用权威的英汉医学字典,如《英中医学辞海》《英汉医学词汇》《新编全医药大词典》等。

(3)中文医学术语数据库中含有外国人名的概念语及同义词应使用《世界人名翻译大辞典》《英汉医学词汇》等进行翻译。

(4)中文医学术语数据库中的缩略语应使用《新英汉生物医学缩略语词典》或《英汉医学》给出全称并翻译成中文作为概念语,保留原词条作为描述语。

(5)当通过以上工具查找未果时,或直接使用百度在线翻译、Google 在线翻译等网络工具进行辅助,保证翻译准确,并尽量使用医学术语表达概念。

(6)经过翻译、修订及校对后的中文和英文的概念不应出现明显错别字。

(7)在中文医学术语版本升级 / 入库前需要对编码、名称、序号、特殊标记等进行校验。

(8)术语中出现的外国人名,需要找工具书翻译出来,若该人名在词典中有多个中文翻译,需全部加进中文医学术语中,即在该术语下面另插入一行或多行添加,作为该术语的描述语。如果能译出中文病名可添加为描述语。原外文人名作为概念语。

（9）术语中出现的医学缩略语，将展开英文加入英文字段，为了准确可以参考 UMLS 等软件，需将其中英文全称翻译出来，在该术语下面另插入一行添加，作为该术语的概念语，原该词条作为描述语。

（10）词典同义词：如果术语在《英汉医学词汇》等词典里还有一个或多个同义词，需全部加进中文医学术语中，作为该术语描述语。

（11）中国使用习惯：对于外文名称的语顺，如"Fracture，impacted"，即"骨折，嵌入性"，需将其按国人习惯改成"嵌入性骨折"，并将其术语添加入中文医学术语中，作为概念语使用。原词条作为描述语。

3. 临床术语审核规范 建立等级评审机制，包括初审、复审，针对疑难问题定期邀请专家评审。术语整理过程中可应用两级审核的机制，先由基础临床人员将符合要求的数据整理，然后邀请专家审核和定夺是否适合加入中文医学术语体系中，针对疑难问题可定期邀请专家集中评审；借助术语管理系统中标准、完整的数据审核机制，保证数据的准确性和可靠性。所有术语必须通过标准审核流程才允许加入中文医学术语体系中。

依托术语管理系统实施术语审核流程。术语管理系统可设计标准、完整的数据审核机制来保证数据的准确性和可靠性。一方面术语整理过程中应用两级审核的机制，先由基础临床人员将符合要求的数据整理并申请专家审核，然后由专家来定夺是否适合加入中文医学术语体系结构；另一方面软件的专家评审机制使得医学领域内的其他权威专家可以对中文医学术语进行评审，收集的专家建议列表将作为中文医学术语团队对基础体系进行纠错和数据补充的依据。

4. 临床术语编码规范 临床术语编码的指导性规范，可由术语管理软件自动编码。

（二）内容更新管理

中文医学术语标准的更新包括概念内容的完善、概念定义的加强和新概念的增加等内容。术语内容更新必须符合用户保障原则，体现在以下几个方面：首先，在对词汇进行规范、统一处理时，优选出的是最符合用户使用习惯和使用要求的词汇；其次，在术语集的使用过程中，及时对用户提问进行统计和反馈到词表管理和维护系统；最后，根据统计、反馈结果对优选词汇进行检验和调整。术语集的变化主要体现在新术语的增加和旧术语的删除、合并方面，具体管理方式如下。

（1）术语修改机制：定期检查术语，及时发现概念的变化或错误信息，如概念定义内涵外延或具体表达的变化、概念间关系的变化，概念、术语翻译的变化等；制定如何提出修改、审核修改、发布修改的工作流程。

（2）术语新增机制：随着生物医学的发展，会不断出现一些新概念、新词汇，专门人员利用中文自动分词和标注技术以及计算机技术等方法定期从中文医学文献信息中采集新概念，也可以由用户将个人采集的新概念，由专业人员加以筛选、审核之后添加到术语集中。制定新概念的提交方式、提交及反馈流程。

（3）术语合并机制：随着生物医学研究的不断深入，一些概念的内涵和外延势必发生改变，与其他概念出现交叉、重叠，这时需要将相应的概念经过专业人员审核后进行合并。制定相应的术语合并流程及审核机制。

（4）术语删除机制：一些概念会随着生物医学的发展被淘汰，或者概念的内涵发生改变不再使用，经过专业人员审核之后，及时从叙词表中删除这些词汇概念信息。制定相应的术语删除流程及审核机制。

（三）质量管理

保证中文医学术语标准的质量至关重要，这个质量不只和术语本身有关，同时还和术语活动期间涉及的诸多活动有关，术语标准的质量是组织成员最优先考虑的事情。参照 SI 对 SNOMED CT 的质量管理方式，由术语管理机构建立专门的质量管理工作组，实施术语本身质量及术语工作流程中各项活动、相关文档等的质量管控，与其他术语的映射质量管控等工作。质量管理工作组应制定质量管理体系，确保工作组在工作过程中有规范可以参照。质量管理体系涉及中文医学术语标准建设活动的各个方面，主要包括以下内容：

（1）工作流程规范；

（2）术语内容质量规范；

（3）文档质量规范；

（4）术语翻译规范；

（5）支持性软件工具质量规范。

（四）版本发布管理

术语的更新通常包括概念内容的完善、概念定义的加强和新概念的增加等，需要对术语标准的发布频率、发布质量保障、发布形式进行规范化管理。

（1）发布周期：确定术语标准的更新发布周期，以及相对确定的发布时间点。可根据术语标准的建设阶段，在建设早期加快发布的频率，随着术语规模的扩大，在建设成熟期时，保障术语质量，降低发布频率。

（2）发布形式：发布的形式包括搜索引擎、各种格式类型的文件。对于各种发布形式，均需要制定和公布发布内容规范，供使用者参考。

（3）发布质量保障：发布前的质量保障有两种途径，术语管理机构的质量保障工作组进行质量审查；发送给机构成员进行审查。

三、标准协调管理模式

（一）术语标准之间的协调

目前行业中已有 ICD-9-CM 中文版（手术操作编码标准）、ICD-10 中文版（疾病分类编码标准)、LOINC 中文版、国家药品编码、中文医学主题词表（CMeSH）、中医药学主题词表、中医药一体化语言系统、临床检验项目分类与代码等术语标准,ICD-11-MMS 中文版也于 2018 年发布。现有的主要国际医学术语标准包括 SNOMED CT、LOINC、RxNorm、NANDA 等,中文医学术语标准与这些医学术语标准的映射也能促进国际交流。对行业已有的术语资源进行收集和整理,不仅能够继承已有的标准建设成果,推动已有资源的应用,而且能够使得中文医学术语标准的构建具有实用性和先进性。中文医学术语标准与其他医学术语标准的协调工作主要从以下几方面着手。

1. 术语标准的交叉映射　不同术语标准之间的映射是医学资源集成融合的重要基础任务。LOINC 观测指标编码体系与 CPT（通用医疗操作术语集）账单编码体系间实现映射；SNOMED CT 与 ICD-10、LOINC 等术语标准实现了映射。中文医学术语标准的建设,既要与国内现有的 ICD-9-CM 中文版、ICD-10 中文版、国家药品编码、临床检验项目分类与代码等标准实现映射,又要与国际上 LOINC、SNOMED CT、NANDA 等术语系统实现映射。通过这些标准的交叉映射,实现中文医学术语标准与患者、医疗机构、医保机构、实验室和诊断设施等紧密关联,提高医疗保健的质量和效率。

2. 术语标准的集成融合　目前已有术语标准实现了不同层面的集成和融合,如 NLM 建立的 RxNorm（处方药物标准术语集）,是美国联邦政府指定的进行临床电子数据交换采用的处方药物标准命名表。其采用 UMLS 的方法和技术,整合了包括 Alchemy 标准、FDA 国家药品代码目录（NDC）、VHA 国家药品文件 - 参考术语（NDF-RT）在内的 11 个词表中的药物术语,对药物通用名和商品名采用标准规范的描述方式,命名中包括药物的成分、剂量和剂型。

中文医学术语标准的建设,应融合除临床领域术语标准之外的其他术语标准,从而提供临床数据与文献数据、中医药数据、基因数据、表型数据、影像数据等在更大领域范围内的一致性和兼容性,帮助解决医学信息交换和医疗大数据研究中面临的术语标准化问题,包括多种术语类别,如中医药特色术语、基因组学、蛋白组学、影像学、生物样本、人类表型等。

（二）标准之间的协同应用

中文医学术语标准的管理机构,应与其他数字化医疗信息标准的管理机构之间进行协调,推动中文医学术语标准的应用。对中文医学术语标准的协同应用,可以从整个卫生信息标准框架出发,合理定位术语标准的用途。中文医学术语标准作为基础类标准,可以为其他类标准提供支撑,主要的协同应用场景如下。

1. WS/T 500—2016《电子病历共享文档规范》　医疗健康信息互联互通标准化成熟度测评要求实现医院之间及区域范围内的医疗信息互联互通,目前,CDA 格式的病历文档仅有部分字段有数据元和值域规范。中文医学术语标准能够与《电子病历共享文档规范》协同应用,对病历记录进行 CDA 格式化。例如,针对诊断部分使用 <translation> 元素对临床诊断内容赋予受控术语集编码,对于概念的属性使用 <qualifier> 元素表达,使用 <entryRelationship> 元素为诊断增加危险分层、等级评分等评估结果。示例如图 4-2 所示。

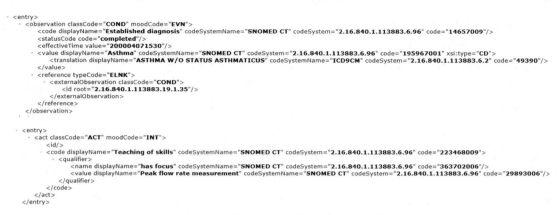

```
- <entry>
  - <observation classCode="COND" moodCode="EVN">
      <code displayName="Established diagnosis" codeSystemName="SNOMED CT" codeSystem="2.16.840.1.113883.6.96" code="14657009"/>
      <statusCode code="completed"/>
      <effectiveTime value="200004071530"/>
    - <value displayName="Asthma" codeSystemName="SNOMED CT" codeSystem="2.16.840.1.113883.6.96" code="195967001" xsi:type="CD">
        <translation displayName="ASTHMA W/O STATUS ASTHMATICUS" codeSystemName="ICD9CM" codeSystem="2.16.840.1.113883.6.2" code="49390"/>
      </value>
    - <reference typeCode="ELNK">
      - <externalObservation classCode="COND">
          <id root="2.16.840.1.113883.19.1.35"/>
        </externalObservation>
      </reference>
    </observation>
  </entry>

- <entry>
  - <act classCode="ACT" moodCode="INT">
      <id/>
    - <code displayName="Teaching of skills" codeSystemName="SNOMED CT" codeSystem="2.16.840.1.113883.6.96" code="223468009">
      - <qualifier>
          <name displayName="has focus" codeSystemName="SNOMED CT" codeSystem="2.16.840.1.113883.6.96" code="363702006"/>
          <value displayName="Peak flow rate measurement" codeSystemName="SNOMED CT" codeSystem="2.16.840.1.113883.6.96" code="29893006"/>
        </qualifier>
      </code>
    </act>
  </entry>
```

图 4-2　电子病历共享文档与医学术语标准的协同应用

2. 医疗信息交换标准 HL7 2.X　中文医学术语标准的编制,可以用 HL7 ORU 消息中 OBX 区段的观测指标标识符、HL7 各种类型消息的 DG1 区段的疾病诊断格式化描述、在 HL7 和 DICOM 标准未来版本中的相应字段结果取值编码标准化的标识符。

四、服务管理模式

(一)术语获取服务

术语管理机构应该提供方便的术语获取服务,方便各种类型的用户获取术语。充分利用互联网技术的优势,可以通过官方网站、官方 APP、应用程序编程接口(API)等进行术语的发布。

除官方的术语发布渠道,提供平台或程序语言无关的 API,例如 SOAP 和 REST 服务,借助第三方开发技术力量,开发基于互联网环境的术语浏览器等应用。除术语浏览器之外,为将术语标准中建设的丰富的语义关系向外提供,还可以提供语义网络浏览器或知识图谱浏览器等。

(二)术语培训服务

中医医学术语系统是一个复杂的系统,要求其使用者和管理者都要有较高的技能去理解和部署中文医学术语标准,为达到更好的使用效果,需要制定合适的培训机制,对用户进行专门培训。参照 SI 对 SNOMED CT 的培训方式,中文医学术语管理机构也需要建立专门的小组,制定培训机制,定期开展培训项目对使用中文医学术语的人员进行培训。

术语管理机构应成立专门的培训工作组,负责编制、审核中文医学术语标准培训所需的材料,并周期性地对材料进行更新。随着文档数量的增多,还应对各种文档的一致性进行审查。

培训材料应包含以下内容：

（1）术语标准介绍；

（2）术语标准常见问题，对常见问题进行易懂、权威的解答；

（3）术语集应用指南，包括实施操作指南和扩展维护指南两个方面，介绍如何使用支持性软件对术语进行加载、查询，对术语标准进行扩展和传播。

（4）术语应用案例介绍，介绍术语的应用场景和真实世界中的应用案例。

术语管理机构应制定培训机制，包含以下要素：

（1）能力认证：术语管理机构可定义初级、高级、专家等各种级别的认证方法，评估人员是否合格，通过项目培训获取认证的人员记录在案。持证人员代表有能力进行术语标准的实施应用。

（2）示范应用：主要介绍术语的具体应用场景，并建设将术语标准应用于真实世界中的信息系统案例。

（3）培训会议：定期组织培训会议，以多媒体的形式进行术语标准的介绍和应用培训。

（4）培训视频：定期制作和发布在线培训视频，公众可进行观看学习。

（三）信息发布服务

中文医学术语标准的建设过程，应该对医疗机构、企业、学者等公众开放，在接受公众监督的同时，更将术语标准的建设成果、工作动态公开发布。在移动互联网时代，应建立多渠道的信息发布机制，可考虑的发布渠道如下：

（1）官方网站：官方网站适合发布术语管理机构介绍、术语标准介绍、规划、工作动态、术语数据库、支持性软件工具等术语标准建设相关的所有内容。

（2）微信公众号：微信公众号可作为中文医学术语标准在移动端的信息主要发布渠道，还可建设一系列微信小程序支持术语的应用推广。

（3）邮件列表。

（4）电子论坛。

（5）学术会议。

（6）微博：移动互联网时代，微博能够加速术语标准动态的通知传播。

（7）标准采用机构：通过已采用术语标准的机构进行言传身教，对推动术语标准的广泛应用具有重要的价值。

（四）支持性软件服务

众多的医学术语系统中，SNOMED CT、LOINC 的使用范围最广泛，其共同特点是提供配套工具供医院信息系统使用，同时提供实施手册等文档说明，免费提供培训，提供网络检索平台，因此推广效果可观。中文医学术语集构建过程中，调查、选择或开发合理的软件工具，主要包括以下几种类型的软件系统。

（1）基于本体的术语编辑工具：可以参考 OWL、protégé 等。

（2）术语管理系统：用于概念体系的建立、概念及术语的添加和审核、术语版本管理和发布。

（3）术语查询系统：提供给使用者用于临床术语的查询、下载，同时建立反馈机制，可以参考 SNOMED CT 网页版、CliniClue、UMLS 等。

（4）术语映射工具：提供给使用者用于建立本地系统数据集与临床术语标准的映射，可参考 LOINC 项目的 RELMA 等。

（5）术语数据库加载工具：支持术语的本地化应用，便于使用者导入临床信息系统数据库。

（6）术语标准介绍手册、术语标准应用实施手册等电子文档。

（7）术语服务 API：为使用户能更快捷、方便、简单地访问浏览术语，鼓励第三方开发多种客户端对术语进行展示，以促进术语的推广和使用。

（8）自然语言处理工具：基于我国医院近 10 年大批量建立的电子病历系统的运行数据，通过数据分析添加临床概念。

第三节　中文医学术语协作联合体

为吸纳和整合全国中文医学术语开发资源，我倡导成立中文医学术语协作联合体，欢迎所有医疗机构和智慧医院建设公司参与。联合体将组织成员参与中文医学术语系统的协作开发，并为成员提供术语集定制和下载服务、术语应用培训服务、术语平台 API 及工具软件。联合体将坚持术语系统的开放性、公益性，从卫生信息标准上为智慧医疗和智慧医院的发展保驾护航。

一、联合体宗旨

根据国家卫生健康委"标准四统一"工作要求，为做好临床医学术语标准工作，满足临床数据标准化规范化管理工作需求，由中国卫生信息与健康医疗大数据学会卫生信息标准专业委员会和华中科技大学信息医学研究所发起建立中文医学术语协作联合体（以下简称联合体）。联合体致力于通过卫生健康信息行业标准的推广和应用，尤其关注行业基础标准的研制和应用，从而为智慧医院和智慧医疗的发展提供技术支撑。

联合体将为成员提供卫生健康信息标准服务，帮助医疗机构实现卫生信息的互联互通，帮助企业降低互联互通项目建设成本。医学术语标准是联合体的重要工作内容，联合体坚持术语系统的开放性、专业性，组织成员参与中文医学术语的协作开发，并为成员提供术语相关服务。

二、联合体服务体系

(一)服务内容

1. 标准服务 中文医学术语系统知识培训;术语应用场景研讨会和应用培训等;新增中文医学术语系统的术语和关系。

2. 软件服务 获得专业的中文医学术语浏览器,可支持术语集检索和知识图谱检索;术语集实施工具等。

3. 数据服务 获得中文医学术语集、知识图谱、卫生健康信息标准。截至2021年12月,我国已发布230项卫生健康信息标准,中文医学术语系统已著录30万个医学概念、44万条术语、140万个关系三元组。

(二)服务等级

联合体提供的服务采取分阶管理制,为联合体成员提供用户版、开发者版两种服务等级,以满足不同类型机构和个人的需求,用户版面向医疗机构、院校等用户,开发者版面向医疗企业等用户,不同版本的服务范围有所不同,如表4-2所示。

表4-2 中文医学术语服务项目表

服务类别	服务项目	用户版	开发者版
软件服务	术语增强模型	√	√
	术语知识图谱模型	√	√
	术语浏览器	√	√
	知识图谱浏览器	√	√
标准服务	标准开发	√	√
	术语开发	√	√
	术语培训	√	√
数据服务	术语分类框架	√	√
	术语集及层级关系		√
	知识图谱三元组		√

三、联合体协作体系

(一)协作目的

中文医学术语系统建设工作量庞大,需要多机构、多学科共同参与和协同开发。联合体

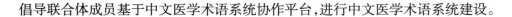

倡导联合体成员基于中文医学术语系统协作平台,进行中文医学术语系统建设。

(二)项目日常管理机构

联合体建设和推广中文医学术语系统,需要一个项目管理机构,整合及优化全国的中文医学术语建设资源,协调联合体成员参与术语协作项目。华中科技大学信息医学研究所是中文医学术语协作项目的日常管理机构,实施术语著录、术语传播、术语应用等各个环节的日常管理职能。

(三)成员参与协作要求

对于用协作的方式来建立中文医学术语系统的理念认同,包括但不限于以下成员:

(1)具有医学类专业背景,对医学术语的基本概念有一定的了解;

(2)具有生物类专业背景,对医学术语的基本概念有一定的了解;

(3)具有信息学专业背景,对医学术语的基本概念有一定的了解;

(4)具有医疗机构、医疗健康信息化企业从业背景,对医学术语的基本概念有一定的了解。

(四)协作内容

1. 术语著录 根据具体的术语内容领域,细分为中医组、疾病组、药品组、观察组等。主要包括新增概念、新增概念的同义词、新增概念间的关系三项工作。相应的工作依托中文医学术语协作开发网络平台开展,工作开展前会进行相应的培训。

2. 术语映射 与行业已有的术语标准及其管理机构进行沟通协调,利用现有的术语标准建设成果,与其他术语标准的术语建立映射关系。

3. 质量控制 对具有某领域专业背景的成员,参与审核术语集的术语条目;建立术语质控工作规范,承担术语质量管控工作。

4. 术语应用 倡导建立行业内应用机制,建立应用示范;联合体成员获得术语集后,向联合体反馈术语集在本单位的应用场景和应用效果;向联合体反馈使用过程中发现的术语质量问题,帮助联合体改进中文医学术语集。

四、联合体参与方式

联合体的成员体系为两级成员体系,对拟加入联合体的机构和个人要求如下:

(1)对联合体向医疗健康行业提供共性基础信息标准服务的理念认同;

(2)对基于协作方式来建立中文医学术语标准的理念认同;

(3)积极参加联合体组织的会议和工作;

(4)机构应配备中文医学术语协作项目联系人员。

1. 联合体机构成员 联合体面向我国实体机构开放,包括我国的医疗机构、医疗健康信息化企业、大专院校、学术团体、科研机构等。上述机构可分为两种类型,事业单位法人和企业法人。

2. 联合体个人成员   个人可通过已加入联合体机构申请成为联合体个人成员,主要包括医师、护师、药师、医疗技术人员、工程技术人员、教师、研究员、学生等。

通过网站(http://www.hustimi.com.cn)进行用户注册,登录中文医学术语系统协作平台。填写申请机构信息,上传申请机构组织机构证,等待联合体查验材料。联合体通知申请者加入成功,为注册用户开通平台权限。

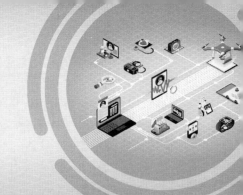

第五章

中文医学术语协作开发机制

第一节　医学术语协作开发工具研究

一、国际医学术语协作开发工具分析

（一）本体编辑工具 Protégé

随着医学的发展，医学术语系统和本体项目的规模变得越来越庞大，越来越多样化和专业化，难以由单一小组完成，开发过程需要多方参与，通过部署术语开发工具软件来支撑术语著录和多方协作。

1. Protégé 功能介绍　Protégé 软件是斯坦福大学医学院生物信息研究中心开发的本体开发工具，也是基于知识的编辑器。该软件主要用于语义网中本体的构建，是语义网中本体构建的核心开发工具。Protégé 提供了本体概念类、关系、属性和实例的构建，并且屏蔽了具体的本体描述语言，用户只需在概念层次上进行领域本体模型的构建。由于优秀的设计和众多的插件，该软件已经成为最广泛的本体论编辑器之一，成为国内外众多本体研究机构的首选工具。Protégé 具有以下主要功能：

（1）类建模：Protégé 提供了一个图形化用户界面来建模类（包括概念）和它们的属性以及关系。

（2）实例编辑：根据创建的类型，Protégé 会自动产生交互的形式，可以根据类之间的关系获得相应实例的约束,并对实例进行编辑。

（3）模型处理:Protégé 有一些插件库,可以定义语义、解答询问以及定义逻辑行为。

（4）模型交换:最终的模型(类、实例、关系、属性等)能以各种各样的格式被保存和加载,包括 XML、RDF(S)、OIL、DAML、DAML+OIL、OWL 等。

Protégé 使用 JAVA 和 Open Source 作为操作平台,可用于编制本体和知识库,属于开放源代码软件,目前的最新版本为 5.5.0 版本(截至 2022 年 10 月)。该软件具有以下优秀特性:

（1）Protégé 可以根据使用者的需要进行定制,通过定制用户的界面以更好地适应新语言的使用。

（2）Protégé 提供可扩展的独立平台环境,用于构建和编辑本体以及知识库。

（3）Protégé 开放源码,运行多重继承,提供本体建设的基本功能,而且其采用图形化界面,界面风格与 OilEd 一样,都与 Windows 操作系统的风格一致,模块划分清晰。

（4）Protégé 本体结构和 OntoEdit 一样,也是以树形的等级体系结构显示,用户可以通过点击相应的项目来增加或编辑类、子类、实例等,所以用户使用 Protégé 不需要掌握具体的本体表示语言,是用户比较容易学习、使用的本体开发工具。

（5）与其他的本体构建工具相比,Protégé 最大的好处在于支持中文,使用插件 Graphviz 可实现中文关系的显示。

2. Protégé 的工作区功能介绍　打开软件后,可以看到工作区域由很多标签页组成,如图 5-1 所示。

（1）Active ontology,显示当前的实体名称,以 URI 的形式显示,前面是 www.semanticweb.org,后面跟着主机名,再后面是默认的根据时间命名实体。

（2）Entities,可以看作实体的总览,能够看到创建实体的一些主要信息,是对实体信息的汇总。

（3）Classes,是对本体模型中类型部分的编辑,能够定义类之间的层次关系,相互之间的关系。

（4）Object properties,物体关系,可以理解为编辑实体外部的关系,也就是实体和实体之间的关系。

（5）Data properties,数据属性,可以理解为编辑实体内部的属性,用来定义实体本身所具有的属性以及属性值。

（6）Annotation properties,标注属性,是 W3C 定义的一些常用属性,根据 URI 可以看到这些属性的具体说明。

（7）Individuals by class,根据类型创建的实例,用来编辑实例信息,类似于 java 程序中的对象,要归于某个类别。

（8）OntoGraf,本体关系图,用来展示创建的本体里面各个实体之间的层次关系。

（9）SPARQL query,SPARQL 查询,使用 SPARQL 语言,对创建的本体进行查询,获取查询结果。

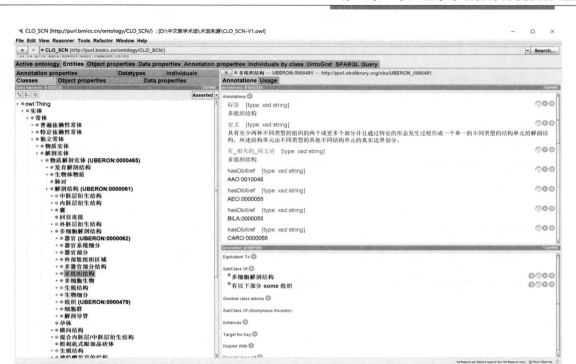

图 5-1　Protégé 工作区

3. Protégé 与 OWL 标准　使用本体（ontology）来获取某一领域的知识，本体描述该领域的概念，以及这些概念之间的关系。目前有很多种不同的本体语言，各有千秋，而 W3C（World Wide Web Consortium）目前的最新标准是 OWL。和 Protégé 一样，OWL 让描述各种概念成为可能，与此同时，它还提供了很多其他功能。OWL 具有更丰富的操作符，例如与、或和非；立足于一个不同的逻辑模型（logical model），该模型能够更好地定义概念，可以用简单概念构造出复杂的概念，不仅如此，该模型还允许使用推理机（reasoner）来检查本体中的陈述（statement）和定义（definition）是否一致，或判断哪个概念更适合于哪个概念，从而帮助维护一个正确的本体等，当允许一个类（class）拥有多个父类的时候，这一点至关重要。Protégé 提供的本体与 OWL 本体的组成一致，只是对组成部分的称呼有一些分别。例如 OWL 有个体（individual）、属性（property）和类（class），而 Protégé 则分别称为实例（instance）、槽（slot）和类（class）。

4. WebProtégé　WebProtégé 应用程序是斯坦福大学医学院生物信息研究中心开发的一个免费、开源协作本体开发环境，是桌面版 Protégé 的 Web 版应用，支持编辑 OWL2 本体、OBO 本体；简捷的编辑界面，提供对常用 OWL 构造的访问；可定制的用户界面；支持导入和导出多种本体文件格式（RDF/XML、Turtle、OWL/XML、OBO 等）。此外，WebProtégé 还具有更便捷的网络协作功能，诸如完整的更改跟踪和修订历史记录；具有协作功能，例如共享和权限、笔记和讨论、监视和电子邮件通知；可自定义的 Web 表单，用于特定应用程序 / 域的编辑等。

(二)医学术语协作开发工具 iCAT

WHO 使用 OWL 建设 ICD-11 本体,并使用基于 Web 的 iCAT 平台进行术语创作。iCAT 是 WebProtégé 的变体,用于本体论编辑,使用 Google Web 工具包(GWT)技术开发的基于 Web 的应用程序。2010 年,ISWC 论文报告了 ICD-11 在构建和部署 iCAT 方面的经验,在出版的最初三年,全球有 270 名域名专家使用 iCAT 撰写了 45 000 多个课程,进行了 260 000 多个更改,并创建了 17 000 多个外部医学术语链接。BiomedGTWiki、NeuroLexWiki 和 Hi-Ki 等语义 Wiki 工具均有潜力用于 ICD-11 建设过程的第二阶段,使得领域专家组能够更有效地协作开发和维护术语。iCAT 建设有两个主要目标:支持分布在世界各地的参与者合作编辑 ICD 本体;提供一个易于使用的接口,允许非本体专家方便地编辑 ICD 本体。

iCAT 团队创建了支持 ICD 本体学的核心系统,能够定义本体中的主要类、属性和建模模式。领域专家仅使用领域内容扩展核心本体。iCAT 可以实现由分布式用户编辑本体,读写访问策略机制,或基于窗体的编辑等。医学专家使用基于表单的布局输入疾病描述。界面中的每个选项卡(例如,ICD 内容、更改历史记录)都为不同的任务提供了功能。领域专家将大部分时间都花在 ICD 内容选项卡中,在选项卡输入有关疾病的信息。项目经理在策划内容时会大量使用"更改历史记录"选项卡。ICD 内容选项卡由疾病分类(即层次结构)和窗体接口组成。窗体显示所选疾病的属性。基于窗体的界面将编辑小部件与基础本体中的属性关联。用户必须填写疾病的 56 个属性,其中 52 个属性会被重置。图 5-2 展示了一种为用户隐藏底层 OWL 表示形式的方法,并提供了一个简单易于理解的编辑界面。

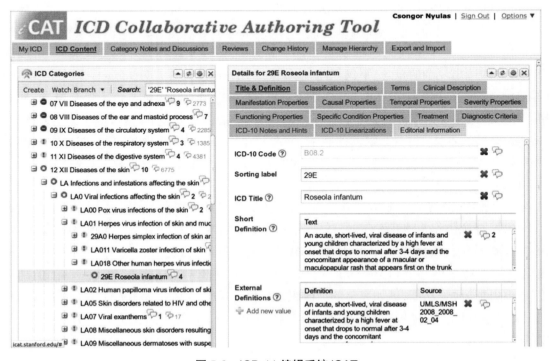

图 5-2　ICD-11 编辑系统 iCAT

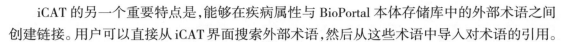

　　iCAT 的另一个重要特点是，能够在疾病属性与 BioPortal 本体存储库中的外部术语之间创建链接。用户可以直接从 iCAT 界面搜索外部术语，然后从这些术语中导入对术语的引用。

　　自 ICD-11 的第一个版本起，iCAT 就为协作提供了大量支持。随着项目的成熟，不断增加新的功能，直接响应用户的需求和工作流的变动。在支持分布式用户编辑本体的同时，iCAT 将更改发送到所有客户端 Web 浏览器，从而最大限度地降低发生冲突更改的风险。iCAT 跟踪用户所做的所有编辑，并存储这些更改作为更改和注释本体（ChAO）中的实例，从而创建一个结构化日志，用户可以轻松地以编程方式访问该日志。

　　为了在 iCAT 中提供访问控制，开发了用户、组、操作和访问策略，从而实现对轻量级本体的访问控制。基于本体来指定访问控制的机制，能够随着项目的发展而灵活地扩展系统。除了读、写权限外，iCAT 还有操作级别的更精细的访问控制（例如，在层次结构中创建类或移动），甚至实现了在本体属性级别的控制（例如，用户 X 无法编辑疾病的短定义属性）。

（三）医学术语项目协作开发工具分析

　　经调研，具有广泛社区参与度且公开协作工具技术文档的国外和国际组织的医学本体或医学术语项目，包括基因本体（Gene Ontology，GO）、生物医学调查本体（Ontology for Biomedical Investigations，OBI）、国际疾病分类第十次修订本（ICD-10）、国际疾病分类第十一次修订本（ICD-11）、生物医学资源本体论（BRO）、美国国家癌症研究所（National Cancer Institute，NCI）叙词表（NCI Thesaurus，NCIt）和一体化医学语言系统（Unified Medical Language System，UMLS）7 种，对它们的协作开发工具进行分析（表 5-1）。SNOMED CT、LOINC 等术语项目未公开其协作工具技术文档，不在研究范围内。

　　通过对上述术语项目的协作方式、协作工具特征和工具技术架构等内容进行研究，发现除 ICD-10 外，其余术语项目均应用了本体论，如 OBI、ICD-11、NCIt、BRO 等术语项目使用 Protégé 或基于 Protégé 完成本体编辑，GO 使用 Noctua 完成本体编辑，UMLS 使用 MetamorphoSys 构建 UMLS 本体语义网络。

表 5-1　国外大型医学术语系统的协作开发工具

术语项目	项目组织者	协作方式	协作工具及工具特点	输出格式	技术架构
GO	基因本体联盟	社区参与，将新型关键元素添加到本体	SourceForge，全球最大的开放源代码软件开发平台和仓库，提供全生命周期服务，提供用户论坛，但操作复杂速度较慢	OBO 文件	Web 应用
OBI	开放生物医学本体（Open Biomedical Ontology，OBO）联盟	通过国际化协作构建	GitHub，分布式的版本控制系统，功能设计简洁实用，可用性好，但 GBK 兼容性不足，对中文不够友好，Wiki 功能弱，无社交分享功能	Web 本体语言（OWL）	本地应用

续表

术语项目	项目组织者	协作方式	协作工具及工具特点	输出格式	技术架构
ICD-10	世界卫生组织（WHO）	成员国参与	ICD 协作网，通过 WHO 国际分类家族（WHO-FIC）协作网进行提交、更新、检索相应分类	UMLS 文件	Web 应用
NCIt	美国国家癌症研究所（NCI）	广泛的生物医学研究界参与协作	NCI Protégé，支持创建、丰富的可视化、操作各种形式的本体，实现了知识结构建模和行动，具有开放的模块化风格和强大的功能插件体系，但其存储管理比较薄弱，很难适应数据量较大的情况	Web 本体语言（OWL）	本地应用
ICD-11	世界卫生组织（WHO）	更新和修订过程由社区参与	iCAT，基于 Web Protégé 的网络版协作开发平台，是 Web Protégé 的变体，提供了一种为用户隐藏底层 OWL 表示形式的易用界面，允许非本体专家方便地编辑 ICD 本体	Web 本体语言（OWL）	Web 应用
BRO	美国国立卫生研究院（NIH）	多方参与	Protégé 协作式插件，可以提供新的函数和功能，并扩展了本体编辑工具的功能，如更有效的本体管理、多媒体的支持、可视化查询、问题解决方案等	Web 本体语言（OWL）	本地应用
UMLS	美国国家医学图书馆（NLM）	多学科、多研究小组协同开发	UMLS Knowledge Source Server，提供 MetamorphoSys 使用各种数据输出选项和过滤器对数据进行过滤，用户可以选择术语的范围、选择是否需要术语的联系、映射等定制个性化子集；提供人机界面，以图形显示各概念间的关系	Musicmatch Jukebox File 格式的 RRF 文件	Web 应用

在信息技术驱动下，医学术语开发工作分工日趋细化，多方参与需求持续增长，术语开发工具获得长足发展，呈现以下发展趋势。

（1）工具从单一集中式编著到支持协作：当前学科发展呈现交叉融合的趋势，术语系统和本体项目的规模变得越来越庞大、多样化和专业化，术语系统通常不可能由同一地点的专家小组完成。限于过去传统的术语项目建设理念和技术手段,术语的资源、知识和技术通常被孤立开来,开发效率低,质量难以保障。因此,术语的开放和共享对术语开发工具提出了更高的要求,要求消除术语资源建设中的"孤岛现象",术语管理趋于网络化和协作化。例如,生物医学资源本体论(BRO)是在 NIH 的赞助下开发的,使用了社区参与的模式,通过部署工具软件来支撑协作开发过程;由 NLM 负责开发维护的 UMLS,其内部成立了一个多学科研究小组,同时以竞争和合作方式组织了许多以全美各地大学为基础的医学情报研究小组。

(2)工具支持术语的本体化、语义化管理:虽然 ICD-10 术语项目未基于本体进行设计,但越来越多的术语基于本体构建,且应用 OWL、OBO 等本体描述语言,而 Protégé 提供了本体概念类、关系、属性和实例的构建,用户可在概念层次上进行领域本体模型的构建,逐步发展出如 NCI Protégé 等各种基于 Protégé 的工具。一些术语管理项目使用 SourceForge、GitHub 等版本管理工具或传统的 Wiki 平台,但这些平台存储非结构化的信息时使术语维护管理变得困难。而语义 Wiki 工具允许在页面和应用标准集之间创建关系,维护更多的结构化信息,已发展成为支持协作术语开发的主流工具。

(3)工具功能日益专业化、便捷化:上述术语项目都使用了社区参与的模式,部署了专业工具支撑协作开发过程。术语开发工具的功能日趋完善,支持协作开发、工作流管理、并发编辑及便捷访问,支持术语的查询和检索,支持结构化查询,具备访问控制机制,向不同的用户授予不同的权限等。术语开发工具发展出更多的 Web 应用版本,方便用户访问,如 ICD-11 术语的工具 iCAT 还提供了友好的用户界面帮助相关领域的专家开发本体,支持术语导航,简单易用。

二、医学术语协作开发工具设计模式

(一)国外医学术语协作开发工具的设计模式

解决庞大的术语库构建过程中多方参与、共同开发面临的沟通与管理问题是医学术语协作开发工具建设的关键。不同术语项目使用的协作工具的功能和复杂性各异,可以采用版本控制系统、传统 Wiki 模式、语义 Wiki 模式 3 种设计模式构建术语系统协作开发工具。每种设计模式均具有各自的特征,适用于不同的场景(表 5-2)。

表 5-2　术语协作开发工具设计模式对比

设计模式	支持协作	本体编辑	开发成本	语义存储	结构化存储
版本控制系统	是	否	低	否	否
传统 Wiki 模式	是	否	低	否	否
语义 Wiki 模式	是	是	高	是	是

（1）版本控制系统：版本控制系统是一个管理文件、目录或工程等内容不同版本的工具，能够保存文件在不同时期的版本，且能记录修改者及修改原因，方便查看更改历史记录。GO、OBI 采用版本控制系统对术语进行维护，分别基于开源系统 SourceForge 和 GitHub 开展项目协作。ICD-10 和 UMLS 的更新和修订平台是一个 Web 应用程序，类似于版本控制系统，用户可以通过它提交修订版建议或意见，并可审查其他建议和讨论。这种类型的系统提供了一种快速、简单的方法管理和维护术语变更建议和申请，建设成本较低，但版本控制系统与本体编辑工具分离开来不利于开发人员进行维护，GO 使用了 Noctua 软件编辑本体，OBI 仅使用 Protégé 软件编辑本体，本体编辑完成后提交至 GitHub 等协作网站。此外，社区不能方便地通过 GitHub 等网站获取术语以及对术语项目进行讨论互动。

（2）传统 Wiki 模式：传统 Wiki 作为一种协作式的超文本编辑环境，支持面向社群的协作式写作，具有使用方便及开放的特点。一些术语项目基于 Wiki 网站实施协作管理。Wiki 网站可公开访问，通过非常简单的标记即可完成术语更新，为内容贡献者提供易于使用的协作平台。但传统 Wiki 模式并不用于本体编辑，用户不能使用该工具编辑类的 OWL 定义文件，不能对输入的数据执行语义检查，用户仍需转入 Protégé 软件编辑本体。此外，传统 Wiki 模式记录的是非结构化信息，术语在日积月累后数量庞大，难以管理维护。

（3）语义 Wiki 模式：语义 Wiki 将语义 Web 标准与 Wiki 技术相结合，采用 RDF/OWL 等格式对 Wiki 页面及页面之间的链接进行语义标注，并生成结构化的元数据，进而实现关键词和语义关系相结合的语义检索。语义 Wiki 除了继承 Wiki 的优点外，还具有语义存储、知识结构化等特点。语义 Wiki 模式同时具有协作和本体管理两种优点，基于 Protégé 构建协作式 Protégé 成为语义 Wiki 模式实现的主流技术选择。如 BRO 项目基于 Protégé 开发了功能插件，NCIt 基于 Protégé 开发了 NCI Protégé，社区用户可以对本体进行讨论、注释和编辑。上述两种协作式都是以 Protégé 为客户端 / 服务器模式软件，用户需要在本地电脑安装开发工具，ICD-11 项目研发了基于 Web Protégé 的网络版协作开发平台 iCAT。

（二）中文医学术语协作开发工具设计要素

基于国外大型医学术语协作开发工具设计模式的分析结果，对中文医学术语系统协作开发工具的建设主要有以下启示。

（1）中文医学术语标准建设具有系统性，开发工具应匹配术语本体论。医学术语系统不是简单的临床概念堆砌，而是需根据知识组织体系的结构、语义强弱程度、所实现的功能等要素建立的知识系统，能够对概念进行有序化地表达。术语系统的开发应选择合适的本体管理工具，支持基于本体的术语系统建设，实现对术语概念、术语描述和术语语义关系的结构化管理。基于语义 Wiki 模式的工具是中文医学术语系统开发的首选工具。开源项目 Web Protégé 提供了语义 Wiki 工具原型系统，基于 Web Protégé 进行二次开发，能够建设简单、易用的网络版协作式中文医学术语编辑工具，并支持 RDF/XML、OWL/XML、OBO 等多种形式的本体描述格式，目前这种技术路线已经得到了 ICD-11 项目的有效证明。

（2）中文医学术语标准建设具有协同性，开发工具应提供多方协作工作环境。NCIt 基于 Protégé 开发了工作流程管理插件,ICD-11、BRO 等工具软件则无具体的工作流定义,NCIt 的开发经验证明完善的工作流管理可以改进术语项目的质量。中文医学术语开发工具应支持多机构、多学科、多小组的合作和工作流管理,建立面向术语编辑、术语审核的工作流定义功能,实施术语项目的任务分配和任务进度跟踪。通过术语开发任务分配功能,术语项目管理机构可进行任务分解,分配给指定的开发者,或由开发者主动认领,开发者完成编辑后提交至术语审核者。通过任务进度跟踪功能,围绕术语开发者和术语管理机构的需求,提供任务进度查看功能,推动术语开发协作方的沟通和互动。

(3)中文医学术语标准建设具有长期性,开发工具应支撑术语的更新和质量改进。 SNOMED CT 等术语项目的建设过程实施了完善的质量管理,术语项目的管理机构建立了专门的质量管理工作组,实施术语本身质量及术语工作流程中各项活动、相关文档等的质量管控。OBI 基于 GitHub 网站进行术语版本管理和跟踪,ICD-11 等基于 Protégé 工具进行术语版本管理和跟踪。中文医学术语开发工具也应设计一套术语审核机制,经过术语审核流程后方可对外发布;可设计多级审核机制,先由领域人员进行普通审核,然后邀请专家进行审核,针对问题可邀请专家进行点评。用户可通过中文医学术语开发工具对术语进行新增或修订,并提交审核,审核人员予以批准或拒绝;对于批准的术语修订,中文医学术语开发工具还应保留术语历史版本。

第二节　中文医学术语语料库构建

一、术语语料库构建方法

(一)术语语料库构建原则

语料库指经科学取样和加工的大规模电子文本库,其中存放的是在语言实际使用中真实出现过的语言材料。借助计算机分析工具,研究者可开展相关的语言理论及应用研究。语料库有多种类型,确定类型的主要依据是其研究目的和用途,这一点往往能够在语料采集的原则和方式上有所体现。有研究者曾把语料库分成四种类型:

(1)异质的(heterogeneous):没有特定的语料收集原则,广泛收集并原样存储各种语料。

(2)同质的(homogeneous):只收集同一类内容的语料。

(3)系统的(systematic):根据预先确定的原则和比例收集语料,使语料具有平衡性和系统性,能够代表某一范围内的语言事实。

(4)专用的(specialized):只收集用于某一特定用途的语料。

术语语料库的建立,应遵循以下五点要求:

(1)一致性:入库语料应是格式一致、有效的。

（2）适用性：语料应从正式出版物或权威网站发布的相关专业文献中选择。

（3）忠实性：语料中原来使用的标题、摘要、关键字以及参考文献等各类原始信息和篇章结构应保持完整。

（4）广泛性：在特定的领域内研究术语时，宜按各子领域数量相对平衡的原则收集语料。对于由各子领域发展的不均衡性造成新术语分布的不均衡，宜在领域收集语料总数不变的情况下，容许部分子领域间的语料数量进行适当调配，以增加所收集语料对新术语的覆盖量。语料来源宜考虑题材多样性的原则，综合考虑其专业性、代表性和客观性的应用需求。在翻译和原创作品类型的收集上，应确定合适的比例。选取语料时还应适当考虑地域分布原则，即适当收取港、澳、台和海外华人的学术文章。

（5）适时性：应及时补充和更新语料。

（二）术语语料库的加工流程

术语语料库的一般加工流程如图5-3所示。

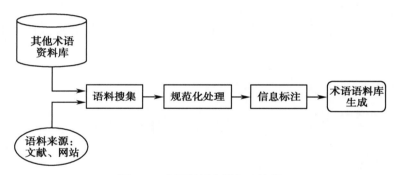

图5-3　术语语料库的加工流程

1. **语料搜集**　语料可以来自国家标准、行业标准及其他标准文献，也可以来自正式出版发行的辞典、百科全书、期刊、教材、报刊及其他工具书和权威性网站发布的相关文献；还可以通过与其他术语语料库联网、交换语料数据及记录载体等方式获得。

2. **规范化处理**　按照既定的标准格式或规则，对从各种途径获取的语料进行初加工。例如语料的查重、文件格式的统一转换等。

3. **信息标注**　对规范化处理后的原始语料，结合项目研究的近远期目标可采用置标语言进行篇章级、术语级等的信息标注。

二、中文医学术语语料加工与组织

（一）中文医学术语语料来源

中文医学术语标准应构建描述健康状况和医疗活动所需的术语的集合，这些术语涵盖临床文档记录的内容及表达，根据概念间关系组成，通过概念、术语和关系来客观准确表达临床范围的信息,目的是应用于医疗记录、医疗管理、临床交流、科研、区域医疗信息交换,用于临床信息的编码、检索、分析等,为病历书写、临床科研、临床决策支持、医院医疗管理等提供支持。

根据中文医学术语系统开发应用的目的,基于多种渠道添加术语语料,覆盖症状和体征、疾病、中医证候、治疗、诊断方法、中医四诊检查对象、生理结构与功能系统、身体物质、药物、药物加工、器械、临床事件、健康管理、标本、检测指标、实验室操作、有机体、物理因素、外部物质、测量单位和限定值、文档、短语、社会背景、环境与定位、生物医学等知识领域。中文医学术语语料库的语料来源如下。

(1)全国科学技术名词审定委员会出版或发布的行业名词,包括《阿尔茨海默病名词》《材料科学技术名词》《船舶工程名词》《测绘学名词(第三版)》《肠外肠内营养学名词》《地理学名词(第二版)》《地质学名词》《电子学名词》《大气科学名词(第三版)》《地方病学名词》《电力名词(第三版)》《地球物理学名词》《地理信息系统名词(第二版)》《动物学名词》《放射医学与防护名词》《古生物学名词(第二版)》《公路交通科学技术名词》《管理科学技术名词》《化工名词(三)》《呼吸病学名词》《化工名词(一)》《化工名词(二)》《化学名词(第二版)》《航天科学技术名词》《化学工程名词》《海洋科技名词(第二版)》《航空科学技术名词》《核医学名词》《建筑学名词》《建筑学名词(第二版)》《计量学名词》《精神医学名词》《计划生育名词》《建筑 园林 城市规划名词》《机械工程名词(五)》《机械工程名词(四)》《教育学名词》《经济学名词》《结核病学名词》《计算机科学技术名词(第三版)》《昆虫学名词》《老年医学名词》《林学名词(第二版)》《力学名词》《煤炭科学技术名词》《泌尿外科学名词》《免疫学名词》、《农学名词》《全科医学与社区卫生名词》《人体解剖学名词(第二版)》《石油名词》《生理学名词》《水产名词》《生态学名词》《水利科技名词》《世界历史名词》《数学名词》《烧伤学名词》《生物化学与分子生物学名词》《生物物理学名词(第二版)》《土壤学名词》《铁道科学技术名词》《天文学名词(第二版)》《通信科学技术名词》《土木工程名词》《物理学名词(第三版)》《物理医学与康复名词》《微生物学名词(第二版)》《心理学名词(第二版)》《显微外科学名词》《细胞生物学名词(第二版)》《医学美学与美容医学名词》《冶金学名词(第二版)》《医学名词》《遗传学名词(第二版)》《语言学名词》《运动医学名词》《图书馆 情报与文献学名词》《中医药学名词》《组织学与胚胎学名词(第二版)》《植物学名词(第二版)》《自然辩证法名词》《航海科技名词》《自动化名词》。

(2)全国科学技术名词审定委员会出版或发布的行业名词对照本,包括《海峡两岸航海名词》《海峡两岸材料科学技术名词》《海峡两岸测绘学名词》《海峡两岸船舶工程名词》《海峡两岸地理学名词》《海峡两岸地理信息系统名词》《海峡两岸大气科学名词(第二版)》《海峡两岸动物学名词》《海峡两岸化学名词》《海峡两岸海洋科学技术名词》《海峡两岸航海科学技术名词》《海峡两岸经贸名词》《海峡两岸昆虫学名词》《海峡两岸免疫学名词》《海峡两岸生态学名词》《海峡两岸生物化学与分子生物学名词》《海峡两岸天文学名词》《海峡两岸细胞生物学名词》《海峡两岸心理学名词》《海峡两岸音乐名词》《海峡两岸药学名词》《海峡两岸遗传学名词》。

（3）国家卫健委医政医管局发布的《常用临床医学名词（2019 版）》，描述了 30 个临床专科的疾病诊断名词、症状体征名词、手术操作名词、临床检查名词，为医学概念的命名提供了参考规范。

（4）现有医学术语集，如 ICD-10、ICD-9-CM-3、LOINC 等，导入后需要人工筛选。中国中医科学院从 2002 年开始，借鉴一体化语言系统（UMLS）的经验，研制了中医药学语言系统（TCMLS），对中医药学的名词术语进行了系统梳理，构建了中医药概念术语的层次结构和语义关系，已收录约 12 万个概念、30 万个术语及 127 万条语义关系。

（5）遵循国际术语标准知识产权要求，翻译国外已有的标准，例如 UMLS、LOINC 等，有针对性地翻译部分可用的临床术语。双语和多语语料库按照语料的组织形式，使用平行（对齐）语料库，通过机器翻译、双语词典编撰等方式形成。

（6）基于我国医疗机构近 10 年大批量建立的电子病历系统的运行数据，通过数据分析添加临床概念。以某大型三甲医院为例，截至 2020 年，该院电子病历系统已累积住院患者电子病例 142.8 万份、疾病或诊断描述条目 524.9 万条、检查报告数据 4100 万份，临床自由文本中蕴含了海量宝贵数据，包括术语、术语之间关系、时间信息等，可充分利用这些数据构建中文医学术语语料库。

（二）中文医学术语语料库系统

1. 术语语料库的加工　术语语料库的加工层次可分为原始语料库、篇章级标注语料库、术语级标注语料库三级。

（1）原始语料库：未经任何标注的术语语料库。

（2）篇章级术语语料库：标注了文本篇章一级信息的术语语料库。

（3）术语级标注语料库：在篇章级标注的基础上，标注了领域术语信息的术语语料库。

2. 术语语料库的组织　术语语料库的规模一般比较大，在语料的篇章标注、术语标注等方面宜采用人机结合的方式进行，为便于数据交换，标注工具宜采用通用的置标语言。为便于术语研究、语料交换和术语语料库系统开发，术语语料库中语料的存储和管理应尽量采用通用的分类法进行分类组织。通用的分类方法如：中国标准文献分类法（CCS）、国际标准分类法（ICS）、GB/T 13745—2009《学科分类与代码》等。

3. 术语语料库系统　术语语料库系统建立的基本过程应遵循一般系统建立的原则和方法。根据术语研究的需要，术语语料库系统一般应提供术语的用例查询、领域频度信息统计等功能。为方便用户使用，系统设计时可根据需要加以选择，例如查询、联机检索、通过互联网访问等。

4. 术语语料库系统的管理与维护　中文医学术语标准构建是一个长期的过程，术语语料库系统需要进行管理与维护，包括语料管理与更新；服务方式或功能的更新；术语语料库系统的维护与管理；输入、输出设备维护与管理等。

第三节 中文医学术语的协作开发

一、协作开发机制总体设计

(一)协作开发机制框架

中文医学术语标准协作开发,包括术语的"著录"与"协作"两个管理要素,分别需要进行医学术语体系框架和多方协作管理模式的设计,术语体系框架的构建是术语创作的基础,多方协作管理模式是术语创作的环境。此外,术语体系框架的展现、多方协作开发的实施,需要术语协作开发管理系统的构建和运行支撑,才能得到有效实现。术语系统协作开发机制框架如图 5-4 所示。

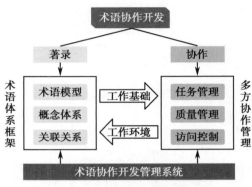

图 5-4 术语协作开发机制框架

(二)术语著录

从医学术语标准本身来看,术语系统不是简单的临床概念堆砌,而是根据知识组织体系的结构、语义强弱程度、所实现的功能等要素,建立中文医学术语系统框架,包括构建术语模型、概念体系和术语之间的语义关系等。

1. **术语模型** 概念、描述、关系三个元素的三角模型是最典型的术语学理论模型。基于本体的医学术语模型是 SNOMED CT、ICD-11、MeSH 等国外主流术语标准采用的方法。在中文医学术语的研究中,医学术语模型采用基于本体的设计,选择使用 OWL 2 本体语言进行描述。OWL 2 Web 本体语言,简称 OWL 2,用于带有形式化定义含义的语义网。OWL 2 本体提供了类、属性、个体及数据值,以语义网文档的形式存储。OWL 本体由个体、关联和类组成,与经典的术语三角模型匹配。

2. **概念体系** 医学术语标准构建的核心问题,是建立合理的概念体系框架,定义类和类的层级,包括形成顶层分类,对顶层分类进行定义和范围限定,确定其包含的亚类,形成分类框架。概念体系的建立,是术语协作开发任务分工或任务认领的基础。概念体系框架是术语创作的基础,其合理性和稳定性决定了术语标准的生命力。对医学术语所涉及的全部种类进行系统性整理和分析,厘清这些术语种类之间的相互关系,将具有最高级别且非重叠的种类设为术语集的顶级分类,每个顶级分类下再按照包含属性逐层设定子类,从而实现对概念的有序化表达。

3. 语义关系 在一个术语系统中,概念和概念之间存在着关系。概念之间的"关系类型",即语义关系。语义关系的构建,是术语体系框架的重要组成部分,语义关系视为概念的一个属性。OWL 2 本体描述语言,可以方便地用于描述类和类之间的关系。

(三)术语协作

中文医学术语标准建设工作量庞大,需要多机构、多学科、多小组的共同参与和协同开发。参与中文医学术语标准研发的人员,分别应拥有医学、数学、遗传学、病理学、图书馆学、计算机技术等教育背景,因此,对多方协作开发的过程管理就尤为重要。通过对 BRO、ICD-11、GO 等项目的协作模式分析,提出基于术语分类任务分配 + 领域专家审核 + 术语质控 PDCA 循环的协作开发模式。在医学术语开发的不同阶段,可适当进行协作流程调整,对部分环节进行剪裁。

二、术语著录体系

(一)术语添加

1. 概念添加 中文医学术语概念体系是通过逻辑关系或本体论关系联系起来的概念的集合。中文医学术语标准构建的核心问题,是建立合理的概念体系框架,定义类和类的层级,通过定义顶层分类,同时确定其包含的亚类,形成分类框架。

(1)充分应用医学信息标准化的原则,设计较为全面完整、纲目清晰的中文医学术语分类体系构架。

(2)以明确术语集的应用目的和应用环境为前提,对所涉及领域内术语的全部种类进行系统性整理和分析,厘清这些术语种类之间的相互关系,将具有最高级别且非重叠的种类设为术语集的顶级分类,每个顶级分类下再按照包含属性逐层设定子类,从而实现对概念的有序化表达。概念体系构建过程中,优选的定义结构为上位概念 + 用于区分所定义概念同其他并列概念间的区别特征,即通常所说的"属 + 差种"的定义方法。在概念体系中,一个概念允许存在多个父节点。在概念构建的初期可能只存在一个父节点,随着术语内容的不断增多,层级结构定义逐渐完善。

(3)具体操作步骤:确定每个顶层类的范围;子类的上下位关系按事物相近来归类;在确定类的亚类、上下位关系时,通过"IS A"的关系来验证框架是否初步成立。

2. 术语添加 术语集的内容应包括临床有关的所有概念,满足临床诊疗过程中不同粒度的临床信息表达的需要。确立术语应建立在对概念所下定义的基础上,必要时可使用新术语,如果相关的概念有若干同义术语表达,可选择其中一个作为优选术语。术语集需要持续更新,术语获取方法主要分为以下四种。

(1)基于统计的方法:主要利用统计学方法实现自然语言处理任务如信息提取。利用自助法化、迭代的方式从大规模文献摘要中构建一个疾病术语字典,该方法不仅适用于疾病语

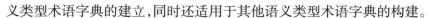

义类型术语字典的建立,同时还适用于其他语义类型术语字典的构建。

(2)基于机器学习的方法:研究如何从文档中借助术语字典,采用计算机算法将术语有效地提取出来。机器学习算法如 HMM 处理自然语言任务具有出色的性能,在自动构建术语任务中十分有潜力。以清华大学自然语言处理实验室为代表开发的机器学习算法——Viterbi,通过标注小规模种子语料库,从大规模未标注文本语料中快速获取术语字典。

(3)基于平行语料库的方法:平行语料库是双语语料库,即其中一个语料库是另一个语料库的翻译,一个语料库中的每个句子在另一个语料库中都有对应的翻译。Jean 等首先从平行语料库中提取新术语来扩展多语言叙词表,然后以双语叙词表为中心,从平行语料库中发现新术语建立双语字典。

(4)整合优秀术语资源的方法:通过对现有生物医学领域内术语资源的整合,构建出覆盖面广并可用于临床研究的术语字典。此外,在整合其他领域术语资源的基础上,利用半自动化的方法从生物医学文献或临床文本中提取相关概念补充到构建的术语字典中,也是建立术语资源的方法之一。

(二)关系添加

中文医学概念之间的逻辑关系是建立在各概念相似性的基础上,包括同一关系、属种关系、交叉关系、全异关系、否定关系等,其中同一关系和属种关系最重要。用关系能够使医学表达更加详细和具体,常见的关系分为连接声明和属性两类,连接声明诸如"是 …… 的病原学""是 …… 的表现",属性诸如"父 - 子关系""概念的属性"。

临床术语基于逻辑表达术语知识,也就是表达编码代表的真实含义,逻辑定义不完全覆盖临床医学知识,也不包括概率性或未知的知识。如:心肌梗死[有发现部位]=心肌 AND[有形态学异常]= 梗死 AND［属于］= 心肌疾病。尽管心肌梗死通常与压榨性胸骨下疼痛、大量出汗、心律失常、心电图发现 ST 段抬高和心肌酶水平升高有关,但不是所有的心肌梗死都会出现胸痛、ST 段抬高。这些对诊断来说有价值的线索,不能保证一定会出现在心肌梗死时,因此它们也不是术语知识基础的一部分,超出了术语的关系定义范畴。

(三)交叉映射

中文医学术语系统需要进行与国内外其他卫生健康领域本体或术语标准的交叉映射。映射关系有可能是 1 对多、1 对 1 或者多对 1,几乎不存在能够一一对应的术语标准,因此映射有可能是双向的。目前,需要重点关注并进行映射的本体或术语标准包括:

(1)疾病分类与代码 ICD-10;

(2)手术操作分类与代码 ICD-9-CM;

(3)观测指标标识符逻辑命名与编码系统 LOINC;

(4)医保药品目录、WST 778—2021《药品代码标准》;

(5)诊疗服务目录。

交叉映射方法包含人工映射和自动化映射两种。目前,国际上成熟的相关术语体系和映射工具存在语言壁垒,难以直接应用到中文领域。大量异构的中文临床医学术语只能依赖人工进行映射,周期长、规范程度低,成为医疗数据集成、分析和再利用的瓶颈环节。为了解决种类繁多、数量庞大且无固定映射规律的异构临床医学术语的映射问题,结合国际主流医学术语标准编码体系和现有中文临床医学术语标准语料,针对诸如药品、检验和检查等类别的术语,通过编码结构设计和语料编码,辅以中文分词技术和文本相关性算法,能够实现适用于中文临床医学术语的快速映射方法,通过调整结构化分词编码词表、词汇权重参数和主字段匹配候选项保留范围,达到最佳映射准确率和效率,实现了同类别中文临床医学术语的准确、快速映射。

(四)历史机制

提供术语的版本管理。对术语条目的多个版本进行保存、修改和维护,版本记录了术语条目对象在某个时刻的状态。

三、术语协作体系

(一)任务管理

术语集包含了医学各领域的术语,规模庞大,需要多机构、多学科的人员参与编写。设计明确的术语协作开发工作流,基于术语概念体系中的术语顶层分类,进行术语开发任务解决,多方协作。任务管理主要包括任务分配、任务协作、任务进度跟踪等内容。

1. 任务分配 术语开发协同设计牵头单位根据一定的规则,制订相应的任务分配方案,进行任务分解,将合适的任务分配给合适的开发主体,或者由开发主体主动认领。被分配的术语开发任务,只能由指定的被分配者完成编辑,提交至术语审核人员。

2. 任务协作 即几个分散的主体,为了完成共同约定的任务目标,相互沟通协商、协作配合的过程。对于一个大型术语开发设计任务,项目组织者必然要将总任务分解,使不同的协同主体负责完成不同的分任务。一般根据执行任务的时间边界分成并行和串行。并行即若干个分任务同时执行;串行即前序任务完成后续任务才开始。虽然各分任务的时间边界是明确的,但各分任务之间存在着相互关联的内在逻辑联系,需要各协同主体不断进行沟通协调,实时把握任务要求及任务边界的动态变化。任务协作的过程不是各协同主体完成任务的简单组合,而是各分任务内在逻辑关联及无缝衔接的体现。

3. 任务进度跟踪 完成术语开发任务是一个漫长的协作过程,既有前期与开发方的沟通,也有审核阶段若干审核主体之间的协作。围绕开发方和审核方动态的需求或矛盾问题,术语设计方需要实时关注任务进度,协调若干协同主体必须随时保持协同和协作。

(二)质量管理

参照 SI 对 SNOMED CT 的质量管理方式,由术语管理机构建立专门的质量管理工作组,

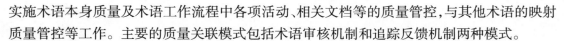

实施术语本身质量及术语工作流程中各项活动、相关文档等的质量管控,与其他术语的映射质量管控等工作。主要的质量关联模式包括术语审核机制和追踪反馈机制两种模式。

1. 术语审核机制　制定一套术语审核机制,经过术语审核流程后,判定为可以保留的术语才会对外发布;术语集一旦构建形成,将不会作重大改变,以平稳方式新增和修订,从而保证用户的正常使用。术语整理过程中可应用两级审核的机制,先由基础临床人员将符合要求的数据整理,然后邀请专家审核和定夺是否合适加入中文医学术语体系中,针对疑难问题可定期邀请专家进行点评。

2. 追踪反馈机制　通过制定科学机制,使术语集处于可被发现错误的状态,主要通过两种方式:临床专家发现和用户反馈。任何用户都可以对所使用的术语进行反馈和编辑,用户的反馈将被提交至领域专家处进行审核,以批准修改或合并、拒绝多个修改请求。

3. 专家库　建立每个领域(分类)下的领域专家库,已提交的术语由专家库中的专家进行审核。可随机分配专家,也可选择特定的专家进行审核。

(三)访问控制

与传统术语库只看不动、单向交流的模式不同,术语协作开发通过有效的用户权限控制,让更多用户可以使用并参与到术语库的编辑过程中,使信息的流动从单向变为双向,提升术语开发的互动性。

访问控制是实现对术语拥有者、术语管理者、术语使用者与术语、术语服务之间的绑定控制和各项术语服务的跟踪与审查。依托权限控制功能,为术语库建立术语著录、术语映射以及术语审核流程。术语著录在开放、协作的环境中实施,要求工具平台具有更多协作环境中的专用功能。

1. 多用户访问　记录任何用户对术语的任何更新,支持灵活的多用户、多机构参与模式,实现不同领域专家、机构、用户的互动讨论等。

2. 审计和回滚　跟踪每个概念的操作历史,特别是当术语在众多作者的开放环境中,记录术语信息的操作者以及为什么和何时对其进行了更改;具有机制来恢复源于错误、意外甚至恶意导致的术语变化。

3. 并发编辑　可能有多个用户在协作环境中修改同一概念。如果有多个用户修改同一个概念,能够自动合并尝试;如果存在合并冲突,用户被告知要求解决该问题。

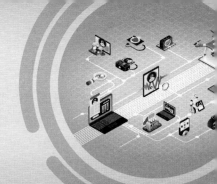

第六章

中文医学术语模型

第一节 术语系统模型设计

中文医学术语系统构建了三层术语模型,涵盖了行业内术语标准的主流构建技术手段,能够丰富术语标准的应用场景,以期更好地服务于医院电子病历记录、医疗信息互操作、医学人工智能等领域。基于术语理论、本体方法和知识图谱技术进行知识组织,术语模型包含了术语基本模型层、术语集层、知识图谱层 3 层知识结构,如图 6-1 所示。

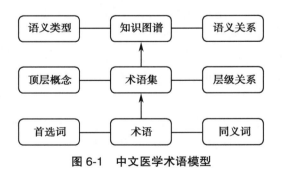

图 6-1 中文医学术语模型

一、术语基本模型层

1. **术语** 术语是指在特定专业领域中一般概念的词语指称。术语概念是客体在人们心理上的反映。客体既包括客观存在并可观察到的事物,诸如树木、房屋,也包括抽象的事物,诸如物价、自由,还包括想象产生的事物,诸如神话人物等。一个术语只能表示一个概念,一个概念可有多个术语表示。

2.**首选词**　在中文医学术语系统中,首选词是对概念的语言指称。一条概念指定一个最常用的词汇作为其首选词。在术语著录过程中,需要记录术语标识符、术语概念标识符、术语名称、描述类型、术语状态等。

3.**同义词**　表达相同临床概念含义但表述不同的其他词汇,即为同义词。每个概念可以有多个同义词。

二、术语集层

(一)总体介绍

1.**顶层概念**　在概念的层级结构中,最高一级的类。

2.**归属关系**　概念的排序,子概念是概念的细化。通过语义关系表达临床概念的真实含义,使用"归属关系"表达临床概念的从属关系。

3.**术语集**　以统一编码的结构化数据形式呈现的、具有层级关系的术语的集合。

(二)医学术语概念体系研究

医学术语分类体系中,最重要的是术语顶层分类,基于术语顶层分类,可以更好地支撑术语协作开发。此外,术语顶层分类还涉及术语协作开发管理系统的设计。医学术语系统分类体系的设计应遵循科学性原则,在充分了解临床医学相关学科专业领域的知识、理论和技术的基础上,尊重临床医学的既有知识体系,兼顾全面性和准确性。为适应学科专业的发展和应用需求的多样化,分类框架应能方便灵活地扩展细化、纠错调整和更新维护,同时可根据不同用户的个性化需求,实现按需定制。一方面能不断吸纳学科发展过程中涌现的新概念新术语,力争反映最新的学科进展,保证时效性;另一方面对用户反馈的相关意见和建议及时评估审核,以便采取进一步的改进完善措施,提升分类框架的方便易用性。

1. SNOMED CT 顶级概念　SNOMED CT 以医学本体论为理论依据设计了临床医学术语框架体系,其术语体系在组织结构、顶级分类设定等方面能够正确反映现代西医学自身的固有规律。伴随术语集应用目的和应用环境的改变,收录术语数量和种类的逐渐增加,SNOMED CT 不断进行术语分类框架体系的优化和细化。SNOMED CT 在其特定概念分类理论的指导下,依据现代西医学对疾病的认识将与临床诊疗相关的概念切割成若干部分,形成术语集的顶级概念分类框架,如临床发现、操作、药物等;通过纵向的上下位语义关系"IS A"将每个顶级分类向下进行逐层的亚类设定,形成了以某一种特征属性为核心的概念层级体系。概念"SNOMED CT 概念"被称作"根概念",其在全部概念中处于最高级别,各顶级概念及其下属的亚类概念都是 SNOMED CT 概念的亚类。由于概念层级体系内具有向下的传递性,因此在概念的粒度逐层细化的同时其特殊性逐渐增强。总而言之,每一个概念层级体系都具有"下位(子类)概念是上位(父类)概念的派生概念"特征。SNOMED CT 从最初 SNOP 采用的 4 轴分类到 SNOMED Ⅲ 的 11 模块分类,2013 年发布 SNOMED-CT 版本新增了顶层

概念"SNOMED CT 模型组件"(含 4 个亚类),调整后为 19 个顶层概念,具体包括:

(1)身体结构(body structure);

(2)临床发现(clinical finding);

(3)环境和地理定位(environment or geographical location);

(4)事件(event);

(5)观察实体(observable entity);

(6)有机体(organism);

(7)药物/生物制品(pharmaceutical/biologic product);

(8)物理力(physical force);

(9)物理对象(physical object);

(10)操作(procedure);

(11)限定值(qualifier value);

(12)人工记录(record artifact);

(13)具有明确语境的情况(situation with explicit context);

(14)SNOMED CT 模型组件(SNOMED CT model component);

(15)社会语境(social context);

(16)特殊概念(special concept);

(17)标本(specimen);

(18)分期与量表(staging and scales);

(19)物质(substance)。

2. UMLS 顶级概念 UMLS 语义网络是一体化医学语言系统(Unified Medical Language System,UMLS)的主要组成部分之一,通过建立一种基于语义类型和语义关系共同作用的规则,对 UMLS 系统中的海量超级叙词进行标引,以实现各个词表中的词汇互通,达到医学术语转换的目的,是其系统内部的通用语义准则。Alexa T McCray 等将 UMLS 的 134 个语义类型聚为 15 个组,从而使概念高度结构化。在全部概念中,仅有不足 5% 的概念同时属于 2 个组,只有 16 个同时属于 3 个组。这 15 个组实质就是生物医学领域的顶级本体,具体包括:

(1)活动和行为;

(2)解剖;

(3)化学物质和药品;

(4)概念和思想;

(5)设备;

(6)失调;

(7)基因和分子顺序;

(8)地理区域;

(9)生命体;

(10)物体;

（11）职业；

（12）组织；

（13）现象；

（14）生理；

（15）过程。

3. T/CHIA 16—2020《医学术语（含中医）分类框架体系》　中国卫生信息与健康医疗大数据学会发布了团体标准 T/CHIA 16—2020《医学术语（含中医）分类框架体系》,设计了由顶级分类概念和亚类概念组成的顶层分类概念。顶层概念包括：

（1）症状和体征；

（2）疾病；

（3）中医证候；

（4）治疗；

（5）诊断方法；

（6）中医四诊检查对象；

（7）生理结构与功能系统；

（8）身体物质；

（9）药物；

（10）药物加工；

（11）设备；

（12）临床事件；

（13）健康管理；

（14）中医理论与经验；

（15）标本；

（16）检测指标；

（17）实验室操作；

（18）有机体；

（19）物理因素；

（20）外部物质；

（21）测量单位和限定值；

（22）文档；

（23）短语；

（24）社会背景；

（25）环境与定位；

（26）连接词；

（27）特殊概念。

（三）中文医学术语顶层概念设计

参考国内外临床医学领域应用比较广泛的 ICD-10、SNOMED CT 和 UMLS 等术语系统，以及 T/CHIA 1—2020《医学术语（含中医）分类框架体系》，充分考虑我国临床实践特色，本书提出了中文医学术语分类体系，包含 28 个顶层概念和 29 个亚类概念。

28 个顶层概念包括：症状和体征、疾病、中医证候、治疗、诊断方法、中医四诊检查对象、生理结构与功能系统、身体物质、药品、药物加工、器械、临床事件、健康管理、标本、检测指标、实验室操作、有机体、物理因素、外部物质、测量单位和限定值、文档、短语、社会背景、环境与定位、连接词、特殊概念、细胞、表型。

经过扩展，设计了 29 个亚类概念。其中，症状和体征包括中医症状和体征、西医症状和体征；疾病包括中医疾病、西医疾病；治疗包括中医治疗、西医治疗；诊断方法包括中医诊断方法、西医诊断方法；生理结构与功能系统包括中医生理结构与功能系统、西医生理结构与功能系统；身体物质包括中医身体物质、西医身体物质；药品包括中药、西药；器械包括中医器械、西医器械、非医疗器械；健康管理包括中医健康管理、西医健康管理；检测指标包括中医检测指标、西医检测指标；物理因素包括物理力、物理对象；测量单位和限定值包括测量单位、限定值；环境与定位包括环境、地理／政治区域；细胞包括细胞常体、细胞行体。

三、知识图谱层

（一）总体介绍

知识图谱（knowledge graph），在图书情报界称为知识域可视化或知识领域映射地图，是显示知识发展进程与结构关系的一系列各种不同的图形，用可视化技术描述知识资源及其载体，挖掘、分析、构建、绘制和显示知识及它们之间的相互联系。知识图谱是通过将应用数学、图形学、信息可视化技术、信息科学等学科的理论和方法与计量学引文分析、共现分析等方法结合，并利用可视化的图谱形象地展示学科的核心结构、发展历史、前沿领域以及整体知识架构，达到多学科融合目的的现代理论。

1. 知识图谱　知识图谱本质上是一种大规模的语义网络，富含实体（entity）及其之间各种语义关系，是由实体、关系和属性组成的一种数据结构。其中，实体是对客观个体的抽象，一个人、一部电影、一句话都可以看作一个实体；类型是对具有相同特点或属性的实体集合的抽象；关系是实体与实体之间关系的抽象。

知识图谱与术语系统之间的关系如下：

（1）知识图谱中的语义类型，为术语系统中的顶层概念和部分下级概念。

（2）知识图谱中的实体，是术语系统的具体概念，有明确的术语编码。

（3）知识图谱中的关系，是术语系统中不同概念之间的语义关系。

（4）知识图谱以疾病、药品、手术操作、检验检查等概念为核心，形成针对具体医学领域

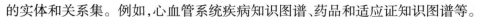

的实体和关系集。例如,心血管系统疾病知识图谱、药品和适应证知识图谱等。

2. 语义类型　在术语系统中,语义类型是对具有相同特点或属性的实体集合的抽象。

3. 语义关系　在一个术语系统中,概念和概念之间存在着关系。概念之间的"关系类型"即语义关系。语义关系的构建,是术语体系框架的重要组成部分,丰富的术语语义关系可以进一步演化为知识图谱。

(二)医学术语语义关系研究

知识图谱本质上是一种大规模的语义网络,富含实体及其之间各种语义关系。作为一种语义网络,知识图谱是大数据时代知识表示的重要方式之一,同时作为一种技术体系,知识图谱也是大数据时代知识工程的代表性进展。知识图谱可以将文本中的知识系统地组织起来,让知识更加容易被机器理解和处理,并为数据搜索、挖掘、分析等提供便利,为人工智能的实现提供知识库基础。语义类型和语义关系的设计,可以用来构建医学知识图谱。

关联关系的细化主要依据病历书写规范、专业医学书籍等重点对疾病进行属性及其值域定义,并根据临床或医学研究需求增加属性。SNOMED CT 目前使用 60 个"定义属性"来构建概念定义模型:"IS A 关系"(也称"父 - 子关系"或"上下级关系")和"概念模型属性"中的 59 个"关系类型"。每个属性被赋予一组有限的值,这些值通常属于一个层级,也可以成为这个属性的值域。如"发现部位"的值域是"身体结构"层级下的"解剖结构"及其子类。SNOMED CT 的关联关系主要以临床发现、操作、观察实体、具有明确语境的情况几个顶级分类为核心,其中操作和观察实体的关联关系目前还处在初始阶段。临床发现是关联关系定义比较完善的顶级分类。

UMLS 的关联关系与 SNOMED CT 不同,更加关注实体和操作类的定义,如解剖部位间的关系、药品由哪些成分组成、操作的方法等。2001 年版的 UMLS 语义网络包括 134 个语义类型和 54 个语义关系。语义网络给出了这些语义类型和语义关系的定义,包括文本描述、层次关系和应用规则。UMLS 语义类型主要包括事(event)和物(entity)两大类,语义关系则包括物理相关(physically related to)、空间相关(spatially related to)、功能相关(functionally related to)、时间相关(temporally related to)和概念相关(conceptually related to)五大类。

(三)语义类型和语义关系设计

中文医学术语系统定义了多种语义类型和语义关系,能够多维度描述疾病的发现部位、发病机制、病理学进程、过程性质等特征,揭示疾病、症状、治疗、药品、器械等概念之间的关系。

1. 语义类型　语义类型共计 61 种,并将随着知识图谱应用的不断深化,进行动态扩展。

(1)发病机制:是指人体疾病发生的机制和原理,是研究人体疾病发生的一般规律的学说。

(2)发作性:指阵发性、间歇性等疾病的发作特点。

(3)病理学进程:是指在不同疾病中出现的共同存在的功能、代谢和结构变化的过程。

（4）严重程度：是指一个临床表现在其发展过程中所表现出的轻重程度。

（5）动作：是指对完成动作所必须遵循的规律的反映，是具有一定动机和目的并指向一定客体的运动系统。

（6）数值：是指按数字尺度测量的观察值，对事物的精确测度。

（7）过程：是指事情进行或事物发展所经过的程序。

（8）给药途径：根据药物的性质、剂型、组织对药物的吸收情况及治疗需要而决定，包括口服、舌下含化、吸入、外敷、直肠给药、注射等。

（9）临床专科：是指随着临床医学诊疗分工的逐步专业化，根据患病率、疾病谱以及培养专科医生的周期等因素设置的不同类型的科室。

（10）测量单位：是指定义和采用的可测量的量，与其他相同尺寸的量进行比较以表示其相对于改量的大小。

（11）限定值：是指对其他词起限定作用的术语，如语种限定、时间限定、偏好限定等。

（12）操作进路：是指对患者进行相应操作时所采用的进路方式。

（13）相关位置：是指为了阐明人体各部位和诸结构的形态、位置及相互关系，与标准姿势相关的位置。

（14）药物制剂类型：是指适合疾病的诊断、治疗或预防的需要而制备的不同给药形式，包括液体剂型、气体剂型、固体剂型和半固体剂型等。

（15）体位发现：是指在进行某项操作时患者所保持的身体姿势。

（16）西医症状和体征：是指西医诊疗过程中使用的按照西方医学体系描述的术语，由疾病或其他病理现象引起的身体或精神的异常状态，以及患者自身感觉的和医生通过视、触、叩、听发现的异常现象。

（17）中医症状和体征：是指通过中医四诊获取的与西医有明显语义上差别的症状体征术语。

（18）西医疾病：是指西医体系疾病名称术语。

（19）中医疾病：是指中医体系疾病名称术语。

（20）中医证候：是指"证"的外候，即疾病过程中一定阶段的病位、病因、病性、病势及机体抗病能力的强弱等本质有机联系的反应状态，表现为临床可被观察到的症状等。

（21）西医治疗：是指西医理论指导的治疗方法。

（22）中医治疗：是指包括中医的治则治法、非药物处方等，如穴位组配等。

（23）西医诊断方法：是指西医理论指导的诊断方法，如生理状态评估、黏膜活检等。

（24）中医诊断方法：是指中医理论指导的诊断方法，如望诊、切诊等。

（25）中医四诊检查对象：是指中医四诊检查方式的目标对象，包括望诊对象、闻诊对象、问诊对象、切诊对象。

（26）西医生理结构与功能系统：包括西医的正常和异常解剖结构，如腺体结构、皮肤和皮下组织结构等。

（27）中医生理结构与功能系统：包括中医的形体和形态，如经络、三焦等。

（28）中医身体物质:指中医理论的人体生命活动的基本物质,如精、气、血、津液等。

（29）西医身体物质:指西医理论的身体内物质,如体液、咽黏液等。

（30）西药:是指用于预防、治疗、诊断人的疾病,有目的地调节人的生理功能并规定有适应证或者功能主治、用法和用量的物质,包括化学药、生物制品等。

（31）中药:是指在中医理论指导下,用于预防、治疗、诊断疾病并具有康复与保健作用的物质,包括中草药、中成药等。

（32）药物加工:是指包括药物煮沸法、调配方法以及其他与药物有关的操作方法。

（33）非医疗器械:是指非医疗,但和医疗过程相关的,或在医疗环境中的设备、软件、信息平台、信息安全系统等,如计算机、打印机、自助机等。

（34）西医器械:是指西医诊断、治疗、评估等相关的器械和设备,以及配套软件系统和平台。

（35）中医器械:是指中医诊断、治疗、评估、康复、预防等相关的器械和设备,以及配套软件系统和平台。

（36）非医疗事件:是指非医疗过程中直接发生的事件,但与医疗相关,如医疗管理、教育等。

（37）医疗事件:是指医疗过程中发生的事件。

（38）药物事件:是指与药物相关的事件,包括采药、制药、药房或药物毒副作用等相关事件。

（39）中医健康管理:包括中医养生调护、预防、护理、保健、随访、教育等内容。

（40）西医健康管理:包括西医预防、社会教育、随访、护理、人群筛查等内容。

（41）标本:是指为评估、诊断、治疗、减轻或预防疾病或异常的身体状态或症状而收集取得的认为可代表整体的一部分体液、呼出气、毛发或组织等,包括来自人体和非人体的标本。

（42）西医检测指标:是指物理或化学的测试结果,可以揭示或评估身体变化。

（43）中医检测指标:是指中医诊疗涉及的舌象图、脉象图、经络图像等。

（44）细胞:是指由细胞膜包围,中间含有细胞核（或拟核）的原生质所组成的物质,是生物体结构和功能的最基本单位,同时也是生命活动的最基本单位。

（45）实验室操作:是指对样品中的单个分析物或复合物的测定或观测的检测方法,如呼吸功能检测、胃镜检查、病理检查、实验室检测等。

（46）有机体:是指生命实体,包括但不限于动物界、微生物界、植物界,可用于模拟疾病的起因,如炭疽杆菌、地衣、酿脓链球菌等。

（47）物理力:包括自然力和非自然力。自然力,如重力、风流、空气流、气温等;非自然力,如机械力、磁力、放射、爆炸、运动、电流、火等。

（48）物理对象:包括天然和人造的物体,如印刷材料、房间地面、车、个人物品、衣服等。

（49）外部物质:是指具有独立存在的物质,其来源可能是生物的、矿物的或化学的,如过敏原等。

（50）限定值:是指对其他词起限定作用的术语,如语种限定、时间限定、偏好限定等。

（51）文档：是指由个人创建，目的是向他人提供有关临床事务的信息，如门诊病历、住院病历、健康档案等。

（52）短语：是指一个概念单元的一个词组，通常作为一个从句的组成部分。

（53）社会背景：包括人、职业、机构、家庭、宗教、团体、社会地位、生活方式等。

（54）环境：是指人类生存的空间及其中可以直接或间接影响人类生活和发展的各种自然因素总和，如社区环境、医院环境等。

（55）地理和政治区域：是指地域名称或已命名的位置，如岭南地区（五岭以南的地区）、巴蜀（四川省）、欧洲、南美洲等。

（56）连接词：是指连接两个或多个实体或部分的概念，用来表示这些实体之间的关系类型。

（57）特殊概念：是指不再使用的概念和不具有具体含义的节点概念，包括错误概念、重复概念等。

（58）优先级：是指对事件的紧急程度进行分级。

（59）细胞常体：是生物体基本的结构和功能单位。

（60）细胞行体：是指与整体生命功能相关的过程，一个过程是一个具有定义的开始和结束的分子事件的集合。

（61）表型：是指个体形态、功能等各方面的表现，包括肉眼能看见的和肉眼看不见的，是基因和环境共同作用的结果。

2. 语义关系　目前语义关系共 60 余种，部分语义关系具有更加细化的子类，并将随着知识图谱应用的不断深化，进行动态扩展（表 6-1）。

表 6-1　语义关系示例

序号	语义关系名词	语义关系子类名词
1	导致因素	
2	由于	
3	在 …… 后	
4	使用进入设备	
5	是一个 ……	
6	直接形态学	
7	间接形态学	
8	操作设备	直接设备、间接设备、使用设备
9	操作部位	直接操作部位、间接操作部位
13	接受者分类	

续表

序号	语义关系名词	语义关系子类名词
14	分型	
15	临床进程	
16	有病灶	
17	相关操作	
18	相关发现	
19	有标本	
20	标本来源识别	
21	性质	
22	优先级	
23	测量方法	
24	阵发性	
25	严重程度	
26	……的部分	
27	标本处理步骤	
28	发现语境	
29	标本来源形态学	
30	操作形态学	直接形态学、间接形态学
31	给药途径	
32	标度类型	
33	使用能源	
34	与……相关	导致因素、在……之后、由于
35	有明确的症状表现	
36	方法	
37	时间语境	
38	操作语境	

续表

序号	语义关系名词	语义关系子类名词
39	含有效成分	
40	成分	
41	发生	
42	有解释	
43	解释了	
44	相关形态学	
45	发现部位	
46	病理学操作	
47	主体关系语境	
48	发现方法	
49	进入	
50	修订状态	
51	外科进路	
52	操作部位	
53	发现通知者	
54	标本来源局部解剖学	
55	侧别	
56	有意图	
57	有剂型	
58	标本物质	
59	使用物质	
60	直接物质	

　　图 6-2 以知识图谱的方式,表达了中文医学术语体系的各种语义类型以及不同语义类型之间的关系。

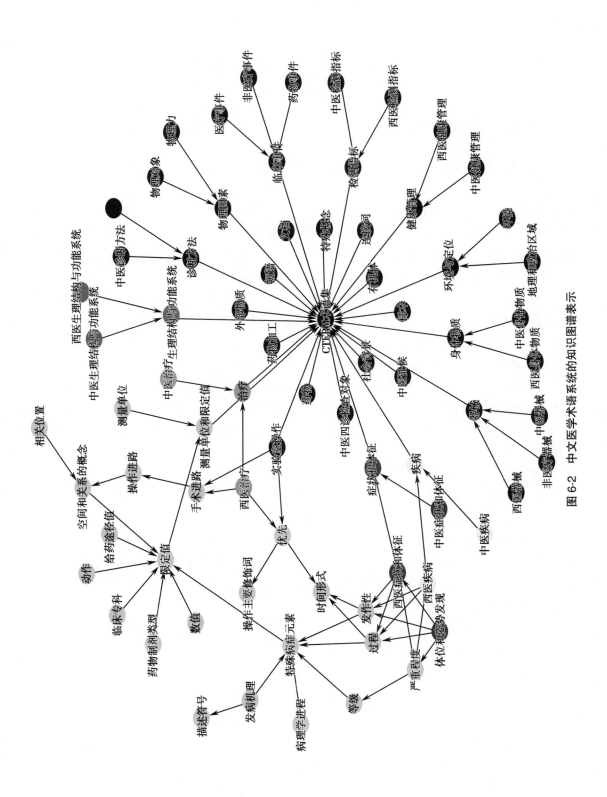

图 6-2　中文医学术语系统的知识图谱表示

第二节　术语编码方法设计

一、术语编码方法概述

术语编码是计算机识别术语的唯一凭借,通过对临床数据的标准化编码,可以对庞大的数据资源进行有效管理和利用。对临床数据进行标准化编码,不仅有利于数据交换、共享和再分析,同时也有助于国际交流和跨术语系统的映射。国际医学术语的编码各具特点,对中文医学术语系统的编码具有借鉴意义。一体化医学语言系统(UMLS)中三种识别码均由字符组成,不具有语义含义。国际疾病分类(ICD)编码采用数字与字母混合方式,具有一定的语义含义。SNOMED CT 标识符由 6～18 位的数字组成,不包含语义信息。中医病证分类与代码中分类代码与分类相关,采用字母和数字混合编码方式,具有一定语义含义。综上所示,术语编码有两种典型的实现方式。

(1)依据分类,由数字、字母或符号组成术语代码,但此方式不适合复杂的术语系统,由于某些分类领域专家也未达成一致,术语分类变化时,必须重新赋编码。

(2)基于随机或顺序产生的数字、字母或符号组成的序列产生术语代码,虽然此种方式不能让使用者能见码知义,但对计算机处理更加方便快捷。

中文医学术语编码体系需要解决概念编码、术语编码以及概念之间关系的实现三个问题,对应建立 3 张逻辑表,分别为概念表、术语表、关系表。

(1)概念表:记录概念标识符、概念状态、概念全称。

(2)术语表:记录描述语标识符、描述语状态、概念标识符、术语名称、描述类型。

(3)关系表:记录关系标识符、源概念标识符、关系类型、目标概念标识符、关系组。

中文医学术语(含中医)系统通过唯一的概念编码区分不同概念,概念的表达要求明确无异议;相同概念的不同术语描述的概念编码相同,术语编码不同。除顶层概念和亚类概念的编码外,概念编码不带有临床概念含义或层级结构含义,使用随机数字编码;术语编码统一使用随机数字编码。

二、术语编码详细设计

(一)术语概念编码

中文医学术语(含中医)系统采用基于分类和序列号相结合的方式,对术语概念进行编码。中文医学术语概念编码由可变长度的数字和特殊符号组成,不包含语义信息,但可依据其结构设计确认不同顶层分类和亚类的术语。术语概念编码由 3 级组成,如图 6-3 所示。

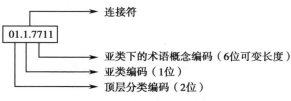

图 6-3　中文医学术语概念编码的结构

（1）术语概念编码：由顶层分类编码、亚类编码、顶层分类和亚类下的术语概念编码三级组成，各级之间使用符号"."进行连接，组成了唯一标识一个术语概念的代码值。

（2）顶层分类编码：由数字组成的识别符区分术语顶层分类，构成了编码值的第一级，从 01 开始编码，长度为 2，最大可容纳 99 个顶层分类，构成了编码值的第一级。

（3）亚类编码：由数字组成的识别符区分术语亚类，构成了编码值的第二级，从 1 开始编码，长度为 1 位，最大可容纳 9 个亚类；没有亚类的顶层分类，第二级亚类编码赋值为 0。

（4）顶层分类和亚类下的术语概念编码：由数字组成的识别符标识某个顶层分类和亚类下的术语概念，按术语概念加入术语集的顺序依次赋予编码值，构成了编码值的第三，从 1 开始编码，可变长度，长度范围为 1～6 位，最大可容纳约 111 万以内个数的术语概念；下级术语概念编码不再增加新的分级和"."连接符。

（5）在中文医学术语（含中医）系统中，顶层分类也是一个具体的术语概念，其第三级概念编码赋值为 0，第二级亚类编码赋值为 0；亚类同时是一个具体的术语概念，其第三级概念编码赋值为 0。

中文医学术语系统顶层分类和亚类术语概念编码如表 6-2 所示。

表 6-2　中文医学术语系统顶层分类概念和亚类概念编码及名称

顶层分类概念编码	分类概念名称	亚类概念编码	亚类概念名称
01.0.0	症状和体征		
02.0.0	疾病	02.1.0	西医疾病
		02.2.0	中医疾病
03.0.0	中医证候		
04.0.0	治疗	04.1.0	西医治疗
		04.2.0	中医治疗
05.0.0	诊断方法	05.1.0	西医诊断方法
		05.2.0	中医诊断方法
06.0.0	中医四诊检查对象		

续表

顶层分类概念编码	分类概念名称	亚类概念编码	亚类概念名称
07.0.0	生理结构与功能系统	07.1.0	西医生理结构与功能系统
		07.2.0	中医生理结构与功能系统
08.0.0	身体物质	08.1.0	西医身体物质
		08.2.0	中医身体物质
09.0.0	药物	09.1.0	西药
		09.2.0	中药
10.0.0	药物加工		
11.0.0	器械	11.1.0	非医疗器械
		11.2.0	西医器械
		11.3.0	中医器械
12.0.0	临床事件	12.1.0	非医疗事件
		12.2.0	医疗事件
		12.3.0	药物事件
13.0.0	健康管理	13.1.0	西医健康管理
		13.2.0	中医健康管理
14.0.0	中医理论与经验	14.1.0	中医理论
		14.2.0	中医经验
15.0.0	标本		
16.0.0	检测指标	16.1.0	西医检测指标
		16.2.0	中医检测指标
17.0.0	实验室操作		
18.0.0	有机体		
19.0.0	物理因素	19.1.0	物理力
		19.2.0	物理对象
20.0.0	外部物质		
21.0.0	测量单位和限定值	21.1.0	测量单位
		21.2.0	限定值

续表

顶层分类 概念编码	分类概念名称	亚类概念编码	亚类概念名称
22.0.0	文档		
23.0.0	短语		
24.0.0	社会背景		
25.0.0	环境与定位	25.1.0	环境
		25.2.0	地理和政治区域
26.0.0	连接词	26.1.0	属性
		26.2.0	连接确认
27.0.0	特殊概念		
28.0.0	细胞	28.1.0	细胞常体
		28.2.0	细胞行体
29.0.0	表型		

以症状和体征分类的术语概念为例,描述术语概念编码,如表 6-3 所示。

表 6-3　中文医学术语概念编码及名称示例

术语概念编码	术语概念名称
01.0.0	症状和体征
01.1.0	西医症状和体征
01.1.14801	按方法划分的发现
01.1.42267	酶活动发现
01.1.4840	临床病史和观察的发现
01.1.1857	伤口发现
01.1.16830	本人或病史提供者报告的发现
01.1.17574	与生理物质相关的发现
01.1.14278	按部位划分的发现
01.1.18775	发绀
01.1.41841	分级发现
01.1.15483	发现结石

续表

术语概念编码	术语概念名称
01.1.1373	神经病学发现
01.1.17050	暴露于物理力的影响
01.1.40052	一般临床状态发现
01.1.17111	畸形
01.1.20243	肿胀
01.1.37602	体位和姿势发现
01.1.7711	水肿
01.2.0	中医症状和体征

(二)术语条目编码

中文医学术语（含中医）系统采用基于序列号方式，对术语进行编码。中文医学术语编码由 12 位固定长度的数字组成，其中最后一位数字为校验码，不包含语义信息，如图 6-4 所示。校验码计算规则为，前 11 个数字相加之和，除以 10 取余数。

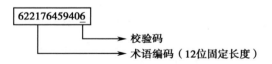

图 6-4　中文医学术语编码方法

以症状和体征分类下的"水肿"概念为例，说明术语编码以及与术语概念编码之间的关系。"水肿"概念有一个术语概念编码，为 01.1.7711| 水肿；对水肿的描述有两条，"水肿、间质水肿"，因此著录两条术语（术语概念描述），分别具有一个术语编码，为 731321059269| 水肿、72132175970| 间质水肿，如表 6-4 所示。

表 6-4　中文医学术语编码及名称示例

术语编码	术语名称	概念编码
731321059269	水肿	01.1.7711
721321759700	间质水肿	01.1.7711

(三)语义关系概念编码

为描述术语概念之间的层级关系和其他关系，中文医学术语（含中医）系统定义了 60 种语义关系。语义关系及其编码并非独立存在,而是一种特别的术语概念,这 60 种语义关系作为 60 个术语概念,是顶层分类概念"连接词"的下级概念。60 种语义关系概念和编码如表 6-5 所示。

表 6-5　中文医学术语系统语义关系概念编码及名称

概念编码	概念	概念编码	概念
26.0.734	是一个	26.0.805	主体关系语境
26.0.1054	间接设备	26.0.1049	操作设备
26.0.1044	直接操作部位	26.0.1067	有明确的症状表现
26.0.787	标本来源局部解剖学	26.0.785	标本来源识别
26.0.733	相关形态学	26.0.789	标本处理步骤
26.0.229	严重程度	26.0.138	发生
26.0.1072	有剂型	26.0.1064	有病灶
26.0.1087	测量方法	26.0.803	操作语境
26.0.808	使用物质	26.0.804	时间语境
26.0.465	在 …… 后	26.0.755	有标本
26.0.1048	间接操作部位	26.0.802	发现语境
26.0.484	侧别	26.0.1094	病理学操作
26.0.114	相关发现	26.0.820	含有效成分
26.0.399	方法	26.0.1057	有解释
26.0.1088	性质	26.0.1144	发现方法
26.0.1089	接受者分类	26.0.798	使用进入设备
26.0.1092	标本物质	26.0.797	使用设备
26.0.1157	发现通知者	26.0.915	临床进程
26.0.409	进入	26.0.1066	操作部位
26.0.799	使用能源	26.0.1091	标度类型
26.0.324	导致因素	26.0.1148	给药途径
26.0.493	优先级	26.0.1135	外科进路
26.0.195	阵发性	26.0.200	修订状态
26.0.1065	有意图	26.0.964	消息主体

续表

概念编码	概念	概念编码	概念
26.0.828	由于	26.0.1046	相关操作
26.0.1059	直接设备	26.0.1060	解释了
26.0.283	成分	26.0.1058	发现部位
26.0.7951	标本来源形态学	26.0.812	……的部分
26.0.843	与……相关	26.0.1050	操作形态学
26.0.1063	直接物质	26.0.1093	时间方面

术语概念之间的上下级关系是一种语义关系,其概念编码为"26.0.734| 是一个"。以顶层分类概念"症状和体征"分类下的术语概念"水肿"为例,从顶层分类概念向下,所涉及的术语概念分别为:01.0.0| 症状和体征→ 01.1.0| 西医症状和体征→ 01.1.7711| 水肿。在中文医学术语(含中医)系统中有两条记录,从而实现了术语概念层级的描述和记录,如表6-6所示。

(1)01.0.0| 症状和体征 +01.1.0| 西医症状和体征 +26.0.734| 是一个。

(2)01.1.0| 西医症状和体征 +01.1.7711| 水肿 +26.0.734| 是一个。

表 6-6 中文医学术语概念归属关系示例

概念 1 编码	概念 1 名	概念 2 编码	概念 2 名	关系编码	关系名
01.0.0	症状和体征	01.1.0	西医症状和体征	26.0.734	是一个
01.1.0	西医症状和体征	01.1.7711	水肿	26.0.734	是一个

第三节 概念与术语的命名

一、基于全国科学技术名词审定委员会审定命名

全国科学技术名词审定委员会(原称"全国自然科学名词审定委员会")是经国务院批准成立,由科学技术部和中国科学院共同领导、中国科学院代管的全国性机构。依照国务院在国函〔1987〕142 号的批示,国务院授权全国科学技术名词审定委员会审定、公布各学科名词,经其审定的科学技术名词具有权威性和约束力,全国各科研、教学、生产、经营、新闻出版等单位应遵照使用。

全国科学技术名词审定委员会审定发布的医疗健康领域名词相关书目,包括《阿尔茨海默病名词》《肠外肠内营养学名词》《地方病学名词》《动物学名词》《放射医学与防护名词》《呼吸病学名词》《核医学名词》《精神医学名词》《计划生育名词》《结核病学名词》《老年医学名词》《泌尿外科学名词》《免疫学名词》《全科医学与社区卫生名词》《人体解剖学名词(第二版)》《生理学名词》《烧伤学名词》《生物化学与分子生物学名词》《生物物理学名词(第二版)》《物理医学与康复名词》《微生物学名词(第二版)》《心理学名词(第二版)》《显微外科学名词》《细胞生物学名词(第二版)》《医学美学与美容医学名词》《遗传学名词(第二版)》《运动医学名词》《中医药学名词》《组织学与胚胎学名词(第二版)》。

基于全国科学技术名词审定委员会制定的科技名词定名原则,对术语概念进行命名,名词取自委员会审定发布的医疗健康领域名词相关书目。对于未包含在审定名词范围的概念或同义词,命名遵循全国科学技术名词审定委员会建议的原则。

(1)贯彻单义性原则:一个概念仅确定一个与之相对应的规范的中文名称。一个概念有多个名称时,应确定一个名称为正名(规范名),其他为同义词。同义词主要包括“全称”“简称”“又称”“俗称”“曾称”。其含义分别为:正名——公布的规范名;全称、简称——与正名等效使用的名词;又称——非推荐名,特殊情况下允许定一个“又称”,只在一定范围内使用;俗称——非学术用语;曾称——已淘汰的旧名称。多个概念使用同一个名称时,应根据不同的概念分别确定不同名称,以客观、准确地表达概念。

(2)贯彻科学性原则:定名应当准确表达单个概念的科学内涵和本质属性。定名应当注重其学术性,尽量避免借用生活用语。对不科学的、易引起概念混乱的名词应予以纠正。遵从系统性、简明性、民族性、国际性和约定俗成等原则。①系统性:同一概念体系的名称,应体现逻辑相关性。基本概念名称确定后,其派生概念、复合概念的名称应与之相对应。②简明性:定名要易懂、易记、易读、简洁,使用方便,避免生僻字。③民族性:定名时,应考虑我国文化特色和中文医学名词特性。尽量采用具有我国特色的医学名词。外来医学名词进入汉语,意译为主,适当采用音译,尽量不造新字。④国际性:定名时应与国际上通行的名词在概念上保持一致,以利于国际交流。⑤约定俗成:对应用面较广、沿用已久、已在社会上广为流传的名词,即使科学性稍弱,也可保留,不轻易改动,以免引起新的混乱。当科学性、系统性、简明性、民族性、国际性和约定俗成等原则无法同时兼顾时,须仔细研究,综合考虑,合理定名。

(3)坚持协调一致原则:当同一概念在不同学科中的名称不一致时,应根据“副科尊重主科”的原则统一定名。同一概念在不同学科中名称不一致,且这几个学科不易分清主、副科关系,有关学科名词分委员会应互相协调,统一定名。当同一个概念在不同学科中存在多个名称,确实不宜统一为一个名称,作为特殊情况允许分别定名,互为又称。定名在原则上应同国内已公布的有关术语标准协调一致。出现不一致时,应充分协商、慎重定名。以外国科学家人名(外国地名)命名的医学名词要按照全国科技名词委外国科学家译名协调委员会制定的原则协调统一,基本原则是“名从主人,遵照规范,约定俗成,副科尊重主科”。

二、基于国家卫生健康委审定命名

为实现医疗服务规范化标准化管理,全面推进病案首页书写规范、疾病分类与代码、手术操作分类与代码、医学名词术语"四统一"工作,国家卫健委组织制定了《常用临床医学名词(2019年版)》。按照国家卫生健康委员会拟定的《医疗机构诊疗科目名录》划分专业,在同一专业下按照疾病诊断、症状体征(即就诊原因)、手术操作和临床检查归集规范名词。

国家卫健委审定的常用临床医学名词覆盖了30个专业,包括:眼科、耳鼻喉科、口腔科、急诊科、心内科、呼吸内科、消化内科、神经内科、肾内科、内分泌科、血液科、普外科、神经外科、胸外科、心血管外科、泌尿外科、骨科、整形外科、烧伤科、小儿外科、肿瘤科、放射治疗科、妇科、产科、新生儿科、皮肤科、精神科、康复科、职业病与中毒科、感染科。其中,收录了共计42 000余个常用医学名词,每一名词包括中文正名、英文名、中文又称和曾称。在《常用临床医学名词(2019年版)》中,一个概念确定一个名称作为正名。正名的异名冠以"又称"(目前允许使用的非规范名词)、"曾称"(已淘汰的旧名)。一个名词有多个又称、曾称时,各词之间用","分开。正名后系与该词概念相对应的英文名。一个中文名对应多个英文同义词时,英文词之间用","分开。各专业名词按正名的汉语拼音顺序排列,[又称]后的名词标注"△",[曾称]后的名词标注"*"。

第四节　术语著录方法与示例

一、概念体系构建示例

为更加清晰地展示前文描述的术语模型和概念体系,举例详述术语著录实例。以高血压及高血压性肾病术语的建设为例,复用、整合已有术语标准相关概念类为主要构建方式,辅以概念调整、术语上下级关系调整、术语移动、术语删除等操作进行调整重构。

1.概念的增加　在术语的使用过程中会遇到找不到的术语,如具有中国特色的术语,高血压分级、分层,医学不断进步也会不断有新病种的增加等。

2.概念首选词的评估和确认　有些概念可能同义词是普遍能接受的,首选词反而是不常用的。

高血压及高血压性肾病的下级疾病术语条目最终包含了137个概念、280个术语(含同义词)。高血压的下级术语中,部分术语有两个或两个以上的父级术语,例如,"实质性肾性高血压"的父级术语为"肾性高血压"以及"高血压性肾病",如表6-7所示。

表 6-7　高血压及高血压性肾病的概念树

序号	术语编码	术语名词	父级术语名称
1	02.1.78186	高血压	全身性动脉发现
2	02.1.46886	良性高血压	高血压
3	02.1.69137	良性原发性高血压	良性高血压
4	02.1.85190	产科范围的良性原发性高血压	良性原发性高血压
5	02.1.75346	妊娠期良性原发性高血压	产科范围的良性原发性高血压
6	02.1.75882	产褥期并发良性原发性高血压	产科范围的良性原发性高血压
7	02.1.84911	分娩期并发良性原发性高血压	产科范围的良性原发性高血压
8	02.1.97994	良性继发性高血压	良性高血压
9	02.1.89293	良性继发性肾血管性高血压	良性继发性高血压
10	02.1.73154	阵发性高血压	高血压
11	02.1.78097	继发性高血压	高血压
12	02.1.77124	肾性高血压	继发性高血压
13	02.1.73563	肾硬化伴高血压	肾性高血压
14	02.1.85398	实质性肾性高血压	肾性高血压
15	02.1.54038	产科范围高血压继发于肾脏病	肾性高血压
16	02.1.74774	高血压继发于肾脏疾病并发症	产科范围高血压继发于肾脏病
17	02.1.79381	产褥期高血压继发于肾病	产科范围高血压继发于肾脏病
18	02.1.82059	妊娠期高血压继发于肾脏病	产科范围高血压继发于肾脏病
19	02.1.70381	肾血管性高血压	肾性高血压
20	02.1.80820	肾动脉性高血压	肾血管性高血压
21	02.1.89293	良性继发性肾血管性高血压	肾血管性高血压
22	02.1.71751	Goldblatt 高血压	肾血管性高血压
23	02.1.97993	恶性继发性肾血管性高血压	肾血管性高血压
24	02.1.83654	内分泌性高血压	继发性高血压
25	02.1.87290	继发性舒张期高血压	继发性高血压
26	02.1.90409	恶性继发性高血压	继发性高血压
27	02.1.97993	恶性继发性肾血管性高血压	恶性继发性高血压

序号	术语编码	术语名词	父级术语名称
28	02.1.97994	良性继发性高血压	继发性高血压
29	02.1.97374	高血压继发于内分泌紊乱	继发性高血压
30	02.1.97375	高血压继发于药物	继发性高血压
31	02.1.94794	口服避孕药丸致高血压	高血压继发于药物
32	02.1.105135	妊娠、分娩和产褥期合并既往继发性高血压	继发性高血压
33	02.1.137370	移植相关高血压	继发性高血压
34	02.1.132195	高血压继发于肾移植	移植相关高血压
35	02.1.78310	高血压性肾疾病	高血压
36	02.1.75331	良性高血压性肾疾病	高血压性肾疾病
37	02.1.82221	良性小动脉肾硬化	良性高血压性肾疾病
38	02.1.86635	良性高血压性心脏和肾疾病	良性高血压性肾疾病
39	02.1.73563	肾硬化伴高血压	高血压性肾疾病
40	02.1.70993	小动脉性肾炎	高血压性肾疾病
41	02.1.78463	肾硬化症	高血压性肾疾病
42	02.1.89067	小动脉性肾硬化	肾硬化症
43	02.1.82221	良性小动脉肾硬化	小动脉性肾硬化
44	02.1.87208	恶性小动脉肾硬化	小动脉性肾硬化
45	02.1.80820	肾动脉性高血压	高血压性肾疾病
46	02.1.82800	高血压性肾衰竭	高血压性肾疾病
47	02.1.85398	实质性肾性高血压	高血压性肾疾病
48	02.1.88431	恶性高血压性肾疾病	高血压性肾疾病
49	02.1.86092	恶性高血压性心脏和肾脏病	恶性高血压性肾疾病
50	02.1.87208	恶性小动脉肾硬化	恶性高血压性肾疾病
51	02.1.84682	产科范围高血压性肾脏病	高血压性肾疾病
52	02.1.83862	分娩期并发高血压性肾脏病	产科范围高血压性肾脏病
53	02.1.72663	分娩期并发高血压性心脏和肾脏病	分娩期并发高血压性肾脏病

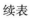

续表

序号	术语编码	术语名词	父级术语名称
54	02.1.84920	产褥期并发高血压性肾脏病	产科范围高血压性肾脏病
55	02.1.85295	妊娠期并发高血压性肾脏病	产科范围高血压性肾脏病
56	02.1.88184	慢性高血压性尿毒症	高血压性肾疾病
57	02.1.89156	高血压性心脏和肾脏疾病	高血压性肾疾病
58	02.1.77801	心血管肾疾病	高血压性心脏和肾脏疾病
59	02.1.80252	产科范围高血压性心脏和肾脏病	高血压性心脏和肾脏疾病
60	02.1.72663	分娩期并发高血压性心脏和肾脏病	产科范围高血压性心脏和肾脏病
61	02.1.59873	产褥期并发高血压性心脏和肾脏病	产科范围高血压性心脏和肾脏病
62	02.1.75377	妊娠期并发高血压性心脏和肾脏病	产科范围高血压性心脏和肾脏病
63	02.1.86635	良性高血压性心脏和肾脏病	高血压性心脏和肾脏疾病
64	02.1.86092	恶性高血压性心脏和肾脏病	高血压性心脏和肾脏疾病
65	02.1.98929	高血压性心脏和肾脏疾病伴充血性心力衰竭	高血压性心脏和肾脏疾病
66	02.1.98930	高血压性心脏和肾脏疾病伴肾衰竭	高血压性心脏和肾脏疾病
67	02.1.103207	高血压性心脏和肾脏疾病伴充血性心力衰竭和肾衰竭	高血压性心脏和肾脏疾病
68	02.1.102116	妊娠、分娩和产褥期合并既往高血压性心脏和肾脏疾病	高血压性心脏和肾脏疾病
69	02.1.97072	高血压肾病伴肾衰竭	高血压性肾疾病
70	02.1.101894	妊娠、分娩和产褥期并发肾实质性高血压	高血压性肾疾病
71	02.1.101895	妊娠、分娩和产褥期并发肾实质性高血压 - 已分娩	妊娠、分娩和产褥期并发肾实质性高血压
72	02.1.103943	妊娠、分娩和产褥期并发肾实质性高血压 - 已分娩伴产后并发症	妊娠、分娩和产褥期并发肾实质性高血压
73	02.1.98577	妊娠、分娩和产褥期并发肾实质性高血压 - 未分娩	妊娠、分娩和产褥期并发肾实质性高血压
74	02.1.98578	妊娠、分娩和产褥期并发肾实质性高血压伴产后并发症	妊娠、分娩和产褥期并发肾实质性高血压
75	02.1.82607	舒张期高血压	高血压

序号	术语编码	术语名词	父级术语名称
76	02.1.83848	持续性舒张期高血压	舒张期高血压
77	02.1.85872	不稳定舒张期高血压	舒张期高血压
78	02.1.87290	继发性舒张期高血压	舒张期高血压
79	02.1.81673	妊娠诱发的高血压	高血压
80	02.1.72822	妊娠毒血症	妊娠诱发的高血压
81	02.1.73407	产褥期并发慢性高血压	妊娠诱发的高血压
82	02.1.79393	妊娠期慢性高血压	妊娠诱发的高血压
83	02.1.101894	妊娠、分娩和产褥期并发肾实质性高血压	妊娠诱发的高血压
84	02.1.96413	子痫前期或子痫伴既往高血压	妊娠诱发的高血压
85	02.1.96414	子痫前期或子痫伴既往高血压 - 已分娩	子痫前期或子痫伴既往高血压
86	02.1.100129	子痫前期或子痫伴既往高血压 - 已分娩伴产后并发症	子痫前期或子痫伴既往高血压
87	02.1.100130	子痫前期或子痫伴既往高血压 - 未分娩	子痫前期或子痫伴既往高血压
88	02.1.99466	子痫前期或子痫伴既往高血压伴产后并发症	子痫前期或子痫伴既往高血压
89	02.1.104942	妊娠期中度蛋白尿性高血压	妊娠诱发的高血压
90	02.1.53658	即将发生子痫	妊娠诱发的高血压
91	02.1.69434	非蛋白尿性妊娠期高血压	妊娠诱发的高血压
92	02.1.53903	妊娠期短暂性高血压	非蛋白尿性妊娠期高血压
93	02.1.98579	妊娠期短暂性高血压 - 已分娩	妊娠期短暂性高血压
94	02.1.98149	妊娠期短暂性高血压 - 已分娩伴产后并发症	妊娠期短暂性高血压
95	02.1.98150	妊娠期短暂性高血压 - 未分娩	妊娠期短暂性高血压
96	02.1.98151	妊娠期短暂性高血压伴产后并发症	妊娠期短暂性高血压
97	02.1.133884	先兆子痫	妊娠诱发的高血压
98	02.1.78901	轻度先兆子痫	先兆子痫

续表

序号	术语编码	术语名词	父级术语名称
99	02.1.84779	重度先兆子痫	先兆子痫
100	02.1.92490	HELLP 综合征	重度先兆子痫
101	02.1.100861	重度子痫前期 - 已分娩	重度先兆子痫
102	02.1.96165	重度子痫前期 - 已分娩伴产后并发症	重度先兆子痫
103	02.1.96166	重度子痫前期 - 未分娩	重度先兆子痫
104	02.1.96167	重度子痫前期伴产后并发症	重度先兆子痫
105	02.1.85870	先兆子痫加入已存高血压	先兆子痫
106	02.1.79753	高血压性脑病	高血压
107	02.1.79034	暂时性高血压	高血压
108	02.1.84868	收缩期高血压	高血压
109	02.1.132191	收缩期原发性高血压	收缩期高血压
110	02.1.83323	特发性高血压	高血压
111	02.1.69137	良性原发性高血压	特发性高血压
112	02.1.85190	产科范围的良性原发性高血压	良性原发性高血压
113	02.1.75346	妊娠期良性原发性高血压	产科范围的良性原发性高血压
114	02.1.75882	产褥期并发良性原发性高血压	产科范围的良性原发性高血压
115	02.1.84911	分娩期并发良性原发性高血压	产科范围的良性原发性高血压
116	02.1.76174	高肾素原发性高血压	特发性高血压
117	02.1.82265	低肾素原发性高血压	特发性高血压
118	02.1.85960	产科范围原发性高血压	特发性高血压
119	02.1.92781	产褥期并发原发性高血压	产科范围原发性高血压
120	02.1.75882	产褥期并发良性原发性高血压	产褥期并发原发性高血压
121	02.1.75115	生产期间原发性高血压并发症	产科范围原发性高血压
122	02.1.84911	分娩期并发良性原发性高血压	生产期间原发性高血压并发症
123	02.1.85190	产科范围的良性原发性高血压	产科范围原发性高血压
124	02.1.75346	妊娠期良性原发性高血压	产科范围的良性原发性高血压

序号	术语编码	术语名词	父级术语名称
125	02.1.75882	产褥期并发良性原发性高血压	产科范围的良性原发性高血压
126	02.1.84911	分娩期并发良性原发性高血压	产科范围的良性原发性高血压
127	02.1.87314	妊娠期并发原发性高血压	产科范围原发性高血压
128	02.1.75346	妊娠期良性原发性高血压	妊娠期并发原发性高血压
129	02.1.88420	恶性原发性高血压	特发性高血压
130	02.1.131639	不稳定性原发性高血压	特发性高血压
131	02.1.132191	收缩期原发性高血压	特发性高血压
132	02.1.82259	高血压性发作	高血压
133	02.1.84296	子痫加原有的高血压	高血压
134	02.1.83735	恶性高血压	高血压
135	02.1.88420	恶性原发性高血压	恶性高血压
136	02.1.88009	产科范围恶性高血压	恶性高血压
137	02.1.46874	恶性高血压并发症	产科范围恶性高血压
138	02.1.75318	产褥期恶性高血压并发症	产科范围恶性高血压
139	02.1.79281	妊娠期并发恶性高血压	产科范围恶性高血压
140	02.1.90409	恶性继发性高血压	恶性高血压
141	02.1.97993	恶性继发性肾血管性高血压	恶性继发性高血压
142	02.1.89668	反跳性高血压	高血压
143	02.1.105088	妊娠、分娩和产褥期并发高血压	高血压
144	02.1.82059	妊娠期高血压继发于肾脏病	妊娠、分娩和产褥期并发高血压
145	02.1.102116	妊娠、分娩和产褥期合并既往高血压性心脏和肾脏疾病	妊娠、分娩和产褥期并发高血压
146	02.1.46823	新生儿高血压	高血压
147	02.1.59173	不稳定性高血压	高血压
148	02.1.131639	不稳定性原发性高血压	不稳定性高血压
149	02.1.79779	产科范围的高血压不伴蛋白尿和水肿	高血压

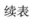

续表

序号	术语编码	术语名词	父级术语名称
150	02.1.89278	产科范围慢性高血压	产科范围的高血压不伴蛋白尿和水肿
151	02.1.90202	分娩期并发慢性高血压	产科范围慢性高血压
152	02.1.73407	产褥期并发慢性高血压	产科范围慢性高血压
153	02.1.79393	妊娠期慢性高血压	产科范围慢性高血压
154	02.1.85960	产科范围原发性高血压	产科范围的高血压不伴蛋白尿和水肿
155	02.1.92781	产褥期并发原发性高血压	产科范围原发性高血压
156	02.1.75882	产褥期并发良性原发性高血压	产褥期并发原发性高血压
157	02.1.75115	生产期间原发性高血压并发症	产科范围原发性高血压
158	02.1.84911	分娩期并发良性原发性高血压	生产期间原发性高血压并发症
159	02.1.85190	产科范围的良性原发性高血压	产科范围原发性高血压
160	02.1.75346	妊娠期良性原发性高血压	产科范围的良性原发性高血压
161	02.1.75882	产褥期并发良性原发性高血压	产科范围的良性原发性高血压
162	02.1.84911	分娩期并发良性原发性高血压	产科范围的良性原发性高血压
163	02.1.87314	妊娠期并发原发性高血压	产科范围原发性高血压
164	02.1.75346	妊娠期良性原发性高血压	妊娠期并发原发性高血压
165	02.1.88009	产科范围恶性高血压	产科范围的高血压不伴蛋白尿和水肿
166	02.1.46874	恶性高血压并发症	产科范围恶性高血压
167	02.1.75318	产褥期恶性高血压并发症	产科范围恶性高血压
168	02.1.79281	妊娠期并发恶性高血压	产科范围恶性高血压
169	02.1.92364	产科范围原有的高血压	产科范围的高血压不伴蛋白尿和水肿
170	02.1.92781	产褥期并发原发性高血压	产科范围原有的高血压
171	02.1.75882	产褥期并发良性原发性高血压	产褥期并发原发性高血压
172	02.1.75115	生产期间原发性高血压并发症	产科范围原有的高血压
173	02.1.84911	分娩期并发良性原发性高血压	生产期间原发性高血压并发症

序号	术语编码	术语名词	父级术语名称
174	02.1.78342	原有的高血压,并发于产褥期	产科范围原有的高血压
175	02.1.76194	原有的高血压,并发于分娩期	产科范围原有的高血压
176	02.1.87782	原有的高血压,并发于妊娠期	产科范围原有的高血压
177	02.1.85870	高血压并发先兆子痫	产科范围原有的高血压
178	02.1.87314	妊娠期并发原发性高血压	产科范围原有的高血压
179	02.1.75346	妊娠期良性原发性高血压	妊娠期并发原发性高血压
180	02.1.105089	妊娠、分娩和产褥期并发良性原发性高血压	产科范围原有的高血压
181	02.1.105090	妊娠、分娩和产褥期并发良性原发性高血压 - 已分娩	产科范围原有的高血压
182	02.1.101227	妊娠、分娩和产褥期并发良性原发性高血压 - 已分娩伴产后并发症	产科范围原有的高血压
183	02.1.101228	妊娠、分娩和产褥期并发良性原发性高血压 - 未分娩	产科范围原有的高血压
184	02.1.101229	妊娠、分娩和产褥期并发良性原发性高血压伴产后并发症	产科范围原有的高血压
185	02.1.102114	妊娠、分娩和产褥期合并既往高血压	产科范围原有的高血压
186	02.1.54038	产科范围高血压继发于肾脏病	产科范围的高血压不伴蛋白尿和水肿
187	02.1.74774	高血压继发于肾脏疾病并发症和 / 或生产期间护理原因	产科范围高血压继发于肾脏病
188	02.1.79381	产褥期高血压继发于肾脏病	产科范围高血压继发于肾脏病
189	02.1.82059	妊娠期高血压继发于肾脏病	产科范围高血压继发于肾脏病
190	02.1.69474	妊娠期高血压	产科范围的高血压不伴蛋白尿和水肿
191	02.1.134434	高血压伴蛋白尿	高血压
192	02.1.137491	劳力性高血压	高血压
193	02.1.137681	高血压急症	高血压
194	02.1.137969	高血压 2 级	高血压

续表

序号	术语编码	术语名词	父级术语名称
195	02.1.137970	高血压 1 级	高血压
196	02.1.137971	高血压 3 级	高血压

二、同义词添加和编码示例

以"高血压"术语的同义词为例,说明同义词开发。高血压术语的同义词有:HTN、BP、BP+、HT、HBP、高血压症、全身动脉、高血压性血管变性、高血压性血管病、高血压、全身动脉性高血压、血压升高。

1. **概念同义词的增加**　同义词主要是便于检索使用的,可以根据医生的书写习惯适当增加缩略语、常用词等,如高血压病简称高血压、HT、HTN 等;

2. **概念同义词的删除**　在创作中文临床医学术语时,如果从英文术语翻译而来,符合英文书写习惯产生的同义词需要进行删除,如高血压的多个英文描述 hypertensive disorder、high blood pressure disorder、hypertensive disease 等。

根据该术语概念的层级结构,采用基于分类和序列号相结合的方式,对术语概念进行编码。以"高血压"为例,其在疾病→西医疾病下,即编码为 02.1.78186。采用基于序列号方式,由 12 位固定长度的数字组成,其中最后一位数字为校验码,不包含语义信息,如表 6-8 所示。校验码计算规则为,前 11 个数字相加之和,除以 10 取余数。

表 6-8　术语编码示例

术语编码	类型	术语名称	概念编码
98903665985	首选词	高血压	02.1.78186
66158295999	同义词	HT	02.1.78186
89461565948	同义词	HTN	02.1.78186
84397245901	同义词	高血压症,全身动脉	02.1.78186
40649305958	同义词	高血压病	02.1.78186
44639365967	同义词	高血压性血管变性	02.1.78186
63158255986	同义词	HBP	02.1.78186
41659375904	同义词	高血压性血管病	02.1.78186
69158325922	同义词	全身动脉性高血压	02.1.78186
63158335996	同义词	BP	02.1.78186

续表

术语编码	类型	术语名称	概念编码
61158275964	同义词	BP+	02.1.78186
65158315963	同义词	血压升高	02.1.78186

三、语义关系添加示例

术语纳入整个术语体系中需与其他术语建立语义关系,以"高血压"为例,作为一个疾病,围绕其发现部位、症状表现、严重程度、临床进程及相关疾病等方面建立语义关系,语义关系的计算机存储方式为三元组。对示例"高血压"的语义关系使用三元组进行描述,如表6-9所示。

表6-9 语义关系添加示例

概念1编码	概念1	概念2编码	概念2	语义关系编码	语义关系
07.1.8881	全身性动脉结构	02.1.78186	高血压	26.0.1058	发现部位
01.1.17920	血压增高	02.1.78186	高血压	26.0.1067	有明确的症状表现
21.2.4060	严重程度	02.1.78186	高血压	26.0.229	严重程度
21.2.4919	过程	02.1.78186	高血压	26.0.915	临床进程
21.2.5250	发作性	02.1.78186	高血压	26.0.195	阵发性
02.1.78186	高血压	02.1.82491	高血压性心力衰竭	26.0.843	与 …… 相关
02.1.78186	高血压	02.1.87365	良性高血压性心脏病不伴充血性心力衰竭	26.0.843	与 …… 相关
02.1.78186	高血压	02.1.72663	分娩期并发高血压性心脏和肾脏病和 / 或作为求医的原因	26.0.843	与 …… 相关
02.1.78186	高血压	02.1.87233	良性高血压性心脏病伴充血性心力衰竭	26.0.843	与 …… 相关
02.1.78186	高血压	02.1.80695	产褥期并发高血压性心脏病和 / 或作为求医的原因	26.0.843	与 …… 相关

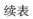

续表

概念 1 编码	概念 1	概念 2 编码	概念 2	语义关系编码	语义关系
02.1.78186	高血压	23.0.8249	疑似高血压	26.0.114	相关发现
02.1.78186	高血压	02.1.78179	良性高血压性心脏病	26.0.843	与 …… 相关
02.1.78186	高血压	02.1.132690	高血压性左心室肥厚	26.0.843	与 …… 相关
02.1.78186	高血压	02.1.50625	高血压性腿部溃疡	26.0.828	由于
02.1.78186	高血压	02.1.82873	高血压性心脏病不伴充血性心力衰竭	26.0.843	与 …… 相关
02.1.78186	高血压	02.1.97070	良性高血压性心脏病不伴充血性心力衰竭	26.0.843	与 …… 相关
02.1.78186	高血压	23.0.1399	无高血压家族史	26.0.114	相关发现
02.1.78186	高血压	02.1.75377	妊娠期并发高血压性心脏和肾脏病和 / 或作为求医的原因	26.0.843	与 …… 相关
02.1.78186	高血压	02.1.97071	良性高血压性心脏病伴充血性心力衰竭	26.0.843	与 …… 相关
02.1.78186	高血压	04.1.30448	高血压教育	26.0.1064	有病灶
02.1.78186	高血压	02.1.105948	心脏扩大 - 高血压	26.0.828	由于
02.1.78186	高血压	02.1.83234	分娩期并发高血压性心脏病和 / 或作为求医的原因	26.0.843	与 …… 相关
02.1.78186	高血压	02.1.86909	高血压性心脏病	26.0.843	与 …… 相关
02.1.78186	高血压	02.1.95323	高血压缺血性溃疡	26.0.828	由于
02.1.78186	高血压	02.1.102115	妊娠、分娩和产褥期合并既往高血压性心脏病	26.0.843	与 …… 相关
02.1.78186	高血压	02.1.102116	妊娠、分娩和产褥期合并既往高血压性心脏和肾脏疾病	26.0.843	与 …… 相关
02.1.78186	高血压	02.1.80252	产科范围高血压性心脏和肾脏病	26.0.843	与 …… 相关
02.1.78186	高血压	02.1.84155	恶性高血压性心脏病	26.0.843	与 …… 相关

概念 1 编码	概念 1	概念 2 编码	概念 2	语义关系编码	语义关系
02.1.78186	高血压	02.1.76846	妊娠期并发高血压性心脏病和 / 或作为就医的原因	26.0.843	与 …… 相关
02.1.78186	高血压	04.1.41487	高血压筛查	26.0.1064	有病灶
02.1.78186	高血压	02.1.135770	高血压性脉络膜病	26.0.843	与 …… 相关
02.1.78186	高血压	02.1.86092	恶性高血压性心脏和肾脏病	26.0.843	与 …… 相关
02.1.78186	高血压	02.1.59873	产褥期并发高血压性心脏和肾脏病和 / 或作为求医的原因	26.0.843	与 …… 相关
02.1.78186	高血压	02.1.77801	心血管肾疾病	26.0.843	与 …… 相关
02.1.78186	高血压	02.1.89156	高血压性心脏和肾脏疾病	26.0.843	与 …… 相关
02.1.78186	高血压	23.0.1214	FH:高血压	26.0.114	相关发现
02.1.78186	高血压	02.1.87224	产科范围高血压性心脏病	26.0.843	与 …… 相关
02.1.78186	高血压	02.1.94256	恶性高血压性心脏病伴充血性心力衰竭	26.0.843	与 …… 相关
02.1.78186	高血压	02.1.136102	高血压性视神经病变	26.0.843	与 …… 相关
02.1.78186	高血压	02.1.103207	高血压心脏和肾脏疾病伴充血性心力衰竭和肾衰竭	26.0.843	与 …… 相关
02.1.78186	高血压	02.1.79458	恶性高血压性心脏病不伴充血性心力衰竭	26.0.843	与 …… 相关
02.1.78186	高血压	02.1.78417	高血压性心脏病伴充血性心力衰竭	26.0.843	与 …… 相关
02.1.78186	高血压	02.1.98930	高血压心脏和肾脏疾病伴肾衰竭	26.0.843	与 …… 相关
02.1.78186	高血压	02.1.86635	良性高血压心脏和肾脏病	26.0.843	与 …… 相关

续表

概念 1 编码	概念 1	概念 2 编码	概念 2	语义关系 编码	语义关系
02.1.78186	高血压	04.1.74611	高血压相关生活方式 教育	26.0.1064	有病灶
02.1.78186	高血压	02.1.98929	高血压心脏和肾脏病 伴充血性心力衰竭	26.0.843	与 …… 相关
02.1.78186	高血压	23.0.7663	血压读数升高不伴高 血压诊断	26.0.114	相关发现
02.1.78186	高血压	23.0.1224	H/O:高血压	26.0.114	相关发现

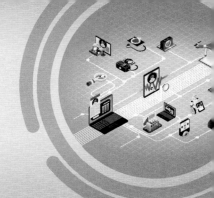

第七章

中文医学术语(含中医)集

中文医学术语(含中医)分 28 个顶级分类概念和 33 个亚类概念,涵盖了症状和体征、疾病、治疗、生理结构与功能系统、药物、器械、标本、实验室操作、有机体、环境与定位等术语分类;为服务中医药信息化,还涵盖了中医症状和体征、中医疾病、中医证候、中药等术语分类;涵盖了生物医学相关的细胞、表型等术语分类。截至目前,中文医学术语(含中医)集已编著传统医学和现代医学领域的 65 万个医学概念、80 万条术语。

中文医学术语(含中医)系统构建,并非全部从头创建新的术语集,因为许多术语集已经被应用于观察性数据的交换共享中,新词汇的构建和维护过程较为复杂,且需要投入大量人力。中文医学术语(含中医)集在编著过程中,面向 28 个顶级分类概念,基于术语语料库抽取与著录了一些术语概念和术语同义词,概念与术语命名参照国家卫健委医政医管局发布的《常用临床医学名词(2019 版)》。

中文医学术语(含中医)集对已发布的卫生信息标准进行了融合,这些术语标准包括 T/CHIA 001—2017《手术、操作分类与代码》、WS/T 778—2021《药品代码标准》、《国家基本药物目录》、GB/T 14396—2016《疾病分类与代码》等。

第一节　症状和体征

一、分类介绍

症状和体征,指诊疗过程中使用的按照医学体系描述的术语,由疾病或其他病理现象引起的身体或精神上的异常状态,以及患者自身感觉的和医生通过视、触、叩、听发现的异常现象。

疾病过程中机体内的一系列功能、代谢和形态结构异常变化所引起的患者主观上的异常感觉或某些客观病态改变称为症状（symptom）。"症状"是患者自己向医生陈述（或别人代述）的痛苦表现，如头痛、腹痛、鼻塞、恶心、呕吐等。"体征"是生理学、医学用语，指医生检查患者时所发现的异常变化，是具有诊断意义的证候，如生命体征，包括体温、脉搏、呼吸、血压等；右下腹麦氏点反跳痛是诊断阑尾炎的阳性体征；角弓反张、颈项强直是诊断破伤风的阳性体征。

症状和体征类术语主要应用于：

（1）主诉症状名称的描述；

（2）现病史中对当前疾病名称、症状名称、检查检验结果描述；

（3）婚育史、月经史、个人史问诊结果描述；

（4）体格检查的结果描述；

（5）专科检查、检验及评估的结果描述；

（6）辅助检查、检验及评估的结果描述。

二、主要内容

（一）西医症状和体征主要内容

西医症状和体征主要内容见表 7-1。

表 7-1　西医症状和体征主要内容

编码	术语概念	说明
01.1.1073	胎儿发现	胎儿正常，胎儿不可见，胎儿未见，胎儿问题，胎儿可见，胎儿生长发现，胎心发现，胎儿体征，胎儿产前状态，孕早期，胎儿先露发现
01.1.1373	神经病学发现	神经系统正常，神经系统问题，全身旋转时前庭 - 动眼输入，中枢神经系统发现，反应时间延迟发现，感觉神经系统发现，正常闭眼直线步行试验，异常外侧共轭凝视，异常闭眼直线步行试验，多种中枢神经系统（CNS）体征和症状
01.1.14278	按部位划分的发现	胎儿正常，胎儿问题，诱发电位发现，非胰脏肠道激素分泌亢进，胎儿部分辨别异常，表现在多胎妊娠，GHRH 异位分泌导致肢端肥大症，先露部分能够充分扩张宫颈，先露部分无法充分扩张宫颈，先露部分紧贴宫颈
01.1.14801	按方法划分的发现	病史发现，特指的检查发现，视诊发现（简单观察），触诊发现，听诊发现，叩诊发现
01.1.15483	发现结石	小肠结石，龈下牙石，结合牙，肝结石，涎石病，泪小管发炎伴钙化，造口形成结石，牙石，石化胎块，肺石病

编码	术语概念	说明
01.1.16353	行政管理状态	转诊状态,患者数据状态,标本管理发现,同意状态,通知状态,安全带免除状态,特殊检查状态,预防状态,治疗原因,就诊频率
01.1.16830	本人或病史提供者报告的发现	眼和/或睑症状,多种症状,咀嚼症状,耳分泌物症状,乳房肿块症状,主观性耳鸣,未特指的腹部症状,相关的症状,胰腺症状,经前期症状
01.1.17050	暴露于物理力的影响	牵引性骨突炎,声强度诱导的眼球震颤,噪声诱发的永久性听觉阈值移位,视网膜光凝固烧伤,Valsalva 视网膜病,噪声诱发暂时性听觉阈值移位,减压病Ⅱ型,减压病Ⅰ型,光变态反应,创伤性脊椎病
01.1.17111	畸形	先天畸形,胸部畸形,骨畸形,颈部畸形,耳廓畸形,脐带过长,牙弓长度过长,后天性头部畸形,继发性牙弓长度减少,齿龈边缘内卷
01.1.17574	与生理物质相关的发现	生理物质数量异常,生理物质结构异常
01.1.18109	黄疸	
01.1.1857	伤口发现	伤口感觉发现,伤口清洁度发现,伤口湿度发现,伤口愈合发现,女性会阴部擦伤,伤口压痛,伤口流出物发现,创口裂开,玻璃体基底部撕裂,伤口
01.1.18775	发绀	皮肤发绀,周围发绀,新生儿发绀,局部发绀
01.1.19990	药物作用	药物作用缺乏,治疗药物效应,免疫影响,药物作用增加,药物作用相反,药物作用延长,药物作用减少,化学疗法效应,药物作用缩短
01.1.20243	肿胀	红肿,象皮肿,身体结构肿大发现,浅表肿胀、肿大,咽喉充血、肿大
01.1.21220	临床分期发现	临床Ⅲ期,临床Ⅳ期,临床Ⅰ期,临床Ⅱ期
01.1.28594	不良事件结果分类	不良事件造成死亡,不良事件造成潜在性永久残疾损害,不良事件造成潜在性永久非残疾损害,一过性异常伴完全康复,一过性异常患者未注意
01.1.37602	体位和姿势发现	姿势发现,体位发现
01.1.38249	预后发现	预后不良,预后好,预后可疑,条件预后,预后尚可,预后谨慎
01.1.40052	一般临床状态发现	代偿,创伤遇难者,操作后状态发现,濒临危险-发现,脑干死亡标准,疾病相关状态,对传染正常易感性,对传染异常易感性,身体残疾和/或衰竭状态,传染易感性减低

续表

编码	术语概念	说明
01.1.4167	红斑	黏膜红斑,声门上红斑,口腔红斑性念珠菌病,注射部位红斑,皮肤红斑,眶周红斑,尿诱发接触性皮炎,牙龈红斑,原发性红斑,慢性红斑
01.1.41841	分级发现	美国麻醉医师协会分级发现,细胞核分级发现,等级尚不明确,组织学分级发现,诺丁汉联合分级发现
01.1.42267	酶活动发现	细胞色素 P450 酶活性发现
01.1.44469	丘疹	丘疹样湿疹伴乳头水肿排除,多形性光疹,秘鲁疣,汗腺孔周围炎,皮肤丘疹,丘疹型玫瑰痤疮,痛性色素沉着性压迫性丘疹,Mibelli 血管角皮瘤
01.1.44828	评估发现	狼疮抗体存在,蔗糖耐受性,皮肤病学试验发现,GU 检验发现,神经电生理学发现,组织病理学发现,棘状红细胞增多,妊娠试验发现,试纸测试发现,被咬样细胞
01.1.4840	临床病史和观察的发现	功能发现,内分泌、营养和代谢发现,交流、言语和语言发现,透析发现,妊娠、分娩和产褥期发现,意识丧失,围生期发现,恢复期,心律和 / 或心率发现,麻醉发现
01.1.7711	水肿	黏膜水肿,包皮水肿,以水肿为特征的疾病,水肿 - 全身,耳道水肿,乳房水肿,宫颈水肿,指压性水肿,体位性水肿,肌肉硬性水肿

（二）中医症状和体征主要内容

中医症状和体征主要内容见表 7-2。

表 7-2 中医症状和体征主要内容

编码	术语概念	说明
01.2.0	中医症状和体征	
01.2.1	怕冷	恶寒,恶风,畏寒,寒战,背冷,阴冷,阴囊湿冷,身热肢寒,腹冷,胸中发凉,腰冷,口鼻气冷,头冷,夜热早凉,冷汗,妇人阴冷,手足厥逆
01.2.2	发热	发热,恶热,五心烦热,骨蒸,背热,足热,胸中灼热,肛门灼热,腹中灼热,腰热,胁部灼热,前阴灼热,口鼻气热,乳房灼热,头热,耳热,目眦热,两目灼热,唇热,恶寒发热,但寒不热,但热不寒,壮热,潮热,午后潮热,日晡潮热,身热夜甚,微热,寒热往来,寒热起伏,寒热如疟,小便灼热,经行发热,产后发热,小儿发热,小儿低热,小儿手足心热,身热不扬,手足心热,手背热

编码	术语概念	说明
01.2.3	汗异常	有汗,无汗,少汗,大汗,多汗,腋汗,阴汗,头汗,半身汗出,半身无汗,汗出偏沮,手足心汗,手足汗出,胸汗,自汗,盗汗,绝汗,脱汗,油汗,战汗,产后多汗,小儿多汗,汗血,黄汗,汗臭
01.2.4	疼痛	闷痛,痛无定处,剧痛,酸痛,持续痛,阵发痛,胀痛,刺痛,窜痛,痛有定处,冷痛,灼痛,绞痛,隐痛,重痛,掣痛,空痛,头目胀痛,耳痛,鼻痛,牙痛,牙龈痛,舌痛,骨痛,肩痛,臂痛,关节痛,尾闾痛,股阴痛,膝肿痛,足痛,足跟痛,乳房疼痛,颈项痛,面部疼痛,咽喉肿痛,咽喉痛,外阴肿痛,睾丸胀痛,阴痛,茎中痛痒,肛门疼痛,鼠蹊肿痛,小便涩痛,小便疼痛,头痛,头项强痛,偏头痛,目痛,眼胞瘀痛,胸痛,虚里痛,胁痛,胃痛,腹痛,脐腹痛,小腹痛,少腹痛,背痛,腰痛,腰脊痛,四肢痛,身痛,肌肤疼痛,皮肤疼痛,肌肉疼痛,乳房胀痛,经行头痛,经行身痛,经行腰痛,妊娠头痛,妊娠尿痛,妊娠腹痛,停经腹痛下血,产后腹痛,产后小便淋痛,产后腰痛,产后身痛,产后胁痛,妇人腹痛,经行目痛,经行腹痛,小儿腹痛,腿肿痛,腧穴压痛,腹痛拒按
01.2.5	头蒙	
01.2.6	头空	
01.2.7	脑鸣	
01.2.8	首如裹	
01.2.9	头重	
01.2.10	头昏	
01.2.11	头胀	
01.2.12	头晕	头晕,经行眩晕,妊娠眩晕,产后眩晕
01.2.13	畏光	
01.2.14	目涩	
01.2.15	目胀	
01.2.16	目酸	
01.2.17	流泪	
01.2.18	近视	
01.2.19	远视	

续表

编码	术语概念	说明
01.2.20	老花眼	
01.2.21	云雾移睛	
01.2.22	目昏	暴盲,夜盲,视歧,目昏,小儿青盲
01.2.23	白内障	
01.2.24	视物变形	
01.2.25	目痒	
01.2.26	目眩	
01.2.27	耳痒	
01.2.28	耳胀	耳胀,耳胀闷
01.2.29	耳鸣	
01.2.30	耳聋	耳聋,重听
01.2.31	鼻塞	
01.2.32	鼻酸	
01.2.33	鼻痒	
01.2.34	鼻干	
01.2.35	不闻香臭	
01.2.36	舌麻	
01.2.37	舌不知味	
01.2.38	舌痒	
01.2.39	唇麻	
01.2.40	牙齿酸弱	
01.2.41	咽痒	
01.2.42	咽干	
01.2.43	咽中异物感	
01.2.44	吞咽困难	吞食梗塞,吞咽困难
01.2.45	乳房胀	乳房胀,经前乳胀
01.2.46	呼吸困难	憋气,肩息,呼吸困难,喘,哮鸣

编码	术语概念	说明
01.2.47	心悸	心悸,心中憺憺大动,小儿心悸
01.2.48	心慌	
01.2.49	心悬	
01.2.50	胁部拘急	
01.2.51	气上冲心	
01.2.52	痞满	胸闷,胸胁苦满,胁胀,痞满,心下痞,腹满,妊娠心腹胀满
01.2.53	腹部悸动	心下悸,腹部悸动,脐下悸动
01.2.54	腹坠	
01.2.55	嘈杂	
01.2.56	心下支结	
01.2.57	恶心	
01.2.58	泛酸	泛酸,吞酸,吐酸
01.2.59	呕吐	上吐下泻,经行呕吐,经行吐衄,妊娠呕吐,吐血,干呕,吐蛔,小儿呕吐,呕吐,反胃,食已则吐,暮食朝吐,朝食暮吐
01.2.60	腰酸	
01.2.61	腰重	
01.2.62	腰如绳束	
01.2.63	腰胀	
01.2.64	身痒	身痒,头面瘙痒,肛门瘙痒,阴痒,经行身痒,妊娠瘙痒,阴囊瘙痒
01.2.65	身重	
01.2.66	乏力	腰膝酸软,腰膝无力,乏力
01.2.67	麻木	麻木,头皮麻木,半身麻木,四肢麻木
01.2.68	肌肉发胀	
01.2.69	肌肉酸楚	肌肉酸楚,胫酸
01.2.70	肛门重坠	

续表

编码	术语概念	说明
01.2.71	尿道溢脓	
01.2.72	多梦	
01.2.73	梦游	
01.2.74	呓语	
01.2.75	不寐	不寐,经前不寐
01.2.76	但欲寐	但欲寐,食后困顿
01.2.77	口干	口渴,渴不欲饮,口干
01.2.78	饮水则呛	
01.2.79	不渴	
01.2.80	纳呆	纳呆,纳谷不香,厌食,小儿厌食
01.2.81	食少	
01.2.82	消谷善饥	消谷善饥,妊娠消渴,小儿消渴
01.2.83	饥不欲食	
01.2.84	偏食	喜食异物,偏食,小儿异嗜
01.2.85	口辣	
01.2.86	口麻	
01.2.87	口中和	
01.2.88	口淡	
01.2.89	口苦	
01.2.90	口甜	
01.2.91	口酸	
01.2.92	口涩	
01.2.93	口咸	
01.2.94	口黏腻	
01.2.95	大便异常	大便量多,大便量少,大便秘结,腹泻,大便次数少,大便次数多,热结旁流,便溏,自利清水,完谷不化,大便干结,溏结不调,大便细,大便艰难,泻下不爽,里急,里急后重,大便不爽,后重,大便滑脱,经行泄泻,经行便血,产后大便难,初生腹泻,初生儿大便不通,小儿腹泻,便血,远血,近血,便脓血,大便夹冻,大便黏液,大便带虫,大便色绿,大便色白,大便变形,大便味臭

编码	术语概念	说明
01.2.96	小便异常	小便清长,小便不利,夜尿多,尿长,尿短,小便频数,夜间多尿,小便不通,尿后余沥,小便自利,尿急,见水欲尿,小便失禁,遗尿,妊娠小便不通,妊娠尿血,产后小便难,产后小便频数与失禁,初生儿小便不通,小儿发黄,小儿尿频,小儿遗尿,尿血,尿脓,尿中砂石,小便浑浊,小便黄赤,白浊,小儿尿白,小便夹精,小便淡黄,尿清,尿浮脂膏,小便泡沫,尿臭,小便味甜
01.2.97	善喜	
01.2.98	善忧思	
01.2.99	善疑	
01.2.100	多愁善感	
01.2.101	善悲	善悲,脏躁
01.2.102	妄想	
01.2.103	妄听妄视	
01.2.104	烦躁	急躁易怒,妊娠心烦,烦躁
01.2.105	心中懊侬	
01.2.106	善怒	
01.2.107	善恐	
01.2.108	善惊	
01.2.109	房事淡漠	
01.2.110	梦交	
01.2.111	月经异常	流产后闭经,经行不畅,经来骤止,经断复行,月经提前,月经错后,经期延长,经行先后无定期,经期缩短,月经过多,月经过少,崩漏,崩中,漏下,月经时多时少,闭经,经色浅淡,经色紫黯,经质黏稠,经质清稀,经血夹块,月经淡红,月经鲜红,月经腥臭
01.2.112	带下异常	黄带,赤白带,五色带,带下量多,带下量少,带下色白,带下色赤,带下色青,带下色黑,带下稀,带下稠,带下清,带下浊,带下味臭
01.2.113	恶露异常	恶露不下,恶露不断,恶露量少,恶露量多,恶露紫黯,恶露鲜红,恶露味臭
01.2.114	胎水肿满	

续表

编码	术语概念	说明
01.2.115	胎动不安	
01.2.116	滑胎	
01.2.117	胎萎不长	
01.2.118	胎死不下	
01.2.119	胎位不正	
01.2.120	过期不产	
01.2.121	伪胎	
01.2.122	胞衣先破	
01.2.123	胞衣不下	
01.2.124	难产	
01.2.125	乳汁自出	产后乳汁自漏,乳汁自出,闭经溢乳
01.2.126	乳汁不行	
01.2.127	不孕	
01.2.128	精液异常	精液清冷,少精,血精
01.2.129	不育	
01.2.130	不射精	
01.2.131	阳强	
01.2.132	阳痿	
01.2.133	遗精	遗精,梦遗,滑精
01.2.134	早泄	
01.2.135	不啼	
01.2.136	不乳	
01.2.137	脐湿	
01.2.138	脐疮	
01.2.139	脐出血	
01.2.140	脐突	
01.2.141	啼哭	

编码	术语概念	说明
01.2.142	健忘	
01.2.143	矢气	
01.2.144	少神	神疲,少神
01.2.145	失神	小儿痴呆,失神,目视无神,痴呆,神昏,循衣摸床,谵语,郑声,独语
01.2.146	假神	
01.2.147	神乱	神乱,发狂,发癫,痫,狂言
01.2.148	昏厥	
01.2.149	肥胖	肥胖,小儿肥胖
01.2.150	消瘦	消瘦,破䐃脱肉,脱形,身体尪羸
01.2.151	蜷卧缩足	
01.2.152	仰面伸足	
01.2.153	坐而仰首	
01.2.154	坐而俯首	
01.2.155	喜静懒动	
01.2.156	多动	
01.2.157	筋惕肉瞤	
01.2.158	囟门高突	
01.2.159	囟门下陷	
01.2.160	囟门不合	
01.2.161	毛发异常	须发早白,毛悴色夭,枕秃,毛发干枯
01.2.162	毛发脱落	毛发脱落,脱发
01.2.163	头部异常	头大,头小,方形头,头摇,头倾
01.2.164	口眼㖞斜	
01.2.165	面具脸	
01.2.166	衄血	衄血,白睛溢血,耳衄,鼻衄,齿衄,皮下出血

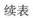

续表

编码	术语概念	说明
01.2.167	目部异常	初生目赤烂,拳毛倒睫,目赤,抱轮红赤,轮上赤豆,睑弦赤烂,白睛色青,眼眶发黑,目黄,眼生痰核,目生椒栗,胞内生肉,白睛生疮,赤脉传睛,赤膜下垂,黑睛星翳,黑睛云翳,胬肉攀睛,眼睑浮肿,胞睑肿胀,目下陷,眼窝凹陷,眼球突出,白睛鱼胞,针眼,目札,眼皮跳,目闭不开,瞳神干缺,血灌瞳神,瞳神缩小,瞳神散大,目偏视,睡眼露睛,眼睑下垂
01.2.168	耳部异常	耳赤,耳轮干枯,耳郭枯槁,耳轮发黑,耳肿,耳内流脓
01.2.169	鼻部异常	鼻孔色黑,鼻根青,鼻梁塌陷,鼻肿,鼻息肉
01.2.170	口部异常	经行口糜,小儿口疮,小儿鹅口,口唇鲜红,口唇淡白,口唇红肿,口唇青紫,唇反,唇肿,口唇焦裂,唇干,口唇湿烂,口中生疮,口疮,口糜,口颊溃烂,口张,口噤,撮口
01.2.171	牙齿异常	牙齿焦黑,齿垢,齿燥,齿介齿,牙齿浮动
01.2.172	牙龈异常	齿龈萎缩,牙龈青紫,牙龈淡白,牙龈肿,牙龈溃烂
01.2.173	咽喉异常	小儿乳蛾,悬雍下垂,咽肿,咽红,咽喉白腐,咽喉溃烂
01.2.174	颈项异常	颈粗,瘰疬,项软,颈脉动甚
01.2.175	胸廓异常	桶状胸,小儿鸡胸龟背,鸡胸
01.2.176	乳头出血	
01.2.177	乳房异常	乳房红肿,乳头破裂,乳房瘪小,乳头内陷
01.2.178	呼吸急促	呼吸急促,鼻煽,咳逆倚息
01.2.179	呼吸气粗	
01.2.180	呼吸微弱	
01.2.181	单腹胀大	
01.2.182	青筋暴露	腹露青筋,青筋暴露
01.2.183	脐漏	
01.2.184	脐内出血	
01.2.185	腰背偻俯	
01.2.186	龟背	
01.2.187	拘挛	少腹急结,妊娠下肢抽筋,拘挛,项背拘急,项强,腹筋挛急,角弓反张,四肢强直,四肢拘急,手指挛急,转筋

编码	术语概念	说明
01.2.188	抽搐	经行抽搐,妊娠痉厥,产后发痉,急惊,慢惊,抽搐,小儿抽动,颜面抽搐,口唇颤动,四肢抽搐,痉厥,瘛疭,手颤,足颤,手舞足蹈,手足蠕动
01.2.189	肌肉萎缩	四肢瘦削,肌肉萎缩
01.2.190	关节变形	关节红肿,关节变形
01.2.191	四肢不用	肢体痿废,四肢不用,步态不稳,身振摇,半身不遂,瘫痪,小儿痿证,肩不举
01.2.192	阴胀	
01.2.193	阴道出血	胎漏,产后血崩,交接出血,上环后阴道异常出血,人工流产术后阴道异常出血,经间期出血,阴道出血
01.2.194	阴吹	
01.2.195	阴缩	
01.2.196	阴挺	
01.2.197	肛门流脓	
01.2.198	脱肛	
01.2.199	肛漏	
01.2.200	皮肤异常	经前面部粉刺,经行痞瘟,经行浮肿,妊娠肿胀,妊娠发疹,产后浮肿,发黄,面色红,颧红,泛红如妆,面色白,面色淡白,面色㿠白,面色苍白,面色萎黄,身目俱黄,面色青,面色晦暗,面垢,面色黧黑,肌肤甲错,面部脱屑,粉刺,红鼻子,颜面浮肿,颜面红肿,腮肿,腋窝红肿,四肢肿胀,阴肿,外阴疣赘,阴部水疱,阴疮,阴茎溃烂,肛门肿胀,肛门生疣,直肠息肉,肛门色红,肛周痈肿,肛裂,肛周疮毒,肛门生痔,皮肤晦暗,皮肤鲜明,皮肤色青,皮肤色白,手足发绀,皮肤色红,朱砂掌,红丝赤缕,小儿丹毒,丹毒,眼睑丹毒,皮肤红线,皮肤色黄,皮肤色黑,足趾发黑,女阴白斑,皮肤皲裂,头皮脱屑,皮肤干燥,皮肤脱屑,皮肤多脂,手足脱屑,头白秃,浮肿,皮肤浮肿,小儿浮肿,皮肤糜烂,皮肤萎缩,皮肤瘢痕,皮肤结节,皮肤肥厚,皮肤疣赘,菲子,湿疮,缺盆溃烂,足趾溃烂,无名肿毒,指(趾)缝,溃疡,瘢,紫癜,皮肤红斑,皮肤白斑,皮肤褐斑,皮肤黑斑,蝶形红斑,小儿紫癜,疹,丘疹,疱疹,风团,红疹,皮肤风疹,皮肤栗疹,带状疱疹,小儿风疹,麻疹,小儿丹痧,掌跖发疱,皮肤水疱,皮肤脓疱,天疱疮,白痦,小儿水痘,颈间生疮,臁疮,杨梅疮,猫眼疮,颈后生痈,肩背痈肿,臀部痈肿,下肢生疳,指头疔肿,头皮疖肿

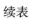

续表

编码	术语概念	说明
01.2.201	爪甲异常	甲床淡白,甲床青紫,指甲干枯,指甲反凹,指甲薄软,指甲变异
01.2.202	指纹异常	指纹浮现,指纹沉隐,指纹红,指纹青,指纹淡,指纹长,指纹粗,指纹细
01.2.203	涕异常	
01.2.204	涎异常	小儿流涎,多涎唾,流涎
01.2.205	唾异常	唾血,多唾
01.2.206	泪异常	
01.2.207	眵异常	
01.2.208	语声低微	
01.2.209	语声重浊	
01.2.210	语声洪亮	
01.2.211	声嘎	妊娠音哑,声嘎,失音,声音嘶哑
01.2.212	喑哑	
01.2.213	鼻鼾	
01.2.214	喷嚏	
01.2.215	哈欠	
01.2.216	太息	
01.2.217	重言	
01.2.218	失语	
01.2.219	错语	
01.2.220	语言謇涩	
01.2.221	喉中痰鸣	
01.2.222	短气	
01.2.223	少气	
01.2.224	咳嗽	妊娠咳嗽,咳嗽,干咳,咯血,咳血,咳痰,顿咳
01.2.225	呃逆	
01.2.226	嗳气	

续表

编码	术语概念	说明
01.2.227	肠鸣	
01.2.228	体臭	
01.2.229	口臭	
01.2.230	鼻臭	
01.2.231	皮下肿块	乳房肿块,腹中痞块,小儿痞块,皮肤肿块,痰核流注
01.2.232	腹部板硬	腹部板硬,腹部硬满
01.2.233	皮肤发硬	
01.2.234	肉松皮缓	

第二节　疾病

一、分类介绍

在一定病因作用下自身调节紊乱而发生的异常生命活动过程,并引发一系列代谢、功能、结构的变化,表现为症状、体征和行为的异常。该分类包括西医疾病和中医疾病两个亚类。西医疾病指西医体系疾病名称术语。中医疾病指中医体系疾病名称术语。

西医疾病收纳了 GB/T 14396—2016《疾病分类与代码》和《临床常用医学名词 2019 版》的 30 个专科疾病术语等,中医疾病收纳了《中医临床诊疗术语 第 1 部分:疾病》等术语,通过映射转换、统一编码、同义词合并等方式整合。

疾病类术语主要使用于:

(1)主诉症状名称的描述;

(2)现病史中对当前疾病名称、症状名称、检查检验结果描述;

(3)婚育史、月经史、个人史问诊结果描述;

(4)体格检查的结果描述;

(5)专科检查、检验及评估的结果描述;

(6)辅助检查、检验及评估的结果描述;

(7)诊断名称。

二、主要内容

（一）西医疾病主要内容

西医疾病主要内容见表 7-3。

表 7-3　西医疾病主要内容

编码	术语概念	说明
02.1.104717	虐待综合征	
02.1.106829	瘢痕	维生素 A 缺乏伴角膜干眼性瘢痕,乳头肌瘢痕,十二指肠瘢痕,扁桃体瘢痕,皮肤瘢痕,角膜瘢痕,结膜瘢痕,牙尖瘢痕,腺样体瘢痕,萎缩性痤疮
02.1.107057	白斑	膀胱白斑病,外阴白斑,肛门黏膜白斑病,口腔黏膜白斑病,杓间白斑病,女性生殖器白斑病,男性生殖器白斑病,食管黏膜白斑病,喉黏膜白斑病,声带黏膜白斑病
02.1.110172	过敏症	接触性皮炎,内源性抗原过敏性,按机制划分的免疫过敏症,非过敏性超敏性病症,过敏性病症,注射部位过敏性,外源性抗原过敏性
02.1.131241	肠毒血症	大肠杆菌毒血症,食物中毒由于蜡样芽孢杆菌,小肠结肠炎耶尔森菌性食物中毒
02.1.131409	按疼痛特点分类的疾病	风疹性关节炎,外阴痛,盲眼疼痛,手臂和活动手指疼痛,头痛病症,疼痛弧综合征,临产中因疼痛致悲痛,病毒性肌痛,透析液流出时疼痛,组织扩张器疼痛
02.1.131752	血肿	气管血肿,支气管血肿,软骨下血肿,甲状腺血肿,会阴血肿,泌尿导管血肿,肌内血肿,深血肿,胸腺血肿,食管血肿
02.1.133216	脂肪过多症	局限性脂肪过多症,良性对称性脂肪过多症,结节性单纯性肥胖症,硬膜外脂肪过多症,巨大性脂肪过多症,胰腺假性脂肪过多性肥大,脂肪瘤性错构瘤,肾脂肪瘤病,疼痛性脂肪过多症,结节性局限性脂肪过多症
02.1.134588	肿瘤和 / 或错构瘤	肿瘤病,血管瘤病,淋巴管瘤,错构瘤,血管瘤,黑素细胞痣
02.1.134863	呕吐	习惯性呕吐,色情性呕吐,心因性呕吐,隐瞒的呕吐,自诱导的呕吐,急性呕吐,恶心和呕吐,术后呕吐,喷射性呕吐,慢性呕吐

编码	术语概念	说明
02.1.134957	瘘	会阴瘘,鳃裂瘘管,气管瘘,括约肌外瘘,先天性动静脉瘘,耳前瘘管,造口外瘘,脐瘘,乳头裂和乳头瘘,造口周瘘
02.1.135592	溃疡	梅毒穿孔性溃疡,胃肠溃疡,细支气管溃疡,淋巴结溃疡,创伤性溃疡,胆管树溃疡,急性结核性溃疡,阿米巴肛周溃疡,药物诱导性溃疡,溃疡性膀胱炎
02.1.135990	水囊瘤	肘部水囊瘤,腕部水囊瘤
02.1.136392	AIDS 相关病症	AIDS 相关中性粒细胞减少症,AIDS 相关急性心内膜炎,AIDS 相关贫血,AIDS 相关心肌炎,AIDS 相关类圆线虫病,AIDS 相关皮下组织疾病,AIDS 相关亚急性心肌炎,AIDS 相关亚急性心内膜炎,AIDS 相关球孢子菌病,AIDS 相关球虫病
02.1.136557	囊肿	皮肤囊肿,中枢神经系统囊肿,滑膜囊肿,暗色丝孢霉菌性皮下囊肿,睾丸和附睾囊肿,后天性肾囊肿不伴肿瘤性转化,后腹腔囊肿,泪道囊肿,肾包虫囊肿,结膜囊肿
02.1.136558	息肉	阔韧带息肉,输卵管息肉,胃息肉,胆管良性息肉,脐息肉,皮赘,输尿管息肉,鼻孢子虫性黏膜息肉,阴道皮赘,子宫体息肉
02.1.137045	血管性水肿和 / 或荨麻疹	血管性水肿,过敏性荨麻疹和 / 或血管性水肿,特发性荨麻疹和 / 或血管性水肿,自身免疫性荨麻疹和 / 或血管性水肿
02.1.137569	与移植有关的病症	肌移植物病症,移植性泌尿道吻合处狭窄,胚胎植入时胚胎尝试性植入的并发症,移植后肿瘤,全层角膜移植术后原发性角膜移植片失败,全层角膜移植后角膜移植片排斥,与肾移植有关的病症,与骨髓移植有关的病症,移植相关高血压,穿透性角膜成形术后点状角膜病
02.1.45175	妊娠病症	难免流产,妊娠期泌尿道感染,流产失败,妊娠期症状性疾病,妊娠期营养不良,针对胎儿的孕产妇保健,产科空气栓塞,产妇和 / 或胎儿情况影响分娩和生产,流产,疱疹样脓疱病
02.1.45308	月经期和 / 或更年期相关病症	服避孕药片后闭经,月经性水肿,绝经期后尿道萎缩,抑制排卵,月经性偏头痛,更年期病症,更年期肌肉萎缩综合征,月经前紧张综合征,月经紊乱,更年期关节炎
02.1.45665	异物作用	皮肤异物性肉芽肿,创伤性网状腹膜炎,肠异物肉芽肿,术中异物遗留的急性反应,肌肉异物肉芽肿,异物性肺炎,注射外来物质致皮肤反应,皮下组织异物肉芽肿

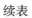

续表

编码	术语概念	说明
02.1.55332	家族性疾病	家族性肿瘤病,家族性心肌病,家族性发热性荨麻疹,家族性新生儿惊厥,家族性 Alzheimer 病早期发病,家族性异常白蛋白高甲状腺素血症,家族性发热性惊厥,家族性淀粉样肾病伴荨麻疹和耳聋,慢性家族性嗜中性白细胞减少症,胃快速排空相关的家族性十二指肠溃疡
02.1.59750	交流障碍	会话障碍,特发性口吃,言语及语言障碍,非器质性沟通障碍
02.1.59948	多系统病症	Klein-Waardenburg 综合征,肢端和肾缺陷、外胚层发育不良和脂肪缺乏性糖尿病,多器官功能紊乱综合征,遗传性良性黑棘皮病伴胰岛素抵抗,肾发育不良和视网膜发育不全,肌萎缩、共济失调、色素性视网膜炎和糖尿病,De Barsy 综合征,先天性隐性鱼鳞癣状红皮病,脂肪代谢障碍、部分性、伴 Rieger 异常,身材矮小和胰岛素缺乏型糖尿病,性腺功能减退、糖尿病、秃头症、精神发育迟滞和心电图异常
02.1.60597	并发症	心脏并发症,临床医疗并发症,肾衰竭作为护理并发症,淋病伴局部并发症,呼吸并发症,周围血管并发症,损伤并发症,操作并发症,并发症影响身体系统,中枢神经系统并发症
02.1.64909	以水肿为特征的疾病	喉水肿,黏液性水肿,皮肤水肿,眶周水肿,咽水肿,颈圈状水肿,角膜水肿,表面创伤性水肿,脂肪水肿,口腔前庭水肿
02.1.68881	高黏滞性综合征	
02.1.70097	按身体部位分类的病症	胎儿或新生儿受母体死亡影响,造口病症,手术过程中意外性器官穿孔,内脏减压性损伤,器官功能紊乱综合征,先天性下肢和 / 或骨盆带异常,妊娠生产病症,头部病症,结缔组织病症,解剖部位损伤
02.1.70197	血液细胞成分发现	白细胞病症,红细胞病症,T 细胞介导的血细胞减少,血小板病症,遗传性血液细胞元素病症,新生儿血细胞成分病症
02.1.70230	造血形态学病症	淋巴增生性障碍,组织细胞综合征,肥大细胞肿瘤,未成熟细胞性浆细胞样树突状细胞肿瘤,慢性骨髓增生症(临床),髓样白血病,骨髓增生性疾病,特发性嗜酸粒细胞增多综合征,粒细胞肉瘤,骨髓增生异常综合征(临床)
02.1.70442	肥胖	母性肥胖综合征,病态肥胖,药物诱导性肥胖,脂肪细胞增长模式致肥胖,按因素划分的肥胖,按发病年龄划分的肥胖,按脂肪分布状态划分的肥胖,单纯性肥胖,Mauriac 综合征
02.1.70719	染色体病	不平衡易位和插入,性染色体缺如,平衡重排和结构标记,染色体重复,Meretoja 综合征,胶样滴状角膜萎缩,额外的未识别的染色体结构异常,染色体不平衡易位,常染色体病症,斑状角膜营养不良

编码	术语概念	说明
02.1.70767	创伤和/或非创伤性损伤	自然流产伴急性黄色肝萎缩,栓塞性梗死,孤立性原发性Raynaud现象,非事故性损伤,坏死松解性游步行性红斑,胎儿或新生儿受剖宫产损伤胎盘影响,胎儿或新生儿受羊水穿刺损伤胎盘影响,坏死后肝硬化,血栓性梗死形成,胎儿或新生儿受外科引产损伤胎盘影响
02.1.70824	胎儿或新生儿病症	胎儿或新生儿特异的消化系统病症,胎儿或新生儿脑出血,胎儿或新生儿受母亲医疗问题影响,胎儿或新生儿挫伤,胎儿或新生儿期出血,胎儿或新生儿硬膜下出血,妊娠期短和/或低出生体重有关的病症,胎儿或新生儿瘀点,胎儿和/或新生儿缺氧、窒息和/或其他呼吸情况,新生儿病症
02.1.71030	双向性疾病	
02.1.71306	不良反应倾向	物质不良反应倾向,假性过敏,变应性
02.1.71342	感染后病症	感染后支气管扩张,感染后吸收障碍,感染后胸膜纤维化,感染后关节炎,感染后肾小球性肾炎,结核病后遗症,感染后Henoch-Schonlein紫癜,麻风后遗症,感染后脑炎,链状球菌感染后病症
02.1.71395	异物	鱼钩异物,乳腺异物,肌肉骨骼结构异物,神经系统结构异物,玻璃刺入背部,玻璃刺入躯体,心血管结构异物,浅表金属异物,异物遗留于伤口内,腹膜异物
02.1.71408	医源性疾病	医源性胸椎管狭窄,医源性高磷酸盐血症,医源性甲状腺毒症,医源性腰椎管狭窄,医源性肉碱缺乏,医源性高胰岛素血症,医源性气管穿孔,医源性甲状腺炎,医源性咽穿孔,医源性垂体病症
02.1.71586	免疫功能障碍	白细胞病症,加-戴二氏综合征,遗传性免疫系统病症,免疫缺陷病症,移植物对抗宿主疾病,免疫重建病症,免疫球蛋白失调,寒冷病,自身免疫疾病,丙种球蛋白病
02.1.71863	色素沉着障碍	色素沉着性口腔黏膜病损,色素沉着性瘢痕,贝夫韦尔斯提特男性结构外胚层性全身骨发育不全,黄斑色素沉积物,角膜血色素沉着,尿黑酸尿性褐黄病,外源性褐黄病,白化病,釉质生长不全,色素性欠成熟型,血吸虫色素沉积
02.1.72749	以发热为特征的病症	毒性吸入物诱导性发热性疾病,肌阵挛伴发热,发热性白细胞减少,发热性中性粒细胞减少,急性热性黏膜皮肤淋巴结综合征,急性发热性溃疡坏死性苔藓样糠疹,急性发热性嗜中性白细胞浸润性皮病,发热性输血反应
02.1.72762	炎症	脓胸,缝合线发炎,感染-化脓,全身性炎症反应综合征,肉芽肿病症,嗜酸性病症,家族性地中海热,急性钙化性关节周炎,炎性纤维性口腔增生,增生性结节状输精管炎

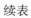

续表

编码	术语概念	说明
02.1.73724	非人类病症	兔传染性黏液瘤病,牛钩端螺旋体病,动物中毒综合征,驹肠毒血症,鸟疟疾,马性交药疹,鸽圆环病毒感染,肠型红嘴病,小鼠乳腺肿瘤病毒感染,犬瘟热
02.1.74413	神经肌肉接头病症	遗传性运动终板疾病,神经肌肉接头传导病症,后天性神经肌肉下垂
02.1.75034	营养性病症	钙磷不平衡致营养失调,营养性生长发育迟缓,成长不足,营养过度病症,胆汁酸合成缺陷,饥饿效应,小儿生长不良,维生素疾病,营养性阉割综合征,营养缺乏
02.1.75314	亚急性疾病	亚急性皮炎,亚急性睫状体炎,亚急性放射病,亚急性肺脂肪栓塞,亚急性大块肺栓塞,亚急性坏死性脊髓炎,亚急性传染病,亚急性关节病,亚急性前眼色素层炎,亚急性特发性纤维性肺泡炎
02.1.76520	遗传性疾病	遗传性血小板病症,遗传性结缔组织病,家族性红细胞增多症,先天性椭圆形红细胞增多症,可能影响胎儿的家族遗传疾病,遗传性凝血因子缺乏,家族性地中海热,多基因遗传病症,遗传性刺红细胞增多症,遗传性纤维蛋白溶酶原不良血症
02.1.76813	慢性病	慢性免疫功能疾病,慢性精神障碍,慢性泌尿生殖系统病症,慢性消化系统病症,慢性神经系统病症,慢性耳部疾病,慢性炎性病症,慢性传染病,慢性眼附属器疾病,慢性药物滥用
02.1.77586	急性病	急性眼部疾病,急性神经系统病症,急性耳部病症,急性呕吐,急性短暂性精神障碍,一过性黏膜纤毛清除缺陷,急性生殖泌尿器病症,急性炎性疾病,急性呼吸系统疾病,一过性新生儿内分泌和/或代谢障碍
02.1.79547	传染病	感染性食物中毒,特指的围生期感染,感染-化脓,重复感染,慢性传染病,局部感染,创伤后伤口感染,持续性感染,植物致感染性疾病,脊索动物感染
02.1.79555	特发性疾病	特发性过敏反应,特发性急进性肾小球肾炎,急进性肾小球性肾炎,特发性男性女乳症
02.1.80317	高蛋白血症	高白蛋白血症
02.1.80784	睡眠障碍	反常睡眠症,睡眠异常,非器质性睡眠障碍,物质诱发睡眠障碍,睡眠相关性痛性勃起,睡眠相关性呼吸衰竭,肺泡性睡眠呼吸暂停症,入睡和维持睡眠障碍,睡眠呼吸障碍,Kleine-Levin综合征

编码	术语概念	说明
02.1.80910	发育障碍	幼稚型,猪不对称性后腿综合征,运动功能发育病症,发育性遗传疾病,身材病症,发育迟缓,精神发育病症,先天性和发育性肌无力,特定性发育障碍,性发育和/或青春期延迟
02.1.81741	副肿瘤综合征	肝细胞瘤致红细胞增多症,副运动神经元疾病,女性化由于肿瘤,副肿瘤性小脑变性,癌旁视神经病,癌旁肌炎,副肿瘤性脑炎,癌旁视网膜病,Leser-Trélat 征,ACTH 癌旁异位分泌
02.1.85857	节肢动物致疾病	蚊科侵染,小麦象鼻虫病,虻科侵染,绿蝇属侵染,锥蝇属侵染,虱侵染,家蝇科侵染,革蜱属侵染,硬蜱科侵染,肤蝇属侵染
02.1.86411	先天性疾病	先天性肾上腺增生,先天性听力缺失,先天性终板乙酰胆碱酯酶缺陷,先天性痣内出现恶性黑素瘤,主动脉瓣尖脱垂,右上腔静脉囊性扩张,脑积水伴迟发型脑水管狭窄,先天性梅毒的细胞周围纤维化,广泛性先天性糜烂、水泡和网状瘢痕,先天性静止性夜盲症
02.1.86698	物质滥用	药物滥用,非依赖性苯丙胺或其他精神兴奋药滥用,多种药物滥用,精神活性药物滥用
02.1.87389	代谢性疾病	渗透调节病症,胆汁酸合成缺陷,线粒体细胞病,血气病症,代谢综合征,糖尿病代谢状态异常,代谢性转运病症,流产伴代谢紊乱,代谢性肾疾病,有机酸代谢紊乱
02.1.87499	自身诱发的疾病	自虐
02.1.88114	精神障碍	儿童情感障碍,焦虑障碍,皮肤外表和感觉病症,慢性精神障碍,儿童或青少年社交功能障碍,精神障碍和/或文化束缚综合征,精神障碍(通常首见于婴儿期、童年和/或青春期),器质性精神障碍,神经症,患者状态改变指征
02.1.88858	食物中毒	感染性食物中毒,化学性食物中毒,食入被昆虫污染的食物引起的中毒,食物传播性肉毒中毒,细菌性食物中毒
02.1.89297	糖尿病并发症	糖尿病腹泻,糖尿病性胃轻瘫,糖尿病足,糖尿病软组织并发症,糖尿病手部综合征,糖尿病代谢状态异常,糖尿病神经病变性关节病,糖尿病性足感染,1型糖尿病相关性病症,糖尿病性贫血
02.1.89325	中毒综合征	胶黏剂导致毒性作用,鱼肉毒毒素造成毒性作用,除锈剂导致毒性作用,颜料导致毒性作用,蜡笔导致毒性作用,防潮液导致毒性作用,宠物护理产品导致毒性作用,墨水导致毒性作用,空气清新剂导致毒性作用,冷凝阀导致毒性作用

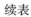

续表

编码	术语概念	说明
02.1.89411	环境有关疾病	社会环境有关疾病,工业环境有关疾病,自然环境有关疾病,家庭环境有关疾病,机关环境有关疾病,职业病
02.1.89646	推测为传染性起因的疾病	推测为传染性的胃肠炎,推测为传染性起因的腹泻,推测为传染性的肠炎,山羊皮肤乳头瘤病,推测为传染性的结肠炎,马蹄叉腐疽,反刍动物趾皮炎,特发性猫脑脊髓灰质炎,肌小球体病
02.1.89979	放射性疾病	辐射后绝经,臂神经丛辐射损伤,放射后阴道溃疡,放射性食管溃疡,放射后骨质疏松,放射性静脉狭窄,放射性食管炎,辐射性中耳渗出液,放射性甲状腺功能减退,辐射性膀胱炎
02.1.90067	眩晕综合征	中枢起因性眩晕,发作性复发性眩晕,偏头痛性眩晕,多种感觉性眩晕,眩晕作为卒中的晚期影响,癫痫性眩晕,药物诱发的眩晕,头损伤后眩晕,创伤后眩晕
02.1.92218	药物有关病症	药物诱导性假性卟啉症,冷球蛋白血症性肾小球肾炎,口腔黏膜铁色素沉着,胰岛素性脂肪萎缩,药物性低血糖,药物诱导性梗阻性细支气管炎,药物诱导性口腔苔癣样反应,光化学疗法反应,药物诱导性弥漫性间质性肺纤维化,药物性唇炎
02.1.93532	后遗症	外部原因和病症后遗症,营养过度后遗症,疾病后遗症
02.1.93786	退行性疾病	血管退化,色素沉着性口腔黏膜病损,胆管树萎缩,弹力纤维性假黄瘤,线状汗孔角化病,皮下脂肪萎缩和脂肪代谢障碍,生殖器硬化性苔癣,遗传性犬脊髓性肌萎缩症,药物诱导性色素沉着,血吸虫色素沉积
02.1.95930	营养缺乏相关情况	贫血由于饥饿,维生素 D 缺乏致甲状旁腺功能亢进,营养性生长发育迟缓,巨幼红细胞性贫血由于维生素 B$_{12}$ 缺乏,蛋白质缺乏性肌病,维生素缺乏性脑病,蛋白质 - 能量营养不良后遗症,维生素 C 缺乏后遗症,维生素 A 缺乏后遗症,心脏性脚气病
02.1.95931	肥胖相关病症	
02.1.96686	临产 / 分娩病症	生产和 / 或分娩并发症,产妇和 / 或胎儿情况影响分娩和生产
02.1.96687	产褥期病症	母体窘迫 - 已分娩,产褥期并发症,产后外阴感染,分娩相关的乳房病症
02.1.99875	凝血系统病症	血小板病症,血栓形成倾向,出血性病症由于循环抗凝物,ADAMTS13 缺乏,紫癜病症,血凝固病症

（二）中医疾病主要内容

中医疾病主要内容见表 7-4。

表 7-4　中医疾病主要内容

编码	术语概念	说明
02.2.1	外感病	外感时令类病,伤寒类病,温疫类病,性传播类病
02.2.1048	眼病	外障类病,内障类病,眼外伤类病,眼科杂病
02.2.106	寄生虫病	蛔虫病,绦虫病,囊虫病,钩虫病,蛲虫病,姜片虫病,丝虫病,肺吸虫病,鞭虫病,肝吸虫病
02.2.1165	耳病	耳疖,耳疮,断耳疮,耳廓痰包,耳胀,耳闭,脓耳,耳瘘,耳眩晕,耵耳
02.2.1183	鼻病	鼻塞,鼻衄,鼻渊,鼻疔,鼻槁,鼻窦痰包,鼻损伤,鼻异物
02.2.1194	咽喉病	乳蛾,石蛾,喉痹,喉痈,喉瘖,急喉风,飞扬喉,喉咳,梅核气,喉瘤
02.2.1216	口齿病	龋齿,牙痛,牙咬痈,牙宣,牙漏,齿槽风,牙疳,走马牙疳,口疳,口糜
02.2.122	中毒及意外伤害	药毒类病,食毒类病,中煤毒病,瘾毒类病,虫蜇伤类病,创伤类病,冻伤类病,水火烫伤,电击伤,自缢
02.2.1237	瘤癌病	积聚类病,瘤类病,癌类病
02.2.1316	临时诊断用	发热,抽搐,谵语,郑声,错语,头痛,眩晕,晕厥,昏迷,烦躁
02.2.245	脏腑病及相关病	心系病,肝系病,脾系病,肺系病,肾系病
02.2.399	情志病	郁病,脏躁,卑慄
02.2.403	气血津液病	虚劳类病,晕动病,厥脱类病,蓄血病,血溢类病,痰饮类病,水肿类病,汗类病,消渴类病
02.2.456	头身形体病	颅脑类病,瘿类病,乳房类病,胁肋痛,疝气类病,痹证类病,痿证类病,脚气病,干燥病,侏儒
02.2.552	皮肤黏膜病	皮肤类病,疮疡类病,肛肠类病
02.2.792	生殖病	男性生殖病,女性生殖病,房事病
02.2.964	小儿相关病	新生儿类病,小儿时令类病,小儿温疫类病,小儿杂病

第三节　中医证候

一、分类介绍

中医证候,证的外候,即疾病过程中一定阶段的病位、病因、病性、病势及机体抗病能力的强弱等本质有机联系的反应状态,表现为临床可被观察到的症状等。证候是中医学的专用术语,概括为一系列有相互关联的症状总称,即通过望、闻、问、切四诊所获知的疾病过程中表现在整体层次上的机体反应状态及其运动、变化,简称证或者候。

本节收纳了《中医临床诊疗术语　第2部分:证候》等术语,通过映射转换、统一编码、同义词合并等方式整合。

中医证候类术语主要使用于:

(1)中医症状名称的描述;

(2)现病史中对中医疾病名称、症状名称、检查检验结果描述。

二、主要内容

中医证候主要内容见表7-5。

表 7-5　中医证候主要内容

编码	术语概念	说明
03.0.1	八纲证候	阴证,阳证,表证,里证,寒证,热证,虚证,实证,虚实夹杂证,寒热错杂证
03.0.1223	脏腑官窍证候	心系证类,肝系证类,脾系证类,肺系证类,肾系证类,脏腑相兼证类,官窍证类,乳房证类,精室证类,胞宫证类
03.0.1883	经络证候	经脉证,络脉证
03.0.1946	六经证候	太阳证类,阳明证类,少阳证类,太阴证类,少阴证类,厥阴证类,两感证类
03.0.1985	三焦证候	三焦实热证,三焦湿热证,三焦壅塞证,三焦虚寒证,上焦证类,中焦证类,下焦证类
03.0.2004	卫气营血证候	卫分证类,气分证类,营分证类,血分证类
03.0.2023	其他证候	禀赋不足证,闭证,脱证

续表

编码	术语概念	说明
03.0.2033	期度	期类,度类
03.0.43	病因证候	邪证类,风证类,寒证类,暑证类,湿证类,燥证类,火证类,毒证类,痰饮证类,瘀血证类
03.0.923	气血阴阳精髓津液证候	气证类,血证类,阴证类,阳证类,精髓证类,津液证类

第四节 治疗

一、分类介绍

按照一定的规则或规律所施行的干预或改变疾病状态的过程,包括手术治疗、物理治疗、精神心理治疗、作业治疗、语言治疗、康复治疗、营养膳食治疗、其他仪器治疗等。西医治疗指西医理论指导的治疗方法。中医治疗包括中医的治则治法、非药物处方等,如穴位组配等。

本节收录了 TCHIA 1—2017《手术、操作分类与代码》和《中医临床诊疗术语 第 3 部分:治法》等术语标准的内容。

治疗类术语可在医嘱中使用,诸如:

(1)用于手术医嘱:如"PCI 术""双腹股沟备皮"都属于治疗操作;

(2)用于治疗医嘱:如"胃肠减压、灌肠、雾化疗法";

(3)用于护理医嘱:如"24 小时生命体征监测、皮肤护理、口腔护理、会阴护理、健康指导"。

治疗类术语还可用于病历各种记录单的调用和医疗管理,诸如:

(1)电子病历,医嘱录入、临床决策支持、医疗研究、临床试验、图像指数、公众健康信息服务等操作名称,包括手术同意书、术前记录、麻醉记录、手术记录、术后记录、病程记录、围手术期记录、护理记录、诊疗计划等;

(2)医疗、教学、研究资料的检索、医学统计;

(3)医院管理;

(4)医疗付款和医疗费用研究。

二、主要内容

（一）西医治疗主要内容

西医治疗主要内容见表 7-6。

表 7-6 西医治疗主要内容

编码	术语概念	说明
04.1.74772	母乳喂养相关操作	回奶操作,哺乳期管理,母乳喂养期间乳房支持,母乳喂养乳房休息,协助母乳喂养,鼓励觅食反射,哺乳指导,定位婴儿在乳房
04.1.70656	与麻醉和镇定相关的手术	术后随访,麻醉,全麻诱导,特殊麻醉操作,麻醉逆转,镇静逆转,镇静终止,神经肌肉阻滞逆转,维持自主呼吸,诱导失忆,麻醉和/或镇静管理
04.1.42174	按目的分类的操作	治疗性操作,姑息性操作,按目的分类的手术,图像引导法,筛查操作,预防法操作,诊断性操作
04.1.68753	产科操作	产科研究调查,产前操作,妊娠滞留产物去除术,分娩操作,诱导和分娩操作,产科检查,人工胎膜破裂,异位卵巢妊娠切除术,产科手术,产科破坏性操作
04.1.25476	按方法分类的操作	用 Foley 导管催熟宫颈,切除脚指甲,检查气管内导管位置,胆管假体再定位,维护创口和手术部位,牙根管准备,单指(趾)甲外形修整术,牙齿薄木板固定用牙科正畸带,卵管阻塞术,动静脉畸形栓塞术
04.1.26642	特定服务者操作	通过健康工作者入院,饮食操作,介入放射学,安乐死术,内科医生服务,兽医医师操作和/或服务,护理操作,心理学和/精神病学操作和/或服务,临床操作和/或服务,医疗服务
04.1.22277	操作有针对性操作	截肢切开术,脉搏血氧仪监测,糖色谱分析法筛查,假眼浸泡,复查手术部位和偏侧,肠外喂养评估,心理学分析评估,压力管理监督,暴力控制评估,体格检查评估
04.1.21242	针对临床发现的操作	日常生活活动操作和干预,为视力和听力障碍患者提供服务,褥疮预防,治疗尿失禁用球部尿道假体激活,放射性核素胃食管反流研究,心律失常操作,减肥饮食教育,癌症教育,心肌梗死教育,睡眠窒息评估
04.1.67103	门诊患者操作	
04.1.75077	社会服务操作	在家庭的社会服务,患者社会服务会见,家庭社会服务面谈,计划性社会服务会见

续表

编码	术语概念	说明
04.1.36709	一般治疗	
04.1.22183	患者就诊操作	供应者开始就诊,病史与体格检查通过评估和管理患者护理卫生设备,医疗就诊因为恐惧,患者评估和处置,为健康问题就诊,体征就诊,医疗就诊检查,缺乏探视时间,症状就诊,医生检查与评估和/或管理服务
04.1.69432	社区卫生操作	肺结核社区教育,公共卫生调查研究,监督:社区,环境管理:社区,社区防灾准备,社区健康发展,传染病管理,社区特色服务评估,社区特色服务教育,提供社区特色服务
04.1.8632	环境操作	铺患者床,室内温度控制,保护环境不受个人影响,婴儿保温箱温度控制,保护个人不受环境影响,环境安全管理,环境管理:舒适,环境管理:暴力预防,环境管理:家庭准备,环境管理:依恋过程
04.1.743	计划和疗法	在依据法律的情况下执行治疗,疗法,临床观察计划,身体部分松动术,支持,清洗创口计划,监测操作,个人及环境管理体系,手工药物,辅助护理
04.1.67464	核医学操作	放射性碘化油酸研究,系统核医学研究,功能性核医学研究,通过部位核医学研究,局部核医学研究,抗纤维蛋白放射性同位素标记研究,放射性同位素标记抗体研究,放射性同位素标记人类免疫球蛋白研究,体内中子活化分析,核医学成像操作
04.1.74277	按优先级分类的操作	口腔上颌瘘修补术-立即的,即刻同系移植术-尸体供者,选择性剖宫产术,在紧急条件下家庭访视,产科撕裂伤即时修复术,选择性子宫上段式剖宫产术,即刻同种移植术-活供者,即刻同种移植术-尸体供者,腹腔镜下间隔阑尾切除手术,乳房假体直接插入术
04.1.42047	按部位分类的操作	髋关节人字石膏固定,身体部位注射,身体部分松动术,管道球囊扩张术,体壁和体腔操作,全身性热身疗法,多系统操作,人工胎膜破裂,截肢残端操作,器官手术
04.1.42508	术前/术后操作	术前操作,术后操作
04.1.67091	员工相关操作	员工教育,员工培训,员工监督,授权
04.1.56944	涉及装置分类的操作	跆趾跖趾关节人工关节半成形术,检查气管内导管位置,Snellen图评估,鼻和鼻咽填塞操作,腹膜填塞操作,胃肠道管操作,窦填塞术,支气管抽吸术,人工心脏瓣膜的影像评价,食管横断术使用肘钉

续表

编码	术语概念	说明
04.1.73863	输血相关信息测定	测定血制品输血容量,测定血小板输血容量,新鲜冷冻血浆输血量测量,全血输血量测定,测定红细胞输血容量,测定血制品配置,血制品发放时间测定,血制品配血量测量,输血持续时间测量
04.1.10915	饮食相关的操作	给予切碎的食物,给予流质食物
04.1.34588	血库操作	特殊血库操作,报告说明,输血测试,供血者退回,办事员决定,血液相容性试验,血制品包装描述,血制品保存,血液单元处置,血库库存控制,供血者结算,办事员决定
04.1.24936	管理性操作	信息收集,申请操作,登记程序,安置操作,提供录音磁带服务,安全区法院命令,图表相关的管理程序,诊断相关操作,详细记叙写下来-出版,患者处置
04.1.68505	冠心病监护病房操作	

（二）中医治疗主要内容

中医治疗主要内容见表 7-7。

表 7-7　中医治疗主要内容

编码	术语概念	说明
04.2.1	治未病法	未病先防,缓则治本,标本兼治,因时制宜,因地制宜,因人制宜,扶正祛邪,扶正固本,祛邪扶正,攻补兼施
04.2.35	解表法	调和营卫,表里双解,涌吐宿食,清热攻下,和解表里,清热泻火,理气解郁,活血养血,化湿,轻宣润燥
04.2.991	针灸疗法	体针疗法,小儿推拿疗法,药熨疗法,食养,情志疗法,矿泉疗法

第五节　诊断方法

一、分类介绍

通过物理检查或者中医四诊,结合实验室检测、影像学检查、电生理检查、病理检查甚至计算机辅助以确定疾病的性质,并与相近疾病进行鉴别。西医诊断方法指西医理论指导的诊断方法,如生理状态评估、黏膜活检等。中医诊断方法指中医理论指导的诊断方法,如望诊、切诊等。

诊断方法类术语可应用于检查检验医嘱,如"鼻旁窦磁共振成像,肝超声波检查,双肾、膀胱 B 超,血吸虫毛蚴孵化试验,环卵沉淀试验",还可辅助电子病历诊断录入、临床路径、临床决策支持等。

二、主要内容

(一)西医诊断方法主要内容

西医诊断方法主要内容见表 7-8。

表 7-8　西医诊断方法主要内容

编码	术语概念	说明
05.1.1	患者状态观察	
05.1.2	暴力控制评估	
05.1.3	HIV 筛查	
05.1.4	个人评估	
05.1.5	患者评估和处置	
05.1.6	遗传调查操作	
05.1.7	体格评估	
05.1.8	护理计划方法评估	
05.1.9	发药评估	
05.1.10	视力筛查	
05.1.11	红细胞葡萄糖 6- 磷酸盐脱氢酶筛选检测	
05.1.12	评估患者权利法案规定	
05.1.13	灌肠管理评估	
05.1.14	标本护理评估	
05.1.15	弓形虫筛查试验	
05.1.16	免疫系统评估	
05.1.17	新陈代谢试验	

续表

编码	术语概念	说明
05.1.18	尿标本评估	
05.1.19	标本检测 - 常规	
05.1.20	经皮骶神经评估	
05.1.21	肌肉功能研究	
05.1.22	粪便标本评估	
05.1.23	轮状病毒筛查试验	
05.1.24	预后测定	
05.1.25	膀胱灌肠评估	
05.1.26	血红蛋白检测	
05.1.27	整骨疗法评估操作	
05.1.28	患者预防评估	
05.1.29	造瘘术冲洗评估	
05.1.30	患者护理评估和报告	
05.1.31	眼前房角镜检查	
05.1.32	妊娠察觉检查	
05.1.33	精神卫生筛查评估	
05.1.34	入院前评估	
05.1.35	胎儿催产素应激试验	
05.1.36	疟疾 ICT 筛查试验	
05.1.37	成像	
05.1.38	转介评估	
05.1.39	角膜触觉测量法	
05.1.40	类风湿关节炎评估	
05.1.41	心理分析	
05.1.42	玻璃体切割术期间眼压监测	
05.1.43	十二指肠抽吸物分析	
05.1.44	产前羊水标本染色体非整倍染色体 FISH 筛查技术测定	

编码	术语概念	说明
05.1.45	肠外喂养评估	
05.1.46	共性群筛选	
05.1.47	验伤分类	
05.1.48	医疗设备评估	
05.1.49	护理协调评估	
05.1.50	病情确定	
05.1.51	结果确定	
05.1.52	呼吸试验	
05.1.53	黄疸标本检查	
05.1.54	导尿管插入评估	
05.1.55	毛滴虫属筛查试验	
05.1.56	不动杆菌属筛查试验	
05.1.57	口腔和咽部吞咽功能评估	
05.1.58	神经病学调查	
05.1.59	麻醉后评估	
05.1.60	动眼神经系统评估	
05.1.61	体温梯度研究	
05.1.62	体重控制评估	
05.1.63	皮肤试验	
05.1.64	DNA 分析	
05.1.65	Duchenne 肌营养不良载体检测	
05.1.66	外周神经生理操作	
05.1.67	感觉和运动测验	
05.1.68	宫颈黏液蕨样变评估	
05.1.69	患者监测	
05.1.70	泌尿生殖系统调查	
05.1.71	实验室试验	

续表

编码	术语概念	说明
05.1.72	刺激试验	
05.1.73	测量	
05.1.74	表皮闭合疗法	
05.1.75	化学药物鉴定操作	
05.1.76	药物滥用预防评估	
05.1.77	跌倒评估	
05.1.78	血容量估计	
05.1.79	入院评估	
05.1.80	水合状态规则评估	
05.1.81	评估药物不良反应	
05.1.82	von Willebrand 筛查试验	
05.1.83	用药管理评估	
05.1.84	甲氧西林抗金黄色葡萄球菌筛查试验	
05.1.85	粪便嵌塞解除法评估	
05.1.86	孕激素撤药试验	
05.1.87	长期氧疗评估	
05.1.88	样品化验	
05.1.89	风疹筛查检测	
05.1.90	乙型肝炎筛查检测	
05.1.91	出血热病毒血清学筛查试验	
05.1.92	综合学科评估	
05.1.93	患者喂养技巧评估	
05.1.94	环境评估	
05.1.95	胃壁细胞团块测定	
05.1.96	α 球蛋白基因分析	
05.1.97	不育研究	
05.1.98	血栓形成倾向筛查试验	

编码	术语概念	说明
05.1.99	观测评估	
05.1.100	狼疮抗凝物筛查试验	
05.1.101	评估摄入和输出的测量	
05.1.102	评估患者咨询	
05.1.103	呼吸道评估	
05.1.104	先天性甲状腺功能减退筛查试验	
05.1.105	感染控制评估	
05.1.106	社会心理评估	
05.1.107	估计局部灌溉	
05.1.108	临床试验初步评估	
05.1.109	活组织标本评估	
05.1.110	脑脊液评估	
05.1.111	饮食方案评估	
05.1.112	意识水平评估	
05.1.113	腺热筛查试验	
05.1.114	外科手术前评估	
05.1.115	听力学的和／或听力测量试验，包括前庭功能	
05.1.116	风险评估	
05.1.117	徘徊控制评估	
05.1.118	筛查操作	
05.1.119	伤残评估程序	
05.1.120	多元耐药金黄色葡萄球菌筛查	
05.1.121	导尿管冲洗评估	
05.1.122	康复治疗评估	
05.1.123	过敏筛查试验	
05.1.124	非典型肺炎筛查试验	
05.1.125	护理计划评估	

续表

编码	术语概念	说明
05.1.126	密螺旋体筛查试验	
05.1.127	三重筛查试验	
05.1.128	非正式评估	
05.1.129	激发试验	
05.1.130	实验结果评估	
05.1.131	液体标本分析	
05.1.132	住所的或在家中休养患者的评估和管理	
05.1.133	腹膜液评估	
05.1.134	多动障碍评估	
05.1.135	评估量表评估	
05.1.136	健康技术评定操作	
05.1.137	胎儿踢动图	
05.1.138	精神评估	
05.1.139	移动范围评估	
05.1.140	个人护理评估	
05.1.141	应力控制评估	
05.1.142	患者转移评估	
05.1.143	立克次体筛查	
05.1.144	生理功能测试	
05.1.145	诊断性牙科操作	
05.1.146	耳垢去除评估	
05.1.147	评估术后组织灌流	
05.1.148	紧急治疗评估	
05.1.149	换药评估	
05.1.150	康复评估	

编码	术语概念	说明
05.1.151	Hep-2 自身抗体筛查试验	
05.1.152	安全防御措施评估	
05.1.153	睡眠模式评估	
05.1.154	视网膜评估	
05.1.155	生活方式评估	
05.1.156	抑制试验	
05.1.157	恶习预防评估	
05.1.158	室压研究	
05.1.159	药理学激发伴 1 类抗心律失常药物揭露 ST 段抬高	
05.1.160	健康史采集评估	
05.1.161	移民评估	
05.1.162	心血管调查	
05.1.163	体格检查评估	
05.1.164	睡眠障碍试验和 / 或操作	
05.1.165	风疹筛查	
05.1.166	氧疗评估	
05.1.167	护理状态报告评估	
05.1.168	护理会议评估	
05.1.169	医生状态报告评估	
05.1.170	Downs 筛选试验	
05.1.171	吸入疗法评估	
05.1.172	血红蛋白病筛查试验	
05.1.173	口服液治疗评估	
05.1.174	持续被动移动装置检测	
05.1.175	胃肠道评估	
05.1.176	尸体解剖检查	
05.1.177	执行峰流量技术能力评估	

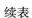

续表

编码	术语概念	说明
05.1.178	呕吐物标本评估	
05.1.179	按方法检查	
05.1.180	病房化验室操作,筛查	
05.1.181	治疗评估	
05.1.182	血红蛋白电泳	
05.1.183	患者在家的评估和管理	
05.1.184	胃造口术或胃管灌溉评估	
05.1.185	胃造口术或胃管插入评估	
05.1.186	身体活动耐受性测定	

（二）中医诊断方法主要内容

中医诊断方法主要内容见表7-9。

表 7-9 中医诊断方法主要内容

编码	术语概念	说明
05.2.0	中医诊断方法	
05.2.1	问诊	
05.2.2	望诊	
05.2.3	闻诊	
05.2.4	按诊	
05.2.5	问寒热	
05.2.6	问汗出	
05.2.7	问疼痛	
05.2.8	问不适	
05.2.9	问睡眠	
05.2.10	问饮食	问渴饮,问食纳,问口味
05.2.11	问二便	问大便,问小便
05.2.12	问情志	

续表

编码	术语概念	说明
05.2.13	问两性	问妇女,问男子,问两性其他
05.2.14	问小儿	
05.2.15	问记忆力	
05.2.16	问其他	
05.2.17	全身望诊	望神,望色,望形,望态
05.2.18	局部望诊	望头面,望五官,望躯体,望腹部,望腰背,望四肢,望二阴,望皮肤,望小儿食指络脉,望爪甲,望指纹
05.2.19	望排出物	望痰涕,望涎唾,望呕吐物,望二便,望汗,望泪,望眵
05.2.20	听声音	闻语声异常,闻语言异常,呼吸异常,闻咳嗽,胃肠异常声音,听其他声音
05.2.21	嗅气味	病体气味,病室气味
05.2.22	其他闻诊	
05.2.23	按胸胁	乳房按诊,胁部按诊,胸部按诊,虚里按诊,按胸胁其他
05.2.24	按脘腹	
05.2.25	按肌肤	
05.2.26	按手足	
05.2.27	按腧穴	
05.2.28	按其他	

第六节　中医四诊检查对象

一、分类介绍

中医四诊检查方式的目标对象,包括望诊对象、闻诊对象、问诊对象、切诊对象。

二、主要内容

中医四诊检查对象主要内容见表 7-10。

表 7-10　中医四诊检查对象主要内容

编码	术语概念	说明
06.1.1	望诊对象	
06.1.2	全身	
06.1.3	神	
06.1.4	色	
06.1.5	形体	
06.1.6	姿态	
06.1.7	头面	
06.1.8	目色	
06.1.9	目形	
06.1.10	目态	
06.1.11	耳	
06.1.12	鼻	
06.1.13	口与唇	
06.1.14	齿与龈	
06.1.15	咽喉	
06.1.16	颈项	
06.1.17	胸胁	
06.1.18	腹	
06.1.19	腰背	
06.1.20	四肢	
06.1.21	二阴	
06.1.22	皮肤	

编码	术语概念	说明
06.1.23	舌	
06.1.24	小儿食指络脉	
06.1.25	排出物	
06.1.26	闻诊对象	
06.1.27	声音	
06.1.28	气味	
06.1.29	问诊对象	
06.1.30	基本情况	
06.1.31	主诉	
06.1.32	现病史	
06.1.33	既往史	
06.1.34	个人史	
06.1.35	婚育史、月经史	
06.1.36	家族史	
06.1.37	切诊对象	
06.1.38	脉诊对象	
06.1.39	按诊对象	
06.1.40	头颈部	
06.1.41	胸肋部	
06.1.42	脘腹部	
06.1.43	背腰部	
06.1.44	四肢	
06.1.45	肌肤	
06.1.46	腧穴	

第七节　生理结构与功能系统

一、分类介绍

生理结构指具有一定形态结构的器官和组织,以及一些没有具体形态的器官或系统。

生理结构与功能系统类术语可应用于电子病历中体格检查的检查部位、病理检查及诊断、辅助检查检查结果项;还可用于主诉中症状或体征、现病史中症状,检查诊疗经过等的部位描述。

（1）体格检查:如头皮烧伤。

（2）病理检查及诊断:如无色素沉着、血管内膜增生。

（3）辅助检查:如红细胞 $4.8 \times 10^{12}/L$。

（4）主诉或现病史:如上腹部隐痛。

（5）检查诊疗经过:如 2012 年 9 月,社区医院腹部 B 超提示"肝内、外胆管扩张,胆囊结石"。

二、主要内容

（一）西医生理结构与功能系统主要内容

西医生理结构与功能系统主要内容见表 7-11。

表 7-11　西医生理结构与功能系统主要内容

编码	术语概念	说明
07.1.13183	正常解剖学	
07.1.13915	解剖部位未指明	
07.1.23165	局部解剖未明	
07.1.25295	解剖组织模式	胞质内线粒体聚集作用,线粒体嵴的特殊类型,小脑活树结构,皮纹类型结构,心涡结构,睫状肌经线纤维结构,微小管的特殊排列,细胞与细胞关系,胞质丝的特殊排列,神经纤维网
07.1.25429	身体解剖实体	解剖实体群,空间解剖实体,解剖结构
07.1.26890	解剖学或获得性身体结构	获得性身体结构,解剖结构

编码	术语概念	说明
07.1.28165	形态学上改变的结构	形态学上异常结构,凋亡,组织修复
07.1.5998	肿瘤分期解剖部位符号	CER,ORB,ADR,ABD,PLE,THO,PER,LYM,OTH,SKI
07.1.6694	非特异性部位	
07.1.10654	身体发育结构	胚胎前结构,胚胎外结构,胚胎结构,胎儿结构
07.1.12130	细胞间解剖结构	隔膜窗,中心体,内皮细胞筛板,细胞间小管
07.1.14826	全解剖结构	全身,全身器官,全身体部,全身体系统
07.1.15379	移植物	移植的肾脏结构,移植的静脉结构,移植的内分泌胰腺结构,移植的胚胎结构,移植的肺结构,移植的皮肤,移植的角膜结构,移植胎儿,移植的软组织,自体移植物
07.1.15930	体间隙结构	软骨管,巩膜上隙结构,Golgi 泡,女性生殖间隙,脑膜腔结构,细胞内间隙,牙间隙结构,细胞外间隙,男性生殖间隙,楔状隙
07.1.16995	妊娠产物结构	胎儿植入部位结构,子宫膜结构,全妊娠产物,胞衣结构,蜕膜结构,全部胚胎,移植胎儿,胎儿结构
07.1.18063	多局部解剖部位结构	全多局部解剖部位
07.1.18751	身体区域结构	极化细胞核上区,体腔区,背部结构 - 包括颈部背面,皮肤和皮下组织结构,体内区域,体外口,全身体区域,椎骨单元结构,体表区结构,中心体
07.1.19948	性别结构	间性,女性结构,男性结构
07.1.25034	身体组织结构	源自上皮的复合结构,附睾周组织结构,脑膜组织,菲尔绍罗宾二氏间隙结构,脉络膜内层结构,食管周组织结构,视网膜内丛状层结构,扁桃体周组织结构,神经上皮层,膀胱周组织
07.1.25632	人体系统结构	特殊感觉器官系统结构,全身体系统,血液系统结构,呼吸系统和胸内结构的结构,肺和 / 或纵隔结构,淋巴网状系统结构,神经系统结构,泌尿生殖系统结构,免疫系统的结构,心血管系统结构
07.1.33045	细胞结构	细胞膜结构,分裂细胞结构,血红细胞基质,细胞中心区,成胶质细胞,超微结构特征,孢子结构,细胞表面和 / 或相关结构,细胞与细胞和 / 或细胞外关系结构,原核细胞成分

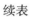

续表

编码	术语概念	说明
07.1.6762	身体器官结构	关节结构,内脏结构,消化器官结构,尿道结构,女性生殖器结构,导管（器官）结构,全身器官,喉结构,气囊,肌肉结构
07.1.8957	人体结构	全人体
07.1.8996	体壁结构	腹壁结构,胸壁结构,骨盆壁结构,全体壁,身体区域壁
07.1.9322	非人体结构	吻突,肺颅叶腹部,非人类指骨,动物皮肤附属物,反刍物,肺尾叶腹部,前肢悬韧带,骶骨联合,尾部皮下组织,马后肢深（趾）屈肌腱

（二）中医生理结构与功能系统主要内容

中医生理结构与功能系统主要内容见表 7-12。

表 7-12　中医生理结构与功能系统主要内容

编码	术语概念	说明
07.2.0	中医生理结构与功能系统	
07.2.15	奇穴	
07.2.16	头颈部	四神聪,当阳,印堂,鱼腰,太阳,耳尖,球后,上迎香,内迎香,聚泉,海泉,津津、玉液,翳明,颈百劳
07.2.17	胸腹部	
07.2.18	子宫	
07.2.19	背部	定喘,夹脊,胃脘下俞,痞根,下极俞,腰眼,十七椎,腰奇
07.2.20	上肢部	肘尖,二白,中泉,中魁,大骨空,小骨空,腰痛点,外劳宫,八邪,四缝,十宣
07.2.21	下肢部	髋骨,鹤顶,百虫窝,内膝眼,膝眼,胆囊,阑尾,内踝尖,外踝尖,八风,独阴,气端
07.2.14	任脉	会阴,曲骨,中极,关元,石门,气海,阴交,神阙,水分,下脘,建里,中脘,上脘,巨阙,鸠尾,中庭,膻中,玉堂,紫宫,华盖,璇玑,天突,廉泉,承浆
07.2.1	手太阴肺经	中府,云门,天府,侠白,尺泽,孔最,列缺,经渠,太渊,鱼际,少商
07.2.2	手阳明大肠经	商阳,二间,三间,合谷,阳溪,偏历,温溜,下廉,上廉,手三里,曲池,肘髎,手五里,臂臑,肩髃,巨骨,天鼎,扶突,口禾髎,迎香

编码	术语概念	说明
07.2.3	足阳明胃经	四白,巨髎,地仓,大迎,颊车,下关,头维,人迎,水突,气舍,缺盆,气户,库房,屋翳,膺窗,乳中,乳根,不容,承满,梁门,关门,太乙,滑肉,天枢,外陵,大巨,水道,归来,气冲,髀关,伏兔,阴市,梁丘,犊鼻,足三里,上巨虚,条口,下巨虚,丰隆,解溪,冲阳,陷谷,内庭,厉兑
07.2.4	足太阴脾经	隐白,大都,太白,公孙,商丘,三阴交,地机,阴陵泉,血海,箕门,冲门,腹结,大横,腹哀,食窦,天溪,周荣,大包
07.2.5	手少阴心经	极泉,青灵,少海,灵道,通里,阴郄,神门,少府,少冲
07.2.6	手太阳小肠经	少泽,前谷,后溪,腕骨,阳谷,养老,支正,小海,肩贞,臑俞,天宗,秉风,曲垣,肩外俞,肩中俞,天窗,天容,颧髎,听宫
07.2.7	足太阳膀胱经	睛明,攒竹,眉冲,曲差,五处,承光,通天,络却,玉枕,天柱,大杼,风门,肺俞,厥阴俞,心俞,督俞,膈俞,肝俞,胆俞,脾俞,胃俞,三焦俞,肾俞,气海俞,大肠俞,关元俞,小肠俞,膀胱俞,中膂俞,白环俞,上髎,次髎,中髎,下髎,会阳,承扶,殷门,浮郄,委阳,委中,附分,魄户,膏肓俞,神堂,譩譆,膈关,魂门,阳纲,意舍,胃仓,肓门,志室,胞肓,秩边,合阳,承筋,承山,飞扬,跗阳,昆仑,仆参,申脉,金门,京骨,束骨,足通谷,至阴
07.2.8	足少阴肾经	涌泉,然谷,太溪,大钟,水泉,照海,复溜,交信,筑宾,阴谷,横骨,大赫,气穴,四满,中注,肓俞,商曲,石关,神藏,彧中,俞府
07.2.9	手厥阴心包经	天池,天泉,曲泽,郄门,间使,内关,大陵,劳宫,中冲
07.2.10	手少阳三焦经	关冲,液门,中渚,阳池,外关,支沟,会宗,三阳络,四渎,天井,清冷渊,消泺,臑会,肩髎,天髎,天牖,翳风,瘛脉,颅息,角孙,耳门,耳和髎,丝竹空
07.2.11	足少阳胆经	瞳子髎,听会,上关,颔厌,悬颅,悬厘,曲鬓,率谷,天冲,浮白,头窍阴,完骨,本神,阳白,头临泣,目窗,正营,承灵,脑空,风池,肩井,渊腋,辄筋,日月,京门,带脉,五枢,维道,居髎,环跳,风市,中渎,膝阳关,阳陵泉,阳交,外丘,光明,阳辅,悬钟,丘墟,足临泣,地五会,侠溪,足窍阴
07.2.12	足厥阴肝经	大敦,行间,太冲,中封,蠡沟,中都,膝关,曲泉,阴包,足五里,阴廉,急脉,章门,期门
07.2.13	督脉	长强,腰俞,腰阳关,命门,悬枢,脊中,中枢,筋缩,至阳,灵台,神道,身柱,陶道,大椎,哑门,风府,脑户,强间,后顶,百会,前顶,囟会,上星,神庭,素髎,水沟,兑端,龈交

第八节　身体物质

一、分类介绍

身体物质,即身体内有形的和无形的物质。

身体物质类术语可应用于诊断或治疗前的观察项,并与相应操作相关,医生写病程记录时可以用到,以及各种检查报告需要填写的内容、临床观察书写。

二、主要内容

(一)中医身体物质主要内容

中医身体物质主要内容见表 7-13。

表 7-13　中医身体物质主要内容

编码	术语概念	说明
08.1.1	精	
08.1.2	先天之精	
08.1.3	后天之精	
08.1.4	生殖之精	
08.1.5	脏腑之精	
08.1.6	气	
08.1.7	人体之气	
08.1.8	元气	
08.1.9	宗气	
08.1.10	营气	
08.1.11	卫气	
08.1.12	脏腑之气	
08.1.13	经络之气	
08.1.14	中气	

续表

编码	术语概念	说明
08.1.15	血	
08.1.16	化生之源	
08.1.17	相关脏腑	
08.1.18	津液	
08.1.19	津	
08.1.20	液	
08.1.21	神	
08.1.22	五神	
08.1.23	七情	
08.1.24	六欲	
08.1.25	思维	

(二)西医身体物质主要内容

西医身体物质主要内容见表 7-14。

表 7-14　西医身体物质主要内容

编码	术语概念	说明
08.2.11577	体液	体液,分泌物,流出物,细胞内液,酸性外膜,液体包含造血干细胞,清体液,胎儿液,泌尿道液体,脓
08.2.14130	分泌体	皮脂,麝香,黏液,眼泪,耵聍,呼吸道分泌物,男性生殖液,女性生殖液,汗,包皮垢
08.2.14299	胃肠内容物	皱胃内容物,胃内容物,肠内容物,胃肠道内气体,上消化道内容物,食管内容物
08.2.17103	咽内容物	咽黏液
08.2.18313	原纤维	细胞外原纤维,细胞内原纤维,肌原纤维
08.2.18659	神经系统激素样物质	内啡肽,神经肽 Y,前阿黑皮素原,前阿黑皮素,肽 YY,促肾上腺皮质激素样中间叶肽,脑啡肽,神经紧张素
08.2.24803	鼻窦内容物	
08.2.24804	鼻内容物	

续表

编码	术语概念	说明
08.2.25370	胎儿皮脂	
08.2.3176	反流食物	
08.2.5943	淀粉样纤维	
08.2.6155	胞内物质	染色质,Z 线物质,胞吐膜内陷的内容物,线粒体内细胞代谢物,垂体中间部胶体,细胞内原纤维,池内物质,微体基质
08.2.6989	呼吸	呼出气冷凝液,无效腔气,吸入气体,呼出气体,肺泡气
08.2.8083	基体材料	细胞外物质,胎儿和胚胎物质,脂肪,人体材料,遗传物质,晶体 - 身体材料,人体组织材料,尿沉渣,结石 - 身体材料

第九节　药物

一、分类介绍

药物指以治疗、预防或诊断为目的,或为了改变人或动物的生理功能或行为的物质。在理论上,凡能影响机体器官生理功能及细胞代谢活动的化学物质都属于药物的范畴。

药物类术语的应用范围包括:

(1)临床医嘱开药时使用,主要与测量单位与限定值类别的术语组合使用,例如,[盐酸氧四环素 + 利诺卡因 125mg/ml/2% 注射液 2ml 安培瓶]+bid、[盐酸曲美苄 100mg/ml 肌注溶液]+tid。

(2)病历书写中,现病史中既往药物治疗的描述使用。

(3)过敏史的药物过敏描述。

二、主要内容

(一)西药主要内容

西药主要内容见表 7-15。

表 7-15　西药主要内容

编码	术语概念	说明
09.1.0	西药	
09.1.1	化学药	
09.1.2	生物制剂	
09.1.3	青霉素类药	阿洛西林钠,阿莫西林,阿莫西林氟氯西林,阿莫西林双氯西林钠,氨苄西林,氨苄西林丙磺舒,氨苄西林钠氯唑西林钠,氨苄西林钠舒巴坦钠,苯唑西林钠,氟氯西林钠,磺苄西林钠,氯唑西林钠,仑氨西林,美洛西林钠,普鲁卡因青霉素,青霉素 G 钾,青霉素 G 钠,青霉素 V 钾,舒他西林,苄星青霉素,萘夫西林钠,呋布西林钠,哌拉西林钠,羧苄西林钠,甲苯磺酸舒他西林
09.1.4	头孢菌素类药	氨曲南,复方头孢克洛,拉氧头孢钠,头孢氨苄,头孢丙烯,头孢泊肟酯,头孢地尼,头孢地嗪钠,头孢甲肟,头孢卡品酯,头孢克洛,头孢克肟,头孢拉定,头孢硫脒,头孢美唑钠,头孢孟多酯钠,头孢米诺钠,头孢尼西钠,头孢匹胺钠,头孢匹罗,头孢曲松钠,头孢他美酯,头孢他啶,头孢特仑新戊酯,头孢替安,头孢替唑钠,头孢妥仑匹酯,头孢西丁钠,头孢西酮钠,头孢呋辛钠,头孢呋辛酯,头孢吡肟,头孢哌酮钠,头孢唑林钠,头孢唑肟钠,头孢噻吩钠,头孢噻利,头孢噻肟钠,头孢羟氨苄,氟氧头孢钠
09.1.5	碳青霉烯类	比阿培南,厄他培南钠,法罗培南钠,美罗培南,帕尼培南倍他米隆,亚胺培南西司他丁钠
09.1.6	β‐内酰胺酶抑制剂及其与 β‐内酰胺类抗生素配伍的复方制剂	阿莫西林克拉维酸钾,阿莫西林钠舒巴坦钠,阿莫西林舒巴坦匹酯,氨苄西林钠舒巴坦钠,氟氯西林钠,美洛西林钠舒巴坦钠,舒巴坦钠,替卡西林钠克拉维酸钾,头孢氨苄甲氧苄啶,头孢曲松钠舒巴坦钠,头孢曲松钠他唑巴坦钠,头孢他啶他唑巴坦钠,头孢哌酮钠舒巴坦钠,头孢哌酮钠他唑巴坦钠,头孢噻肟钠舒巴坦钠,头孢羟氨苄甲氧苄啶,哌拉西林钠舒巴坦钠,哌拉西林钠他唑巴坦钠
09.1.7	氨基糖苷类药	阿米卡星,巴龙霉素,大观霉素,卡那霉素,硫酸核糖霉素,奈替米星,庆大霉素,庆大霉素二氧化锆,妥布霉素,西索米星,小诺米星,新霉素,依替米星,异帕米星,硫酸阿卡米星
09.1.8	酰胺醇类药	复方氯霉素,甲砜霉素,甲砜霉素甘氨酸酯,氯霉素,棕榈氯霉素
09.1.9	四环素类药	多西环素,金霉素,美他环素,米诺环素,四环素,替加环素,土霉素,胍甲环素,复方四环素

编码

编码	术语概念	说明
09.1.10	大环内酯类	阿奇霉素,地红霉素,红霉素,环酯红霉素,吉他霉素,交沙霉素,克拉霉素,螺旋霉素,罗红霉素,罗红霉素氨溴索,麦白霉素,麦迪霉素,依托红霉素,乙酰吉他霉素,乙酰螺旋霉素,乙酰麦迪霉素,琥乙红霉素
09.1.11	林可酰胺类	克林霉素,克林霉素棕榈酸酯,林可霉素
09.1.12	多肽类药	多黏菌素 B,黏菌素
09.1.13	糖肽类药	去甲万古霉素,替考拉宁,万古霉素
09.1.14	噁唑酮	利奈唑胺
09.1.15	三硫代烯丙醚类药	大蒜素
09.1.16	其他抗生素类抗感染药	达托霉素,夫西地酸钠,利福昔明,磷霉素,磷霉素钙,磷霉素钙甲氧苄啶
09.1.17	磺胺类及其增效剂	颠茄磺苄啶,复方磺胺对甲氧嘧啶,复方磺胺二甲嘧啶,复方磺胺甲噁唑,复方磺胺间甲氧嘧啶,复方磺胺嘧啶,复方磺胺脒,磺胺二甲嘧啶钠,磺胺嘧啶钠,磺胺脒,磺啶冰黄,甲氧苄啶,结晶磺胺,联磺甲氧苄啶
09.1.18	喹诺酮类药	安妥沙星,巴洛沙星,氟罗沙星,环丙沙星,吉米沙星,加替沙星,洛美沙星,莫西沙星,诺氟沙星,帕珠沙星,培氟沙星,普卢利沙星,司帕沙星,托氟沙星,盐酸芦氟沙星,氧氟沙星,依诺沙星,左氧氟沙星,萘啶酸,吡哌酸
09.1.19	硝基呋喃类药	呋喃妥因,呋喃唑酮
09.1.20	硝基咪唑类药	奥硝唑,苯酰甲硝唑,甲硝唑,甲硝唑维 B_6,吗啉硝唑,塞克硝唑,替硝唑,左奥硝唑
09.1.21	其他诊断用生物制品	皮炎诊断贴剂
09.1.22	抗结核药	丙硫异烟胺,对氨基水杨酸钠,对氨基水杨酸异烟肼,环丝氨酸,卷曲霉素,利福布汀,利福定,利福霉素钠,利福喷汀,利福平,利福平异烟肼,链霉素,乙胺丁醇,乙胺利福异烟,乙胺吡嗪利福异烟,异福酰胺,异烟肼,吡嗪酰胺
09.1.23	抗麻风药	氨苯砜,氯法齐明,沙利度胺
09.1.24	吡咯类药	氟康唑,伏立康唑,克霉唑,伊曲康唑,咪康唑
09.1.25	嘧啶类药	甲硫氧嘧啶
09.1.26	多烯类药	两性霉素 B,两性霉素 B 脂质体,制霉菌素
09.1.27	棘白菌素类药	卡泊芬净,米卡芬净钠

编码	术语概念	说明
09.1.28	咪唑类药	复方酮康唑,酮康唑
09.1.29	烯丙胺类药	特比萘芬
09.1.30	其他抗真菌药	氟胞嘧啶,灰黄霉素,克念菌素,乌洛托品,聚维酮碘,泊沙康唑
09.1.31	广谱抗病毒药	阿昔洛韦,单磷酸阿糖腺苷,伐昔洛韦,泛昔洛韦,更昔洛韦,利巴韦林,吗啉胍,缬更昔洛韦
09.1.32	抗人类免疫缺陷病毒药	奈韦拉平,齐多夫定,依非韦伦,阿巴卡韦双夫定,恩夫韦肽,司坦夫定
09.1.33	抗流感及呼吸道病毒药	阿比多尔,扎那米韦
09.1.34	核苷类逆转录酶抑制剂	阿巴卡韦,阿德福韦酯,恩曲他滨,恩替卡韦,拉米夫定,齐多拉米双夫定,去羟肌苷,司坦夫定,替比夫定,恩曲替诺福韦吡呋酯
09.1.35	蛋白酶抑制剂	奥司他韦,金刚乙胺,洛匹那韦利托那韦,帕拉米韦,茚地那韦
09.1.36	其他抗病毒药	膦甲酸钠,拉替拉韦钾
09.1.37	抗血吸虫病药	吡喹酮
09.1.38	抗疟药	复方奎宁,复方萘酚喹,磷酸氯喹,青蒿琥酯,蒿甲醚,羟氯喹,复方双氢青蒿素,乙胺嘧啶
09.1.39	驱肠虫药	阿苯达唑,复方阿苯达唑,复方甲苯达唑,甲苯达唑,磷酸哌嗪宝塔糖,三苯双脒,双羟萘酸噻嘧啶,左旋咪唑,哌嗪
09.1.40	抗丝虫药	伊维菌素
09.1.41	抗利什曼原虫药	葡萄糖酸锑钠
09.1.42	其他抗寄生虫药	双羟萘酸噻嘧啶
09.1.43	消毒防腐药	苯酚,苯扎溴铵,碘聚醇醚,碘酊,高锰酸钾,汞溴红,过氧化氢,过氧乙酸,甲酚皂,甲紫,碘仿,软皂,戊二醛,苯扎氯铵,聚维酮碘,甲醛,乙醇
09.1.44	其他抗感染类药	穿琥宁,穿心莲内酯,炎琥宁,小檗碱,小檗碱甲氧苄啶,鱼腥草素钠
09.1.45	维生素 A、D 属	倍他胡萝卜素,参芪鱼肝油,复方银耳鱼肝油,帕立骨化醇,葡萄糖鱼肝油,天然胡萝卜素,维 D_2 乳酸钙,维生素 A,维生素 AD,维生素 D,维生素 D_2,维生素 D_3,维 D_2 葡萄糖

编码

编码	术语概念	说明
09.1.46	维生素 B 属	泛酸钙,复方维生素 B_{12},复方维生素 B_2,核黄素四丁酸酯,甲钴胺,维生素 B_1,维生素 B_{12},维生素 B_2,维生素 B_6,烟酸,烟酰胺,呋喃硫胺,羟钴胺,复合维生素 B
09.1.47	维生素 C 及其他	复方维生素 C 钠,维生素 C,维生素 E,维生素 EC,维生素 K_4
09.1.48	复合维生素制剂	12 种复合维生素,八维钙锌,参维灵,多维元素,多维元素(16-Ⅱ),多维元素(13),二维钙赖氨酸,二维葡钙,二维葡磷钙,二维鱼肝油,复方氨维,复方多维元素片(23),复方硫酸亚铁,复方芦丁,复方三维右旋泛酸钙,复方维生素,复合维生素 B,九合维生素,九维,九维鱼肝油,赖氨肌醇维 B_{12},赖氨酸维 B_{12},六合维生素,六维胶丸,六维磷脂,镁钙维 C,牛磺酸,葡钙维 B_1,七维牛磺酸,三维 B,三维钙,三维磷酸钙,三维亚铁,三维鱼肝油,善存银片,十维片,十维铁,水溶性维生素,四维钙,四维葡萄糖,四维葡锌,四维他,四维王浆葡萄糖,碳酸钙 D_3,铁铵锌铜维 B_1,维 B_1 乳酸钙,维 D_2 磷葡钙,维 D_2 磷酸氢钙,维 D_2 葡萄糖,维 E 三油,维胺酯,维参锌,维磷,维磷葡钙,维生素 AE,维生素 D_2 胶性钙,五维 B,五维赖氨酸,五维葡萄糖,五维他,小儿善存,小儿四维葡钙,小儿维生素,脂溶性维生素,多维元素(21)
09.1.49	微量元素与矿物质	醋酸钙,碘酸钾,多糖铁,多种微量元素,复方氨基酸螯合钙,复方葡萄糖酸钙,复方碳酸钙,复方锌铁钙,甘草锌,可可钙糖,赖氨葡锌,赖氨酸磷酸氢钙,硫酸锌,氯化钙,氯化钙溴化钠,牡蛎碳酸钙,葡萄糖酸钙,葡萄糖酸钙维 D_2,葡萄糖酸钙锌,葡萄糖酸镁,葡萄糖酸锌,乳酸钙,三合钙,碳酸钙,碳酸钙 D_3,五维葡钙,亚硒酸钠,枸橼酸苹果酸钙,枸橼酸锌,蚝贝钙,维 D_2 磷酸氢钙
09.1.50	肠内营养药	肠内营养粉(AA),肠内营养粉剂(TP),肠内营养混悬剂(MCT),肠内营养混悬液(SP),肠内营养混悬液(TP),肠内营养混悬液(TP-MCT),肠内营养混悬液(TPF),肠内营养混悬液(TPF-D),肠内营养混悬液(TPF-DM),肠内营养混悬液(TPF-FOS),肠内营养混悬液Ⅱ(TP),肠内营养乳剂(TP),肠内营养乳剂(TP-HE),肠内营养乳剂(TPF),肠内营养乳剂(TPF-D),肠内营养乳剂(TPF-T),复方 α-酮酸,复方氨基酸(14AA),复方氨基酸(17AA),复方氨基酸(6AA),复方氨基酸(8-11),复方赖氨酸,谷氨酰胺,赖氨酸,水解蛋白,整蛋白型肠内营养剂(粉剂),复方营养混悬剂,复方氨基酸(9AA),肠内营养混悬液(TP-TW),短肽型肠内营养剂,田参氨基酸

编码	术语概念	说明
09.1.51	肠外营养药	ω-3鱼油脂肪乳,氨基酸葡萄糖,丙氨酰谷氨酰胺,长链脂肪乳,肠外营养注射液(25),复方氨基酸(14AA),复方氨基酸(15AA),复方氨基酸(17AA),复方氨基酸(18AA),复方氨基酸(20AA),复方氨基酸(3AA),复方氨基酸(6AA),复方氨基酸(9AA),复方氨基酸脂质凝胶,甘油磷酸钠,谷氨酰胺,赖氨酸,小儿氨基酸,脂肪乳/氨基酸/葡萄糖,脂肪乳氨基酸(18),中/长链脂肪乳(C6~24),中/长链脂肪乳(C8~24),多种油脂肪乳注射液(C6~24),中/长链脂肪乳(C6-24),ω-3鱼油中/长链脂肪乳,中长链脂肪乳/氨基酸/葡萄糖,多种油脂肪乳注射液(C6~24),结构脂肪乳(C6~24),脂肪乳,脂肪乳(C14~24)
09.1.52	其他维生素类、矿物质类及营养类药	复方胚肝铁铵,赖氨酸,多种钙维
09.1.53	葡萄糖及其他	果糖,果糖二磷酸钙,果糖二磷酸钠,木糖醇,葡萄糖,转化糖
09.1.54	电解质平衡调节药	醋酸钠,醋酸钠林格,复方醋酸钠,复方电解质,复方电解质葡萄糖,复方电解质葡萄糖-M3B,复方电解质葡萄糖M3A,复方电解质葡萄糖MG3,复方电解质葡萄糖R2A,复方氯化钾,复方氯化钠,复方乳酸钠林格,混合糖电解质,聚苯乙烯磺酸钙,口服补液盐,磷酸氢钙,氯化钾,氯化钾环戊噻嗪,氯化钠,天冬氨酸钙,天冬氨酸钾镁,钠钾镁钙葡萄糖,平衡盐,葡萄糖电解质,葡萄糖氯化钙,葡萄糖氯化钠,葡萄糖氯化钠钾,缩合葡萄糖氯化钠,转化糖电解质,枸橼酸钙,枸橼酸钾,枸橼酸钠,天冬氨酸钾
09.1.55	酸碱平衡调节药	复方乳酸钠葡萄糖,复方乳酸钠山梨醇,复合磷酸氢钾,乳酸钠,碳酸氢钠
09.1.56	其他糖、盐及酸碱平衡调节药	注射用水
09.1.57	酶及辅酶类药	辅酶A,辅酶Q_{10},辅酶Ⅰ,复方菠萝蛋白酶,复合辅酶,胶原酶,链霉蛋白酶,糜蛋白酶,舍雷肽酶,中性蛋白酶,菠萝蛋白酶,伊米苷酶
09.1.58	核酸类药	抗乙肝免疫核糖核酸
09.1.59	其他生化药	促肝细胞生长素,三磷酸胞苷二钠,三磷酸腺苷二钠,三磷酸腺苷二钠氯化镁,三磷酸腺苷辅酶胰岛素,抑肽酶,左卡尼汀,木瓜酶
09.1.60	垂体激素及下丘脑释放激素药	垂体后叶,垂体前叶肾上腺皮质提取物,促皮质素,戈那瑞林,戈舍瑞林,亮丙瑞林,尿促性素,曲普瑞林,去氨加压素,绒促性素,特利加压素,西曲瑞克,重组人生长激素,鞣酸加压素,聚乙二醇重组人生长激素,重组人促红素

编码

编码	术语概念	说明
09.1.61	肾上腺皮质激素类药	倍他米松,地塞米松,地塞米松磷酸钠,地塞米松棕榈酸酯,复方倍他米松,复方曲安奈德,复方曲安西龙,甲泼尼龙,可的松,泼尼松,泼尼松龙,氢化可的松,曲安奈德,曲安西龙,甲巯咪唑
09.1.62	胰岛素及其类似物	单组分胰岛素,地特胰岛素,谷赖胰岛素,精蛋白锌胰岛素,精蛋白重组人胰岛素,赖脯胰岛素,门冬胰岛素,门冬胰岛素30,门冬胰岛素50,胰岛素,重组甘精胰岛素,50/50混合重组人胰岛素,精蛋白生物合成人胰岛素(30R),重组人胰岛素
09.1.63	口服降糖药	阿格列汀,阿卡波糖,苯乙双胍,二甲双胍,二甲双胍格列本脲,二甲双胍格列齐特,二甲双胍格列吡嗪,二甲双胍马来酸罗格列酮,伏格列波糖,格列本脲,格列苯脲,格列齐特,格列吡嗪,格列喹酮,甲苯磺丁脲,利格列汀,罗格列酮,米格列醇,米格列奈钙,那格列奈,瑞格列奈,维格列汀,西格列汀,依帕司他,吡格列酮,吡格列酮二甲双胍,瑞格列奈二甲双胍,沙格列汀,西格列汀二甲双胍
09.1.64	其他降糖药	利拉鲁肽,艾塞那肽
09.1.65	甲状腺激素及抗甲状腺类药	丙硫氧嘧啶,甲巯咪唑,左甲状腺素钠,甲状腺片,碘化钾
09.1.66	钙代谢调节药物及抗骨质疏松药	阿法骨化醇,阿仑膦酸钠,阿仑膦酸钠维 D_3,骨化三醇,雷洛昔芬,雷奈酸锶,利塞膦酸钠,氯膦酸二钠,帕米膦酸二钠,四烯甲萘醌,依降钙素,依普黄酮,依替膦酸二钠,伊班膦酸钠,因卡膦酸二钠,唑来膦酸,鲑降钙素,特立帕肽
09.1.67	雄激素、抗雄激素及同化激素类药	苯丙酸诺龙,丙酸睾酮,达那唑,氟他胺,复方八维甲睾酮,甲睾酮,硫酸普拉睾酮钠,十一酸睾酮,司坦唑醇,睾丸片,睾酮
09.1.68	雌激素类及抗雌激素药	雌二醇,雌二醇/炔诺酮,雌二醇片/雌二醇地屈孕酮片复合包装,雌二醇屈螺酮,雌三醇,复方雌二醇,复方雌孕,环丙孕酮,己烯雌酚,结合雌激素,氯米芬,氯烯雌醚,尼尔雌醇,尿促卵泡素,炔雌醇,绒促性素,替勃龙,戊酸雌二醇片/雌二醇环丙孕酮片复合包装,烯丙雌醇,重组促卵泡素 β,重组人促黄体激素 α,重组人促卵泡激素
09.1.69	孕激素类与抗孕激素类药	醋酸甲羟孕酮,复方甲羟孕酮,地屈孕酮,复方庚酸炔诺酮,复方黄体酮,复方甲地孕酮,复方米非司酮,复方孕二烯酮,复方左炔诺孕酮,黄体酮,甲地孕酮,米非司酮,屈螺酮炔雌醇,去氧孕烯炔雌醇,炔雌醇环丙孕酮,炔诺酮,壬苯醇醚,三相避孕片,依托孕烯,孕三烯酮,左炔诺孕酮,左炔诺孕酮炔雌醚

编码	术语概念	说明
09.1.70	其他激素及调节内分泌功能药	高血糖素,加尼瑞克,三合激素,溴隐亭,兰瑞肽,西那卡塞
09.1.71	免疫抑制剂	白芍总苷,环孢素,抗 Tac 单抗,硫唑嘌呤,吗替麦考酚酯,鼠抗人 T 淋巴细胞 CD3 抗原单克隆抗体,他克莫司,西罗莫司,吡非尼酮,咪唑立宾,羧甲淀粉钠,阿达木单抗,麦考酚钠,依维莫司
09.1.72	免疫增强剂	A 群链球菌,薄芝糖肽,草分枝杆菌,短棒状杆菌,复方参芪维 E,甘露聚糖肽,红色诺卡氏菌细胞壁骨架制剂,金葡菌毒素,金葡素,聚肌胞,聚乙二醇干扰素 α-2a,聚乙二醇干扰素 α-2b,卡介菌多糖核酸,抗肿瘤免疫核糖核酸,灵杆菌多糖,灵孢多糖,绿脓杆菌制剂,脾氨肽,脾多肽,匹多莫德,人胎盘组织液,胎盘多肽,胎盘片,乌苯美司,细菌溶解产物,香菇多糖,小牛脾提取物,胸腺喷丁,胸腺素,胸腺素 α1,云芝胞内糖肽,重组集成干扰素 α,重组人白介素 -2,重组人白细胞介素 -11,重组人干扰素 α1b,重组人干扰素 α2a,重组人干扰素 α2b,重组人干扰素 β-1b,重组人干扰素 β1a,重组人干扰素 γ,转移因子,核糖核酸,虫草被孢菌,虫草胶雷菌,虫草头孢菌丝,假单胞菌制剂,人参茎叶总皂苷,左旋咪唑,胎盘脂多糖
09.1.73	其他调节免疫功能药	核糖核酸
09.1.74	抗组胺药	阿伐斯汀,苯海拉明,苯海拉明薄荷脑,茶苯海明,氮䓬斯汀,地氯雷他定,非索非那定,氯环力嗪,氯雷他定,氯马斯汀,马来酸氯苯那敏,曲普利啶,去氯羟嗪,赛庚啶,司他斯汀,特非那定,酮洛芬,酮替芬,西替利嗪,依巴斯汀,依美斯汀,依匹斯汀,异丙嗪,左西替利嗪,咪唑斯汀,枸地氯雷他定,羟嗪,阿司咪唑,苯磺贝他斯汀,麝香草脑
09.1.75	过敏反应介质阻释剂	安他唑啉,曲尼司特
09.1.76	其他抗变态反应药	奥洛他定,苯环壬酯,变应原(抗原)溶媒,粉尘螨,卢帕他定,屋尘螨变应原,五维甘草那敏
09.1.77	烷化剂	白消安,苯丁酸氮芥,雌莫司汀,氮芥,二溴甘露醇,福莫司汀,复方环磷酰胺,环磷酰胺,卡莫司汀,六甲蜜胺,洛莫司汀,美法仑,尼莫司汀,噻替哌,司莫司汀,替莫唑胺,硝卡芥,异环磷酰胺

编码

编码	术语概念	说明
09.1.78	抗代谢药	阿糖胞苷,达卡巴嗪,地西他滨,氟达拉滨,氟尿嘧啶,氟脲苷,复方氟尿嘧啶,吉西他滨,甲氨蝶呤,卡莫氟,卡培他滨,克拉屈滨,雷替曲塞,硫鸟嘌呤,氯氧喹,门冬酰胺酶,尿嘧啶替加氟,培美曲塞二钠,培门冬酶,去氧氟尿苷,替吉奥,替加氟,巯嘌呤,羟基脲
09.1.79	抗肿瘤抗生素	阿柔比星,表柔比星,博安霉素,博来霉素,多柔比星,多柔比星脂质体,放线菌素 D,米托蒽醌,平阳霉素,柔红霉素,丝裂霉素,新福菌素,伊达比星,吡柔比星
09.1.80	植物来源的抗肿瘤药及其衍生物	长春地辛,长春碱,长春瑞滨,长春新碱,多西他赛,高三尖杉酯碱,槐定碱,甲异靛,马蔺子素,去甲斑蝥素,三尖杉碱,替尼泊苷,托泊替康,喜树碱,依托泊苷,伊立替康,紫杉醇,莪术油,榄香烯,羟喜树碱,紫杉醇酯质体
09.1.81	激素类抗肿瘤药	福美坦,他莫昔芬,托瑞米芬
09.1.82	抗肿瘤辅助用药	氨磷汀,甘氨双唑钠,美司钠,亚叶酸钙,亚叶酸钠,右丙亚胺,重组人 5 型腺病毒,重组人 P53 腺病毒,左亚叶酸钙
09.1.83	生物靶向抗肿瘤药	埃克替尼,贝伐珠单抗,利妥昔单抗,尼妥珠单抗,曲妥珠单抗,索拉非尼,西妥昔单抗,英夫利西单抗,甲磺酸阿帕替尼
09.1.84	芳香化酶抑制剂	阿那曲唑,巴利昔单抗,比卡鲁胺,来曲唑,依西美坦,氨鲁米特
09.1.85	酪氨酸激酶抑制剂	达沙替尼,厄洛替尼,吉非替尼,拉帕替尼,尼洛替尼,舒尼替尼,伊马替尼
09.1.86	其他抗肿瘤药	安吖啶,奥沙利铂,斑蝥酸钠,碘 [^{125}I] 密封籽源,复方斑蝥制剂,甲基斑蝥胺,卡铂,来那度胺,洛铂,奈达铂,尿多酸肽,硼替佐米,去甲斑蝥素,去水卫矛醇,顺铂,血卟啉,亚砷酸,重组改构人肿瘤坏死因子,重组人血管内皮抑制素,阿比特龙,安西他滨,克唑替尼
09.1.87	中枢神经兴奋药	氨酪酸,奥拉西坦,胞磷胆碱钠,胞磷胆碱钠肌苷,贝美格,多沙普仑,二甲弗林,甲氯芬酯,洛贝林,尼可刹米,托莫西汀,细胞色素 C,乙酰谷酰胺,茴拉西坦,吡拉西坦,吡硫醇
09.1.88	镇静、催眠药	苯巴比妥东莨菪碱,氯美扎酮,天麻素,右佐匹克隆,溴化钾,溴化钠,溴化铵,甲丙氨酯

编码	术语概念	说明
09.1.89	抗精神病药	阿立哌唑,氨磺必利,奥氮平,奋乃静,氟奋乃静,氟奋乃静癸酸酯,氟哌利多,氟哌啶醇,氟哌噻吨,氟哌噻吨美利曲辛,利培酮,硫必利,硫利哒嗪,氯丙嗪,氯丙嗪异丙嗪,氯氮平,氯普噻吨,洛沙平,帕利哌酮,齐拉西酮,三氟拉嗪,舒必利,五氟利多,珠氯噻醇,哌泊噻嗪,哌罗匹隆,喹硫平
09.1.90	抗抑郁抗躁狂药	阿戈美拉汀,阿米替林,艾司西酞普兰,安非他酮,丙米嗪,度洛西汀,多塞平,氟伏沙明,氟西汀,氯米帕明,马普替林,吗氯贝胺,米安色林,米氮平,米那普仑,帕罗西汀,帕洛诺司琼,曲唑酮,瑞波西汀,舍曲林,碳酸锂,文拉法辛,西酞普兰,噻奈普汀钠
09.1.91	抗焦虑药	丁螺环酮,复方地西泮,谷维素,谷维素双维 B,氯氮草,坦度螺酮
09.1.92	抗癫痫及抗惊厥药	奥卡西平,苯妥英钠,丙戊酸镁,丙戊酸钠,丙戊酰胺,复方苯巴比妥溴化钠,复方苯硝那敏,加巴喷丁,卡马西平,拉莫三嗪,扑米酮,普瑞巴林,托吡酯,香草醛,伊来西胺,左乙拉西坦,唑尼沙胺,卡培他滨
09.1.93	抗帕金森病药	苯海索,多巴丝肼,恩他卡朋,恩他卡朋双多巴,复方卡比多巴,金刚烷胺,罗匹尼罗,美金刚,培高利特,屈昔多巴,司来吉兰,托卡朋,左旋多巴,吡贝地尔,甲磺酸 α-二氢麦角隐亭,普拉克索
09.1.94	抗重症肌无力药	甲硫酸新斯的明,氢溴酸加兰他敏,溴吡斯的明
09.1.95	抗脑血管病药	艾地苯醌,巴曲酶,倍他司汀,长春胺,长春西丁,川芎嗪,丹参川芎嗪,丁苯酞,丁咯地尔,二维三七桂利嗪,法舒地尔,氟桂利嗪,复方阿米三嗪,复方阿魏酸钠阿司匹林,复方氨基丁酸维 E,复方脑蛋白水解物,复方曲肽,复方吡拉西坦脑蛋白水解物,葛根素,谷红,桂利嗪,桂哌齐特,环扁桃酯,肌氨肽苷,降纤酶,麦角隐亭咖啡因,脑蛋白水解物,脑苷肌肽,尼麦角林,尼莫地平,七叶皂苷钠,曲克芦丁羟丙茶碱,双氢麦角碱,托哌酮,小牛血去蛋白提取物,小牛血清去蛋白提取物,杏芎,烟酸占替诺,依达拉奉,伊布利特,己酮可可碱,乙胺硫脲,蕲蛇酶,吡拉西坦
09.1.96	抗痴呆药和脑代谢调节药	多奈哌齐,卡巴拉汀,塞克硝唑,石杉碱甲
09.1.97	镇痛药	氨酚拉明,氨酚帕马溴,氨酚曲马朵,氨酚双氢可待因,氨酚羟考酮,苯噻啶,丙氧氨酚,草乌甲素,丁丙诺啡,复方可待因,复方曲马朵,高乌甲素,克洛曲,氯芬待因,罗通定,洛非西定,洛芬待因,纳曲酮,奈福泮,眼镜蛇毒血清,依他佐辛,乙酰乌头碱,异丙吡仑,萘普待因

编码

编码	术语概念	说明
09.1.98	解热镇痛抗炎药	阿酚咖,阿克他利,阿司匹林,阿西美辛,艾拉莫德,艾瑞昔布,氨非咖,氨酚比林,氨酚异丙嗪,氨基葡萄糖,氨基葡萄糖钾,氨糖美辛,氨糖美锌,安乃近,安乃近氯丙嗪,奥沙普泰,保泰松,贝诺酯,贝诺酯维 B_1,苯丙氨酯,丙帕他莫,布洛芬,醋氯芬酸,丹皮酚,对乙酰氨基酚,对乙酰氨基酚异丙嗪,二氟尼柳,二甲亚砜 / 肝素 / 右旋泛酰醇,非诺洛芬钙,非普拉宗,芬布芬,氟比洛芬,复方阿司匹林,复方氨基比林,复方氨林巴比妥,复方保泰松鸡血藤,复方贝诺酯,复方布洛芬,复方川芎吲哚美辛吡罗昔康,复方独活吲哚美辛,复方对乙酰氨基酚,复方骨肽,复方贯众阿司匹林,复方硫酸软骨素,复方氯唑沙宗,复方七叶皂苷钠,复方青蒿安乃近,复方双氯芬酸钠,复方锌布,复方萘普生,骨瓜提取物,骨肽,桂美辛,粉防己碱,甲芬那酸,姜酚,金诺芬,精氨酸阿司匹林,卡巴匹林钙,辣椒颠茄,辣椒碱,来氟米特,赖氨酸阿司匹林,联苯乙酸,鹿瓜多肽,铝镁司,氯芬那酸,氯诺昔康,氯唑沙宗,洛索洛芬钠,美洛昔康,美索巴莫,美辛唑酮,米格来宁,尼美舒利,牛磺酸,帕瑞昔布钠,青藤碱,曲克芦丁香豆素,索米痛片,塞来昔布,三柳胆镁,舒林酸,双醋瑞因,双氯芬酸钾,双氯芬酸钠,双氯芬酸钠利多卡因,酮咯酸氨丁三醇,酮洛芬,托美丁钠,托珠单抗,西地吡罗昔康,蝎毒,依托度酸,依托芬那酯,依托考昔,乙水杨胺,阿司匹林锌,右旋布洛芬,右旋酮洛芬,重组人 II 型肿瘤坏死因子受体 – 抗体融合蛋白,萘丁美酮,萘普生,吡罗昔康,吲哚美辛,氟吡汀,蜂毒,罗非昔布,水杨酸镁,替利定,依那西普
09.1.99	抗偏头痛药	豆腐果苷,复方普萘洛尔咖啡因,利扎曲普坦,洛美利嗪,舒马普坦,佐米曲普坦
09.1.100	抗痛风药	苯溴马隆,别嘌醇,丙磺舒,非布司他,复方别嘌醇,秋水仙碱
09.1.101	其他神经系统用药	奥扎格雷钠,贝前列素钠,参芎,丹参川芎嗪,丹曲林钠,复方刺五加硫胺,复方甘油,复方咖磷,复方脑肽节苷脂,复方普鲁卡因苯甲酸,复方天麻蜜环糖肽,复方五味子,复方溴咖,利鲁唑,灵芝二维甲硫氨酸,硫辛酸,普鲁卡因泛酸钙,曲克芦丁,曲克芦丁脑蛋白水解物,神经节苷脂钠,替扎尼定,维磷,腺苷钴胺,烟酸占替诺,一叶萩碱,乙哌立松,银杏达莫,银杏蜜环,银杏叶提取物
09.1.102	全身麻醉药	丙泊酚,地氟烷,恩氟烷,硫喷妥钠,七氟烷,依托咪酯,异氟烷

编码	术语概念	说明
09.1.103	局部麻醉药	奥布卡因,苯甲醇,丁哌卡因,达克罗宁,丁卡因,复方阿替卡因,复方达克罗宁薄荷,复方盐酸丁哌卡因,复方盐酸利多卡因,甲哌卡因,甲哌卡因/肾上腺素,利多卡因,利多卡因氯己定,氯普鲁卡因,罗哌卡因,普鲁卡因,普鲁卡因肾上腺素,碳酸利多卡因,左丁哌卡因
09.1.104	麻醉辅助药	阿曲库铵,巴氯芬,苯磺顺阿曲库铵,卡巴胆碱,氯化琥珀胆碱,罗库溴铵,麻黄碱,吗啡阿托品,米库氯铵,维库溴铵,右美托咪定,哌库溴铵
09.1.105	祛痰药	氨溴索,碘化钾,厄多司坦,福多司坦,复方贝母氯化铵,复方桔梗枇杷,复方岩白菜素,复方枇杷氯化铵,金龙胆草,氯化铵,乙酰半胱氨酸,愈酚溴新,溴己新,桉柠蒎,羧甲司坦,标准桃金娘油
09.1.106	镇咳药	白葡萄球菌,苯丙哌林,地美索酯,二氧丙嗪,复方二氧丙嗪茶碱,复方福尔可定,复方甘草,复方甘草麻黄碱,复方甘草浙贝氯化铵,复方桔梗远志麻黄碱,复方桔梗止咳片,复方可待因,复方麻黄碱,复方麻黄碱桔梗,复方氢溴酸右美沙芬,复方沙芬那敏,复方松醇那敏,复方妥英麻黄茶碱,复方愈创木酚磺酸钾,复方愈酚喷托那敏,复方溴丙胺太林,复方枇杷喷托维林,复方枸橼酸喷托维林,鸡胆,氯哌丁,美司坦,那可丁,喷托维林,喷托维林氯化铵,杏仁腈,依普拉酮,异丙嗪胆汁,右美沙芬,愈创甘油醚,愈创维林那敏,愈酚待因,愈酚甲麻那敏,愈酚喷托异丙嗪,愈酚维林,愈酚伪麻,愈酚伪麻待因,左羟丙哌嗪,枸磺新啶,复方桔梗氯化铵,复方灭活白葡萄球菌,复方盐酸甲麻黄碱,愈创罂粟待因
09.1.107	平喘药	氨茶碱,氨溴特罗,班布特罗,倍氯米松,丙卡特罗,丙哌维林,布地奈德,布地奈德福莫特罗,茶碱,茶碱麻黄碱,茶碱愈创甘油醚,茶新那敏,胆茶碱,多索茶碱,二羟丙茶碱,氟替卡松,福莫特罗,复方阿托品麻黄碱,复方氨茶碱,复方氨茶碱暴马子,复方茶碱,复方胆氨,复方甘氨酸茶碱钠,复方甲氧那明,复方氯丙那林鱼腥草素钠,复方氯丙那林溴己新,复方曲尼司特,复方沙丁胺醇,复方紫龙,复方羟丙茶碱去氯羟嗪,甘氨酸茶碱钠,核酪,环仑特罗,环索奈德,己烯雌酚,甲磺司特,甲麻黄碱,甲麻芩苷那敏,甲氧那明,克仑特罗,氯丙那林,孟鲁司特钠,普仑司特,曲马朵,塞曲司特,沙丁胺醇,沙美特罗替卡松,特布他林,妥洛特罗,昔萘沙美特罗,细辛脑,异丙托溴铵,异丁司特,扎鲁司特,吡嘧司特钾,噻托溴铵,倍氯米松福莫特罗,复方茶碱甲麻黄碱,复方妥洛特罗,黄麻嗪,磺啶新林

编码

编码	术语概念	说明
09.1.108	感冒用药	阿苯,阿酚咖,阿酚咖敏,阿咖,阿咖酚散,氨苯伪麻,氨酚甲硫氨酸,氨酚咖匹林,氨酚氯汀伪麻,氨酚麻美,氨酚那敏、维 B_1 那敏复合包装,氨酚那敏三味浸膏,氨酚曲麻,氨酚沙芬,氨酚烷胺那敏,氨酚维 C,氨酚伪麻,氨酚伪麻氯汀,氨酚伪麻美芬,氨酚伪麻那敏,氨酚异丙嗪,氨基比林咖啡因,氨咖愈敏,氨林酚咖,氨麻美敏,氨愈美麻,贝敏伪麻,贝诺酯维 B_1,布洛伪麻,布洛伪麻那敏,对乙酰氨基酚维生素 C,酚氨咖敏,酚咖,酚咖麻敏,酚麻美敏,复方阿司匹林,阿司匹林维 C,复方氨酚苯海拉明,复方氨酚甲麻,复方氨酚美沙,复方氨酚那敏,小儿氨酚那敏,复方氨酚葡锌,复方氨酚肾素,复方氨酚烷胺,复方氨酚愈敏,复方氨酚溴敏,复方氨敏虎杖,复方北豆根氨酚那敏,复方对乙酰氨基酚,复方酚咖伪麻,复方甲麻,复方金刚烷胺氨基比林,复方柳安咖,复方氯雷他定,复方氯唑沙宗,复方麻黄碱,复方麻黄碱桔梗,复方忍冬藤阿司匹林,复方锌布,复方银翘氨敏,咖酚伪麻,柳胺酚,氯芬黄敏,麻黄碱苯海拉明,美酚伪麻,美敏伪麻,美扑伪麻,美愈伪麻,美羧伪麻,那敏伪麻,匹林咖敏,特酚伪麻,特洛伪麻,伪麻黄碱,伪麻美芬,西替伪麻,小儿氨酚匹林,愈酚伪麻,萘普生钠伪麻黄碱,呱西替柳,美芬那敏铵,氨酚伪麻 / 氨苯伪麻,氨麻苯美,穿心莲,对乙酰氨基酚 / 金刚烷胺,复方对乙酰氨基酚金银花,复方银翘氨酚维 C,羚黄氨咖敏,愈美那敏,氨咖黄敏,小儿氨酚黄那敏
09.1.109	其他呼吸系统用药	白葡奈氏菌,咖啡因,尼古丁,牛肺表面活性剂,氧化樟脑,伊洛前列素,樟脑磺酸钠,重组人脑利钠肽,茚达特罗,杜香油,对 - 伞花烃,伐尼克兰,榕敏,猪肺磷脂
09.1.110	强心药	氨力农,醋柳黄酮,地高辛,毒毛花苷 K,米力农,去乙酰毛花苷,托伐普坦,心肌肽,重组人尿激酶原,左西孟旦,奥普力农
09.1.111	抗心律失常药	阿普林定,艾司洛尔,胺碘酮,关附甲素,美西律,莫雷西嗪,普罗帕酮,阿糖腺苷,尼非卡兰
09.1.112	防治心绞痛药	阿魏酸钠,奥昔非君,比伐芦定,单硝酸异山梨酯,二丁酰环磷腺苷钙,复方单硝酸异山梨酯,复方硝酸戊四醇酯,环磷腺苷,环磷腺苷葡胺,吗多明,曲美他嗪,曲匹地尔,戊四醇酯,硝酸甘油,硝酸异山梨酯,亚硝酸异戊酯,甾体皂苷,伊伐布雷定

编码	术语概念	说明
09.1.113	抗高血压药	L-门冬氨酸氨氯地平,阿利沙坦酯,阿罗洛尔,阿替洛尔,阿折地平,氨氯地平,氨氯地平阿托伐他汀钙,氨氯地平贝那普利,奥美沙坦酯,奥美沙坦酯氢氯噻嗪,巴尼地平,贝凡洛尔,贝那普利,贝那普利氢氯噻嗪,贝尼地平,比索洛尔,地巴唑,地尔硫䓬,厄贝沙坦,厄贝沙坦氢氯噻嗪,非洛地平,福辛普利钠,复方地巴唑氢氯噻嗪,复方地舍平,复方酚苄明,复方葛根氢氯噻嗪,复方卡托普利,复方利血平,复方利血平氨苯蝶啶,复方罗布麻,复方四嗪利血平,复方依那普利,甲磺酸酚妥拉明,甲基多巴,卡托普利,卡维地洛,坎地氢噻,坎地沙坦酯,可乐定,拉贝洛尔,拉西地平,赖诺普利,赖诺普利氢氯噻嗪,乐卡地平,雷米普利,利血平,磷酸吡哆醛丁咯地尔,硫酸镁,氯沙坦钾,氯沙坦钾氢氯噻嗪,马来酸噻吗洛尔,马尼地平,美托洛尔,莫索尼定,尼卡地平,尼可地尔,尼群地平,尼群洛尔,尼索地平,培哚普利,培哚普利吲达帕胺,普萘洛尔,塞利洛尔,索他洛尔,替米沙坦,替米沙坦氢氯噻嗪,维拉帕米,乌拉地尔,西拉普利,西尼地平,硝苯地平,硝普钠,依那普利,依那普利拉,依那普利叶酸,依普沙坦,左旋氨氯地平,吲达帕胺,哌唑嗪,咪达普利,喹那普利,缬沙坦,缬沙坦氨氯地平,缬沙坦氢氯噻嗪,比索洛尔氢氯噻嗪
09.1.114	抗休克药	多巴胺,多巴酚丁胺,甲氧明,米多君,去甲肾上腺素,去氧肾上腺素,肾上腺素,异丙肾上腺素,重酒石酸间羟胺
09.1.115	周围血管扩张药	烟酸肌醇,胰激肽原酶,罂粟碱
09.1.116	调节血脂药及抗动脉粥样硬化药	阿托伐他汀钙,阿昔莫司,苯扎贝特,大豆磷脂,弹性酶,多烯酸乙酯,多廿烷醇,泛硫乙胺,非诺贝特,氟伐他汀钠,复方三维亚油酸,复方亚油酸钙,复方亚油酸乙酯,甘露醇烟酸酯,甘糖酯,吉非贝齐,角鲨烯,考来烯胺,硫酸软骨素 A,硫酸软骨素,氯贝酸铝,洛伐他汀,匹伐他汀钙,普伐他汀钠,普罗布考,瑞舒伐他汀钙,维生素 E 烟酸酯,辛伐他汀,亚油酸,亚油酸维生素 E 胶丸 / 二维芦丁片,烟酸肌醇,依折麦布,依折麦布辛伐他汀,益多酯,蛹油 α-亚麻酸乙酯,月见草油,藻酸双酯钠,猪去氧胆酸,夫拉扎勃
09.1.117	其他循环系统用药	阿司匹林,安立生坦,波生坦,肠多糖,丹参酮 Ⅱ A 磺酸钠,复方毛冬青氯贝酸铝,葛根素,磷酸肌酸,前列地尔,碳酸酰胺过氧化氢,黄豆苷元

编码

编码	术语概念	说明
09.1.118	治疗消化性溃疡药与胃食管反流病药	埃索美拉唑镁,埃索美拉唑,埃索美拉唑钠,艾普拉唑,奥美拉唑镁,奥美拉唑,奥美拉唑钠,丙谷胺,醋氨己酸锌,大黄碳酸氢钠,多司马酯,法莫替丁,法莫替丁钙镁,复方丙谷胺,复方颠茄氢氧化铝,复方颠茄铋镁,复方儿茶,复方甘草铝镁,复方甘铋镁,复方谷氨酰胺,复方磷酸氢钠,复方龙胆碳酸氢钠,复方芦荟维U,复方铝酸铋,复方木香铝镁,复方尿囊素,复方氢氧化铝,复方氢氧化铝镁,复方石菖蒲碱式碳酸铋,复方石菖蒲碱式硝酸铋,复方碳酸氢钠颠茄,复方维U颠茄铋铝,复方维生素U,复方西咪替丁,复方延胡索氢氧化铝,复方溴丙胺太林铝镁,复方羟卡利明,盖胃平,甘氨酸碳酸钙,甘草酸铋,格隆溴铵,甘羟铝,吉法酯,甲溴贝那替秦,碱式水杨酸铋,碱式碳酸铋,碱式硝酸铋,胶体果胶铋,胶体酒石酸铋,聚普瑞锌,拉呋替丁,兰索拉唑,雷贝拉唑钠,雷尼替丁,磷酸铝,硫糖铝,硫糖铝小檗碱,龙胆碳酸氢钠,铝镁颠茄,铝镁二甲硅油,铝镁咀嚼,铝钠颠茄,铝碳酸镁,氯波必利,罗沙替丁,尼扎替丁,尿囊素铝,氢氧化铝,曲昔派特,瑞巴派特,神黄钠铝,鼠李铋镁,碳酸钙二甲硅油,碳酸钙甘氨酸,碳酸氢钠,替普瑞酮,维U颠茄铝,维U颠茄铝镁,胃膜素,胃铋镁,西咪替丁,胸腺蛋白,依卡倍特钠,伊索拉定,哌仑西平,泮托拉唑钠,枸橼酸铋钾,枸橼酸铋雷尼替丁,铋镁豆蔻,铋镁碳酸氢钠,复方碳酸氢钠,奥美拉唑碳酸氢钠,复方碱式硝酸铋,枸橼酸铋钾/替硝唑/克拉霉素,镁加铝,索法酮,艾司奥美拉唑镁
09.1.119	助消化药	淀粉酶,复方消化酶,复方胰酶,复合凝乳酶,干酵母,羔羊胃提取物维B_{12},脾粉片,乳酸菌素,胃蛋白酶,硒酵母,消化酶,胰酶
09.1.120	胃肠解痉药	阿尔维林,阿托品异丙嗪,奥替溴铵,丁溴东莨菪碱,复方庆大霉素,复方盐酸普鲁卡因,间苯三酚,硫酸阿托品,罗西维林,美贝维林,匹维溴铵,氢溴酸东莨菪碱,庆大霉素碳酸铋,屈他维林,山莨菪碱,异可利定,莨菪碱,溴丙胺太林,复方枸橼酸阿尔维林,阿托品
09.1.121	促胃肠动力药与止吐、催吐药	阿扑吗啡,阿瑞匹坦,阿扎司琼,昂丹司琼,多拉司琼,多潘立酮,格雷司琼,甲氧氯普胺,雷莫司琼,氯波必利,莫沙必利,曲美布汀,托烷司琼,西沙必利,伊托必利,溴米那普鲁卡因
09.1.122	泻药、止泻药	比沙可啶,布拉氏酵母菌,多库酯钠,酚酞,复方地芬诺酯,复方聚乙二醇电解质,复方木香小檗碱,复方小檗碱鞣酸蛋白,复方樟脑酊,甘油,碱式水杨酸铋,聚卡波非钙,聚乙二醇,磷酸钠盐,硫酸镁,洛哌丁胺,蒙脱石,葡甘聚糖,普芦卡必利,消旋卡多曲,药用炭,鞣酸蛋白,鞣酸蛋白酵母,鞣酸小檗碱,复方丁香罗勒,酪酸梭状芽孢杆菌,矽炭银

编码	术语概念	说明
09.1.123	食欲抑制剂及其他减肥药	奥利司他,西布曲明,芬氟拉明
09.1.124	治疗肝性脑病药与肝病辅助药	奥拉米特,大黄叶绿素铜钠,蛋氨酸,蛋氨酸重酒石酸胆碱,多烯磷脂酰胆碱,二维葡醛内酯,复方蛋氨酸胆碱,复方二氯醋酸二异丙胺,复方甘草酸单铵,复方甘草酸苷,复方甘草酸铵,复方肝浸膏,复方肝水解物,复方联苯双酯,复方亮氨酸(3AA),复方牛胎肝提取物,复合磷酸酯酶,甘草酸二钠,甘草酸二铵,甘草酸,肝水解肽,谷氨酸,谷氨酸钾,谷氨酸钠,还原型谷胱甘肽,黄芩苷,混合核苷,精氨酸,抗乙肝转移因子,苦参碱,苦参素,拉克替醇,联苯双酯,亮菌甲素,硫普罗宁钠,卵磷脂,马洛替酯,美他多辛,门冬氨酸鸟氨酸,葡醛内酯,齐墩果酸,乳果糖,双环醇,水飞蓟宾,水飞蓟宾葡甲胺,替诺福韦二吡呋酯,脱氧核苷酸钠,维丙胺,腺苷蛋氨酸,叶绿素铜钠,异甘草酸镁,胱氨酸,精氨酸谷氨酸,乙酰半胱氨酸
09.1.125	利胆药与胆石溶解药	苯丙醇,胆酸钠,鹅去氧胆酸,二羟二丁基醚,非布丙醇,复方阿嗪米特,桂美酸,柠檬烯,曲匹布通,去氢胆酸,托尼萘酸,熊去氧胆酸,茴三硫,羟甲香豆素,羟甲烟胺
09.1.126	治疗炎性肠病药	奥沙拉秦钠,巴柳氮钠,柳氮磺吡啶,美沙拉嗪
09.1.127	微生态制剂	地衣芽孢杆菌活菌,复方嗜酸乳杆菌,枯草杆菌二联活菌,枯草杆菌活菌,枯草芽孢杆菌,蜡样芽孢杆菌活菌,酪酸梭菌、双歧杆菌二联活菌,酪酸梭状芽孢杆菌,凝结芽孢杆菌活菌,乳杆菌活菌,乳酶生,乳酸菌素,双歧杆菌活菌,双歧杆菌乳杆菌三联活菌,双歧杆菌四联活菌
09.1.128	肛肠科用药	草木樨流浸液,地奥司明,复方次没食子酸铋,复方角菜酸酯,复方硫酸氢黄连素,硫化钠薄荷脑,硫酸铝钾鞣酸,氯己定,美辛唑酮,美辛唑酮红古豆醇酯,灭活埃希的松,小麦纤维素,复方明矾丁哌卡因
09.1.129	其他消化系统用药	奥曲肽,胆汁槟榔维 B_1,二甲硅油,复方雪胆呋喃唑酮,谷氨酰胺,猴头菌,加贝酯,聚桂醇,生长抑素,替加色罗,维酶素,乌司他丁,硝酸毛果芸香碱,抑肽酶,橙皮酊,青叶胆提取物
09.1.130	利尿药	阿利吉仑,阿米洛利,氨苯蝶啶,氨苯蝶啶氢氯噻嗪,布美他尼,复方盐酸阿米洛利,螺内酯,氢氯噻嗪,托拉塞米,呋塞米,阿佐塞米
09.1.131	脱水药	复方甘露醇,甘露醇,甘油氯化钠,山梨醇,异山梨醇
09.1.132	尿崩症用药	去氨加压素
09.1.133	透析用药	腹膜透析液

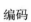

编码

编码	术语概念	说明
09.1.134	前列腺疾病用药物及勃起功能障碍治疗药物	阿夫唑嗪，爱普列特，达泊西汀，度他雄胺，多沙唑嗪，非那雄胺，酚苄明，复方蓝棕果，谷丙甘氨酸，黄酮哌酯，普适泰，前列地尔，赛洛多辛，他达拉非，坦洛新，特拉唑嗪，西地那非，萘哌地尔，伐地那非
09.1.135	其他泌尿系统用药	阿魏酸哌嗪，奥昔布宁，包醛氧淀粉，醋羟胺酸，非那吡啶，甘氨酸，甘露醇，聚磺苯乙烯钠，柳栎浸膏，曲司氯铵，司维拉姆，索利那新，碳酸镧，托特罗定，乌洛托品，左卡尼汀，枸橼酸氢钾钠
09.1.136	抗贫血药	蛋白琥珀酸铁，二维亚铁，复方硫酸亚铁，复方三维亚铁，复方枸橼酸铁铵，富马酸亚铁，硫酸亚铁，葡萄糖酸亚铁，乳酸亚铁，三维亚铁，腺苷钴胺，小儿复方四维亚铁，叶酸，叶酸维 B_{12}，右旋糖酐铁，蔗糖铁，重组人促红素，重组人红细胞生成素 - β，琥珀酸亚铁，枸橼酸铁铵维 B_1，促肝细胞生长素，甲磺酸去铁胺，山梨醇铁
09.1.137	促凝血药	阿替普酶，氨基己酸，氨甲苯酸，氨甲环酸，冻干人凝血因子Ⅷ，冻干人纤维蛋白黏合剂，二乙酰氨乙酸乙二胺，酚磺乙胺，咖啡酸，卡络磺钠，可溶性纤维素钠，可溶性止血纱布，吸收性明胶海绵，凝血酶，人凝血酶，人凝血酶原复合物，人纤维蛋白原，卡巴克洛，外科用冻干人纤维蛋白胶，维生素 K_1，维生素 K_4，巴曲酶，亚硫酸氢钠甲萘醌，氧化纤维素，鱼精蛋白，重组人凝血因子Ⅸ，重组人凝血因子Ⅶa，重组人凝血因子Ⅷ，猪源纤维蛋白黏合剂，蹄鞘
09.1.138	抗凝血药	棓丙酯，阿加曲班，阿替普酶，贝米肝素钠，达比加群酯，达肝素钠，低分子肝素钙，低分子肝素钠，肝素钙，肝素钠，华法林钠，黄瑞香，磺达肝癸钠，利伐沙班，尿激酶，瑞替普酶，舒洛地特，纤溶酶，依诺肝素钠，尤瑞克林，重组链激酶，重组葡激酶，蚓激酶，那屈肝素钙
09.1.139	血浆及血容量扩充剂	低分子右旋糖酐氨基酸，高渗羟乙基淀粉 200/0.5，聚明胶肽，右旋糖酐 20，右旋糖酐 40，右旋糖酐 70，琥珀酰明胶，羟乙基淀粉，羟乙基淀粉 130/0.4 电解质
09.1.140	促白细胞增生药	氨肽素，氨肽素硫酸锌，多糖蛋白，复方氨肽素，肌苷，聚乙二醇化重组人粒细胞刺激因子，利可君，维生素 B_4，小檗胺，重组人粒细胞刺激因子，重组人粒细胞巨噬细胞刺激因子，茜草双酯，鲨肝醇，甲型 H1N1 流感病毒裂解疫苗
09.1.141	促血小板增生药	重组人血小板生成素
09.1.142	抗血小板聚集药	阿司匹林双嘧达莫，阿哌沙班，铝镁匹林，氯吡格雷，沙格雷酯，双嘧达莫，替格瑞洛，替罗非班，西洛他唑，依替巴肽，吲哚布芬，噻氯匹定

编码	术语概念	说明
09.1.143	其他血液系统用药	地拉罗司,芦丁,去铁酮,血液保存液,血液滤过置换液,枸橼酸钠
09.1.144	外科用药	玻璃酸钠,创可贴,复方苯佐卡因,复方磺胺嘧啶锌,复方水杨酸甲酯,复方水杨酸甲酯苯海拉明,磺胺嘧啶银,门冬酰胺,水杨酸甲酯,松节油,胰蛋白酶,呋喃西林,苯扎氯铵,多磺酸黏多糖,高渗枸橼酸盐嘌呤
09.1.145	皮肤科用药	阿达帕林,阿莫罗芬,阿维 A,阿昔洛韦,氨酮戊酸,奥昔康唑,斑蝥素,倍氯米松,倍他米松,倍他米松新霉素,苯西卤铵,丙酸氯倍他索,布替萘芬,地奈德,地塞米松,地蒽酚,丁苯羟酸,丁酸氢化可的松,丁香罗勒,冻疮膏,对苯二酚,多塞平,二硫化硒,二十二醇,夫西地酸钠,氟芬那酸丁酯,氟轻松,氟轻松维 B_6,氟替卡松,复方薄荷柳酯,复方倍氯米松樟脑,复方倍他米松,复方苯海拉明,复方苯海拉明克罗米通,复方苯甲酸,复方丙酸氯倍他索,复方醋酸氟轻松酊,复方地塞米松,复方地蒽酚,复方多粘菌素 B,复方肝素钠尿囊素,复方磺胺氧化锌,复方间苯二酚,复方间苯二酚水杨酸,复方克霉唑,复方苦参水杨酸,复方联苯苄唑,复方柳唑,复方氯己定,复方氯己定达克罗宁,复方马勃水杨酸,复方氢化可的松新霉素,复方曲安奈德,复方曲安西龙,复方乳酸,复方珊瑚姜溶液尿素咪康唑,复方十一烯酸锌,复方水杨酸,复方水杨酸苯甲酸,复方水杨酸冰片,复方水杨酸樟碘,复方酮康唑,复方维 A 酸,复方五倍子水杨酸,复方硝酸,复方硝酸咪康唑,复方氧化锌,复方鱼肝油氧化锌,复方愈创蓝油烃,复方樟脑,复方紫荆皮水杨酸,复方呋喃西林,复方吲哚美辛,甘油,甘油醇,肝素钠,鬼臼毒素,过氧苯甲酰,哈西奈德,红霉素,红霉素过氧苯甲酰,环丙沙星,环吡酮,环吡酮胺,磺胺嘧啶锌,甲硝唑,甲氧沙林,卡泊三醇,卡泊三醇倍他米松,抗人白细胞介素 -8 单克隆抗体,克林霉素,克林霉素甲硝唑,克罗米通,克霉唑,克霉唑倍他米松,利福平,利拉萘酯,联苯苄唑,林旦,林可霉素,林可霉素维 B_6,硫黄硼砂,硫软膏,柳烯酸,卢立康唑,炉甘石,卤米松,卤米松 / 三氯生,氯碘羟喹,氯化氨基汞,氯环力嗪,氯己定,氯霉素,洛美沙星,煤焦油,米诺地尔,莫米松,莫匹罗星,那氟沙星,尿素,尿素维 E,诺氟沙星,培氟沙星,喷昔洛韦,硼酸,硼酸氧化锌冰片,泼尼松龙,氢化可的松,曲安奈德,曲安奈德氯霉素,曲安奈德尿素,曲安奈德益康唑,三乙醇胺,舍他康唑,十一烯酸锌,水杨酸,水杨酸苯酚,水杨酸苯甲酸松油,水杨酸复合洗剂,四环素,他卡西醇,他克莫司,他扎罗汀,酞丁安,特比萘芬,酮康唑,土霉素,维 A 酸,维胺酯,维胺酯维 E,硝酸甘油,硝酸硫康唑,硝酸银,新霉素,新霉素氟轻松,盐酸,氧氟沙星,氧化锌,氧化锌升华硫,依沙吖啶,乙氧苯柳胺,

编码

编码	术语概念	说明
09.1.145	皮肤科用药	益康倍松,益康唑,异维A酸,异维A酸红霉素,鱼石脂,愈创蓝油烃,樟脑,樟脑薄荷柳酯,樟脑苯酚,重组人表皮生长因子,猪胆粉薄荷脑,左氧氟沙星,萘替芬,萘替芬酮康唑,吡硫翁钠,吡硫翁锌,吡美莫司,咪康唑,咪康唑氯倍他索,咪喹莫特,溴夫定,桉油尿素,膦甲酸钠,鞣柳硼三酸,麝香草脑,赛庚啶,林可霉素利多卡因,丁酸氯倍他松,复方氟米松,复方炉甘石,复方三氯叔丁醇,甘石创愈,雷公藤内酯,他扎罗汀倍他米松
09.1.146	眼科用药	阿米卡星,阿昔洛韦,氨碘肽,安普乐定,奥布卡因,奥洛他定,贝美前列素,贝美噻吗洛尔,倍他洛尔,丙美卡因,玻璃酸酶,玻璃酸钠,醋甲唑胺,氮䓬斯汀,地巴唑,地匹福林,地塞米松磷酸钠,碘苷,法可林,夫西地酸钠,氟康唑,氟米龙,复方电解质眼内冲洗液,复方磺胺甲噁唑,复方硫酸软骨素,复方硫酸锌,复方炉甘石,复方氯化钠,复方美替洛尔,复方门冬维甘,复方尿维氨,复方托吡卡胺,复方消旋山莨菪碱,复方新霉素,复方新霉素多粘菌素,复方樟柳碱,复方噻吗洛尔,葛根素,更昔洛韦,红霉素,环丙沙星,环孢素,还原型谷胱甘肽,磺胺醋酰钠,加替沙星,甲状腺素碘塞罗宁,金霉素,聚乙二醇,聚乙烯醇,卡波姆,卡那霉素,卡替洛尔,可的松,可乐定,拉坦前列素,拉坦噻吗,雷珠单抗,利巴韦林,利福平,林可霉素,硫酸阿托品,硫酸软骨素,硫酸锌尿囊素,氯化钠,氯霉素,氯替泼诺,氯替泼诺妥布霉素,卵磷脂络合碘,洛美沙星,马来酸噻吗洛尔,吗啉胍,美替洛尔,那他霉素,牛磺酸,诺氟沙星,帕珠沙星,泼尼松龙,普拉洛芬,普罗碘铵,七叶洋地黄双苷,氢化可的松,氢溴酸樟柳碱,庆大霉素,庆大霉素氟米龙,庆大霉素双氯芬酸钠,曲伏前列素,曲尼司特,色甘那敏,色甘酸钠,山梨醇,山莨菪碱,双氯芬酸钠,四环素,四环素可的松,他克莫司,酞丁安,酮咯酸氨丁三醇,酮替芬,土霉素,托吡卡胺,妥布霉素,妥布霉素地塞米松,妥拉唑林,维生素A棕榈酸酯,维生素B_{12},维替泊芬,西吡氯铵,硝酸毛果芸香碱,小牛血去蛋白提取物,小诺米星,新霉素,眼氨肽,氧氟沙星,依诺沙星,乙酰半胱氨酸,乙酰唑胺,荧光素钠,右旋糖酐70,重组牛碱性成纤维细胞生长因子,重组人表皮生长因子,重组人干扰素α1b,重组人干扰素α2b,左布诺洛尔,左卡巴斯汀,左氧氟沙星,苄达赖氨酸,萘非,萘甲唑啉,萘敏维,吡诺克辛钠,吡嘧司特钾,吲哚美辛,吲哚菁绿,溴莫尼定,膦甲酸钠,羟苯磺酸钙,羟丙甲纤维素,羟甲唑啉,羟糖甘,羟苄唑,羧甲纤维素钠,布林佐胺,布林佐胺噻吗洛尔,复方牛磺酸,复方新斯的明牛磺酸,环喷托酯,康柏西普,洛度沙胺,马来酸非尼拉敏盐酸萘甲唑啉,曲伏噻吗,维氨咻,溴芬酸钠水合物,依美斯汀,溴芬酸钠,溴莫尼定噻吗洛尔

237

编码	术语概念	说明
09.1.147	耳鼻喉科用药	薄荷茴桉苯甲酸钠,薄荷桉油,倍氯米松,氮䓬斯汀,地芬尼多,碘甘油,碘化铵,氟替卡松,复方薄荷脑,复方盐酸麻黄碱,复方萘甲唑啉,环丙沙星,糠酸氟替卡松,利巴韦林,林可霉素,氯霉素,洛美沙星,麻黄碱,莫米松,硼酸冰片,葡萄糖酸锌,氢化可的松新霉素,曲安奈德,曲前列尼尔,去氧肾上腺素溴苯那敏,溶菌酶,赛洛唑啉,色甘酸钠,色甘萘甲那敏,缩宫素,酮替芬,氧氟沙星,左卡巴斯汀,左氧氟沙星,萘甲唑啉,萘林那敏溴铵,呋麻,羟甲唑啉,复方熊胆薄荷
09.1.148	口腔科用药	氨来呫诺,地喹氯铵,地喹氯铵短杆菌素,丁硼,度米芬,蜂胶,复方甘菊利多卡因,复方氯己定,复方硼砂,复方庆大霉素,复方三氧化二砷,复方四环素泼尼松,复方西吡氯铵,甲硝唑,甲硝唑芬布芬,糠甾醇,氯己定,氯己定苯佐卡因,葡萄糖酸氯己定,曲安奈德,人工牛黄甲硝唑,替硝唑,西地碘,西吡氯铵,樟脑水合氯醛,茴三硫,聚维酮碘,地塞米松,米诺环素
09.1.149	妇产科用药	阿托西班,奥硝唑,丙氨瑞林,垂体后叶,氟芬那酸丁酯,复方醋酸棉酚,复方磺胺嘧啶,复方甲硝唑,复方氯己定,复方氯霉素,复方叶酸,复方莪术油,环丙沙星,环吡酮胺,甲硝唑,甲硝唑呋喃唑酮,聚甲酚磺醛,聚维酮碘,卡贝缩宫素,卡前列甲酯,卡前列素氨丁三醇,克林霉素,克霉唑,苦参碱,利托君,联苯苄唑,两性霉素 B,氯己定,氯霉素,氯喹那多/普罗雌烯,米索前列醇,诺氟沙星,普罗雌烯,前列腺素 E_2,乳杆菌活菌,乳酶生,三维制霉素,双唑泰,缩宫素,特比萘芬,特康唑,蹄甲多肽,替硝唑,天花粉蛋白,酮康唑,硝酸布康唑,硝呋太尔,氧氟沙星,依沙吖啶,益康唑,制霉菌素,重组人干扰素 α2b,咪康唑,氟维司群,复方当归亚铁,黄藤素,麦角新碱,米非司酮,羟孕酮,鞣酸小檗碱,重组人干扰素 α2a
09.1.150	其他专科用药	鱼肝油酸钠,聚多卡醇,复方山金车花,复方吲哚美辛达克罗宁,红细胞保存液,牛痘疫苗接种家兔炎症皮肤提取物
09.1.151	避孕药	复方己酸羟孕酮
09.1.152	氰化物中毒解毒药	硫代硫酸钠,亚硝酸钠
09.1.153	有机磷酸酯类中毒解毒药	碘解磷定,复方氯解磷定,硫酸阿托品,氯解磷定,戊乙奎醚
09.1.154	亚硝酸盐中毒解毒药	亚甲蓝
09.1.155	阿片类中毒解毒药	纳洛酮,纳美芬

编码

编码	术语概念	说明
09.1.156	金属中毒解毒药	二巯丙磺钠,二巯丁二酸,青霉胺,依地酸钙钠
09.1.157	其他解毒药	氟马西尼,甲硫氨酸维 B_1,吐根,乙酰胺
09.1.158	造影剂	碘比醇,碘番酸,碘佛醇,碘海醇,碘化油,碘克沙醇,碘克沙酸葡胺钠,碘美普尔,碘帕醇,碘普罗胺,碘曲仑,碘羟拉葡胺,泛影葡胺,复方泛影葡胺,硫酸钡,六氟化硫微泡,双重造影产气剂,枸橼酸铁铵,钆贝葡胺,钆布醇,钆喷酸葡胺,钆双胺,钆特酸葡胺,钆塞酸二钠,钆特醇
09.1.159	器官功能检查剂	纳米碳
09.1.160	其他诊断用药	尿素 [^{13}C] 呼气试验诊断试剂盒,碳 [^{13}C] 尿素呼气试验药盒,阿糖腺苷,青霉素皮试剂
09.1.161	麻醉药品	阿片,布桂嗪,二氢埃托啡,芬太尼,可待因,吗啡,美沙酮,氢吗啡酮,瑞芬太尼,舒芬太尼,双氢可待因,哌替啶,羟考酮
09.1.162	第一类精神药品	丁丙诺啡,氯胺酮,三唑仑,司可巴比妥,哌甲酯,羟丁酸钠
09.1.163	第二类精神药品	阿普唑仑,艾司唑仑,氨酚氢可酮,奥沙西泮,苯巴比妥,安钠咖,布托啡诺,地西泮,地佐辛,咖啡因,劳拉西泮,氯硝西泮,麦角胺咖啡因,喷他佐辛,曲马朵,硝西泮,愈创甘油醚,扎来普隆,佐匹克隆,咪达唑仑,唑吡坦,纳布啡
09.1.164	医疗用毒性药品	三氧化二砷,治疗用 A 型肉毒毒素
09.1.165	放射性药品	锝 [^{99}mTc] 亚甲基二膦酸盐,高锝 [^{99}mTc] 酸钠
09.1.166	液体制剂辅料	单糖浆
09.1.167	其他制剂辅料	枸橼酸,羟苯乙酯
09.1.168	其他化学药	钠石灰
09.1.169	清热解毒	冬凌草
09.1.170	温化水湿	普乐安
09.1.171	其他妇科用药	乳康
09.1.172	其他祛湿药	沙巴棕果提取物,野菊花
09.1.173	活血药	星瑙灵
09.1.174	预防用生物制品	乙肝疫苗

编码	术语概念	说明
09.1.38017	预防用生物制品	23 价肺炎球菌多糖疫苗,结核菌素纯蛋白衍生物,A 群 C 群脑膜炎球菌多糖疫苗,b 型流感嗜血杆菌结合疫苗,风疹减毒活疫苗,甲肝疫苗,甲型乙型肝炎联合疫苗,卡介苗,流行性感冒裂解疫苗,轮状病毒活疫苗,麻腮风联合减毒活疫苗,麻疹、腮腺炎二联减毒活疫苗,麻疹风疹联合减毒活疫苗,牛痘疫苗接种家兔炎症皮肤提取物,破伤风抗毒素,气管炎疫苗,人用狂犬病疫苗,伤寒 Vi 多糖疫苗,双价肾综合征出血热纯化疫苗,水痘疫苗,吸附百白破联合疫苗,乙肝疫苗,乙型脑炎纯化疫苗,乙型脑炎减毒活疫苗,乙型脑炎灭活疫苗,重组 B 亚单位 / 菌体霍乱菌苗,七价肺炎球菌结合疫苗
09.1.38018	治疗用生物制品	冻干鼠表皮生长因子,抗乙肝转移因子,绿脓杆菌制剂,重组人促红素,人纤维蛋白原,鼠抗人 T 淋巴细胞 CD3 抗原单克隆抗体,抗狂犬病血清,抗人 T 细胞兔免疫球蛋白,抗人 T 细胞猪免疫球蛋白,抗蛇毒血清,狂犬病人免疫球蛋白,马破伤风免疫球蛋白(F(ab')2),母牛分枝杆菌,破伤风人免疫球蛋白,人血白蛋白,人血丙种球蛋白,人乙型肝炎免疫球蛋白,鼠神经生长因子,兔抗人胸腺细胞免疫球蛋白,重组抗 CD25 人源化单克隆抗体,重组牛碱性成纤维细胞生长因子,重组人表皮生长因子,重组人碱性成纤维细胞生长因子,重组人酸性成纤维细胞生长因子,组织胺人免疫球蛋白,人免疫球蛋白
09.1.38019	体内诊断用生物制品	卡介菌纯蛋白,卡介菌纯蛋白衍生物
09.1.38020	其他化学合成的抗菌药	抗精子抗体检测试剂盒(混合抗球蛋白凝集法),全氟丙烷人血白蛋白微球
09.1.38021	芳香化酶抑制剂	巴利昔单抗
09.1.38022	泻药、止泻药	布拉氏酵母菌,酪酸梭状芽孢杆菌
09.1.38023	微生态制剂	地衣芽孢杆菌活菌,乳杆菌活菌,双歧杆菌活菌
09.1.38024	促凝血药	人纤维蛋白原,重组人凝血因子Ⅶa,重组人凝血因子Ⅷ,重组人凝血因子Ⅸ
09.1.38025	胰岛素及其类似物	谷赖胰岛素,单组分胰岛素,门冬胰岛素 50,门冬胰岛素
09.1.38026	免疫增强剂	聚乙二醇干扰素 α-2b,细菌溶解产物,重组人白介素 -2,重组人干扰素 α2a,重组人干扰素 β1a,重组人干扰素 α2b
09.1.38027	眼科用药	雷珠单抗,氧氟沙星,右旋糖酐 70
09.1.38028	其他专科用药	牛痘疫苗接种家兔炎症皮肤提取物

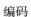

编码

编码	术语概念	说明
09.1.38029	其他诊断用生物制品	皮炎诊断贴剂
09.1.38030	钙代谢调节药物及抗骨质疏松药	特立帕肽
09.1.38031	解热镇痛抗炎药	托珠单抗,依那西普
09.1.38032	生物靶向抗肿瘤药	西妥昔单抗,英夫利西单抗
09.1.38033	雌激素类及抗雌激素药	重组促卵泡素 β,重组人促卵泡激素,重组人促黄体激素 α
09.1.38034	皮肤科用药	重组人表皮生长因子
09.1.38035	抗贫血药	重组人促红素,重组人红细胞生成素 - β
09.1.38036	促白细胞增生药	重组人粒细胞刺激因子,重组人粒细胞巨噬细胞刺激因子
09.1.38037	垂体激素及下丘脑释放激素药	绒促性素,重组人生长激素
09.1.38038	抗凝血药	阿替普酶,重组链激酶
09.1.38039	酶及辅酶类药	伊米苷酶
09.1.38040	其他抗变态反应药	屋尘螨变应原

（二）中药主要内容

中药主要内容见表 7-16。

表 7-16　中药主要内容

编码	术语概念	说明
09.2.0	中药	
09.2.1	中成药	
09.2.2	中草药	
09.2.3	辛温解表剂	表实感冒,翠莲解毒,风寒感冒,风寒感冒宁,感冒,感冒清热,感冒舒,感冒疏风,葛根汤,桂枝,建曲,金石清热,荆防,九味羌活,麻黄止嗽,扑感,清热感冒,散寒感冒,伤风感冒,大柴胡

编码	术语概念	说明
09.2.4	辛凉解表剂	安儿宁,柴胡,柴黄,柴黄清热,柴石退热,柴银,柴银感冒,柴芩清宁,长城感冒,儿宝,儿童回春,防风通圣,复方感冒,复方感冒灵,复方忍冬野菊感冒,复方桑菊感冒,复方五仁醇,复方野菊感冒,复方一枝蒿,感冒清热
09.2.5	扶正解表剂	表虚感冒,参苏,参苏感冒,羚珠,少阳感冒,体虚感冒,玉屏风
09.2.6	其他解表剂	苍莲感冒,柴连,柴芩,丹溪玉屏风,儿感清,感冒水,感冒欣,贯防感冒,解表清金,解表追风,解热感冒,溃平宁,三余神,双金连,四季感冒,外感风寒,外感平安,小儿解表,小儿解感,藿香万应
09.2.7	润下剂	蓖麻油,轻质液体石蜡
09.2.8	其他泻下剂	便秘通,便乃通茶,便通,常通舒,大黄通便,地黄润通,番泻叶,复方芦荟,腹痛水,更衣,厚朴排气,降脂通便,芦荟珍珠,麻仁,麻仁润肠,麻仁滋脾,前列闭尔通,前列通,轻舒,清肠通便
09.2.9	和解少阳剂	大柴胡,胆康,胆宁,胆石,胆石利通,胆石清,胆石通,胆石通利,胆舒,胆舒排石,胆炎康,胆益宁,复方胆通,复方熊胆乙肝,肝达康,急肝退黄,结石清,金胆,益胆,益康
09.2.10	清热泻火剂	唇齿清胃,大黄清胃,当归龙荟,儿童感热清,复方羊角,功劳去火,含化上清,黄连清胃,黄连上清,降压袋泡茶,京制牛黄解毒,久芝清心,康氏牛黄解毒,龙荟,牛黄化毒,牛黄解毒,牛黄清火,牛黄清热,牛黄清胃,牛黄上清
09.2.11	清热凉血剂	芩桑金海
09.2.12	清热解毒剂	艾迪,安替可,拔毒膏,拔毒生肌散,白花蛇舌草,白酱感冒,白蒲黄,白石清热,白纸扇感冒,板蓝大青,板蓝根,板蓝解毒,板蓝清热,薄荷喉,北豆根,鼻咽灵,比拜克,冰矾清毒生肌,冰黄,冰石愈伤
09.2.13	清脏腑热	澳泰乐,八宝丹,八宝瑞生,白头翁止痢,柏花草,参芪肝康,苍苓止泻,藏茵陈,肠康,肠痢宁,肠舒,肠舒止泻,肠胃,肠胃宁,肠胃适,肠胃舒,肠胃炎,肠炎宁,赤丹退黄,穿金益肝
09.2.14	祛暑剂	保济,辟瘟,二天,复方乌梅祛暑,复方藿香,甘和茶,甘露解热,甘露消毒,广东凉茶,桂香祛暑,加味藿香正气,金梅清暑,金叶败毒,克痢痧,流感,六和,六合定中,六一,龙虎人丹,罗浮山凉茶

续表

编码	术语概念	说明
09.2.15	其他清热剂	阿魏化痞，八宝拨云，白带，白带净，百艾，百安，板蓝根，薄荷护表，保妇康，宝珍，冰珍清目，冰珍去翳，拨云，拨云散，拨云退翳，博性康，参芪温阳，除障则海甫，除翳明目，川花止痛
09.2.16	温中祛寒药	白蔻调中，宝宝乐，参桂理中，纯阳正气，丹桂香，丁桂温胃，丁蔻理中，儿泻康，复方春砂，复方曼陀罗，复方胃痛，附桂紫金，附子理中，甘草，桂附理中，和中，黄芪建中，姜，姜枣祛寒，香砂养胃丸
09.2.17	回阳救逆药	参附，四逆
09.2.18	其他温里药	复方罗汉果，胃炎宁
09.2.19	补气剂	安胃，安胃疡，白苓健脾，百补增力，半夏和胃，保儿安，保儿宁，宝儿康，黄芪，倍芪腹泻，补白，补脾消积，补脾益肠，补气，补中益气，参胶，参南星，参茸虫草，参术，补中益气丸
09.2.20	补血剂	阿胶钙，六君生发，鹿胶，升血，熟三七
09.2.21	气血双补剂	阿归养血，阿胶，阿胶（液体），阿胶补血，阿胶当归，阿胶黄芪，阿胶牡蛎，阿胶养血，阿胶益寿，阿珍养血，八珍，八珍袋泡茶，八珍鹿胎，白芝，白苓，补气和血，补肾填精，补肾养血，补肾益精，康莱特
09.2.22	补阴剂	八味和胃，白蚁巢，百合固金，补肺活血，补骨脂，补肾，补肾固齿，补肾强身，参鞭补肾，参柴肝康，参龟固本，参桂鹿茸，参虎解毒，参花消渴，参灵肝康，参麦地黄，六味地黄丸，六味地黄丸（浓缩丸），左归丸，杞菊地黄合剂
09.2.23	补阳剂	敖东壮肾，巴仙苁蓉强肾，补肾斑龙，补肾防喘，补肾康乐，补天灵，参蛾温肾，参蛾助阳，参附强心，参龙补肾，参茸，参茸鞭丸，参茸蛤蚧保肾，参茸固本还少，参茸加，参茸强肾，参茸三鞭，参茸三肾，参茸温肾，参茸益肾
09.2.24	阴阳双补剂	参鹿茶，参鹿扶正，参茸补肾，参茸三七，参茸三七补血，参茸卫生，参茸延龄，参仙，参芪博力康，虫草参芪，虫草洋参，复方锁阳，复方苁蓉，复方苁蓉益智，龟黄，龟龄集，龟鹿二胶丸，龟芪参，还精煎，霍龙补肾
09.2.25	强筋骨剂	阿胶强骨，安神足，豹骨，补肾健骨，补肾壮骨，参茸壮骨，丹苓补骨，丹杞，地仲强骨，复方杜仲健骨，复方鹿茸健骨，骨刺，骨刺平，骨康，骨疏康，骨松宝，骨松康，骨仙，骨愈灵，骨痨敌

编码	术语概念	说明
09.2.26	其他补益剂	阿胶三宝,阿胶珍珠,艾附暖宫,艾愈,氨杞康,安多霖,安康欣,安坤,安坤赞育,八珍益母,百令,薄芝,保胎,黄芪五加,补肾益气,参百宁神,参丹散结,参地益阴,参红祛瘀散结,参黄消渴
09.2.27	固肾止遗剂	白连止痢,肠泰,车前番泻,车前番泻复合,丁桂儿脐贴,肚痛,肚痛泻,固本益肠,固肠,固肠止泻,固精补肾,固精麦斯哈,化瘀固精,还原固精,健儿止泻,健胃固肠,结肠宁,解毒止泻,金锁固精,(奥松)肚痛泻丸
09.2.28	其他固涩剂	补肾宁,参倍固肠,千斤肾安宁,缩泉,遗尿停,蚁陈固涩,壮元强肾
09.2.29	补养安神药	七味天麻,清热定惊,枣椹安神口服液
09.2.30	重镇安神药	磁朱,宁心安神,牛黄净脑,牛黄镇惊,强身健脑,人参五味子,松根油,泻肝安神,朱砂安神
09.2.31	其他安神药(含解表,清热祛风除痰镇惊;清热安神)	楤芝,阿胶远志,安尔眠,安康,安乐,安眠补脑,安神,安神宝,安神补脑,安神补心,安神补心六味,安神健脑,安神温胆,安神养心,安神养血,安神益脑,安神镇惊二十味,八味地黄宁,安神丸(浓缩丸),柏子养心丸
09.2.32	凉开剂	安宫牛黄,安宫牛黄(裹金衣),安宫牛黄(天然牛黄),安脑,安脑牛黄,薄荷通,复方麝香,瓜霜退热灵,局方至宝散,临江风药,羚羊角,熊胆救心,抑眩宁,珍黄,珍黄安宫,珍龙醒脑,镇惊,珠珀保婴,紫雪,安宫牛黄散
09.2.33	其他开窍剂	参志,二夏清心,猴枣牛黄,九龙化风,驱风苏合,神香苏合,十三味辛夷,十香返生,苏冰,苏合香,通窍救心,通窍益心,礞石滚痰,痫愈,痧气,麝香醒神
09.2.34	理气宽胸剂	疏肝益阳
09.2.35	理气舒肝剂	血压安巴布
09.2.36	其他理气剂	安胃止痛,安中,八味肉桂,保胃,参柴,参柴肝康,草香胃康,柴胡舒肝,柴黄,朝阳,沉香化气,沉香曲,沉香舒气,沉香舒郁,陈香露白露,达立通,丹香葡萄糖,丹栀逍遥,颠茄,调肝和胃

续表

编码	术语概念	说明
09.2.37	活血剂	安络化纤,安络痛,安阳,安阳固本,安阳精制,八味秦皮,疤痕止痒软化,巴戟,巴戟补酒,巴戟补肾,白花油,白灵,白龙,白龙跌打酒,白蚀,白癜风,百柏,斑秃,薄芝菌,保利尔
09.2.38	止血剂	安宫止血,八宝五胆药墨,白柏,百宝丹,断血流,复方大红袍止血,复方三七,复方珍珠,妇科止血灵,归柏化瘀,海墨止血,荷叶,槐角,金薯叶止血,景天三七,可达灵,裸花紫珠,毛冬青,安宫止血颗粒,榆栀止血颗粒
09.2.39	活血养血剂	丹参,丹参舒心,丹红,丹七,丹香冠心,丹芎通脉,扶正化瘀,复方川芎,复方鸡血藤,复方降脂,加味益母草,健妇,九味沉香,康脉心,康欣,六味防脱生发,脉舒,毛鸡补血,三七丹参,珊瑚七十味
09.2.40	其他理血剂	阿胶生化,按摩乳,八宝坤顺,八厘,八味痛经,补血调经,补血生乳,补血益母,参鹿,参茸白凤,参茸鹿胎,参芪益母,产后逐瘀,潮安,春血安,慈航,醋制香附,醋制香附丸,催乳,大川芎
09.2.41	疏散外风剂	川芎茶调,都梁,活络,六经头痛,秦归活络,清眩,疏风活络,通天,头风痛,香青百草油,伊痛舒,镇脑宁,治偏痛,祛风止痛,川射干黄酮,猴菇菌,胃康宁,胃炎
09.2.42	平熄内风剂	安脑牛黄,抱龙,丹珍头痛,定眩,杜仲平压,降压,降压避风,降压平,菊明降压,羚芎,龙菊清肝,罗黄降压,罗己降压,脉君安,牛黄抱龙,牛黄降压,强力定眩,青阳参,清肝降压,清脑降压
09.2.43	其他疏风剂	安宫降压,八宝惊风,八味芪龙,百花定喘,半夏天麻,保安万灵,保心安油,保婴,痹痛,参附脱毒,参桂再造,参蛇偏瘫,参麝活络,川芎清脑,大风,大活络,丹膝,定搐化风,儿科七厘,二十味沉香
09.2.44	化湿和胃药	复方香薷
09.2.45	清热祛湿药	参蛇花痔疮,创灼,荡涤灵,灯心止血,复方丹茵,复方苦参肠炎康,复方酸藤消痔,复方溪黄草,复方消痔,复肾宁,腹可安,肛安,肛康穆库利,肛泰,虎地,虎驹乙肝,花栀清肝,化痔,黄精赞育,健康补脾

编码	术语概念	说明
09.2.46	利水渗湿化浊药	复方肾炎,海昆肾喜,黄葵,康肾,慢肾宁,男康,尿毒排析,尿毒清,肾宁散,肾炎安,肾炎解热,肾炎舒,肾炎温阳,肾炎消肿,肾元,双香排石,五苓,夏荔芪,止痛消炎,臌症
09.2.47	温化水湿药	尪痹,痹祺,独活寄生,杜仲,风湿,风湿止痛,金关,金天格,木耳舒筋,普乐安,前列舒,强肾,肾康宁,肾炎,肾炎康复,天麻壮骨,通痹,温肾前列,温肾苏拉甫,小儿抗痫
09.2.48	祛湿化浊药	参泽舒肝,茶色素,大明,丹田降脂,丹香清脂,调脂,杜仲双降,复方降脂,复方羚角降压,荷丹,荷叶调脂,化滞柔肝,姜黄清脂,江南卷柏,降脂减肥,益多酯,降脂宁,降脂排毒,降脂通络,降脂通脉
09.2.49	祛风除湿药	白丹,痹痛宁,痹欣,补肾,当归寄生,当归拈痛,跌打药酒,丁公藤,发汗解热,风湿马钱,风湿痛,风湿止痛,风痛,风痛宁,冯了性风湿跌打,复方风湿,复方风湿宁,复方塞隆,复方祖司麻,祛风除湿药酒
09.2.50	其他祛湿药	爱活胆通,八正,豹骨木瓜,痹克,补肾通淋,草仙乙肝,川参通,丹益,当药,导赤,儿肤康,二妙,防己关节,分清五淋,风湿痹康,风湿骨康,风湿骨痛,风湿关节,风湿关节炎,爱活尿通
09.2.51	祛痰止咳剂	白百抗痨,百花,贝母二冬,补肺,川贝半夏,川贝止咳,川贝枇杷,胆酸止咳,灯台叶,复方百部止咳,复方蛇胆陈皮,复方蛇胆川贝,固本止咳,黄龙止咳,桔梗冬花,金花止咳,金咳息,金荞麦,咳嗽,咳痰
09.2.52	清热化痰剂	八宝盐蛇,八宝镇惊,白及,百贝益肺,百咳静,百咳宁,保赤一粒金,宝宝牛黄,贝母梨膏,参苏宣肺,藏青果,川贝雪梨,川贝枇杷,二冬,二母宁嗽,肺力咳,小儿咳喘灵冲剂,小儿咳喘灵口服液,小儿咳喘灵泡腾颗粒,枇杷止咳软胶囊
09.2.53	温化寒(燥湿化)痰剂	半夏,半夏露,半夏止咳,二陈,复方罗汉果止咳,咳宁,罗汉果止咳,宁嗽露,通络化痰,通宣理肺,消咳宁,小青龙,杏苏止咳,杏菀止咳,镇咳,镇咳宁,止咳橘红,橘红痰咳
09.2.54	补益止咳平喘剂	百花定喘,参贝咳喘,参贝止咳,喘咳宁,喘可治,喘络通,喘舒,喘嗽宁,喘泰,喘息灵,丹葶肺心,定喘,复方川贝精,蛤蚧定喘,固本咳喘,固肾定喘,桂灵,桂龙咳喘宁,海珠喘息定,寒喘

续表

编码	术语概念	说明
09.2.55	其他祛痰剂	艾叶油,安嗽,安嗽化痰,白绒止咳,白沙,白杏,百部,百梅止咳,百日咳,保宁半夏,宝咳宁,贝桔止咳,贝羚,贝母花,补金,参贝北瓜,参蛤平喘,参麦止嗽,参茸黑锡,柴胡镇咳
09.2.56	解表消食药	保和,保婴夺命,补肾健脾,小儿消积,小儿消食,小儿增食,小儿芪楂口,一捻金,婴儿平,婴儿素,元和正胃,越鞠保和,资生,苓麦消食,枳实导滞,槟榔四消,橄榄晶,神曲消食,小儿夜啼,消食理气
09.2.57	补益止泻（痢）药	复方消食,消食开胃,消食妥,小儿泻止,止泻膏
09.2.58	解痉止胃痛药	樋屋奇应（金粒）,樋屋奇应（银粒）
09.2.59	补益调经（止带）药	经前安
09.2.60	补益安胎药	保灵孕宝
09.2.61	治产后病药	妇康安
09.2.62	其他妇科用药	阿娜尔妇洁液,安胎,安胎益母,柏洁,柏栀祛湿,百草妇炎清,百合更年安,百仙妇炎清,保胎灵,保胎无忧,参柏,参柏舒阴,参桂调经,参七乳泰,参术止带,产复欣,产妇安,产妇康,产后补丸,产后康
09.2.63	咽喉病药	百蕊,半枝莲,保喉,冰硼,点舌,复方草珊瑚,复方冬凌草,复方瓜子金,复方无花果,复方珍珠口疮,甘桔冰梅,甘桔清咽,桂林西瓜霜,海菊,喉疾灵,喉康,喉舒宁,喉痛,喉痛灵,喉炎
09.2.64	口腔、牙病药	齿痛宁,齿痛消炎灵,丁细牙痛,蜂胶,复方黄芩,复方两面针漱齿,复方牙痛,复方牙痛宁,复方延胡索,口洁,口腔溃疡,口腔炎,口炎,口炎清,清火爽口,龋齿宁,石辛,速效牙痛宁,牙痛停,牙痛药
09.2.65	眼病药	拨云复光,可明,美多瑞,清障复明
09.2.66	鼻病药	鼻康,鼻宁,鼻塞通,鼻舒适,鼻通,鼻通宁,鼻咽清毒,鼻炎,鼻炎康,鼻炎灵,鼻炎宁,鼻渊,鼻渊舒,鼻渊通窍,鼻窦炎,苍鹅鼻炎,苍耳子鼻炎,苍夷,畅鼻通,胆香鼻炎
09.2.67	耳病药	冰连,滴耳,耳聋,耳聋（精）,耳聋通窍,耳聋左慈,烂耳,通窍耳聋,益气聪明

编码	术语概念	说明
09.2.68	涩肠固脱药	遗尿
09.2.69	凉血止血治疡药	强力狮子油
09.2.70	其他外用药	腐植酸,叶绿,芎芷痛瘀,痤疮,博落回肿痒,丁芎癣药水,飞鹰活络油,肤舒宁草本,复方黄柏祛癣,复方硫黄,复方樟薄,和兴白花,褐红跌打,黑鬼,虎仗伤痛,活血风湿,脚癣一次净,金牌风油精,克痤隐酮,柳条
09.2.71	外科用药	万应宝宝湿疹
09.2.72	妇产科用药	复方王不留行,黄藤素,克林霉素,苦参碱
09.2.73	藏药	十八味河子
09.2.74	蒙药	阿拉坦五味,阿里红咳喘,阿那日十四味,阿魏八味,爱维心,八味沉香,八味三香,八味石灰华,八味檀香,八味西红花止血,八味小檗皮,八味獐牙菜,巴桑母酥油,巴特日七味,白脉,百癣夏塔热,冰黄肤乐,补肾健胃二十一味,藏降脂,草果四味汤
09.2.75	维药	强身萝菠浦赛河里蜜
09.2.76	祛痰药	标准桃金娘油
09.2.77	喹诺酮类	参麦,诺氟沙星,依诺沙星
09.2.78	感冒用药	酚氨咖敏,复方氨酚烷胺,复方北豆根氨酚那敏,氯芬黄敏
09.2.79	其他神经系统用药	曲克芦丁,银杏叶提取物
09.2.80	肠外营养药	复方氨基酸(18AA)
09.2.81	皮肤科用药	地塞米松,复方苦参水杨酸,甘霖
09.2.82	镇咳药	复方甘草,复方桔梗止咳,复方愈创木酚磺酸钾,愈创甘油醚,喷托维林氯化铵
09.2.83	其他消化系统用药	复方猴头
09.2.84	解热镇痛抗炎药	复方氯唑沙宗,氯诺昔康,米格来宁,青藤碱
09.2.85	抗高血压药	复方罗布麻
09.2.86	咪唑类	复方酮康唑
09.2.87	抗脑血管病药	葛根素

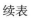

续表

编码	术语概念	说明
09.2.88	口服降糖药	格列齐特,格列喹酮
09.2.89	调节血脂药及抗动脉粥样硬化药	角鲨烯
09.2.90	治疗肝性脑病药与肝病辅助药	利肝隆,二维葡醛内酯,益肝灵
09.2.91	磺胺类及其增效剂	联磺甲氧苄啶
09.2.92	微量元素与矿物质	硫酸锌,牡蛎碳酸钙,复方葡萄糖酸钙,三合钙
09.2.93	酰胺醇类	氯霉素
09.2.94	钙代谢调节药物及抗骨质疏松药	氯膦酸二钠
09.2.95	电解质平衡调节药	门冬氨酸钾
09.2.96	免疫增强剂	宁心宝,人参茎叶总皂苷
09.2.97	利胆药与胆石溶解药	曲匹布通
09.2.98	硝基咪唑类	塞克硝唑
09.2.99	促凝血药	生脉饮（党参方）
09.2.100	酸碱平衡调节药	碳酸氢钠
09.2.101	镇静、催眠药	天麻素
09.2.108	其他抗感染类药	鱼腥草素钠
09.2.109	中枢神经兴奋药	茴拉西坦
09.2.110	平喘药	獾油
09.2.111	免疫抑制剂	羧甲淀粉钠
09.2.40971	中药材	苦丁茶,雷公藤,蝴蝶果,无患子根,桂圆核,石钻子,铁包金,翼核果根,血风藤,枳椇子,蛇葡萄,安痛藤,山葡萄,三叶青,木槿皮,木芙蓉花,木槿花,黄花稔,磨盘草,广东海桐皮等
09.2.40972	中药饮片	伸筋草,卷柏,卷柏炭,木贼,紫萁贯众,海金沙,狗脊,烫狗脊,绵马贯众,绵马贯众炭,骨碎补,烫骨碎补,石韦,银杏叶,白果仁,炒白果仁,油松节,土荆皮,松花粉,侧柏叶等

编码	术语概念	说明
09.2.40973	中药配方颗粒	功劳木配方颗粒,小叶莲配方颗粒,防己配方颗粒,金果榄配方颗粒,北豆根配方颗粒,青风藤配方颗粒,黄藤配方颗粒,亚乎奴配方颗粒,滇鸡血藤配方颗粒,地枫皮配方颗粒,厚朴配方颗粒,姜厚朴配方颗粒,辛夷配方颗粒,厚朴花配方颗粒,八角茴香配方颗粒,五味子配方颗粒,醋五味子配方颗粒,南五味子配方颗粒,醋南五味子配方颗粒,肉豆蔻配方颗粒
09.2.40974	中药超微饮片	石膏超微饮片,煅石膏超微饮片,炉甘石超微饮片,煅炉甘石超微饮片,钟乳石超微饮片,煅钟乳石超微饮片,紫石英超微饮片,煅紫石英超微饮片,花蕊石超微饮片,煅花蕊石超微饮片,金礞石超微饮片,煅金礞石超微饮片,青礞石超微饮片,煅青礞石超微饮片,马勃超微饮片,猪苓超微饮片,茯苓皮超微饮片,茯苓超微饮片,云芝超微饮片,灵芝超微饮片等
09.2.40975	中药超微配方颗粒	伸筋草超微配方颗粒,卷柏超微配方颗粒,卷柏炭超微配方颗粒,木贼超微配方颗粒,紫萁贯众超微配方颗粒,海金沙超微配方颗粒,狗脊超微配方颗粒,烫狗脊超微配方颗粒,绵马贯众超微配方颗粒,绵马贯众炭超微配方颗粒,骨碎补超微配方颗粒,烫骨碎补超微配方颗粒,石韦超微配方颗粒,银杏叶超微配方颗粒,白果仁超微配方颗粒,炒白果仁超微配方颗粒,油松节超微配方颗粒,土荆皮超微配方颗粒,松花粉超微配方颗粒,侧柏叶超微配方颗粒等

第十节　药物加工

一、分类介绍

药物加工包括药物煮沸法、调配方法以及其他与药物有关的操作方法。

药物加工类术语主要应用于如下应用场景:

(1)中草药处方辅助书写;

(2)药品信息描述;

(3)用药指导等。

二、主要内容

药物加工主要内容见表 7-17。

表 7-17　药物加工主要内容

编码	术语概念	说明
10.0.1	拣	
10.0.2	洗	
10.0.3	切片	
10.0.4	熏	
10.0.5	煮	
10.0.6	烫	
10.0.7	去壳	
10.0.8	发汗	
10.0.9	干燥	晒干、烘干、阴干、冷冻干燥等
10.0.10	撞	
10.0.11	揉搓	

第十一节　器械

一、分类介绍

医疗器械是指直接或间接用于人体的仪器、设备、器具、体外诊断试剂及校准物、材料以及其他类似或者相关的物品，包括所需要的计算机软件。

医疗器械包括医疗设备、医用耗材等，用于疾病的诊断、预防、监护、治疗或缓解；损伤的诊断、监护、治疗、缓解或功能补偿；生理结构或生理过程的检验、替代、调节或支持；生命的支持或维持；妊娠控制；通过对来自人体的样本进行检查，为医疗或诊断目的提供信息。

中医器械指中医诊断、治疗、评估、康复、预防等相关的器械和设备,以及配套软件系统和平台。西医器械指诊断、治疗、评估等相关的器械和设备,以及配套软件系统和平台。非医疗设备指非医疗但和医疗过程相关的,或在医疗环境中的设备、软件、信息平台、信息安全系统等,如计算机、打印机、自助机等。

器械类术语主要应用于:

(1)医嘱录入时,治疗类术语包括了医嘱中出现的各类器具如注射器、留置导尿管等。

(2)手术步骤及手术过程记录时,治疗类术语包括了手术过程中使用的各类器具如纱布、导尿管等。

(3)该分类术语与物理因素可以有一定的联系,产生完整的描述。

(4)为医疗资源合理利用提供有效数据的基础,如医疗用品消耗、配置合理与否。

二、主要内容

(一)非医疗器械主要内容

非医疗器械主要内容见表7-18。

表 7-18　非医疗器械主要内容

编码	术语概念	说明
11.1.2245	洗手间	
11.1.2343	坐浴椅	
11.1.2562	床板	心脏压迫板
11.1.2575	医院手推车	
11.1.2605	床边围栏	
11.1.2677	抽血椅	
11.1.2689	盆浴栏杆	
11.1.2781	分娩椅	
11.1.2984	医院浴盆	医院淋浴器,漩浴缸
11.1.3088	担架	
11.1.3129	医院病床	心脏床,电动床,儿科床
11.1.95	分娩工具	

（二）西医器械主要内容

西医器械主要内容见表 7-19。

表 7-19　西医器械主要内容

编码	术语概念	说明
11.2.0	西医器械	
11.2.2098	口孔器械	
11.2.5096	有源手术器械	
11.2.5097	无源手术器械	
11.2.5098	神经和心血管手术器械	
11.2.5099	骨科手术器械	
11.2.5100	放射治疗器械	
11.2.5101	医用成像器械	
11.2.5102	医用诊察和监护器械	
11.2.5103	呼吸、麻醉和急救器械	
11.2.5104	物理治疗器械	
11.2.5105	输血、透析和体外循环器械	
11.2.5106	医疗器械消毒灭菌器械	
11.2.5107	有源植入器械	
11.2.5108	无源植入器械	
11.2.5109	注输、护理和防护器械	
11.2.5110	患者承载器械	
11.2.5111	眼科器械	
11.2.5112	口腔科器械	
11.2.5113	妇产科、辅助生殖和避孕器械	
11.2.5114	医用康复器械	
11.2.5116	医用软件	
11.2.5117	临床检验器械	
11.2.371	放疗设备和器械	

编码	术语概念	说明
11.2.287	射束调节器	表面丸,断流器,屏蔽块,表面补偿器,千伏栅极,楔形过滤器,瞄准仪
11.2.389	近距离放疗表面模具	弹性塑料模具,单面模具,衬底用纸板模具,柱面模具,双面模具,塑料模
11.2.236	放射照相 - 治疗机	
11.2.372	线束定向器	身体光线束定向器,头部和颈部光线束定向器
11.2.3646	射频消融装置	
11.2.404	准直装置	不对称下颌准直器,标准准直器,多叶准直器
17.2.000338	近距离放疗植入物	规则容积植入物,半圆形植入物,单面植入物,双面植入物,不规则容积植入物
11.2.383	形式源近距离放疗源模型	饰板来源,鱼叉来源,火车来源,胶囊来源,线辐射来源,芯块来源,针来源,棍棒来源,发夹来源,导管来源,雷管来源
04.1.12413	提供张口活动受限装置	
11.2.5118	超声手术设备及附件	超声手术设备,高强度超声治疗设备,超声手术设备附件
11.2.5119	超声手术设备附件	激光手术设备,医用激光光纤
11.2.5120	高频 / 射频手术设备及附件	高频手术设备,射频消融设备,氩保护气凝设备
11.2.5121	手术器械 - 刀	手术刀,血管刀,备皮刀,内窥镜用刀
11.2.5122	手术器械 - 凿	手术凿,手术锤
11.2.5123	手术器械 - 剪	组织剪,器械剪,内窥镜用剪
11.2.5124	手术器械 - 钳	组织钳,取样钳,分离钳,牵引钳,异物钳,止血钳,扩张钳,内窥镜用组织钳,内窥镜用取样钳,内窥镜用分离钳,内窥镜用异物钳,内窥镜用器械钳
11.2.5125	手术器械 - 镊	组织镊,器械镊
11.2.5126	手术器械 - 夹	闭合夹,止血夹,器械夹
11.2.5127	手术器械 - 针	缝合针,手术针,定位针,内窥镜取样针
11.2.5128	手术器械 - 钩	手术钩,内窥镜用钩
11.2.5129	手术器械 - 刮匙	手术刮匙,内窥镜用组织刮匙
11.2.5130	手术器械 - 剥离器	剥离器,内窥镜用剥离器

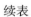

续表

编码	术语概念	说明
11.2.5131	手术器械 - 牵开器	牵开器,压迫器,扩张器,内窥镜用牵开器,内窥镜用气囊扩张器
11.2.5132	手术器械 - 穿刺导引器	穿刺器,打孔器,输送导引器,微创入路装置,内窥镜用导引器
11.2.5133	手术器械 - 吻（缝）合器械及材料	吻合器(带钉),吻合器(不带钉),内窥镜用吻（缝）合器械(不带钉),血管缝合装置,施夹器,可吸收缝合线,不可吸收缝合线,免缝闭合器械,粘合剂,粘堵剂
11.2.5134	手术器械 - 冲吸器	冲吸器,吸引器
11.2.5135	手术器械 - 其他器械	套扎器,推结器,固位器,清洁器,测量器,保护器,植皮器,标记器,手柄,手术锉,手术叉,手术环,试模,夹子装置,肛门镜,内窥镜用推结器,内窥镜用细胞刷,内窥镜用取石器械,内窥镜切口牵开保护器,内窥镜用取石球囊导管,内窥镜用气囊导管,内窥镜用给物器,内窥镜用套扎器
11.2.5136	神经和心血管手术器械 - 刀	手术刀
11.2.5137	神经和心血管手术器械 - 剪	组织剪
11.2.5138	神经和心血管手术器械 - 钳	组织钳,取样钳,分离钳,止血钳,异物钳,器械钳
11.2.5139	神经和心血管手术器械 - 镊	组织镊,摘除镊
11.2.5140	神经和心血管手术器械 - 夹	头皮夹,止血夹
11.2.5141	神经和心血管手术器械 - 针	手术针,排气针
11.2.5142	神经和心血管手术器械 - 钩	手术钩
11.2.5143	神经和心血管手术器械 - 刮匙	刮匙
11.2.5144	神经和心血管手术器械 - 剥离器	剥离器
11.2.5145	神经和心血管手术器械 - 牵开器	牵开器,压器,扩张器
11.2.5146	神经和心血管手术器械 - 穿刺导引器	打孔器,导引器
11.2.5147	神经和心血管手术器械 - 冲吸器	冲吸器,通条,吸引器

编码	术语概念	说明
11.2.5148	神经和心血管手术器械 - 心血管介入器械	造影导管,导引导管,中心静脉导管,导管消毒连接器,灌注导管,球囊扩张导管,切割球囊,造影球囊,封堵球囊,血栓抽吸导管,套针外周导管,穿刺针,导引套管,导管鞘,扩张器,导丝,球囊扩张导管用球囊充压装置,连接阀,腔静脉滤器回收装置,心脏封堵器装载器,心脏封堵器输送线缆,血管内回收装置,远端保护器,环柄注射器,延长管,微导管
11.2.5149	神经和心血管手术器械 - 其他器械	分流栓,固位器,推结器,排线器,手术叉,合拢器,测量器,手柄,手术锯
11.2.5150	骨科用刀	截骨用刀,骨科内窥镜用刀,扩孔用刀,石膏切割用刀
11.2.5151	骨科用剪	骨科内窥镜用剪,骨及组织用剪,植入物或石膏用剪
11.2.5152	骨科用钳	骨科内窥镜用钳,夹持 / 复位用钳,咬骨钳,组织用钳,撑开钳,压缩钳,植入物塑形用钳
11.2.5153	骨科用钩	拉钩,牵开器,骨钩
11.2.5154	骨科用针	探针,牵引针,定位导引针,固定针,穿孔针,切割针
11.2.5155	骨科用刮	骨科内窥镜用刮匙,刮匙
11.2.5156	骨科用锥	介入术用骨锥,开口用锥,攻丝用锥
11.2.5157	骨科用钻	切 / 取骨钻,钻孔用钻,导钻(套钻),修整用钻,扩髓用钻,芯钻
11.2.5158	骨科用锯	骨锯,石膏锯,配套工具
11.2.5159	骨科用凿	骨凿
11.2.5160	骨科用锉、铲	骨科用锉,骨科用铲
11.2.5161	骨科用有源器械	骨科动力手术设备,配套工具,石膏切割器具
11.2.5162	外固定及牵引器械	髌骨爪,外固定支架,夹板及固定带,牵引器,术中牵引架及配件,骨科牵引床及配件,紧固、支撑工具
11.2.5163	基础通用辅助器械	微创骨导引器,骨水泥器械,植骨器械,取样器械,测量器械,定位导向器械,夹持、固定器械,敲拔器械,开口器械,石膏拆除器械,刨骨器,植入取出工具,配套工具

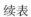

续表

编码	术语概念	说明
11.2.5164	创伤外科辅助器械	扩髓器,骨把持器,塑形工具,骨折复位器,配套工具
11.2.5165	关节外科辅助器械	骨水泥定型模具,关节镜配套工具,定位、导向、测量器械,打拔器,冲头,配套工具
11.2.5166	脊柱外科辅助器械	椎体成形器械,椎间盘旋切器械,注射推进装置,椎体成形导引系统,纤维环缝合器械,椎体后缘处理器,椎弓根定位测量器,定位、导向、测量器械,开孔扩孔器械,神经根探子,植骨块嵌入器,椎弓根钉尾部切断器,脊柱手术通道器械,椎体复位器,配套工具
11.2.5167	骨科其他手术器械	剥离器,颅骨矫形器械,剥离保护器,韧带手术器械,骨科组织保护器具,骨科手术体位固定架,软骨整形器械
11.2.5168	放射治疗设备	医用电子加速器,医用轻离子治疗系统,医用 X 射线治疗设备,伽马射束远距离治疗机,近距离后装治疗设备,放射性粒子植入治疗系统
11.2.5169	放射治疗模拟及图像引导系统	放射治疗模拟系统,放射治疗用 X 射线图像引导系统,电子射野成像系统,超声影像引导系统,电磁定位系统,光学定位引导系统
11.2.5170	放射治疗准直限束装置	X 辐射放射治疗立体定向系统,准直限束装置
11.2.5171	放射治疗配套器械	射线束扫描测量系统,呼吸门控系统,放射治疗患者摆位系统,施源器,治疗机用 X 射线管,放射治疗激光定位系统,放射性粒籽防护植入器,放射治疗患者用固定装置
11.2.5172	诊断 X 射线机	血管造影 X 射线机,泌尿 X 射线机,乳腺 X 射线机,口腔 X 射线机,透视摄影 X 射线机,移动式 C 形臂 X 射线机,摄影 X 射线机,透视 X 射线机,X 射线骨密度仪,车载 X 射线机,携带式 X 射线机,肢体数字化体层摄影 X 射线机
11.2.5173	X 射线计算机体层摄影设备（CT）	X 射线计算机体层摄影设备（CT）
11.2.5174	X 射线发生、限束装置	X 射线高压发生器,X 射线管,X 射线管组件,限束装置
11.2.5175	X 射线影像接收处理装置	X 射线影像增强器、X 射线影像增强器电视系统,X 射线探测器、X 射线探测器及其影像系统,X 射线摄影用影像板成像装置（CR）,X 射线感光胶片,医用增感屏,透视荧光屏,影像板

编码	术语概念	说明
11.2.5176	X射线附属及辅助设备	透视摄影床,导管床,X射线摄影患者支撑装置,悬吊、支撑装置,造影剂注射装置,防散射滤线栅,X射线摄影暗盒,X射线胶片显影剂、定影剂,胶片观察装置,X射线胶片自动洗片机,患者体位固定装置,穿刺定位引导装置,静脉尿路造影腹压器,胃肠X射线检查用品
11.2.5177	医用射线防护设备	医用射线防护用具,医用射线防护装置
11.2.5178	超声影像诊断设备	超声脉冲回波成像设备,超声回波多普勒成像设备
11.2.5179	超声影像诊断附属设备	超声耦合剂,超声耦合垫,超声水囊,超声探头,超声探头穿刺架,胃肠超声显像粉
11.2.5180	磁共振成像设备(MRI)	永磁型磁共振成像系统,常导型磁共振成像系统,超导型磁共振成像系统
11.2.5181	磁共振辅助设备	磁共振造影注射装置,磁共振辅助刺激系统,磁共振定位装置
11.2.5182	放射性核素成像设备	伽马照相机,单光子发射计算机断层成像设备,正电子发射断层成像设备,放射性核素扫描装置
11.2.5183	放射性核素成像辅助设备	自动给药系统,锝气体发生器
11.2.5184	光学成像诊断设备	红外热像仪,红外线乳腺诊断仪,光相干断层成像系统(非眼科),手术显微镜(非眼科),微循环显微镜,医用光学放大器具
11.2.5185	医用内窥镜	光学内窥镜,电凝切割内窥镜,电子内窥镜,胶囊式内窥镜系统
11.2.5186	内窥镜功能供给装置	内窥镜用冷光源,内窥镜摄像系统,电子内窥镜图像处理器,内窥镜送气装置,内窥镜冲洗吸引器,内窥镜膨腔泵
11.2.5187	内窥镜辅助用品	内窥镜插入形状观测系统,胶囊内窥镜姿态控制器,内窥镜气囊控制器,内窥镜润滑剂,内窥镜先端帽,内窥镜用活检袋,内窥镜咬口、套管
11.2.5188	组合功能融合成像器械	单光子发射及X射线计算机断层成像系统,正电子发射及X射线计算机断层成像系统,正电子发射及磁共振成像系统,超声电子内窥镜,复合内窥镜
11.2.5189	图像显示、处理、传输及打印设备	图像显示处理工作站,胶片扫描仪,医用图像打印机,影像记录介质,取片机

续表

编码	术语概念	说明
11.2.5190	诊察辅助器械	压舌板,听诊器,五官科检查镜,叩诊锤,表面检查灯,反光器具,听觉检查音叉
11.2.5191	呼吸功能及气体分析测定装置	气体测定设备,呼吸热量监测设备,肺功能测试设备,呼气流量测量设备,呼吸压力测量设备,气道过敏反应测试设备,单一气体检测器
11.2.5192	生理参数分析测量设备	心电测量、分析设备,心脏电生理标测设备,无创血压测量设备,体温测量设备,脉搏血氧测量设备,生理参数诱发诊断设备,血管硬度测量设备,无创血流分析设备,体表色素测量设备,电导分析仪,鼻阻力测量设备,血管内皮功能测试设备,脑磁图设备,有创颅内压设备
11.2.5193	监护设备	病人监护设备,神经监护设备,动态血糖/葡萄糖监测设备
11.2.5194	电声学测量、分析设备	听力计,电声门图仪,耳声发射仪,耳声阻抗测量仪
11.2.5195	放射性核素诊断设备	放射性核素骨密度测量设备,肾及甲状腺功能测量设备,伽马射线探测装置
11.2.5196	超声生理参数测量、分析设备	超声多普勒血流分析设备,超声人体组织测量设备
11.2.5197	遥测和中央监护设备	遥测监护设备,远程监护设备,中央监护系统
11.2.5198	其他测量、分析设备	泌尿、消化动力学测量、分析设备,眼震电图设备,睡眠呼吸监测设备,平衡测试设备,言语障碍测量设备,心血管功能检测设备,人体阻抗测量、分析设备,酸碱度检测设备
11.2.5199	附件、耗材	有创血压传感器,电生理标测导管,体表电极,脉搏血氧传感器,导电膏,无创血压袖带,心电导联线
11.2.5200	呼吸设备	治疗呼吸机(生命支持),急救和转运用呼吸机,高频呼吸机,家用呼吸机(生命支持,家用呼吸支持设备(非生命支持),睡眠呼吸暂停治疗设备
11.2.5201	麻醉器械	麻醉机,麻醉穿刺针,吸入镇痛装置
11.2.5202	急救设备	体外除颤设备,婴儿培养箱,婴儿辐射保暖台,心肺复苏设备,人工复苏器(简易呼吸器),气动急救复苏器
11.2.5203	医用制氧设备	医用分子筛制氧系统,医用分子筛制氧机,医用膜分离制氧系统,医用膜分离制氧机,氧气发生器

续表

编码	术语概念	说明
11.2.5204	呼吸、麻醉、急救设备辅助装置	麻醉蒸发器,医用呼吸道湿化器,呼吸系统过滤器,热湿交换器,呼吸管路辅助器械,气管插管用喉镜,雾化设备/雾化装置,麻醉储气囊,麻醉废气吸附器,麻醉气体净化传递和收集系统,吸氧头罩,除颤电极,呼吸训练器,二氧化碳吸收器(含二氧化碳吸收剂),氧气吸入器
11.2.5205	呼吸、麻醉用管路、面罩	硬膜外麻醉导管,呼吸管路,气管内插管/气管套管,食道气管插管,喉罩,口咽/鼻咽通气道,支气管堵塞器,鼻氧管,呼吸道用吸引导管(吸痰管),呼吸面罩,持续正压通气用面罩、口罩、鼻罩,雾化面罩,麻醉面罩,输氧面罩
11.2.5206	医用供气排气相关设备	医用空气压缩机,医用气体混合器,供氧、排氧器,医用压缩气体供应系统,医用气体汇流排,医用气体报警系统
11.2.5207	电疗设备/器具	电位治疗设备,直流电治疗设备,低中频治疗设备,静电贴敷器具,神经和肌肉刺激器用电极
11.2.5208	温热(冷)治疗设备/器具	热传导治疗设备,热辐射治疗设备,物理降温设备
11.2.5209	光治疗设备	激光治疗设备,光动力激光治疗设备,光动力治疗设备,强脉冲光治疗设备,红光治疗设备,蓝光治疗设备,紫外治疗设备,光治疗设备附件
11.2.5210	力疗设备/器具	负压(振动)治疗设备,加压治疗设备,牵引治疗设备,牵引器具,冲击波治疗设备,气囊式体外反搏装置
11.2.5211	磁疗设备/器具	动磁场治疗设备,静磁场治疗器具
11.2.5212	超声治疗设备及附件	超声治疗设备,超声治疗设备附件
11.2.5213	高频治疗设备	射频热疗设备,射频浅表治疗设备,微波治疗设备,短波治疗仪,毫米波治疗设备
11.2.5214	其他物理治疗设备	医用氧舱,臭氧治疗设备,生物反馈治疗设备,烧烫伤浸浴装置,肠道水疗机,药物导入设备
11.2.5215	血液分离、处理、贮存设备	血液成分分离设备,自体血液回收设备,血细胞处理设备,血液辐照设备,血浆病毒灭活设备,血液融化设备
11.2.5216	血液分离、处理、贮存器具	血袋,离心式血液成分分离器,动静脉穿刺器,输血器,自体血液处理器具,血浆管路,冰冻红细胞洗涤机用管路,富血小板血浆制备器

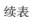

续表

编码	术语概念	说明
11.2.5217	血液净化及腹膜透析设备	血液透析设备,连续性血液净化设备,血液灌流设备,人工肝设备,血液透析辅助设备,腹膜透析设备,腹膜透析辅助设备,血脂分离设备
11.2.5218	血液净化及腹膜透析器具	血液透析器具,血液灌流器具,血液净化辅助器具,腹膜透析器具,血脂分离器具
11.2.5219	心肺转流设备	心肺转流用泵,心肺转流监测设备,热交换设备,体外心肺支持辅助系统,体外心肺支持用升温仪
11.2.5220	心肺转流器具	氧合器,贮血滤血器,微栓过滤器,血液浓缩器,心脏停搏液灌注器,心肺转流用管路及接头,离心泵泵头,心脏停搏液
11.2.5221	其他	腹水超滤浓缩回输设备,植入式心脏收缩力调节设备,植入式循环辅助设备,植入式药物输注设备,骨蜡,漏斗胸成形系统,胸骨捆扎/抓扣固定系统,康复训练软件
11.2.5222	湿热消毒灭菌设备	蒸汽消毒器,煮沸消毒器,压力蒸汽灭菌器
11.2.5223	干热消毒灭菌设备	热空气消毒器,热空气灭菌器,热辐射灭菌器
11.2.5224	化学消毒灭菌设备	酸性氧化电位水生成器,臭氧消毒器,环氧乙烷灭菌器,甲醛灭菌器,过氧化氢灭菌器,其他化学消毒灭菌器
11.2.5225	紫外线消毒设备	紫外线消毒器
11.2.5226	清洗消毒设备	清洗消毒器,医用清洗器
11.2.5227	心脏节律管理设备	植入式心脏起搏器,植入式心律转复除颤器,临时起搏器,植入式心脏起搏电极导线,植入式心脏除颤电极导线,临时起搏电极导线,植入式心脏事件监测设备,植入式封堵工具,植入式电极导线移除工具,起搏系统分析设备,心脏节律管理程控设备,连接器套筒
11.2.5228	神经调控设备	植入式神经刺激器,神经调控充电设备,植入式电极导线适配工具,植入式电极导线补件,测试刺激器,测试延伸导线,神经调控程控设备
11.2.5229	辅助位听觉设备	植入式位听觉设备,体外声音处理器,辅助位听觉调控设备
11.2.5230	其他	

编码	术语概念	说明
11.2.5231	骨接合植入物	单/多部件金属骨固定器械及附件,单/多部件可吸收骨固定器械,单/多部件记忆合金骨固定器械,金属髓内装置,金属固定环扎装置,光面或带螺纹的金属骨固定紧固件
11.2.5232	运动损伤软组织修复重建及置换植入物	运动损伤软组织修复重建植入物,运动损伤软组织置换植入物
11.2.5233	脊柱植入物	脊柱椎板间固定系统,脊柱椎体间固定/置换系统,脊柱椎弓根系统,椎间融合器,椎间盘假体,棘突植入物
11.2.5234	关节置换植入物	髋关节假体,膝关节假体,肩关节假体,肘关节假体,指关节假体,腕关节假体,踝关节假体,颞下颌关节假体
11.2.5235	骨科填充和修复材料	丙烯酸树脂骨水泥,钙盐类骨填充植入物,同种异体骨修复材料,金属填充物
11.2.5236	神经内/外科植入物	单/多部件预制颅骨成形术板及紧固件,颅骨夹/锁,单/多部件颅颌面固定器械及附件,硬脑(脊)膜补片,动脉瘤夹,颅内支架系统,颅内栓塞器械,颅内弹簧圈系统,人工颅骨,脑积水分流器及组件,颅内动脉瘤血流导向装置
11.2.5237	心血管植入物	血管内假体,血管支架,腔静脉滤器,人工血管,心血管补片,人工心脏瓣膜及瓣膜修复器械,心脏封堵器,心血管栓塞器械
11.2.5238	耳鼻喉植入物	听小骨假体,耳内假体,植入性止鼾装置
11.2.5239	整形及普通外科植入物	整形填充材料,整形用注射填充物,乳房植入物,外科补片/外科修补网,修补固定器,非血管支架,支气管内活瓣,肛瘘塞,阴茎假体,软组织扩张器
11.2.5240	组织工程支架材料	脱细胞皮肤,脱细胞真皮基质,胶原蛋白支架材料,神经修复材料,含重组人骨形态发生蛋白质的骨修复材料
11.2.5241	其他	
11.2.5242	注射、穿刺器械	注射泵,无菌注射器,无针注射器,笔式注射器,玻璃注射器,注射针,注射器辅助推动装置,穿刺器械,活检针,活检枪
11.2.5243	血管内输液器械	输液泵,输液信息采集系统,输液辅助电子设备,无源输注泵,输液器,静脉输液针,血管内留置针,输液连接管路,输液、输血用连接件及附件,植入式给药器械,输液袋,药液用转移、配药器具,输液用放气针

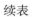

续表

编码	术语概念	说明
11.2.5244	非血管内输液器械	肠营养泵,胰岛素泵,胰岛素泵用皮下输液器,胰岛素泵用储液器,肠营养器,肠营养袋
11.2.5245	止血器具	有源止血器,无源止血器,无源止血带
11.2.5246	非血管内导（插）管	经皮肠营养导管,经鼻肠营养导管,导尿管,直肠管(肛门管),输尿管支架,引流导管,扩张导管,造影导管,测压导管,颅脑外引流收集装置,胸腔引流装置,负压引流器及组件,真空负压机,负压引流海绵,负压引流封闭膜,医用电动吸引器械,以负压源或压力源为动力吸引器械,医用人工驱动吸引器械,医用中心吸引系统,体外引流、吸引管,引流袋(容器)/收集袋(容器),粪便管理器械,非血管内导管充盈装置
11.2.5247	清洗、灌洗、吸引、给药器械	冲洗器械,灌肠器,给药器
11.2.5248	可吸收外科敷料（材料）	可吸收外科止血材料,可吸收外科防粘连敷料
11.2.5249	不可吸收外科敷料	外科织造布类敷料,外科非织造布敷料,外科海绵敷料
11.2.5250	创面敷料	创面敷贴,创可贴,粉末敷料,凝胶敷料,水胶体敷料,纤维敷料,泡沫敷料,液体、膏状敷料,隔离敷料,生物敷料,碳纤维和活性炭敷料,含壳聚糖敷料,含银敷料,胶原贴敷料
11.2.5251	包扎敷料	绷带,胶带
11.2.5252	造口、疤痕护理用品	造口护理及辅助器械,疤痕修复材料
11.2.5253	手术室感染控制用品	手术单,手术膜,外科手套,外科口罩,手术室用衣帽
11.2.5254	医护人员防护用品	防护口罩,防护服,隔离衣帽,手部防护用品,足部隔离用品,隔离护罩
11.2.5255	病人护理防护用品	婴儿光疗防护眼罩,眼贴,鼻部护理器械,海水鼻腔清洗液,垫单,医用防护衬垫
11.2.5256	其他器械	洁净屏,血管显像设备,预充式导管冲洗器,抗鼻腔过敏凝胶(不含药),通气辅助器械,咬口,急救毯,体表器械固定装置,润滑剂及载体,涂抹及吸液材料,压力绷带,医用导管夹,无菌接管机
11.2.5257	手术台	电动手术台(液压、机械、气动等),手动手术台(液压),手动手术台(机械)
11.2.5258	诊疗台	电动诊疗台及诊疗椅,手动诊疗台及诊疗椅

编码	术语概念	说明
11.2.5259	医用病床	电动病床,手动病床,医用婴儿床
11.2.5260	患者位置固定辅助器械	电动患者手术位置固定辅助器械,无源患者手术位置固定辅助器械
11.2.5261	患者转运器械	患者运送隔离器械,电动推车、担架等器械,手动推车、担架等器械,简易转移器械,其他转移器械
11.2.5262	防压疮(褥疮)垫	电动防压疮(褥疮)垫,手动防压疮(褥疮)垫
11.2.5263	眼科无源手术器械	眼用刀,眼用凿,眼用剪,眼用钳,眼用镊,眼用夹,眼用针,眼用钩,眼用刮匙,眼用剥离器,眼用牵开器,眼用扩张器,眼用冲吸器,眼用钻,眼用锯,眼用铲
11.2.5264	眼科无源辅助手术器械	眼用穿刺器,眼用注入器,点眼棒,眼用压迫器,眼用保护、支持器,眼用器械手柄,眼用固位器,眼用测量器,眼用取出器,眼用抛光器,眼用置物台,眼用碎核器,眼用咬除器,眼用止血器,眼用浸泡环
11.2.5265	视光设备和器具	验光设备和器具,视功能检查设备和器具,视觉治疗设备
11.2.5266	眼科测量诊断设备和器具	眼科激光诊断设备,眼压持续监测仪,眼科超声诊断设备,光学相干断层扫描仪,眼用照相机,眼底造影机,裂隙灯显微镜,直接检眼镜,间接检眼镜,角膜内皮细胞显微镜,角膜共焦显微镜,角膜地形图仪,角膜测厚仪,眼前节测量诊断系统,眼组织深度测量仪,黄斑完整性评估仪,眼压计,眼球突出计,干眼检测仪,视网膜自适应光学成像仪,眼科诊断辅助器具,眼力器
11.2.5267	眼科治疗和手术设备、辅助器具	眼科超声手术设备,眼科激光治疗设备,眼科内窥镜及附件,眼科冷冻治疗设备,其他眼科治疗和手术设备,眼科治疗和手术辅助器具
11.2.5268	眼科矫治和防护器具	接触镜,接触镜护理产品,防护器具,助视器
11.2.5269	眼科植入物及辅助器械	人工晶状体,眼内填充物,青光眼引流装置,眼用粘弹剂,泪点塞,义眼台,囊袋张力环,人工玻璃体球囊,组织工程生物羊膜,角膜基质片,角膜基质环,泪道管,硅胶环扎带,义眼片,人工晶状体、人工玻璃体植入器械,囊袋张力环植入器械
11.2.5270	口腔诊察设备	牙周袋探测设备,牙髓活力测试设备,牙本质测量设备,龋齿探测设备,口腔成像设备,口腔照明设备

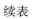

续表

编码	术语概念	说明
11.2.5271	口腔诊察器具	手动测量用器械,口腔用镜,口腔成像辅助器具
11.2.5272	口腔治疗设备	牙科治疗机,牙科用椅,口腔洁治清洗设备及附件,牙科手机及附件,口腔正负压设备,固化设备,牙科种植用设备,牙齿漂白设备,根管治疗设备,口腔麻醉推注设备,银汞合金调合器,口腔用骨粉制备设备
11.2.5273	口腔治疗器具	口腔手术刀、凿,口腔用钳,口腔手术剪,牙挺,口腔针,牙科锉,口腔车针、钻,洁治器具,口腔隔离器具,打磨抛光清洁器具,种植体安装辅助器械,材料输送器具,正畸材料处理器械,口腔清洗器具,口腔综合治疗设备配件,口腔用镊、夹,口腔注射用具,口腔分离牵开用具,去冠器,治疗辅助器具
11.2.5274	口腔充填修复材料	水门汀,粘接剂,根管充填封闭材料,复合树脂,复合体,银汞合金,临时充填材料,盖髓材料
11.2.5275	口腔义齿制作材料	义齿用金属材料及制品,义齿用陶瓷材料及制品,义齿用高分子材料及制品,定制式义齿,固位桩,牙托梗
11.2.5276	口腔正畸材料及制品	托槽,正畸丝,带环及颊面管,正畸基托聚合物,正畸弹簧,正畸弹性体附件,矫治器具及附件
11.2.5277	口腔植入及组织重建材料	牙种植体,基台及附件,种植支抗,种植体密封材料,种植辅助材料,骨填充及修复材料,颌面固定植入物,颌面部赝复及修复重建材料及制品,基台定制材料
11.2.5278	口腔治疗辅助材料	根管预备辅助材料,吸潮纸尖,酸蚀剂,预处理剂,排龈材料,研磨抛光材料,印模材料,模型材料,铸造包埋材料,蜡,牙科分离剂,咬合关系记录/检查材料,隔离及赋形材料,义齿试用材料
11.2.5279	其他口腔材料	牙周塞治剂,口腔溃疡、组织创面愈合治疗辅助材料,脱敏剂,防龋材料,牙科膜片,牙齿漂白材料,菌斑/龋齿指示剂,牙髓活力测试剂
11.2.5280	妇产科手术器械	妇产科用刀,妇产科用剪,妇产科用钳,妇产科用镊、夹、钩、针,妇产科用扩张器、牵开器,助产器械,阴道洗涤器/给药器,妇科剥离器械,子宫操纵器,子宫输卵管造影、输卵管通液器械,妇科压板,医用妇科护垫,凝胶,阴道填塞材料

编码	术语概念	说明
11.2.5281	妇产科测量、监护设备	超声多普勒胎儿监护设备,超声多普勒胎儿心率设备,手动测量器械
11.2.5282	妇产科诊断器械	妇科超声诊断设备,阴道镜,妇科内窥镜,妇科采样器械,妇科检查器械
11.2.5283	妇产科治疗器械	妇科物理治疗器械,妇科假体器械
11.2.5284	妇产科承载器械	产床,妇科手术 / 检查床
11.2.5285	妊娠控制器械	宫内节育器及取放器械,输卵(精)管封闭器械,屏障式避孕器械,避孕凝胶,结扎手术器械,宫腔负压吸引设备及附件
11.2.5286	辅助生殖器械	辅助生殖导管,辅助生殖穿刺取卵 / 取精针,辅助生殖微型工具,体外辅助生殖用液,辅助生殖专用仪器
11.2.5287	认知言语视听障碍康复设备	认知障碍康复设备,视觉康复设备,听觉康复设备,言语障碍康复设备,真耳测试仪,助讲器,助听器
11.2.5288	运动康复训练器械	步态训练设备,康复训练床,平衡训练设备,振动训练设备,关节训练设备,盆底肌肉训练设备,舌肌康复训练器
11.2.5289	助行器械	医用轮椅车,辅助行走站立器械
11.2.5290	矫形固定器械	矫形器,固定器
11.2.5294	治疗计划软件	放射治疗计划系统软件,放射治疗辅助软件,手术计划软件
11.2.5295	影像处理软件	医学影像存储与传输系统软件,医学影像处理软件
11.2.5296	数据处理软件	监护软件,生理信号处理软件
11.2.5297	决策支持软件	药物计算软件,计算机辅助诊断 / 分析软件,中医诊疗软件
11.2.5298	体外诊断类软件	医学显微影像分析软件,筛查、分析软件
11.2.5299	其他	
11.2.5300	血液学分析设备	血型分析仪器,血细胞分析仪器,血细胞形态分析仪器,凝血分析仪器,血小板分析仪器,血流变分析仪器,红细胞沉降仪器,流式细胞分析仪器
11.2.5301	生化分析设备	生化分析仪器,血糖及血糖相关参数分析仪器

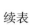

续表

编码	术语概念	说明
11.2.5302	电解质及血气分析设备	电解质分析仪器,血气分析仪器,电解质血气分析仪器,电解质血气检测电极
11.2.5303	免疫分析设备	酶联免疫分析仪器,化学发光免疫分析仪器,荧光免疫分析仪器,免疫层析分析仪器,免疫印迹仪器,免疫散射浊度分析仪器,免疫分析一体机,间接免疫荧光分析仪器,生化免疫分析仪器
11.2.5304	分子生物学分析设备	基因测序仪器,sanger 测序仪器,核酸扩增分析仪器,核酸扩增仪器,核酸分子杂交仪器
11.2.5305	微生物分析设备	微生物比浊仪器,微生物培养监测仪器,微生物药敏培养监测仪器,微生物鉴定仪器(非质谱),微生物质谱鉴定仪器,微生物鉴定药敏分析仪器,细菌内毒素/真菌葡聚糖检测仪器,幽门螺杆菌分析仪器
11.2.5306	扫描图像分析系统	医用显微镜,图像扫描仪器,图像分析仪器
11.2.5307	放射性核素标本测定装置	放射免疫 γ 计数器,液体闪烁计数器,放射性层析扫描装置
11.2.5308	尿液及其他样本分析设备	干化学尿液分析仪器,尿液有形成分分析仪器,尿液分析系统,粪便分析仪器,精子分析仪器,生殖道分泌物分析仪器,其他体液分析仪器,其他体液形态学分析仪器
11.2.5309	其他医用分析设备	流式点阵仪器,微量元素分析仪器,质谱检测系统,液相色谱分析仪器,色谱柱,渗透压测定仪器,循环肿瘤细胞分析仪器,生物芯片分析仪器,电泳仪器
11.2.5310	采样设备和器具	动静脉采血针及连接件,末梢采血针,采血笔,静脉血样采血管,末梢采血管,末梢采血集容器,血液采集卡,胃隐血采集器具,其他样本采集器具,激光采血仪,足跟采血器
11.2.5311	形态学分析前样本处理设备	血细胞分析前样本处理仪器,病理分析前样本处理仪器,流式细胞术样本裂解仪
11.2.5312	样本分离设备	医用离心机,核酸提取纯化仪
11.2.5313	培养与孵育设备	医用培养/恒温箱,厌氧培养系统,孵育器,血小板振荡器
11.2.5314	检验及其他辅助设备	洗板机,计数板,自动加样系统,低温储存设备,样本处理系统
11.2.5315	医用生物防护设备	生物安全柜,洁净工作台

（三）中医器械主要内容

中医器械主要内容见表 7-20。

表 7-20　中医器械主要内容

编码	术语概念	说明
11.3.1	中医诊断设备	
11.3.2	中医治疗设备	
11.3.3	中医器具	
11.3.4	脉诊设备	
11.3.5	望诊设备	
11.3.6	穴位阻抗检测设备	
11.3.7	穴位电刺激设备	
11.3.8	温针治疗设备	
11.3.9	灸疗设备	
11.3.10	拔罐设备	
11.3.11	熏蒸治疗设备	
11.3.12	穴位微波刺激设备	
11.3.13	穴位激光刺激设备	
11.3.14	针灸针	
11.3.15	三棱针	
11.3.16	小针刀	
11.3.17	皮肤针	
11.3.18	滚针	
11.3.19	皮内针	
11.3.20	埋线针	
11.3.21	灸疗器具	
11.3.22	穴位磁疗器具	
11.3.23	浮针	

续表

编码	术语概念	说明
11.3.24	穴位压力刺激器具	
11.3.25	刮痧器具	
11.3.26	拔罐器具	

第十二节　临床事件

一、分类介绍

临床事件指发生在一定时间点的临床情况，如疾病暴发、诊断、治疗等。

二、主要内容

临床事件主要内容见表 7-21。

表 7-21　临床事件主要内容

编码	术语概念	说明
12.1.3398	杀害	杀人，连续杀害，杀害动物，非法杀害，合法杀害
12.1.3411	环境事件	闪电，旋风，塌方，流水，浓雾，环境刺激，潮汐波，火风暴，洪水，污染
12.1.3484	意外事件	事故，患者在手术和治疗期间的医疗事故，工业事故，意外身亡，由于环境因素导致的事故，由电流导致的事故，交通事故，意外暴露于潜在的有害的实体，电线或电器造成的事故，意外死亡
12.1.3486	意图不定的事件	意图不明的溺水或淹死，意图不明的吊死、勒死或闷死，暴露于潜在有害的实体、意图待定
12.1.3494	恐怖主义相关的事件	生物武器恐怖袭击
12.1.3499	虐待	虐待史，性虐待，虐待残疾人，儿童虐待，躯体虐待，被无关的照顾者虐待，老年人虐待，被忽视或遗弃，情感虐待，家庭虐待
12.1.3505	生物制剂相关的事件	暴露于生物剂

269

编码	术语概念	说明
12.1.3507	对生命和健康情况造成直接危害的情况	窒息,企图自杀,杀人企图
12.1.3513	暴露于潜在的有害实体	与植物接触,暴露于战争,暴露于潜在有害的实体、意图待定,意外暴露于潜在的有害的实体,暴露于气态物质,暴露于食物中毒,暴露于传染性疾病,暴露于非机械力,暴露于机械力,暴露于污染
12.1.3523	旅游	最近的空中旅行
12.1.3525	故意伤害自己	自杀
12.1.3526	军事行动	暴露于战争
12.1.3527	丧失	
12.1.3528	用力过度	非创伤性劳力性骨 - 筋膜室综合征
12.1.3542	法律干预	法律执刑
12.1.3547	死亡	自杀,围生期和新生儿死亡,婴儿死亡,胎儿死亡,无人陪伴的死亡,医院内死亡,在症状发作 24 小时内死亡,未确定的死亡方式,伴侣死亡,围生期死亡
12.1.6265	长时间待在失重环境	
12.1.6950	显著事件	心血管事件,神经事件,呼吸事件,气道事件,局部麻醉事件
12.1.8771	严重的应上报事件	麻醉操作执行在错误的身体部位上,麻醉操作执行在错误的患者上,危机事件,人身伤害或财产损害,与犯罪活动有关的严重应上报事件,与环境有关的严重应上报事件,与健康管理有关的严重应上报事件,与患者保护有关的严重应上报事件,与制品或设备有关的严重应上报事件,与手术有关的严重应上报事件
12.1.8860	收到来自患者的电子邮件	
12.1.8871	新的性接触	
12.1.8921	疾病暴发	

三、应用

用于病案首页、病史记录、病程记录等涉及的损伤或中毒的外部原因描述及编码。

第十三节　健康管理

一、分类介绍

健康管理是指以现代健康理念，即以生物、心理及社会适应能力为基础，在现代医学模式及中医思想指导下，应用现代医学和管理学知识，对个体或群体的健康进行监测、分析、评估，对健康危险因素进行干预、管理，提供连续服务的行为活动及过程，达到以最小的成本预防与控制疾病，提高人群生存质量。包括在医院以外进行的对个人或人群的诊疗后康复、慢性病管理、预防、养生、调护、健康教育等。

二、主要内容

（一）西医健康管理主要内容

西医健康管理主要包括西医预防、社会教育、随访、护理、人群筛查等内容（表 7-22）。

表 7-22　西医健康管理主要内容

编码	术语概念	说明
13.2.1	病例对照研究	成组病例对照研究，匹配病例对照研究，巢式病例对照研究
13.2.2	队列研究	前瞻性队列研究，历史性队列研究，双向性队列研究
13.2.3	健康危险因素	
13.2.4	合理营养	
13.2.5	平衡膳食	
13.2.6	健康教育	
13.2.7	健康促进	
13.2.8	健康咨询	
13.2.9	健康相关行为	
13.2.10	促进健康行为	
13.2.11	危害健康行为	

续表

编码	术语概念	说明
13.2.12	目标人群	一级目标人群、二级目标人群、三级目标人群
13.2.13	健康教育诊断	
13.2.14	健康教育干预	

(二)中医健康管理主要内容

中医健康管理主要内容见表 7-23。

表 7-23　中医健康管理主要内容

编码	术语概念	说明
13.1.1	中医体质	
13.1.2	平和质	
13.1.3	气虚质	
13.1.4	阳虚质	
13.1.5	阴虚质	
13.1.6	痰湿质	
13.1.7	湿热质	
13.1.8	血瘀质	
13.1.9	气郁质	
13.1.10	特禀质	

第十四节　标本

一、分类介绍

标本为评估、诊断、治疗、减轻或预防疾病或异常的身体状态或症状而收集取得的认为

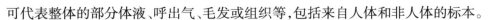

可代表整体的部分体液、呼出气、毛发或组织等,包括来自人体和非人体的标本。

标本类术语主要应用于如下场景:

(1)用于病理科、检验科报告描述,如"标本从中枢神经系统获得全肿瘤切除",其报告结果与身体结构匹配进行。

(2)用于血液分析、微生物、免疫、生化指标、遗传等医学检验学科研究或实验室项目。

(3)用于药品的检测、分析等。

(4)用于电子病历和临床路径中的检验部分。

二、主要内容

标本主要内容见表7-24。

表 7-24　标本主要内容

编码	术语概念	说明
15.0.1008	标本鉴定	身体部位用于鉴定,用于鉴定的人体组织,动物身体部位用于鉴定
15.0.1113	滋养层标本	滋养层组织标本
15.0.1131	中枢神经系统标本	脑膜标本,脊髓标本,脑标本,中枢神经系统切开活检标本,中枢神经系统组织标本
15.0.115	淋巴结标本	淋巴结组织标本,淋巴结抽吸,淋巴结涂片,标本来自前哨淋巴结,标本从淋巴结获得通过分期手术,标本来自盆腔淋巴结,淋巴结细胞学材料
15.0.1158	标本获得通过灌洗	鼻窦洗出物,鼻咽洗出物,支气管肺泡灌洗液样品,阴道冲洗液标本,咽部洗出物,支气管肺泡灌洗操作标本,标本从上泌尿道获得通过灌洗,标本获得通过腹膜灌洗,胃灌洗抽吸物标本,标本获得通过肺支气管洗涤操作
15.0.1181	环境标本	环境有关的拭子
15.0.1204	外科手术标本	皮肤钻取活检样本,刮屑,支气管抽吸术标本,上颌窦冲洗物标本,中枢神经系统切开活检标本,开胸术胸膜间皮标本,眼摘除术标本,标本从胸腺获得通过胸廓切开术,皮肤刮除术标本,外科切除样本
15.0.1261	下肢标本	股骨头标本,髋关节滑液,踝关节滑液,腹股沟拭子,下肢活检标本,膝关节滑液,足关节滑液,腹股沟淋巴切除术标本
15.0.1294	未特指身体部位的标本	部位未特指的细胞学材料,标本从未特指的身体部分获得 - 通过活检,标本来自非特指的身体部位 - 通过细针吸取
15.0.1306	头颈部结构标本	颞动脉标本,甲状旁腺标本,口腔样品,颅骨标本,头颈部结构活检标本,甲状腺标本,上呼吸消化道细胞学材料,唾液标本,鼻细胞学材料,口腔细胞学材料

续表

编码	术语概念	说明
15.0.1314	神经标本	神经瘤样本,神经活检样品,神经组织样本,迷走神经标本,神经节神经标本
15.0.1317	a.m. 标本	a.m. 血清标本
15.0.1318	p.m. 标本	p.m. 血清标本
15.0.1326	躯干标本	标本来自乳房,脐带组织标本,肛门与阴部拭子,胸膜液标本,髋关节滑液,腋窝组织标本,标本来自胸间皮,标本来自盆腔淋巴结,血液标本从肚脐获得,胸膜细胞学材料
15.0.1341	上肢标本	肘关节滑液,腋窝拭子,上肢活检标本,手关节滑液,肩关节滑液,腕关节滑液,腋窝组织标本
15.0.1349	真菌分离标本	
15.0.140	液体样本	红细胞液体标本,引流液标本,透析液样品,隐形眼镜护理液标本,前列腺液标本,豆奶标本,心脏旁路泵液标本,中耳液样品,静脉输液标本,泪液样品
15.0.158	皮肤病学标本	皮肤活检标本,皮肤成纤维细胞标本,皮脂标本,皮肤拭子,狭缝皮肤涂片,包皮拭子,汗液标本,指甲标本,皮下细胞学材料,头发标本
15.0.177	呼吸系统标本	胸膜标本,呼吸系统组织标本,下呼吸道标本,上呼吸道标本,胸膜液标本,呼吸道液体标本,胸膜细胞学材料
15.0.179	涂片标本	胃肠道直接涂片,甲状腺直接涂片标本,乳房直接涂片样品,血涂片样品,肝脏直接涂片样品,宫颈涂片标本,淋巴结涂片,粪便涂片,狭缝皮肤涂片,痰涂片标本
15.0.217	白细胞标本	对照白细胞标本,患者白细胞标本,血沉棕黄层,淋巴细胞标本,中性粒细胞标本,嗜酸性粒细胞标本,嗜碱性粒细胞标本,巨噬细胞标本
15.0.235	心血管样品	心脏标本,静脉标本,动脉样品,心包标本
15.0.249	基因样本	脱氧核糖核酸标本,极体标本,核糖核酸标本,类成淋巴细胞系标本
15.0.255	拭子	上呼吸道拭子,泌尿道拭子,肛门与阴部拭子,脓拭子,生殖器拭子,BCG 部位拭子,伤口拭子,脓肿拭子,皮肤拭子,无生物拭子
15.0.270	载玻片	黏附载玻片

编码	术语概念	说明
15.0.290	活检标本	韧带活检样品,肌肉活检标本,骨活检样品,支气管刷检标本,神经活检样品,食管刷检样品,食管活检样品,皮肤活检标本,胚胎活检标本,细针穿刺吸引操作标本
15.0.310	活标本	蛆标本,寄生虫标本,寄生虫样品,幼虫标本,昆虫标本
15.0.336	患者标本	患者白细胞标本,患者移植物标本,患者贫血小板血浆标本,患者血清标本,患者血标本
15.0.337	肌肉骨骼样本	肌肉活检标本,软骨标本,筋膜标本,关节标本,滑膜样品,标本来自骨,神经节囊肿标本,骨骼肌标本
15.0.380	血小板标本	
15.0.381	微生物分离菌标本	未识别的微生物分离菌标本
15.0.386	成纤维细胞标本	皮肤成纤维细胞标本
15.0.413	胎儿标本	胎儿活检标本,胎儿脐带血标本,胎儿细胞学材料
15.0.434	骨髓标本	脊椎棘突骨髓标本,髂嵴骨髓标本,胸骨骨髓标本,肋骨骨髓样品,骨髓液凝块样品,骨髓片段标本,骨髓环锯样品,骨髓细胞学材料,骨髓活检标本,骨髓吸引标本
15.0.454	未知材料标本	
15.0.467	标本获得通过抽吸	淋巴结抽吸,胃抽吸,口咽抽出物,经气管抽吸标本,耻骨上吸引标本,鼻咽抽出液,胃抽吸样品,细针穿刺吸引操作标本,胸腔穿刺术获得的胸膜标本,骨髓吸引标本
15.0.468	蘑菇标本	
15.0.479	食物标本	冰激凌样标本,豆奶标本,膏状物标本,蛋黄样标本,奶标本
15.0.485	软组织样本	动脉样品,筋膜标本,软组织活检样本,滑膜样品,阴茎皮肤活检样品,脂肪组织标本,牙缝液体样品,口腔黏膜渗出液样品,骨骼肌标本,皮下细胞学材料
15.0.486	韧带标本	切除的韧带样品,韧带活检样品
15.0.515	血液标本	血涂片样品,虾样本,动脉血标本,月经血标本,新生儿血标本,血液标本来自血制品,患者血标本,脐带血标本,毛细血管血标本
15.0.540	内分泌物样品	甲状旁腺标本,脑垂体标本,肾上腺样品,松果体标本,甲状腺标本

续表

编码	术语概念	说明
15.0.541	病损标本	水疱液标本,心脏瓣膜赘生物,积脓液标本,血凝块标本,子宫病损锥切活检标本,标本来自肿块,结肠造口液样品,伤口标本,阴道标本获得通过病损切除活检,标本来自烧伤
15.0.542	身体物质标本	体液标本,身体分泌物标本,上消化道内容物标本,吸入气体标本,尿沉淀物标本,组织标本,粪便标本,结石标本,呼出空气标本,用于鉴定的人体组织
15.0.635	气态物质标本	吸入气体标本,呼出空气标本
15.0.674	药物标本	静脉输液标本,透析液标本
15.0.783	红细胞标本	红细胞液体标本,血制品红细胞标本
15.0.796	移植的标本	
15.0.875	装置标本	隐形眼镜标本,人工装置标本,隔尿垫标本,血浆袋标本,导管标本,血液制品标本,电极标本,引流装置标本,插管标本,血袋标本
15.0.906	细胞学材料	骨髓细胞学材料,胰脏细胞学材料,骨细胞学材料,骨骼肌细胞学材料,肝细胞材料,睾丸细胞学材料,宫颈细胞学材料,胆囊细胞学材料,鼻细胞学材料,淋巴结细胞学材料
15.0.907	消化系统标本	标本来自胃肠道,口腔样品,胆管活检标本,胆汁标本,咽喉标本,唾液腺标本,唾液标本,胆管细胞材料,胆囊细胞学材料,口腔细胞学材料
15.0.913	多标本	

第十五节　检测指标

一、分类介绍

检测指标,即物理或化学的测试结果,可以揭示或评估身体变化。检测指标数据贯穿全部医疗过程,可应用于诊断或治疗前的观察项,并与相应操作相关。医生书写病程记录时可以用到,以及各种检查报告需要填写的内容、临床观察书写。

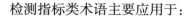

检测指标类术语主要应用于：

（1）诊断确定和治疗前主要观察项：如渗出物观察、腹部检查发现、眼睛检查发现。

（2）治疗或操作前审核项观察：如患者相关识别号。

（3）操作或治疗相关项观察：如远距放射疗法设置距离、远距放射疗法设置高度等。

（4）护理过程观察项：如最小夜间区间舒张压。

（5）治疗后观察项：如听觉敏度。

二、主要内容

（一）西医检测指标

西医检测指标主要内容见表 7-25。

表 7-25 西医检测指标主要内容

编码	术语概念	说明
16.1.1244	发现解释	LOD 评分,特殊试验特征,诊断性解释,试验解释,历史解释,特异性试验解释,病理标本叙述型说明,预后,预想不到的治疗效果
16.1.172	年龄和 / 或生长期	父亲年龄,中年发育进展状况,青年发育进展状况,首发症状年龄,当前实足年龄,母亲年龄,身体成熟状态,年龄因素,骨龄,长寿
16.1.2003	功能	交流和肢体语言的功能,睡眠,习惯化,功能,泌尿生殖系功能,心智功能,肌肉骨骼功能,内分泌功能,分泌和 / 或排泄功能,免疫功能,治疗反应
16.1.21	观察社会 / 个人历史	个人状态,法律、金融、就业和社会经济的历史详细信息,人口历史细节,家庭、家人和支持关系网详细信息,教育和就学详细信息,宗教信仰程度观察,打算住在国外,社会史基线,国外旅行的详细历史
16.1.2302	一般临床状态	复苏状态,患者法律地位,性别,一般免疫状况,日常治疗干预评分系统评分,总治疗干预评分系统评分,简化急性生理评分,医院死亡急性生理和慢性健康风险评估评分,诊断意识,疫苗接种情况
16.1.3765	装置观察	引流管装置观察,骨骼肌装置观察,眼睛装置观察,心血管装置观察,外周血氧饱和度装置采样率,医疗装置状态,通信装置观察,血管支架观察
16.1.3791	环境观察	空气铅浓度
16.1.3795	人口统计	病死率,死亡率

编码	术语概念	说明
16.1.3808	实体特征	腹部外观特征,肿块特征,人工晶状体特征,腹部叩诊音色特征,结合力,细胞特征,解剖实体特征,活动性,液体观察
16.1.3908	分子、遗传和/或细胞观察	基因型,细胞特征,微卫星不稳定性程度
16.1.3930	进程	渗透作用,运动,生理作用,活动,死亡过程
16.1.4045	实验室生物安全水平	
16.1.4558	生命体征	脉率,呼吸率,体温,血压
16.1.6514	临床病史/检查观察	黏膜观察,呼吸观察,灌注/透析观察,乳房观察,参数观察,组织观察,操作相关观察,存在风险的结构,医疗事故因素,时间生物学状态
16.1.6586	药物治疗观察	管理药品能力,药物依从性,化疗完成日期,抗凝治疗持续时间,世界卫生组织抗反转录病毒治疗准则,药物反应,静脉输液给药速度,血液制品单位属性,药物观察
16.1.676	放射治疗观察	放射治疗参数
16.1.6880	样本观察	血清外观,标本密度,标本气味,标本颜色,晶体双折射,液体样本采集时间,直肠系膜标本完整性状态,呕吐物外观,标本中存在胎儿组织类型
16.1.6881	血液学观察	血红蛋白电泳图谱,白细胞特征,红细胞特征,血小板功能,国际标准化比值
16.1.7179	时间观察	预约错过的次数,住院日,实验室样本接收日期,发病日期,预约参加的次数,发作时间,分钟数,停止治疗日期,开始治疗日期,病历开始记录时间
16.1.7207	身体产物观察	白带观察,尿液观察,呕吐物观察,汗液测量,精液观察,大便观察,痰观察,钙沉着观察
16.1.7821	物质观察	氧浓度,致死剂量,药物观察
16.1.7978	肿瘤观察	一般肿瘤程度,坏死肿瘤累及状态,手术后的临床分组组间横纹肌肉瘤研究,肿瘤结节部位,国家肾母细胞瘤研究组分期,克拉克的黑色素瘤水平,Breslow深度分期黑色素瘤,血清肿瘤标志物水平状态,肾上腺肿瘤累及状态,改进的临床分期阶段

续表

编码	术语概念	说明
16.1.8040	识别码	模板版本标识符,患者相关识别号,设备序列号,手术室标识符,麻醉机 ID,识别号
16.1.8149	成像观察	影像学测量结构深度,影像学测量结构长轴长度,影像学测量结构直径,影像学测量结构主轴长度,影像学测量结构长度,影像学测量结构宽度,影像学测量结构短轴长度,影像学测量非圆形结构周长,超声观察,图像模式
16.1.8215	监测特征	通气监测模式特征,血管压力监测特征,呼吸监测参数特征,通风监测模式
16.1.8495	类风湿关节炎疾病活动评分用 C 反应蛋白	
16.1.8553	疾病活动评分 DAS28	类风湿关节炎疾病活动评分使用 C 反应蛋白
16.1.100001	实验室检测指标	
16.1.100002	临床测量指标	
16.1.100003	HLA	
16.1.100004	HNA	
16.1.100005	HPA	
16.1.100006	变态反应检测类	
16.1.100007	病理学	原始记录·皮肤,原始记录·前列腺,原始记录·乳腺,原始记录·一般,组织学
16.1.100008	产科超声测量指标	
16.1.100009	泌尿学超声测量指标	
16.1.100010	刺激耐受类检测	
16.1.100011	刺激耐受类检测·常规	
16.1.100012	放射医学检查	
16.1.100013	分子病理学试验类	核酸重复序列,基因倒位,基因缺失,基因突变,基因易位,基因重排,缺失与重复,三核苷酸重复序列,三体性,药理遗传学,杂项
16.1.100014	妇产科检查	

编码	术语概念	说明
16.1.100015	呼吸系统测量指标 与呼吸机管理	
16.1.100016	化学试验类	
16.1.100017	抗生素敏感性试验类	
16.1.100018	临床试验类	
16.1.100019	内窥镜·胃肠病学 检查与变量	
16.1.100020	尿液分析类	
16.1.100021	凝血功能试验类	
16.1.100022	皮肤试验类	
16.1.100023	皮肤皱襞	
16.1.100024	体征类	身高,体表面积,体围,体重,心率
16.1.100025	神经病学检查	
16.1.100026	生育能力检测	
16.1.100027	实验室检验项目医嘱	
16.1.100028	听力学检查	
16.1.100029	外科学检查	
16.1.100030	微生物学试验类	
16.1.100031	胃肠病学检查与变量	
16.1.100032	细胞标志物类	
16.1.100033	细胞学检查类	
16.1.100034	心电图检测指标	
16.1.100035	心肺功能	
16.1.100036	心脏病学检查与 变量·操作	超声,风险
16.1.100037	血库试验类	基因分型

续表

编码	术语概念	说明
16.1.100039	血流动力学	
16.1.100040	血清学试验类	
16.1.100041	血压测量指标	
16.1.100042	血液学和细胞计数类	
16.1.100043	牙科学检查	
16.1.100044	眼科学与视力测定变量	超声,光学相干断层扫描术,角膜内皮显微镜检查,屈光度测量指标,视网膜电图描记术,视网膜激光凝固法,视野测量指标,透镜屈光度测定,眼镜变量指标,眼压测量,隐斜视变量,隐形眼镜变量指标
16.1.100045	药物和毒理学试验类	
16.1.100046	一般超声	
16.1.100047	营养学与膳食学指标	
16.1.100048	杂项试验类	
16.1.100049	肿瘤学检查	

（二）中医检测指标

中医检测指标主要内容见表 7-26。

表 7-26　中医检测指标主要内容

编码	术语概念	说明
16.2.1	脉沉	
16.2.2	脉沉有力	
16.2.3	脉沉无力	
16.2.4	脉沉迟	
16.2.5	脉沉迟弱	
16.2.6	脉沉迟无力	
16.2.7	脉沉迟细 / 脉沉细迟	
16.2.8	脉沉迟细无力	

续表

编码	术语概念	说明
16.2.9	脉沉迟细弱	
16.2.10	脉沉迟涩	
16.2.11	脉沉迟缓	
16.2.12	脉沉伏	
16.2.13	脉沉伏欲绝	
16.2.14	脉沉伏迟弱	
16.2.15	脉沉伏迟弱	
16.2.16	脉沉伏数	
16.2.17	脉沉滑 / 脉滑沉	
16.2.18	脉沉滑无力	
16.2.19	脉沉滑迟弱	
16.2.20	脉沉滑数 / 脉滑数沉	
16.2.21	脉沉缓	
16.2.22	脉沉缓无力	
16.2.23	脉沉缓滑 / 脉沉滑缓	
16.2.24	脉沉结	
16.2.25	脉沉紧	
16.2.26	脉沉弱	
16.2.27	脉沉弱无力	
16.2.28	脉沉涩	
16.2.29	脉沉涩无力	
16.2.30	脉沉实	
16.2.31	脉沉实有力	
16.2.32	脉沉实涩	
16.2.33	脉沉实数 / 脉数沉实	
16.2.34	脉沉数 / 脉数沉	
16.2.35	脉沉微	

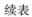

续表

编码	术语概念	说明
16.2.36	脉沉微欲绝	
16.2.37	脉沉微细 / 脉沉细微	
16.2.38	脉沉细	
16.2.39	脉沉细,两尺尤甚	
16.2.40	脉沉偏细	
16.2.41	脉沉细欲绝	
16.2.42	脉沉细尺弱	
16.2.43	脉沉细滑	
16.2.44	脉沉细缓	
16.2.45	脉沉细弱	
16.2.46	脉沉细弱无力	
16.2.47	脉沉细涩	
16.2.48	脉沉细数	
16.2.49	脉沉细略数	
16.2.50	脉沉细无力	
16.2.51	脉沉细弦 / 脉沉弦细	
16.2.52	脉沉细虚数无力	
16.2.53	脉沉弦	
16.2.54	脉沉弦无力	
16.2.55	脉沉弦滑	
16.2.56	脉沉弦涩	
16.2.57	脉沉弦数	
16.2.58	脉迟	
16.2.59	脉迟缓	
16.2.60	脉迟缓无力	
16.2.61	脉迟细	
16.2.62	脉迟弦 / 脉弦迟	

编码	术语概念	说明
16.2.63	脉促	
16.2.64	脉大无力	
16.2.65	脉代	
16.2.66	脉动数	
16.2.67	脉伏	
16.2.68	脉伏欲绝	
16.2.69	脉浮	
16.2.70	脉略浮	
16.2.71	脉浮无力	
16.2.72	脉浮大无根	
16.2.73	脉浮大数	
16.2.74	脉浮大虚	
16.2.75	脉浮洪	
16.2.76	脉浮滑	
16.2.77	脉浮缓	
16.2.78	脉浮紧	
16.2.79	脉浮濡	
16.2.80	脉浮涩	
16.2.81	脉浮数	
16.2.82	脉浮稍数	
16.2.83	脉浮数有力	
16.2.84	脉浮数滑 / 脉浮滑数	
16.2.85	脉浮微数	
16.2.86	脉浮细	
16.2.87	脉浮细数	
16.2.88	脉浮弦 / 脉弦浮	
16.2.89	脉浮弦紧	

续表

编码	术语概念	说明
16.2.90	脉洪	
16.2.91	脉洪大	
16.2.92	脉洪大数	
16.2.93	脉洪大弦数	
16.2.94	脉洪大芤	
16.2.95	脉洪大虚	
16.2.96	脉洪滑数	
16.2.97	脉洪数	
16.2.98	脉洪数有力	
16.2.99	脉洪数滑大	
16.2.100	脉滑	
16.2.101	脉滑有力	
16.2.102	脉滑无力	
16.2.103	脉滑实	
16.2.104	脉滑略数	
16.2.105	脉滑数有力	
16.2.106	脉滑弦 / 脉弦滑	
16.2.107	脉稍滑细弱无力	
16.2.108	脉缓	
16.2.109	脉缓无力	
16.2.110	脉缓滑 / 脉滑缓	
16.2.111	脉缓滑无力	
16.2.112	脉缓弱	
16.2.113	脉缓弱无力	
16.2.114	脉缓细 / 脉细缓	
16.2.115	脉缓细弱	
16.2.116	脉极沉细	

编码	术语概念	说明
16.2.117	脉疾	
16.2.118	脉疾数	
16.2.119	脉疾数无力	
16.2.120	脉结	
16.2.121	脉结代	
16.2.122	脉紧	
16.2.123	脉紧数	
16.2.124	脉芤	
16.2.125	脉平	
16.2.126	脉濡	
16.2.127	脉濡迟	
16.2.128	脉濡滑	
16.2.129	脉濡滑数	
16.2.130	脉濡缓	
16.2.131	脉濡软	
16.2.132	脉濡弱	
16.2.133	脉濡涩	
16.2.134	脉濡数	
16.2.135	脉濡细 / 脉细濡	
16.2.136	脉濡细滑	
16.2.137	脉弱	
16.2.138	脉弱无力	
16.2.139	脉弱滑	
16.2.140	脉弱濡软	
16.2.141	脉弱数	
16.2.142	脉散	
16.2.143	脉散大	

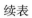

续表

编码	术语概念	说明
16.2.144	脉散大无伦	
16.2.145	脉涩	
16.2.146	脉涩沉弱	
16.2.147	脉涩缓	
16.2.148	脉涩结代	
16.2.149	脉实	
16.2.150	脉实有力	
16.2.151	脉实缓	
16.2.152	脉实略数	
16.2.153	脉实滑数	
16.2.154	脉数	
16.2.155	脉略数	
16.2.156	脉数有力	
16.2.157	脉数无力	
16.2.158	脉数大	
16.2.159	脉数略浮	
16.2.160	脉数滑 / 脉滑数	
16.2.161	脉数滑洪有力	
16.2.162	脉数实 / 脉实数	
16.2.163	脉数细弱 / 脉细弱数	
16.2.164	脉微	
16.2.165	脉微欲绝	
16.2.166	脉微迟	
16.2.167	脉微缓	
16.2.168	脉微疾	
16.2.169	脉微弱	
16.2.170	脉微弱欲绝	

编码	术语概念	说明
16.2.171	脉微数	
16.2.172	脉微数欲绝	
16.2.173	脉微数疾	
16.2.174	脉微细 / 脉细微	
16.2.175	脉微细欲绝 / 脉细微欲绝	
16.2.176	脉微细数 / 脉细微数	
16.2.177	脉细	
16.2.178	脉细无力	
16.2.179	脉细欲绝	
16.2.180	脉细迟弱	
16.2.181	脉细促	
16.2.182	脉细滑	
16.2.183	脉细滑无力	
16.2.184	脉细滑弱	
16.2.185	脉细滑数 / 脉细数滑	
16.2.186	脉细滑数无力	
16.2.187	脉细滑弦 / 脉细弦滑 / 脉弦细滑	
16.2.188	脉细缓无力	
16.2.189	脉细疾	
16.2.190	脉细疾数	
16.2.191	脉细软	
16.2.192	脉细软无力	
16.2.193	脉细弱	
16.2.194	脉细弱无力	
16.2.195	脉细弱欲绝	
16.2.196	脉细弱不整	

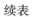

续表

编码	术语概念	说明
16.2.197	脉细弱略滑	
16.2.198	脉细涩	
16.2.199	脉细涩无力	
16.2.200	脉细数／脉小数／脉细小数	
16.2.201	脉细略数	
16.2.202	脉细数无力	
16.2.203	脉细数尺脉无力	
16.2.204	脉细数濡	
16.2.205	脉细数涩	
16.2.206	脉细数微弦	
16.2.207	脉细数结代	
16.2.208	脉细弦／脉弦细／脉小弦／脉细小弦	
16.2.209	脉细弦涩／脉弦细涩	
16.2.210	脉细弦数／脉弦细数	
16.2.211	脉细虚数／脉虚细数	
16.2.212	脉弦	
16.2.213	脉弦有力	
16.2.214	脉弦无力	
16.2.215	脉弦弱无力	
16.2.216	脉弦大	
16.2.217	脉弦大滑数	
16.2.218	脉弦大虚	
16.2.219	脉弦浮数	
16.2.220	脉弦洪	
16.2.221	脉弦滑大／脉弦大滑	
16.2.222	脉弦滑数	

编码	术语概念	说明
16.2.223	脉弦滑数疾	
16.2.224	脉弦缓	
16.2.225	脉弦紧	
16.2.226	脉弦紧有力	
16.2.227	脉弦涩	
16.2.228	脉弦涩有力	
16.2.229	脉弦涩无力	
16.2.230	脉弦涩紧	
16.2.231	脉弦数	
16.2.232	脉弦微数	
16.2.233	脉弦数有力	
16.2.234	脉弦数微涩	
16.2.235	脉弦细无力	
16.2.236	脉弦细尺脉无力	
16.2.237	脉弦细滑数	
16.2.238	脉弦细紧 / 脉紧弦细 / 脉细弦紧	
16.2.239	脉弦细数无力	
16.2.240	脉虚	
16.2.241	脉虚无力	
16.2.242	脉虚大 / 脉大虚	
16.2.243	脉虚大无力	
16.2.244	脉虚大数	
16.2.245	脉虚滑	
16.2.246	脉虚缓	
16.2.247	脉虚缓无力	
16.2.248	脉虚缓滑	

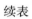

续表

编码	术语概念	说明
16.2.249	脉虚软	
16.2.250	脉虚软无力	
16.2.251	脉虚弱	
16.2.252	脉虚涩	
16.2.253	脉虚数	
16.2.254	脉虚细	
16.2.255	脉虚细无力	
16.2.256	脉虚细迟	
16.2.257	脉虚细缓	
16.2.258	脉虚弦	
16.2.259	脉无力	
16.2.260	动脉	
16.2.261	短脉	
16.2.262	革脉	
16.2.263	无脉	
16.2.264	长脉	
16.2.265	牢脉	
16.2.266	无根脉 / 重按无根	
16.2.267	寸脉浮	
16.2.268	两寸脉滑弦	
16.2.269	关脉小细沉紧	
16.2.270	尺脉弱 / 两尺脉弱	
16.2.271	尺部尤弱 / 两尺尤弱	
16.2.272	双尺脉沉细	
16.2.273	两手脉沉	
16.2.274	六脉微细欲绝	

编码	术语概念	说明
16.2.275	右脉数大	
16.2.276	趺阳脉减弱	
16.2.277	趺阳脉消失	
16.2.278	偏瘫侧脉弦滑大	
16.2.279	釜沸脉	
16.2.280	鱼翔脉	
16.2.281	虾游脉	
16.2.282	屋漏脉	
16.2.283	雀啄脉	
16.2.284	解索脉	
16.2.285	弹石脉	
16.2.286	偃刀脉	
16.2.287	转豆脉	
16.2.288	麻促脉	
16.2.289	正常舌象	淡红舌、薄白苔是健康者的舌象特征,提示机体生理功能正常
16.2.290	薄白苔	舌苔色白,透过舌苔可以清楚地见到舌底的淡红色,称为薄白苔,提示胃气、胃阴充盛,属正常舌苔
16.2.291	薄白苔舌边尖红	提示外感风寒,肺系、体表有热
16.2.292	白腻苔	苔色白,苔质颗粒细腻牢着,不易刮去,提示寒湿困阻的病理特征
16.2.293	白腻中剥替	舌苔白腻,中部舌苔剥落,露出光滑的舌底,提示寒湿未化,胃气胃阴已虚的病理特征
16.2.294	白霉苔	舌苔有霉菌生长,提示正气大伤(抵抗力极差)、湿热秽浊之气泛滥
16.2.295	淡白舌	舌色淡白,提示血虚或气血虚
16.2.296	淡白舌白苔	舌色淡自少血色,舌苔白,提示气血不足,感受寒邪
16.2.297	淡胖舌	舌体胖大舌色淡,提示阳气虚,水湿内停

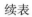

续表

编码	术语概念	说明
16.2.298	淡胖舌薄白苔	舌体胖大,舌色淡,舌苔薄白,提示阳气虚、水液停聚,运化失司
16.2.299	淡胖舌白腻苔	舌体胖色淡白,舌苔白而腻,提示阳气虚,寒湿困阻
16.2.300	淡红舌薄白苔	舌色淡红,舌苔薄白,提示气血充盈,内功能健旺,是正常舌象
16.2.301	灰苔	苔色由白转黑的中间阶段,提示病程较长,病邪(寒、热、湿)逐渐深入体内的舌象特征
16.2.302	灰苔干红舌	舌质干燥、舌色红、舌苔灰,提示病程较长,热邪深入,体内有伤阴伤津的征象
16.2.303	红舌	舌色比正常舌红,是热的征象
16.2.304	红点舌	舌黏膜望状乳头充血水肿,舌面显见粗大的红点,是热盛的征象
16.2.305	红绛舌	舌色深红,是热邪深重的征象
16.2.306	红绛舌灰黄苔	舌色深红苔色灰黄,提示热毒之邪蕴郁已久,病情复杂难解
16.2.307	红舌黄腻苔	舌色红、苔质腻而色黄,提示湿热交阻的病理变化
16.2.308	红舌类剥苔	舌色红,舌苔部分剥落,但舌乳头尚未类缩、舌苔再能复生,提示气阴不足,阴虚内热,丝状乳头生长不良
16.2.309	暗红舌	舌色红而不鲜明,提示缺氧、血液循环不通畅
16.2.310	芒刺	热性病发热严重时,舌蕈状乳头充血肿大,突出舌面如刺状
16.2.311	青紫舌	舌色泛青,提示血液循环功能障碍,发生缺氧的舌象
16.2.312	青紫裂纹舌	舌色青紫,舌体有裂纹,提示瘀血内阻,机体营养不良的病理状态
16.2.313	瘀斑苔	舌面有青紫或紫褐色的斑点状色素沉着,提示瘀血内阻
16.2.314	黄燥苔	舌苔色黄,苔质干燥,提示热邪伤津的病理现象
16.2.315	黄燥苔干裂舌	舌苔色黄,苔质干,舌体干燥有裂纹,提示邪热炽盛,病体已处于伤津脱液的严重阶段

续表

编码	术语概念	说明
16.2.316	薄黄苔红舌	提示感受热邪,内热亦盛,表里同热
16.2.317	淡紫瘀斑舌	舌色淡紫,舌面有瘀斑的舌象,提示阳虚血瘀
16.2.318	黑燥苔	舌苔干燥,苔色黑,提示热邪深重郁久,津液大量耗伤
16.2.319	腻苔	舌苔的苔质颗粒细密牢着,不易刮去,由丝状乳头角化过盛,代谢产物或黏液等沉积过多所致,提示痰湿困阻的病理变化
16.2.320	厚腻苔	舌苔厚,苔质颗粒细密牢着,不易刮去,提示体内有痰湿或食积困阻
16.2.321	厚腻苔齿痕舌	舌苔厚,舌体胖有齿痕,提示气虚,水湿内停,痰湿交阻的病理状态
16.2.322	胖大舌	舌体增厚而大,边有齿痕,由舌黏膜水肿引起
16.2.323	歪斜舌	伸舌时舌体向一侧至,由舌神经麻痹引起,多见于卒中先兆或卒中后遗症
16.2.324	老舌	舌黏膜纹理粗糙、干燥、坚敛苍老,提示病属实证
16.2.325	滑苔	舌苔湿润,多黏液,伸舌欲滴,提示水饮停聚
16.2.326	嫩舌	舌体组织轻度水肿呈浮胖娇嫩,光滑湿润,提示气虚,水湿停聚
16.2.327	瘦薄苔	舌体瘦小而薄,提示机体营养亏虚,舌肌萎缩所改
16.2.328	镜面舌	舌苔剥落殆尽,露出光滑的舌面如镜,由机体营养耗竭,舌黏膜乳头萎缩所致,提示气阴大虚,胃气衰败

第十六节 实验室操作

一、分类介绍

实验室操作指对样品中的单个分析物或复合物的测定或观测的检测方法,如呼吸功能检测、胃镜检查、病理检查、实验室检测等。

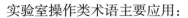

实验室操作类术语主要应用：

（1）检查检验医嘱：如"鼻旁窦磁共振成像、肝超声波检查、双肾、膀胱 B 超、血吸虫毛蚴孵化试验、环卵沉淀试验"。

（2）医疗、教学、研究资料的检索、医学统计。

（3）医院管理。

（4）医疗付款和医疗费用研究。

二、主要内容

实验室操作主要内容见表 7-27。

表 7-27　实验室操作主要内容

编码	术语概念	说明
17.0.17208	分子遗传学操作	
17.0.24413	实验室操作方法分类	细胞类型中白细胞百分比测定,细胞类型中红细胞百分比测定,细胞类型中淋巴细胞百分比测定,试纸色度实验室测试法,分子生物学方法,实验室试验法伴分析物检测极限 20mg/L,标本稀释实验室测试法,异常血细胞中细胞类型百分比测量,手工实验室操作,估算实验室试验法
17.0.25055	实验室试验	组织病理学检查,铁储存评估,渗透间隙检测,动态内分泌功能测试,低血糖反应评估,酸碱平衡评估,小管最大重吸收量测量,细胞学试验,唤起或抑制试验操作盘,化学试验,半 - 定量的
17.0.25135	实验室报告	实验室报告 - 附总结,实验室报告 - 电话,实验室报告 - 电子的,实验室报告 - 内部报告,实验室报告 - 口头的,实验室报告 - 书面报告,实验室报告 - 服务评论,实验室报告 - 传真
17.0.28323	取消实验室试验指令	
17.0.32502	实验室试验指令由实验室创始	
17.0.38336	冷冻保存	冷冻保存用于遗传研究,用 DMSO 的冷冻保存技术,卵母细胞冷藏,卵巢组织冷藏,睾丸组织冷藏,用甘油的冷冻保存技术
17.0.39416	标本处置	标本快速处理和分送,常规,溶血标本检查,临床实验室标本鉴定,标本染色测定,黄疸标本检查,特殊染色,血液或骨髓,报告说明,临床实验室标本体会退回,标本净重测量,组织标本用于药物分析,标本块测量

续表

编码	术语概念	说明
17.0.73325	生殖相关实验室操作	冷藏卵细胞解冻法,睾丸冷藏组织标本解冻法,胚胎冷藏解冻法,冷藏精子解冻法,卵母细胞冷藏,卵巢组织冷藏,卵泡液卵母细胞鉴定,睾丸组织标本精子鉴定,睾丸组织冷藏,抽吸法获得标本精子鉴定
17.0.73928	乙酰化率测定	
17.0.8450	标本采集和 / 或病房实验室操作	病房化验室操作,筛查
17.0.9424	解剖病理操作	组织放射自显影术,外科病理学操作,神经撕开标本,组织病理学检查,组织制片技术,免疫组织化学操作,骨四环素标记,大体器官固定和特殊标本,尸检病理操作和 / 或服务,电子显微镜术和 / 或形态计量法
17.0.9755	染色体分析,细胞遗传学操作和 / 或分子生物学法	载体检测,分子遗传学,囊性纤维化带菌者检测,免疫球蛋白基因重组测定,NMYC 基因扩大,70 基因表达谱化验,分子生物学方法,α 球蛋白基因分析,DNA 配对,核酸探查法,T 细胞受体基因重组

第十七节　有机体

一、分类介绍

生命实体,包括但不限于动物界、微生物界、植物界,可用于模拟疾病的起因,如炭疽杆菌、地衣、酿脓链球菌等。

有机体类术语主要应用于如下场景:

(1)与生物有关的检验项目及检验结果描述:如痰培养、白带常规检查的结果描述。

(2)产生疾病的诱因描述:如链球菌性肺炎的诱因是链球菌,导致花粉过敏的某种具体的花,动物咬伤的某种具体动物等。

二、主要内容

有机体主要内容见表 7-28。

表 7-28　有机体主要内容

编码	术语概念	说明
18.0.10496	植物界 - 植物	产含钙源性因子类植物,苔藓,地衣和苔类,野花,有毒植物,产倍半萜烯内酯植物,松科,蕨苏铁科,泽米科 - 泽米属,星芒杉藻,灌木
18.0.27194	动物界	无脊椎动物,节肢动物,刺胞动物门,软体动物门,多孔动物门,家养哺乳动物,动物门,扁形动物门,线形动物门,腹毛动物门
18.0.27791	藻物界	卵菌门
18.0.3364	生命周期形式	肠虫生命周期的形式,昆虫生命周期形式,病毒粒子,原生动物生命周期的形式,真菌生命周期,细菌生命周期的形式,孢子,生命周期型节肢动物,海葵幼虫,寄生虫生命形态
18.0.3629	微生物	病毒,微生物病原因子,微生物培养,厌氧的,初期分离,真菌,原核生物,真核生物界,耐药菌,环境培养,朊病毒,诺卡氏菌培养
18.0.4151	促肾营养型有机体	促肾营养型细菌,促肾营养型病毒
18.0.4708	按营养划分的生命形态	异养生物,自养生物

第十八节　物理因素

一、分类介绍

物理因素指可作为损伤机制而发挥作用的因素。物理力,指自然力和非自然力。自然力,如重力、风流、空气流、气温等;非自然力,如机械力、磁力、放射、爆炸、运动、电流、火等。物理对象,指天然和人造的物体,如印刷材料、房间地面、车、个人物品、衣服等。

物理因素类术语可应用于描述在某种伤害机制中起作用的物理力,作为疾病或损伤的一种外部因素。

二、主要内容

（一）物理力主要内容

物理力主要内容见表 7-29。

表 7-29　物理力主要内容

编码	术语概念	说明
19.1.105	照射	热因素和辐射
19.1.113	音波	超声波,次声波,有害声音,声呐
19.1.114	爆炸	爆震,冲击波
19.1.115	湿度	低湿度,高湿度
19.1.118	电	电场,放电,电荷,电位,交流电,电频率,直流电,恒定电流,电模式
19.1.129	自然力	重力,环境力
19.1.139	内爆	
19.1.145	不明物理因素	
19.1.149	运动	振动,减速运动,加速运动,动量,连续运动
19.1.153	火	爆燃,反向气流,燃烧蒸气,自燃,大火灾
19.1.159	高度	低高度,高高度
19.1.161	身体接触	
19.1.162	创伤性因素	不明创伤性因素
19.1.170	辐射	电磁辐射,非电离辐射,电离辐射
19.1.2	极端温度	热
19.1.20	压力 - 物理因素	蒸汽压,液体压力,机械压力,大气和水压,压力变化,气压 - 物理因素
19.1.22	机械力	机械性影响,机械应力,机械性磨损
19.1.36	磁力	磁场
19.1.43	摩擦	
19.1.55	热量因素	高温,低温,热因素和辐射,温度变化
19.1.62	爆炸力	

(二)物理对象主要内容

物理对象主要内容见表 7-30。

表 7-30 物理对象主要内容

编码	术语概念	说明
19.2.1130	家中、办公室和花园人工制品	玩具或新颖小巧而廉价的物品,录音带,冷凝阀,家中人工制品,办公室人工制品,花园人工制品,残骸,陨石
19.2.1392	私人物品和服装	私人物品,服装,压力服,服装材料和 / 或配件
19.2.1873	攻击器械	投射物,扼杀器械,泰瑟枪,生物武器,大规模毁灭性武器,弓箭手用的弓和 / 或箭,钝器械,剑,匕首,短剑
19.2.2688	装置	有声读物,环境控制系统,洗手间,碎片屑,束腹,滤光器,临床设备和 / 或装置,空气调节器,身体限制设备和 / 或装置,引流纱布条
19.2.456	系结物	条带,钩眼扣,工字扣,拉链,魔术贴,螺丝扣,鞋带,钮,衣物系结物,带
19.2.729	印刷品	图书,图片,组合书信
19.2.788	交通工具	运输车,非交通车辆,行人运输工具

第十九节 外部物质

一、分类介绍

外部物质指具有独立存在的物质,其来源可能是生物的、矿物的或化学的,如过敏原等。外部物质类术语主要应用:

(1)用于现病史中物质为诱因的描述:如"患者 1 天前因食用海鲜后出现发热,测体温 38～39℃","海鲜"选自外部物质,是概念"症状"中属性"诱因"部分属性集取值。

(2)用于既往史中患者中毒、过敏、药物不良反应、烟草大麻等上瘾等对人体造成伤害的物质来源的描述:如既往史中"对青霉素过敏",其中"青霉素"选自外部物质,是概念"过敏史"中属性"过敏原"的属性集取值。

(3)用于个人史中毒害物质接触史中物质描述。

(4)用于体格检查中检查到的异常分泌物的描述:如口腔检查中"扁桃体肿大,上附着黄色分泌物",概念"分泌物",当分泌物作为标本送检时取标本。

二、主要内容

外部物质主要内容见表 7-31。

表 7-31　外部物质主要内容

编码	术语概念	说明
20.0.10273	油	润滑油,燃油,油 - 饮食,植物油类,切削油,石油,不挥发油类
20.0.15224	与癌有关物质	致癌物质代谢产物和 / 或标记物,致癌基因蛋白,肿瘤代谢产物和 / 或标记物,致癌物类,肿瘤相关抗原
20.0.20068	材料	手术材料,天然材料,合成材料,牙科材料,黏合剂,基体材料,培养基,有害性材料,填充材料
20.0.20821	药物或药剂	铋化合物,杀螨药,灭虱剂,吡唑衍生物,维生素 / 微量元素,医用气体,草药医学剂,药物学液体或治疗药,解热剂,喹啉
20.0.21032	过敏原类	过敏原和假过敏原,接触性过敏原,植物提取物和表皮过敏原,灰尘过敏原,微生物过敏原,动物蛋白和表皮过敏原,昆虫过敏原,职业过敏原,螨虫过敏原,花粉过敏原
20.0.25072	芳香剂	测试
20.0.25415	化学品	化学功能分类,化学结构分类
20.0.5847	生物物质	血细胞生成因子,血液物质,营养物,止血相关物质,趋化因子抑制剂,海藻产物类,免疫物质,蛋白,血型抗原前体,真菌制品
20.0.6182	根据物理状态分类的物质	液体物质,粉末,天然形的水,惰性物质,烟雾剂,气体物质,固体物质
20.0.6657	饮食物质	食品添加剂,饮品,普通食品和饮料类型,蛋白质和蛋白质衍生物 - 饮食,饮料漂白剂,食物,肠内营养补充品,谷蛋白
20.0.7138	根据功能分类的物质	生物活性物质,工业和家庭物质,化学功能分类,分析物,化学或外用剂,精神活性物质,组织包埋介质,显微镜安装介质,米歇尔运送培养基,杀孢子剂
20.0.7142	根据结构分类的物质	悬浮空气微粒,物质基本成分,化学结构分类
20.0.7425	滥用物质	烟草,精神药品滥用 - 非药品,工业酒精,变性乙醇
20.0.7781	按风险特性分类的物质	空气污染物,毒性物质,窒息性大气,有毒烟雾

第二十节 测量单位和限定值

一、分类介绍

包括量词和限定值。测量单位,定义和采用的可测量的量,与其他相同尺寸的量进行比较以表示它们相对于改量的大小。中医测量单位,如长度单位(寸,同身寸)、(两)块(姜)、(三)节(葱)等;西医测量单位,如摄氏度、毫升、毫米汞柱等。限定值,对其他词起限定作用的术语,如语种限定、时间限定、偏好限定等。

测量单位和限定值类术语用途广泛:

(1)与电子病历简单元素进行映射:为结构化的电子病历提供勾选项,如描述症状、体征、操作、物质的修饰词;描述位置的限定词等。

(2)对概念的进一步描述和限定:当某一概念描述不详细或表述不清楚时,可以用限定值对概念进行进一步修饰,如疾病的急性程度、发作类型、检查结果的说明、疾病诊断的类别等。

(3)用于医嘱系统的药物医嘱的药物剂型、给药途径、单位、剂量等说明,也相当于对药物医嘱的进一步限定。

(4)与其他各类术语组合使用:如报告、医嘱或医嘱处方等处使用,并支撑日后随诊等统计分析。

二、主要内容

(一)测量单位主要内容

测量单位主要内容见表 7-32。

表 7-32 测量单位主要内容

编码	术语概念	说明
21.1.10075	面积单位	非国际单位制面积单位,SI 面积导出单位
21.1.10099	量词单位	支
21.1.1625	能量单位	SI 能量单位,非国际单位制能量单位
21.1.1885	长度单位	非国际单位制长度单位,SI 长度单位
21.1.1958	频率单位	SI 频率单位,非国际单位制频率单位

续表

编码	术语概念	说明
21.1.2446	压强单位	SI 压强单位,非国际单位制压强单位
21.1.2522	浓度单位	非国际单位制浓度单位,SI 浓度导出单位
21.1.2751	体积单位	非国际单位制体积单位,SI 体积导出单位,每单位面积体积单位
21.1.2752	质量单位	非国际单位制质量单位,SI 质量单位,原子质量单位,kDa
21.1.2832	力学单位	SI 功率单位,非国际单位制能量单位
21.1.2993	温度单位	SI 温度单位,非国际单位制温度单位
21.1.3076	物质的量单位	非国际单位制物质的量单位,SI 物质的量单位
21.1.324	放射疗法单位	辐射剂量率单位,辐射半值厚度单位,辐射剂量单位
21.1.3420	比率单位	比率的 SI 导出单位,非国际单位制比率导出单位
21.1.3435	时间单位	时间比例式单位,非国际单位制时间单位,SI 时间单位,日历时间单位
21.1.3985	声音计量单位	dBSPL,dB,dBHL
21.1.4084	角度计量单位	弧秒,弧度,角度时
21.1.4140	放射学单位	SI 放射性核素源活动单位,非国际单位制放射性核素源活动单位,每单位体积放射单位,每单位质量辐射单位
21.1.4170	单位分母	时间的分母,/毫升,/40,/期,/HPF,/射出,/mcL,每低倍镜视野,/mm^3
21.1.4239	光度测定和光学单位	光度学和辐射度量,光学透镜焦强单位,OD 单位,Δ OD,折射率
21.1.4274	电学计量单位	电阻单位,电感单位,电容单位,电流单位,电荷单位,电位差单位
21.1.4278	运动单位	速度单位,加速度单位
21.1.429	饮食与营养单位	膳食体积测量单位,膳食交换单位,酒精单位,非标准的饮食量,膳食质量测量单位,膳食当量单位,膳食能量测量单位
21.1.4304	分数测量单位	ppb,ppm,总分数,百分比单位
21.1.4330	生理状态和评估单位	心胸评估单位,生理率单位

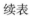

续表

编码	术语概念	说明
21.1.4348	生物学和生物化学测量单位	细胞和管型化验单位,生物学和生物化学测量的一般单位,激素和酶活动单位,抗体测定单位,排泄物分析单位,干重组织分析单位,微生物检定单位,蛋白质分析单位,湿重组织分析单位,精液分析单位
21.1.4638	黏度单位	cSt,cP
21.1.4665	金融单位	货币单位,收入和支出单位
21.1.4783	体位测量单位	手指宽度
21.1.4786	密度单位	g/cm^3,g/m^2
21.1.4883	力学单位	非国际单位制力学单位,SI 力学单位
21.1.4923	磁通量单位	韦伯
21.1.659	杂项单位	非国际单位制浓度单位第一部分,能量消耗单位,非国际单位制浓度单位第二部分,杂项压力 - 尺寸单位,不同种类的流率,Tot/Mech,百万单位
21.1.7949	给药单位	曲线下面积,mcg/ 次,g/ 次,单位 / 次,mg/ 次,单位剂量
21.1.9843	数学分析单位	LogIU/mL,Log10,MoM

（二）限定值主要内容

限定值主要内容见表 7-33。

表 7-33　限定值主要内容

编码	术语概念	说明
21.2.104	与基础科学有关的修饰词	药理学的,细菌学的,解剖学的,免疫学的,生理学的,生物学的,组织学的,生物化学的,毒理学的
21.2.105	操作主要修饰词	弱反应,非蛋白质结合,蛋白质结合,序数或数值,…… 组分,…… 游离组分,半定量的,文字值,假阴性,移植物类型
21.2.1298	附加值	操作型,临床发现型,语境相关型,预防型,单位类型,临时型,职业型,给药型,事故原因类型,灭绝交叉型概念
21.2.1420	发现值	开放,缺失发现,正常性发现,程度发现,证据发现,阳性发现,解释值,待定

303

续表

编码	术语概念	说明
21.2.144	药物制剂类型	造影剂类型,按给药部位分类的剂型,装置形式,辅助医学剂型,药物剂型,透析用药剂型,放射药物剂型
21.2.145	一般信息修饰词	患者未受影响,请求 ……,患者等候 ……,患者需要,与患者有关,对 …… 有禁忌证,患者就诊原因,患者依赖于 ……,患者受影响,与患者无关
21.2.161	疾病和 / 或肿瘤一般临床分期	终期,中期,期级别 1,早期,晚期,组织学等级分化和 / 或表现,期级别 3,期级别 5,期级别 2,期级别 4
21.2.1898	数值	一,五,数字范围,基数,十一,四,八,七,比率,六
21.2.2744	标度类型	定质的,叙述值,测量标度,文字值
21.2.2765	分类系统	血小板抗原系统,非霍奇金淋巴瘤的工作分型,Kiel 分类,修订版欧美淋巴瘤分类,淋巴瘤的世界卫生组织分类,血型系统或采集
21.2.2948	发现类别型	其他类别
21.2.3052	方法值	双侧肺通气,自愈法,蔗糖密度梯度离心法,压力控制法,序列特异性寡核苷酸探针,序列特异引物聚合酶链反应,盐水法,时间循环法,半棋盘法,充气式耳镜检查
21.2.3410	分析物和物质修饰词	结合的,透析前,不饱和的,β 亚组,γ 亚组,α 亚组,总的(…… 所有组分),…… 组分,易挥发的,透析后
21.2.3633	数字字母	希腊字母,数学表达式,角度,分数,字母数字系统,罗马字母,数字,数学符号,下颌正畸托架 / 牙环尺寸
21.2.3760	排名分类	严重程度度数,运动分数,温度分类,评分,评分值,阶段,类型,等级,版本
21.2.3788	生理值	生殖过程,呼吸过程,健康
21.2.3841	技术	缝合技术,冷光透视法,偏侧法,Benchekroun 技术,交叉压缩技术,含间隙测量,单呼吸法,处理后,Maclure 法,乳头共享技术
21.2.4344	描述符号	数值描述符,否定描述符,出现的大小,时间形式,外观,运动功能减退的,电子的,反射,形成,单通过
21.2.4381	发现状态值	变化值,确定程度
21.2.4403	特指的原子映射值	无 …… 家族病史,外科操作元素,无 …… 病史,无 …… 既往病史
21.2.4681	世界语言	梅鲁语,蒙古语,Hehe 语,Gisu 语,撒哈拉语,乌拉尔语,赫雷罗语,中国 - 西藏语,卢巴语,卡姆巴语

续表

编码	术语概念	说明
21.2.4834	结果说明	异常结果,未解释的实验室检查结果,治疗范围说明,参考范围说明,不确定性结果,正常结果,分析物未检测到,可疑性结果,检验未完成
21.2.5026	特殊病症元素	发病机制,发作性,过程,时期,延伸性,疾病分期,病理学进程,分布,等级,发病
21.2.5170	语境值	动作语境值,发现语境值,时间语境值
21.2.5288	测量属性	质量,催化活性,数量比率,物质的量,实体,百分比,日期时间,相对密度,百分位数,研究解释
21.2.5488	法定程序	刑法诉讼,民法诉讼
21.2.5527	设施和公用事业的服务	防火门,服务
21.2.5600	代理和机构	公众服务机构,武装部队
21.2.5668	智力概念和系统	首选
21.2.5721	空间和关系的概念	相关位置,缩脉,操作进路
21.2.5799	参考文件	协议,登记表
21.2.5800	权力和权益福利	补助金和退休金,权利、法律、金融,社区健康需要
21.2.5886	自动参考点	扩张段部分
21.2.5937	运动	非接触型运动,接触运动
21.2.6012	传播途径值	带菌者传播,动物对动物传播,污染物传播,不确定的疾病传播方式,性传播,食物传播,院内传播,胎盘传播,粪口传播,人对人传播
21.2.6019	实验室参照	
21.2.6075	比值	正常的 i∶e 比率,相反的 i∶e 比率,1∶03,1∶9,1∶06,1∶1.5,异常比率
21.2.6263	动作	获取印模,结构修正,注意,功能修正,减压动作,定位动作,辅助动作,牵引,宣教,适合
21.2.6493	物理性危害	出口,未知的危险,职业性危害,危险自然场地,水危险,入口
21.2.6608	意图值	无意的,未确定意图,有意的
21.2.7089	时间框架	傍晚,就寝时间,每周,72 小时,具有时间,12 小时,延误时间,2 小时,时间点,4 小时

续表

编码	术语概念	说明
21.2.7771	给药途径值	空肠造口术途径,胃造口术途径,鼻饲途径,腹膜内途径,皮下途径,腔外途径,经阴道,关节内途径,髓内途径,肌肉内途径
21.2.781	机制	传导,气管内抽吸,心脏抑制,无菌的,溃疡形成,绞死,武器发射,结晶沉积,磨损,手术
21.2.80	诊断类型限定值	既往诊断,鉴别诊断,细胞学诊断,分段诊断,触诊诊断,死亡诊断,修正诊断,无诊断,尸检诊断,初步诊断
21.2.8099	期望	预期恶化,期望改善,期望恶化,期望稳定,期望解决
21.2.8205	剂量说明片段	直至,与,当,两次,至,然后,呼叫,不变的,添加,在
21.2.8453	问题状况	未特指的问题,非活跃问题,活跃问题
21.2.8543	有意义值	未特指的意义
21.2.8544	临床专科	耳鼻咽喉学,医学专科,外科专科,妇科肿瘤学,全科诊所专科,放射学专科,临床肿瘤科,病理学,精神病学,社区医学
21.2.87	特殊信息限定值	对 …… 未接受治疗或药物,…… 前状态,…… 后状态,迟缓,与 …… 接触,退回 ……,因此,对 …… 接受治疗或药物,无症状的诊断,发病
21.2.9717	附加的剂量说明	饭前30分钟至1小时,进食中或进食后,每个,含阿司匹林和对乙酰氨基酚,禁止与其他对乙酰氨基酚产品同时服用;含阿司匹林类似药物,含阿司匹林,禁止与其他对乙酰氨基酚产品同时服用,单次服用不能超过2个,24小时内服用不能超过8个,定期服药;请遵医嘱按疗程服药,不能在一天的同一时间服用此药同时服用牛奶、消化不良类或补铁补锌类药物

第二十一节　文档

一、分类介绍

文档指由个人创建,目的是向他人提供有关临床事务的信息,如门诊病历、住院病历、健

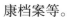

康档案等。

文档类术语可应用于如下场景：

（1）可用于病历的标题或报告单的标题，构成病历的框架，供填写。比如"围手术期记录、麻醉记录、术中记录"。

（2）可应用于电子病历，临床决策支持、医疗研究、临床实验、图像指数、公众健康信息服务等。

（3）用于临床诊断支持系统、疾病监测系统、影像学分析等。

二、主要内容

文档主要内容见表 7-34。

表 7-34　文档主要内容

编码	术语概念	说明
22.0.168	记录组织者	记录组成，记录项目，记录文件部分，记录提取
22.0.304	报告类型	源格式的报告，通过复制状态的报告，通过最终状态的报告，具有正式法律地位的报告
22.0.68	记录类型	公共卫生事件记录，住院患者护理记录，免责记录，患者记录类型，监管记录
22.0.98613	评估量表	一般健康问卷调查，Bereweeke 技能教学系统检查表，运动和处理能力评估，Waterlow 褥疮危险评分，Beck 焦虑标准化评分量表，一般文书试验，Beck 抑郁调查表，早期运动技能清单指南，报告试验，婴儿发育 Bayley 量表

第二十二节　短语

一、分类介绍

短语作为一个概念单元的一小组词，通常是一个从句的组成部分。

短语类术语可应用于如下场景：

（1）住院记录中现病史、既往史、个人史、婚育史、家族史的描述。

（2）体格检查中一般情况，如腹部无压痛、未触及囟门、检查 - 无可触及的乳腺肿块、无子宫颈分泌物、无眼球震颤等状态描述。

（3）专科情况中的描述，如无压痛、胆囊不可触及、Stemmer 征阴性等。

（4）病程记录中诊疗计划的描述，如建议减肥、通知家属等。

二、主要内容

短语主要内容见表 7-35。

表 7-35　短语主要内容

编码	术语概念	说明
23.0.2143	A/N 风险因子	A/N 保健：医疗风险，A/N 保健：妇科风险，产前保健：珍贵妊娠，A/N 保健：产科风险，A/N 保健：社会风险
23.0.2306	检查 / 体征	一般体征描述
23.0.2344	关键事件性质	
23.0.2378	关键事件因素	
23.0.442	伴明确语境的发现	配偶的就业情况，有虚弱的配偶，家庭就业情况，临床发现家族史，无……家族史，在患者身上的临床发现史，未知的既往病史，配偶健康状况，未知的家族史，临床发现未见
23.0.463	有明确语境的操作	中止，通知个人，未做的操作，放射摄影成像操作结果未返回，根据行动状态将检查分类，内镜检查 - 状况已解决，给予保证，等待心血管造影术，院前护理，尝试性操作失败
23.0.500	疾病分型和 / 或分类不适用	
23.0.524	伴明确语境的家族史	家族社会史，操作家族史，FH：兄弟，无……家族史，与外祖父有关伴明确语境的家族史，与父亲有关伴明确语境的家族史，与祖父有关伴明确语境的家族史，与姑姨有关伴明确语境的家族史，配偶健康状况，FH：外祖母
23.0.587	未被指定的疾病类型和 / 或分类	
23.0.670	治疗反应	反应非常弱的治疗，治疗反应轻微，治疗反应令人满意，首次天花预防接种 - 不成功，血管紧张素转化酶抑制剂不耐受，治疗不耐受，首次天花预防接种 - 成功，治疗反应极好，失败的海洛因戒毒治疗，无药物副作用报告

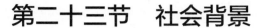

第二十三节 社会背景

一、分类介绍

社会背景包括人、职业、机构、家庭、宗教、团体、社会地位、生活方式等。

社会背景类术语可应用于如下场景：

（1）应用于住院病案首页或病历中需要患者的社会关系等内容，如"一般项目"中的"籍贯、民族、职务或职业等"中，可调取使用，如职业为大学教师。

（2）应用于护理病历入院评估表等评估调查表中患者"一般情况"一栏的"职业、民族"，如宗教信仰：基督教。

（3）用于术前知情同意权协议书和麻醉知情同意书等，如患者亲属与患者的关系：堂兄弟。

（4）用于公众健康信息服务，如职业病调查等。

二、主要内容

社会背景主要内容见表 7-36。

表 7-36 社会背景主要内容

编码	术语概念	说明
24.0.272	生活方式	自愿人体文身，习惯性犯罪行为，饮食习惯，自愿人体穿刺
24.0.3660	行业	金属／电器工人，工头，油漆工／涂漆工，安全／防护性服务，专业科学家／工程师／技术专家，教育／福利／卫生职业，工厂工人，整骨疗法医生，产品检查员／包装者，动物健康职业
24.0.417	人	全部类别的人，合作伙伴关系，具有记录主体有关特征的人，按信仰体系的隶属关系分类的人，暴露于疾病的人，社区环境中的人，医疗环境中的人，家庭成员，按年龄分类的人，监护人
24.0.7773	家庭	难民家庭，父母离婚，父母年老，父母同性恋
24.0.7778	社会状况	精神社会状况，经济状况
24.0.7782	社区	

编码	术语概念	说明
24.0.7787	人口	中国各民族名称
24.0.7788	群体	动物群体,族群,临床观察组,种族群体
24.0.7789	机构	
24.0.8	宗教和/或哲学	精神或宗教信仰,新时代从业者,宗派和/或崇拜

第二十四节　环境与定位

一、分类介绍

环境与定位指环境类型名称和地理/政治区域名称以及已命名的位置。

环境与定位类术语可应用于如下场景:

(1)用于描述与医疗有关人员(如患者)的住址。

(2)用于主诉、现病史等描述相关人员曾去过的地方。

(3)用于描述患者、医务人员等当前所在的位置。

(4)用于描述某检查、某检验、某操作等发生的位置或场所。

(5)表示事故或中毒发生的地点,在"地点"的分类下有"事故或中毒发生的地点"分类。

二、主要内容

(一)环境的主要内容

环境主要内容见表 7-37。

表 7-37　环境主要内容

编码	术语概念	说明
25.1.4291	物理环境	染毒环境,炎热环境,湿度环境,寒冷环境,水生环境,温暖环境,放射性环境,冰冻环境,清洁环境,多尘环境
25.1.4673	地理环境	农村环境,都市环境,自然环境,州

续表

编码	术语概念	说明
25.1.4706	个人环境	工作环境,隐蔽的环境,陌生的环境,孤立的环境,最少限制的环境,高风险的环境,情绪环境,混乱的环境,安全的环境
25.1.4711	医院环境	医院场所内位置
25.1.4712	社区环境	废弃场所,公园,居住环境,贸易和服务环境,体育设施,农业环境,工业环境,码头或港口,军事机构,停车地点
25.1.5007	医疗保健单位	健康管理组织,医院门诊各科,以医院为基础的门诊免疫科,以医院为基础的门诊过敏科,北爱尔兰健康委员会,英国卫生当局,苏格兰健康委员会,控制伤亡安置处,独立诊所,护理之家和/或流动医护单位
25.1.5187	地点	事故或中毒发生的地点,温热区,低温区,热区
25.1.5205	地点描述符	
25.1.5387	住院环境	
25.1.5388	门诊环境	

（二）地理和政治区域的主要内容

地理和政治区域主要内容见表 7-38。

表 7-38 地理和政治区域主要内容

编码	术语概念	说明
25.2.11	次大陆	小亚细亚,印度次大陆
25.2.211	地理大陆	非洲,欧洲,南极洲,大洋洲,南美洲,北美洲,亚洲
25.2.249	国家部分	欧洲国家部分,大洋洲国家部分,亚洲国家部分,非洲国家部分,北美洲国家部分
25.2.606	撒哈拉以南非洲	
25.2.86	国家	南美洲国家,亚洲国家,加勒比海国家,澳洲国家,非洲国家,北美洲国家,欧洲国家,中美洲国家

第二十五节　连接词

一、分类介绍

连接词指连接两个或多个实体或部分的概念,用来表示这些实体之间的关系类型。

连接词类术语主要用于术语体系的知识逻辑表达中。

(1)描述概念的语义关系:如通过"发现部位"将疾病分类的"急性阑尾炎"和生理结构与功能系统分类的"阑尾"联系到一起,表明急性阑尾炎的发现部位是阑尾。通过"发现方法"将症状和体征分类的"呼吸音异常"和治疗分类的"听诊"联系到一起,表明呼吸音异常的发现方法是听诊。

(2)确保概念在 HL7 陈述中的使用:HL7 的临床陈述模型(clinical statement module)的动作关系(act relationship)类用来表达不同陈述间的关系和连接。连接分类的术语可以作为扩展。

二、主要内容

连接词主要内容见表 7-39。

表 7-39　连接词主要内容

编码	术语概念	说明
26.0.1138	概念历史属性	曾经是,属于(映射),等同于,也许是一个 ……,从 …… 移动,移至,被 …… 替代
26.0.1154	概念模型属性	侧别,发生,优先级,相关发现,成分,相关形态学,标本来源局部解剖学,标本来源识别,标本处理步骤,有标本
26.0.734	是一个 ……	
26.0.800	未核准的属性	分型,表现,损伤机制,固定侧,本质,疾病程度,插入的范围,结节切除,定性观察,有颜色
26.0.1159	是 …… 的病因学	
26.0.1160	有解释	
26.0.1161	有问题名称	
26.0.1163	是 …… 的表现	
26.0.1164	有支持	

续表

编码	术语概念	说明
26.0.1165	有原因	
26.0.1166	有问题成员	

第二十六节 特殊概念

一、分类介绍

特殊概念指不再使用的概念、不具有具体含义的节点概念以及术语系统内部管理概念。特殊概念类别术语主要应用于术语系统内部管理。

二、主要内容

特殊概念主要内容见表 7-40。

表 7-40 特殊概念主要内容

编码	术语概念	说明
27.0.881	航行概念	承担出血热 alphavirus 蚊子，肿瘤病变肠，喜欢，装饰产品造成毒性作用，Papular 鳞状和肉芽肿暴发的肌肤，弧菌物种 nz，犯于下眼皮及双颊或合并畸形的汗腺装置，合并畸形或皮肤的附肢，蚊子 bwamba 集团承担病毒发热，加州蚊子承担集团病毒发热，蚊传出血热
27.0.980	非活动概念	移到他处，有限状态概念，原因不详的概念，重复概念，错误的概念，过时的概念，模糊概念

第二十七节 细胞

一、分类介绍

细胞是一个物质实体，是能够在正确的环境中复制、繁殖、生长和维护的个体生命系统，如动物、植物、细菌或病毒。生物体可能是单细胞的,或像人类一样,由数十亿个分化成特定的组织和器官的细胞组成。细胞术语包含范围广泛,不仅是生物体特有的,其涵盖了从原核生物到哺乳动物的细胞类型,但排除了植物细胞类型。

细胞类术语是为模型生物和其他生物信息学数据库的使用而构建的,在这些数据库中需要控制细胞类型的词汇表。

二、主要内容

(一)细胞常体主要内容

细胞常体主要内容见表 7-41。

表 7-41　细胞常体主要内容

编码	术语概念	说明
28.1.1	常体	
28.1.2	普遍依赖性常体	
28.1.3	信息内容实体	
28.1.4	指令信息实体	
28.1.5	动作说明	
28.1.6	目标说明	
28.1.7	计划说明	
28.1.8	数据条目	
28.1.9	关于本体部分的数据	
28.1.10	特定依赖性常体	
28.1.11	可实现实体	
28.1.12	倾向	
28.1.13	疾病	
28.1.14	细胞培养生长模式	
28.1.15	角色	
28.1.16	细胞库角色	
28.1.17	性质	

续表

编码	术语概念	说明
28.1.18	定性	
28.1.19	偏离（自 _ 正常）	
28.1.20	物理对象性质	
28.1.21	分子性质	
28.1.22	增加的对象质量	
28.1.23	形态学	
28.1.24	生物性质	
28.1.25	细胞性质	
28.1.26	独立常体	
28.1.27	物质实体	
28.1.28	加工物质	
28.1.29	体外实验修饰细胞	
28.1.30	培养基	
28.1.31	培养细胞群	
28.1.32	细胞冻存液	
28.1.33	化学实体	
28.1.34	拉春库林	
28.1.35	胶原蛋白	
28.1.36	氨基酸链	
28.1.37	蛋白质	
28.1.38	物质解剖实体	
28.1.39	解剖结构	
28.1.40	生物体	
28.1.41	古生菌	
28.1.42	哺乳动物	
28.1.43	病毒	
28.1.44	真核生物	

续表

编码	术语概念	说明
28.1.45	细菌	
28.1.46	蜥形类	
28.1.47	组织	
28.1.48	细胞库	
28.1.49	体外细胞	
28.1.50	神经元	
28.1.51	神经细胞	
28.1.52	自然细胞	
28.1.53	细胞	
28.1.54	细胞组分	
28.1.55	解剖实体	
28.1.56	发育解剖结构	
28.1.57	生物体物质	
28.1.58	肺对	
28.1.59	解剖采集	
28.1.60	生物体一部分	
28.1.61	体被系统	
28.1.62	内分泌系统	
28.1.63	动物生殖系统	
28.1.64	呼吸系统结构	
28.1.65	子宫颈	
28.1.66	心血管系统	
28.1.67	消化系统组成	
28.1.68	皮肤	
28.1.69	神经系统	
28.1.70	腺	
28.1.71	造血系统	

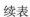

续表

编码	术语概念	说明
28.1.72	骨	
28.1.73	骨架结构	
28.1.74	解剖簇	
28.1.75	咽弓系统	
28.1.76	多细胞部分结构	
28.1.77	整个胚胎间充质	
28.1.78	血管系统	
28.1.79	非物质解剖实体	
28.1.80	解剖空间	

（二）细胞行体主要内容

细胞行体主要内容见表 7-42。

表 7-42　细胞行体主要内容

编码	术语概念	说明
28.2.1	过程	
28.2.2	生命周期	
28.2.3	胚胎期	
28.2.4	蛹期	
28.2.5	生物 _ 过程	
28.2.6	代谢过程	
28.2.7	初级代谢过程	
28.2.8	单个有机体代谢过程	
28.2.9	有机物代谢过程	
28.2.10	氮复合物代谢过程	
28.2.11	生物合成过程	
28.2.12	细胞代谢过程	

续表

编码	术语概念	说明
28.2.13	信号传导	
28.2.14	单一生物体信号	
28.2.15	免疫系统过程	
28.2.16	免疫反应	
28.2.17	免疫受体的体细胞多样化	
28.2.18	免疫效应过程	
28.2.19	白细胞活化	
28.2.20	刺激反应	
28.2.21	免疫反应	
28.2.22	单一生物过程	
28.2.23	单一多细胞生物过程	
28.2.24	单一有机体细胞黏附	
28.2.25	单一生物体信号	
28.2.26	单一生物体发育过程	
28.2.27	单一生物体定位	
28.2.28	单个有机体代谢过程	
28.2.29	单个有机体的细胞过程	
28.2.30	凋亡过程	
28.2.31	有机酸代谢过程	
28.2.32	细胞分泌	
28.2.33	细胞分裂	
28.2.34	细胞发育过程	
28.2.35	细胞或亚细胞组分的运动	
28.2.36	细胞活化	
28.2.37	细胞生长	
28.2.38	细胞突起组织	
28.2.39	细胞结构解体	

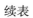

续表

编码	术语概念	说明
28.2.40	超分子纤维组织	
28.2.41	发展进程	
28.2.42	单一生物体发育过程	
28.2.43	多细胞生物过程	
28.2.44	单一多细胞生物过程	
28.2.45	系统过程	
28.2.46	定位	
28.2.47	单一生物体定位	
28.2.48	定位的建立	
28.2.49	生物调控	
28.2.50	生物质量调控	
28.2.51	生物过程调控	
28.2.52	生物附着	
28.2.53	细胞黏着	
28.2.54	细胞成分组织或生物发生	
28.2.55	细胞组成组织	
28.2.56	细胞生长	
28.2.57	三维细胞生长	
28.2.58	细胞组成组织	
28.2.59	大分子复合物亚单位组织	
28.2.60	细胞突起组织	
28.2.61	细胞结构解体	
28.2.62	超分子纤维组织	
28.2.63	细胞过程	
28.2.64	单个有机体的细胞过程	
28.2.65	细胞代谢过程	
28.2.66	细胞组成组织	

编码	术语概念	说明
28.2.67	运动	
28.2.68	细胞运动	
28.2.69	计划过程	
28.2.70	物质加工	
28.2.71	建立细胞培养	
28.2.72	物质成分分离	
28.2.73	物质维持	
28.2.74	维持细胞培养	

第二十八节　表型

一、分类介绍

基因和环境相互作用决定人体特征,人体特征即表型(phenotype),由基因、表观遗传、共生微生物、饮食和环境暴露之间复杂的相互作用而产生的一系列可测量特征,包括个体和群体的物理特征、化学特征和生物特征。

表型组具有复杂性、跨尺度和动态性特征。基因组与表型组之间具有复杂的调控网络关系,包括单基因调控、多效一因(即多个基因调控同一表型)和一因多效(即一个基因调控多个表型)等。同时,表型组囊括从微观到宏观的所有表型,涵盖转录、蛋白、代谢、细胞、器官、影像、环境、心理等多个层面。另外,表型组具有随着时空动态变化的特征,即伴随着生物体出生、成长发育到衰老死亡的整个生命周期,以及海拔、温度、湿度等环境变化而呈现出明显的动态变化。

表型类术语可应用于为人类遗传和其他疾病中遇到的表型特征提供结构化和可控的词汇。

二、主要内容

表型主要内容见表7-43。

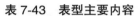

表 7-43　表型主要内容

编码	术语概念	说明
29.0.1	眼睛形态异常	
29.0.2	眼睛生理学异常	
29.0.3	外周神经系统异常	
29.0.4	神经系统生理异常	
29.0.5	神经系统形态异常	
29.0.6	神经节异常	
29.0.7	乳房异常	
29.0.8	代谢异常 / 稳态	
29.0.9	5- 氧脯氨酸酶缺乏	
29.0.10	乙醛氧化延迟	
29.0.11	体液调节异常	
29.0.12	体温调节异常	
29.0.13	克雷布斯循环（三羧酸循环）代谢异常	
29.0.14	出汗动态平衡异常	
29.0.15	动态平衡异常	
29.0.16	坏疽	
29.0.17	尿稳态出现异常	
29.0.18	循环蛋白的水平异常	
29.0.19	氮化合物动态平衡异常	
29.0.20	淀粉样变	
29.0.21	碱基代谢异常	
29.0.22	碳水化合物代谢平衡异常	
29.0.23	磷酸钙代谢异常	
29.0.24	离子稳态异常	
29.0.25	糖蛋白代谢异常	
29.0.26	红细胞沉降率异常	
29.0.27	细胞生理异常	

编码	术语概念	说明
29.0.28	维生素代谢异常	
29.0.29	羧酸代谢异常	
29.0.30	脂质代谢异常	
29.0.31	血红素生物合成途径异常	
29.0.32	谷胱甘肽合成酶缺乏症	
29.0.33	超氧化物代谢异常	
29.0.34	酮症	
29.0.35	酶 / 辅酶活动异常	
29.0.36	酸碱平衡异常	
29.0.37	钼辅因子缺乏	
29.0.38	食物不耐受	
29.0.39	高胆红素血症	
29.0.40	免疫系统异常	
29.0.41	免疫系统的生理异常	
29.0.42	淋巴系统异常	
29.0.43	细胞免疫系统异常	
29.0.44	内分泌系统异常	
29.0.45	下丘脑 - 垂体系统异常	
29.0.46	内分泌系统的肿瘤	
29.0.47	尿崩症	
29.0.48	尿激素水平异常	
29.0.49	循环激素水平异常	
29.0.50	松果体异常	
29.0.51	甲状旁腺异常	
29.0.52	甲状腺异常	
29.0.53	糖尿病	
29.0.54	肾上腺异常	

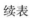

续表

编码	术语概念	说明
29.0.55	肾素 - 血管紧张素系统异常	
29.0.56	胰腺内分泌生理异常	
29.0.57	胸腺异常	
29.0.58	青春期和性腺疾病	
29.0.59	发育异常	
29.0.60	呼吸系统异常	
29.0.61	功能性呼吸异常	
29.0.62	呼吸系统形态异常	
29.0.63	呼吸系统肿瘤	
29.0.64	头颈部异常	
29.0.65	心血管系统异常	
29.0.66	泌尿生殖系统异常	
29.0.67	消化系统异常	
29.0.68	结缔组织异常	
29.0.69	耳异常	
29.0.70	肌肉组织异常	
29.0.71	咽肌异常	
29.0.72	四肢的肌肉组织异常	
29.0.73	枕额肌异常	
29.0.74	横向的环杓状软骨异常	
29.0.75	横纹肌肿瘤	
29.0.76	眼外肌异常	
29.0.77	线粒体功能障碍相关的肌肉异常	
29.0.78	肌内脂肪增多	
29.0.79	肌肉形态异常	
29.0.80	肌肉生理学异常	
29.0.81	肌肉组织中线粒体异常	

编码	术语概念	说明
29.0.82	肌肉钙化	
29.0.83	胃轻瘫	
29.0.84	胸廓的肌肉组织异常	
29.0.85	腹部肌肉异常	
29.0.86	膈异常	
29.0.87	舌部肌肉异常	
29.0.88	舌骨舌肌异常	
29.0.89	软腭肌肉异常	
29.0.90	面部肌肉异常	
29.0.91	颈部肌肉异常	
29.0.92	骨盆肌肉异常	
29.0.93	肢体异常	
29.0.94	上肢异常	
29.0.95	下肢异常	
29.0.96	偏侧肥大	
29.0.97	先天萎缩/四肢发育不全	
29.0.98	四肢的肌肉组织异常	
29.0.99	四肢骨骼异常	
29.0.100	肢体震颤	
29.0.101	自身离断	
29.0.102	肿瘤	
29.0.103	肿瘤组织学	
29.0.104	肿瘤解剖部位	
29.0.105	胎儿发育异常或出生异常	
29.0.106	产前母体异常	
29.0.107	产前胎动异常	
29.0.108	妊娠中期宫内胎儿死亡	

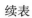

续表

编码	术语概念	说明
29.0.109	异常分娩	
29.0.110	早产	
29.0.111	羊水异常	
29.0.112	胎儿水肿	
29.0.113	胎儿腹水	
29.0.114	胎儿超声软指标（胎儿超声微小异常）	
29.0.115	胎盘或脐带异常	
29.0.116	颈部透明带增厚	
29.0.117	胸廓畸形	
29.0.118	纵隔异常	
29.0.119	血液和血液形成组织异常	
29.0.120	凝血异常	
29.0.121	异常出血	
29.0.122	异常血栓形成	
29.0.123	白细胞异常	
29.0.124	血小板异常	
29.0.125	血液肿瘤	
29.0.126	骨髓细胞形态异常	
29.0.127	髓外造血	
29.0.128	表皮异常	
29.0.129	皮肤异常	
29.0.130	皮肤附属器异常	
29.0.131	颈阔肌异常	
29.0.132	骨骼系统异常	
29.0.133	下颌骨颏部畸形	
29.0.134	四肢骨骼异常	
29.0.135	异位钙化	

续表

编码	术语概念	说明
29.0.136	舌骨异常	
29.0.137	软骨异常	
29.0.138	骨膜异常	
29.0.139	骨骼形态异常	
29.0.140	骨骼生理异常	
29.0.141	鼻骨骼异常	
29.0.142	齿状突组织异常	

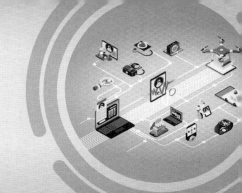

第八章

中文医学术语管理系统

第一节　系统设计

一、需求分析

中文医学术语管理系统的建设,旨在解决庞大的术语库建设过程中多方参与、共同开发面临的沟通与管理问题。通过对 MeSH、LOINC、SNOMED CT、RxNorm、UMLS 等术语标准管理机制的研究,对比归纳发现,医学术语标准的开发管理可以从组织管理、术语管理、映射管理和服务管理四个维度,建立和不断健全管理机制。临床医学术语协作开发模式的构建,应基于术语标准开发管理框架,着重考虑临床术语体系的设计者、开发者、使用者,探索实现以目标为导向的、高效的术语体系建立方式。

术语协作开发管理系统的功能支撑范围包括术语管理、标准协调管理和服务管理,具体包括术语管理涉及的术语创作、术语内容更新、术语质量管理和版本发布管理,术语协调管理涉及的术语标准之间的协调,服务管理涉及的术语获取服务、支持性软件服务等要素(图8-1)。通过术语协作开发机制的构建,基于实际业务需求逐步实施,打造一个"开放、共做"的术语协作开发管理系统平台,引导多机构、多学科、多小组共同参与,协同开发。

此外,组织管理涉及术语项目的组织机构设置、发展规划制定、工作组管理和运营模式制定,聚焦于术语管理机构的建设,不属于术语管理系统建设范畴。

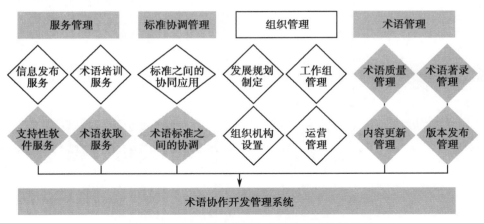

图 8-1　术语标准管理体系与术语管理系统的关系

二、功能架构

医学术语开发管理平台的主要功能应包括维护术语数据库、处理术语资源、识别多个对等语、建立术语词典和术语表,并且能够有效地共享术语。建设医学术语开发管理平台旨在搭建一个公共工作环境,通过设置系统参数、系统权限、术语规则、术语属性和结构标准等,开发不同的应用界面,以期实现术语信息的处理、更新、呈现、共享等具体功能。

临床医疗术语管理最重要的举措是对术语进行持续维护,建立临床医学术语开发管理平台完成术语管理并向外部系统提供服务。进行临床医学术语管理平台建设实验,建设中文临床医学术语开发管理平台原型系统,包括任务管理、体系管理、术语著录、术语映射、术语历史、术语质量控制、术语发布、追踪反馈以及用户管理等核心功能模块(图 8-2)。各功能模块介绍如下:

术语任务管理:包括任务创建、任务配置、任务分配、工作流管理、任务进度跟踪以及任务统计等。任务分配提供对待审核内容向开发人员分配术语开发任务以及向专家分配审核任务的功能。工作流管理向用户提供查看自己分配到的任务列表以及任务详情。

体系管理:主要包括术语体系维护、综合查询等。体系维护提供对各分类下的术语集进行资源导入和导出等功能。资源导入提供数据模板,供用户批量编辑、上传和导入数据。综合查询提供中文医学术语集的查询入口,根据关键字搜索整个中文医学术语集,展示其编码、分类、状态、中英文名称等信息。

术语著录:包括概念编辑、修改术语名称、维护术语关系、添加首选词和同义词、添加备注等功能。

术语映射:映射维护提供将中文临床医学术语与其他术语集中的对应术语进行映射,建立对应关系,例如 ICD 编码;还提供术语映射查询。

术语历史:包括术语修改历史保存、术语关系历史变更保存以及历次修改信息查看等功能。

　　术语质量控制:包括可视化审阅、术语勘误、分级审核以及审核/驳回等模块。分级审核提供资源初审、高级审核、专家建议等功能。资源初审为管理人员对新增或修改的中文医学术语进行审核;高级审核包括体系审核及映射审核,高级审核通过的术语才能发布使用。体系审核提供对"体系维护"中的维护操作的审核功能。映射审核提供对"映射维护"中的维护操作的审核功能任务统计,对当前用户的工作量进行统计和展示。专家建议是对重点、难点术语的审核。体系建议提供专家对各分类下的中文医学临床术语进行标记和建议的功能。

　　术语发布:术语发布提供术语版本管理和发布功能,包括版本管理、术语浏览器、术语服务 API 等。版本管理用于管理术语发布的版本;术语浏览器和术语服务 API 用于对外提供术语服务。

　　追踪反馈:追踪反馈提供创作者讨论和用户使用反馈功能,为开发人员和审核人员提供文档历史记录。

　　用户管理:包括机构管理、用户管理、角色管理、权限管理等。用户管理为添加用户、删除用户、管理用户权限等。角色管理为设定不同角色来区分不同管理权限。

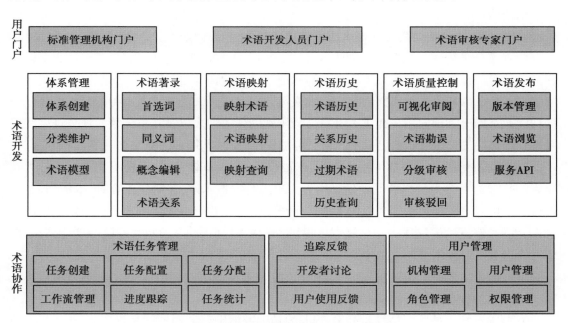

图 8-2　医学术语开发管理平台功能框架

(一)术语开发管理

　　术语开发管理的主要功能包括术语电子化开发涉及的术语体系维护、术语著录、术语历史管理等,还应基于平台实现向外部系统提供术语服务,主要功能设计如下。

　　1. **体系管理**　主要包括术语体系维护、综合查询等。体系维护提供对各个分类下的术语集进行资源导入和导出等功能。资源导入提供数据模板,供用户批量编辑、上传和导入数据。综合查询提供了中文医学术语集的查询入口,根据关键字搜索整个中文医学术语集,展示其编码、分类、状态、中英文名称等信息。

2. 术语著录　术语著录以概念为核心,统领同义术语,所有概念通过上下级关系形成层级体系,包括概念编辑、修改术语名称、维护术语关系、添加首选词和同义词、添加备注等功能。

3. 术语历史　为了更好地进行历史追溯,中文医学术语集的所有术语一旦发布即会永久存在,系统功能包括术语修改历史保存、术语关系历史变更保存以及历次修改信息查看等功能。

4. 术语映射　映射维护提供将中文医学术语与诸如 ICD-10 等其他术语集的对应术语进行映射,建立对应关系,还提供术语映射查询功能。

5. 术语发布　术语发布提供术语版本管理和发布功能,包括版本管理、术语浏览器、术语服务 API 等。版本管理用于管理术语发布的版本;术语浏览器和术语服务 API 用于对外提供术语服务。

(二)术语协作管理

术语协作管理的主要目的是完成术语开发任务的分配、追踪和多方开发过程中的术语质量控制,同时为术语使用反馈提供技术支撑,主要功能设计如下。

1. 术语任务管理　包括任务创建、任务配置、任务分配、工作流管理、任务进度跟踪以及任务统计等。任务创建是指系统管理员为术语开发创建任务,包括任务名称、任务描述等基本信息。任务分配提供待审核内容向开发人员分配术语开发任务以及向专家分配审核任务的功能。工作流管理向用户提供查看自己分配到的任务列表以及任务详情。任务进度跟踪是指管理机构用户跟踪查看已分配术语任务的进度,实时掌握各任务的进度。

2. 术语质量控制　包括可视化审阅、术语勘误、分级审核、映射审核等功能模块。可视化审阅是指为审核人员提供可视化操作界面来进行审核术语,包括任务查看、术语列表等,审核人员可以审核通过术语或驳回术语。术语勘误是指在审核人员审核术语时对术语进行勘误,编辑、修正术语描述等。分级审核提供资源初审、高级审核、专家建议等功能,资源初审为管理人员对新增或修改的中文医学术语进行审核;高级审核包括体系审核及映射审核,高级审核通过的术语才能发布使用;专家建议是对重点、难点术语的审核。映射审核提供对不同术语集映射维护的审核操作功能。

3. 追踪反馈　追踪反馈提供开发者讨论和用户使用反馈等功能,建设基于 Wiki 技术的互动式工作环境,以便于机构间的合作与协作,让更多用户参与到术语开发的编辑过程中,使得信息的流动从单向变为双向,提升开发平台的互动性。

(三)平台用户门户

建设中文医学术语开发管理平台,旨在搭建一个公共工作环境,通过设置系统参数、系统权限等,形成面向不同用户的应用界面,实现术语信息的处理、更新、呈现、共享等具体功能。系统功能主要包括机构管理、用户管理、角色管理、权限管理等,通过有效的权限控制,保护中文医学术语库的知识成果。平台设计机构管理员、术语开发人员、初级审核人员、高

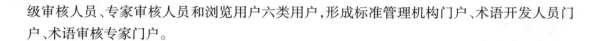

级审核人员、专家审核人员和浏览用户六类用户,形成标准管理机构门户、术语开发人员门户、术语审核专家门户。

三、功能模块

(一)体系管理模块

体系管理提供体系创建、对术语集的分类进行维护以及维护术语模型等功能。

1. 维护分类核心　确认术语分类核心,对术语分类核心基本信息进行维护。目前分类体系框架初步设定了 18 种顶层概念类,依次为:疾病、操作、语义关系、身体结构、临床发现、观察实体、地理与环境、事件、社会环境、药品及生物制品、标本、设备及耗材、生物、物质、情况、限定词、人工记录以及分期和量表。

2. 维护术语模型　术语模型指术语系统内容相关的描述与编码数据,用于词表、术语、概念、关系等的定义、存储与跟踪,是支持整个术语系统应用的基础。为满足多类型用户的个性化构建需求,在借鉴 ISO 25964 数据模型的基础上,为所有数据对象设计了一套基础的数据模型,支持按顶层概念、术语类型、语义类型分别进行个性化定义,包括概念属性、术语属性、属性描述、等级关系类型、语义关系描述与细化等方面。

(二)任务管理模块

任务管理模块包括任务创建、任务配置、任务分配、工作流管理、任务进度跟踪以及任务统计等功能。

1. 任务创建　系统管理员为术语开发创建任务,包括任务名称、任务描述等基本信息。

2. 任务配置　系统管理员为术语任务配置任务属性、任务完成时间、任务类别等。

3. 任务分配　系统管理员将术语著录任务分配给术语开发人员,将术语审核任务分配给术语审核人员,还供用户查看自己分配到的任务列表以及任务详情。

4. 工作流管理　是指配置任务节点来标识任务状态,并提供图形化界面显示任务工作流状态(图 8-3),包括:术语创建、术语分配、术语开发、术语初级审核、术语高级审核、术语专家建议、术语发布等节点。

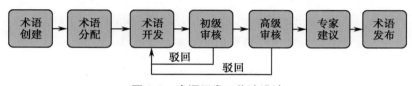

图 8-3　术语开发工作流设计

5. 任务进度跟踪　管理员用户跟踪查看已分配术语任务的进度,实时掌握各任务的进度。

6. 任务统计　系统管理员查看开发用户和审核用户的任务量以及完成情况(图 8-4)。

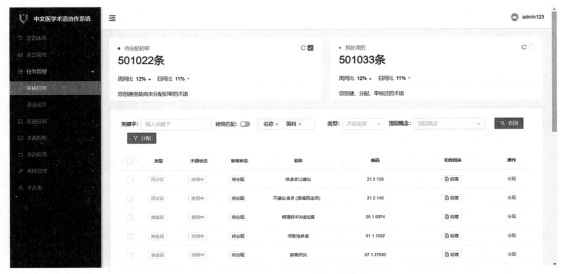

图 8-4　中文医学术语系统任务管理界面示意图

(三)术语著录模块

术语著录以概念为核心,统领同义术语,所有概念通过上下级关系形成层级体系。允许同一概念从不同维度划分,实现多维分类。同一概念可能处于不同分支,但不允许同一概念处在同一支的不同位置,即不允许同一支的上下级概念重名。

术语著录包括概念编辑、术语内容著录、维护术语关系、维护首选词和同义词、添加备注等功能。将确定的术语信息录入系统,并对其进行相应处理。

1. 概念编辑　对术语概念信息进行维护,包括修改名称、添加备注等。

2. 术语内容著录　允许用户以批量或单个形式维护术语基本信息,从而保证术语的严格和统一管理。用户还可以对术语信息进行编辑、修改、删除、添加、复制、粘贴、剪切、存储等操作,并能把所有更新内容实时呈现和共享给用户。根据术语体系框架确认术语导入模板,供用户批量编辑、上传和导入数据。

3. 维护术语关系　维护术语上下级关系,可添加或删除多个子集,多个子集之前按顺序号进行展示。

4. 维护首选词　添加、删除术语首选词,一个术语有且只能添加一个首选词。

5. 维护同义词　添加、删除术语同义词,一个术语可以添加多个同义词。

6. 资源导入　按照术语资源模板将术语导入术语平台中(表 8-1)。

表 8-1　资源导入模板

术语 ID	术语编码	术语名称	父级术语 ID	术语类型
112233	A1	术语 1		P
112234	A2	术语 2	112233	P

7. 资源导出　按照术语资源模板将术语从术语平台中导出到文本文件。

在术语创作中,新增加术语条目时,需要行编码。由于临床医学术语集中的术语关系由属性进行管理,编码可不具备特定含义,因此,编码规范设计为"顶层分类字母标识 +x 序列值"的模式,由术语管理软件自动编码(图 8-5)。

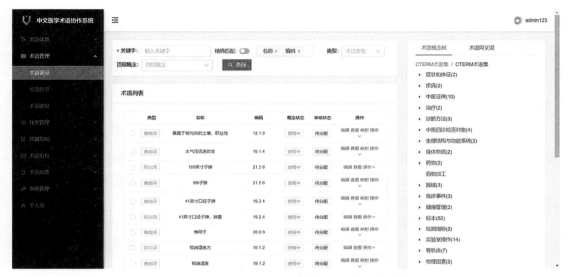

图 8-5　中文医学术语系统术语著录界面示意图

(四)术语映射模块

临床医学术语需考虑与国内外其他相关术语标准的衔接和映射,为实现信息资源的交互共享提供便利。如与 GB/T 14396—2016《疾病分类与代码》的兼容和衔接、与卫生行业标准 WS 196—2017《结核病分类》的衔接等。

映射维护将中文临床医学术语与其他术语集中的对应术语进行映射,建立对应关系,例如 ICD 编码(图 8-6)。

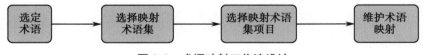

图 8-6　术语映射工作流设计

1. 映射术语集维护　添加或删除映射术语集,维护映射术语集的术语集名称和版本信息。

2. 映射术语集项目维护　添加或删除映射术语集项目,维护映射术语集项目的编码、名称和版本信息。

3. 术语映射维护　添加或删除术语映射,选择映射术语集下的映射术语集项目进行术语映射。

4. 映射查询　对术语映射进行统计查询。

（五）术语历史模块

为了更好地进行历史追溯,临床医学术语集的所有术语一旦发布即会永久存在。

术语历史模块包括术语变更历史保存、术语关系历史变更保存、过期术语以及术语历史信息查询等功能。

1. **术语历史**　提供术语基本信息、首选词、同义词、术语映射等信息变更的保存功能。
2. **关系历史**　提供术语维护上下级关系等信息变更的保存功能。
3. **过期术语**　提供术语过期功能,将术语状态置为过期。

术语历史记录中的修改人(UPDATE_OP)、修改时间(UPDATE_TIME)和备注(DESCN)字段可以追溯每个构件的所有变更。

术语一旦发布,每行数据在文件中总是保持不变。发布时间指术语内容对外发布的时间,术语集构件数据的发布时间的变更意味着在这段时间内术语发生了改变。如果构件在两次发布期间(即编辑和维护过程中)更改了多次,则只有最近修改过的记录才会被记录到发布文件中,而不是显示维护过程中所有变化的记录。

改变当前构件的属性需要添加新的一行数据,将 status 值设为 1,发布时间字段中的时间为该行新数据的发布日期,并更新改变的字段信息,其他信息与上一版本保持一致。

（1）20200920 版本中,术语 A1 的术语类型 TERM_CLASS 为"C"。

（2）20201029 版本中,术语 A1 的术语类型 TERM_CLASS 由"C"变更为"P",即从同义词转变成首选词(表 8-2)。

表 8-2　术语历史 - 术语类型变更

术语历史 ID	术语 ID	术语名称	修改人	修改时间	备注
11	112233	术语 A1	UserA	20200920	术语 A1 的术语类型 TERM_CLASS 为"C"
12	112233	术语 A1	UserA	20201029	术语 A1 的术语类型 TERM_CLASS 由"C"变更为"P"

（六）质量控制模块

术语质量控制包括可视化审阅、术语勘误、分级审核、审核 / 驳回以及任务统计等功能。

1. **可视化审阅**　为审核人员提供可视化操作界面来进行审核术语,包括任务查看、术语列表等,审核人员可以审核通过术语或驳回术语。
2. **术语勘误**　审核人员审核术语时对术语进行勘误,编辑、修正术语描述等。
3. **分级审核**　包括资源初审、高级审核、专家建议等功能。资源初审为初级审核人员对新增或修改的中文医学术语进行审核。高级审核包括体系审核及映射审核,高级审核通过的术语才能发布使用(图 8-7)。体系审核提供对"体系维护"中的维护操作的审核功能。映射审核提供对"映射维护"中的维护操作的审核功能。专家建议是对重点、难点术语的审核。

体系建议提供专家对各分类下的中文医学临床术语进行标记和建议的功能。

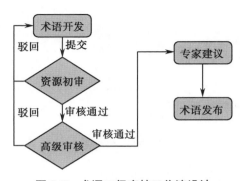

图 8-7　术语二级审核工作流设计

（七）术语发布模块

1. 设置发布周期　根据术语标准的建设阶段，在建设早期时加快发布的频率；随着术语规模的扩大，在建设成熟期时，保障术语质量，降低发布频率。

2. 提供多种发布形式　发布的形式包括搜索引擎、各种格式类型的文件。对于各种发布形式，均需要制定和公布发布内容规范，供使用者参考。

3. 提供多种发布版本　术语集每次发布包含三个版本类型，其中最新版和变更版可以从完整版中生成。

（1）完整版：包含术语集所有发布版本的内容。术语集的术语表完整版包含了每个术语所有版本的信息（表 8-3）。

表 8-3　2020 年 10 月 29 日发布的术语表完整版

术语 ID	发布时间	发布版本	概念 ID	术语编码	术语名称	……
21111111	20200920	V1	11232458	XX.1234	A1	……
21111112	20200920	V1	11232459	XX.1235	A2	……
21221133	20201029	V2	11232459	XX.1235	A2	……
22312231	20201029	V2	11232460	XX.1236	A3	……

（2）最新版：包含术语集最新版本的内容。术语集术语表最新版中，对于每一个术语来说，只包含发布时间为最近时间的那条记录。对于术语 A1 来说，20200920 为最近发布时间，所以在最新版中，术语 A1 只有发布时间为 20200920 的记录被保留；而对于 A2、A3 来说，它们的最近发布时间为 20201029，最新版只保留术语 A2、A3 发布时间为 20201029 的记录（表 8-4）。

表 8-4　2020 年 10 月 29 日发布的术语表最新版

术语 ID	发布时间	发布版本	概念 ID	术语编码	术语名称	……
21111111	20200920	V1	11232458	XX.1234	A1	……
21221133	20201029	V2	11232459	XX.1235	A2	……
22312231	20201029	V2	11232460	XX.1236	A3	……

（3）变更版：仅包含对上一版本的补充和变更信息。如版本发布日期为 20200920 的术语 A2 在 20201029 版本中失效，在变更版中被记录。20201029 版本中新增术语 A3，在变更版中被记录（表 8-5）。

表 8-5　2020 年 10 月 29 日 发布的术语表变更版

术语 ID	发布时间	发布版本	概念 ID	术语编码	术语名称	……
21221133	20201029	V2	11232459	XX.1235	A2	……
22312231	20201029	V2	11232460	XX.1236	A3	……

（八）追踪反馈模块

追踪反馈模块提供创作者讨论和用户使用反馈等功能。术语协作开发管理平台为各机构提供了基于 Wiki 的互动式工作环境,以便于机构间的合作与协作。通过有效的用户权限控制,让更多用户可以使用并参与到术语开发的编辑过程中,使得信息的流动从单向变为双向,提升了开发平台整体的互动性。

创作者讨论和用户使用反馈为用户提供线上讨论记录留存、文档变更查看以及平台使用反馈等。为实现不同类型人员的灵活管理,工具赋予用户角色,从可访问的功能模块、功能点、标签文字及可利用的术语系统资源（如某部词表、某个子树或范畴）等方面进行权限的控制与管理,如用户可以使用自然语言重新定义界面呈现的标签。通过多方面的灵活配置与分类控制,便于各层次用户的术语系统共享、协同构建与管理。

（九）访问控制模块

用户管理包括机构管理、用户管理、角色管理、权限管理等。目标是实现对术语拥有者、术语管理者、术语使用者与术语、术语服务之间的绑定控制和各项术语服务的跟踪与审查。

目前中文医学术语管理系统内共有 7 大类角色:系统管理员、机构管理员、术语开发人员、初级审核人员、高级审核人员、专家审核人员和浏览用户。如表 8-6 所示,不同角色具有相应的系统操作权限。通过权限的控制便于各领域及各层次用户的素材导入、调整、管理等术语注册和服务操作。

通过有效的权限控制,让除了用户和管理员之外的人员都无法下载术语资源,术语资源的访问权限得到了限制,避免可能带来的版权纠纷,保护术语库这一知识成果。

表 8-6　主要用户类别和角色

用户类别 / 角色	系统管理员	机构管理员	术语开发人员	初级审核人员	高级审核人员	专家审核人员	浏览用户
用户管理	√	√	×	×	×	×	×
体系管理	√	×	×	×	×	×	×
术语著录	√	×	√	√	√	√	×
术语映射	√	×	√	√	√	√	×
术语历史	√	×	√	√	√	√	×

续表

用户类别/角色	系统管理员	机构管理员	术语开发人员	初级审核人员	高级审核人员	专家审核人员	浏览用户
术语质量控制	√	×	×	√	√	√	×
术语发布	√	×	×	×	×	×	×
追踪反馈	√	×	√	√	√	√	×
术语浏览	√	√	√	√	√	√	√

第二节　系统功能介绍

一、术语浏览器

(一)功能简介

通过访问中文医学术语协作开发管理系统(网址:www.hustimi.com.cn),可以检索中文医学术语系统中的术语项目。中文医学术语浏览器提供术语集查询功能,可以按术语名称、编码进行精确查询或模糊查询,并能筛选和查看术语概念的首选词和同义词(图8-8)。

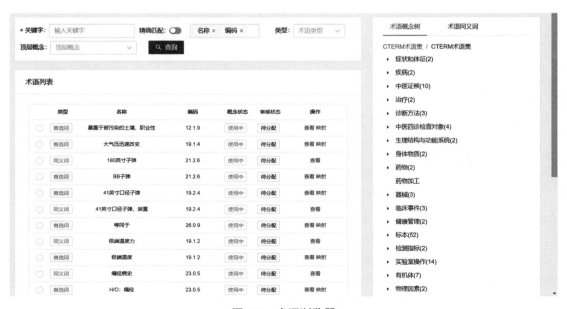

图8-8　术语浏览器

　　术语浏览器分为左右两部分功能区,左侧功能区提供检索功能,术语列表提供显示检索结果;右侧功能区提供术语概念树定位功能,根据检索结果精确定位其术语上下级关系(图8-9),术语同义词显示术语概念的首选词和同义词(图8-10)。

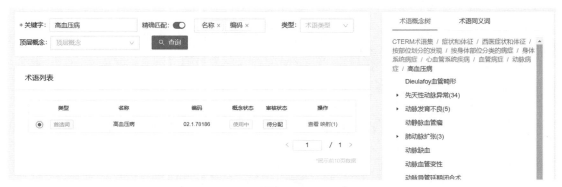

图 8-9　术语浏览器显示术语上下级

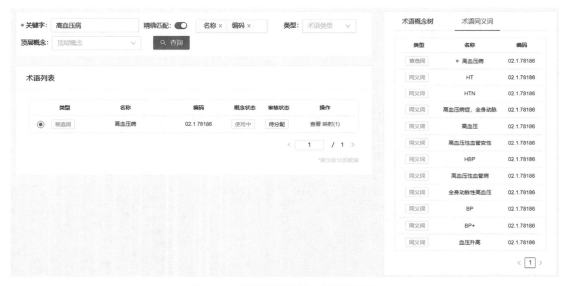

图 8-10　术语浏览器显示术语同义词

(二)术语概念树浏览

　　点击右侧术语概念树的节点,可以展开该节点的下一级子节点。选择节点中的概念后,左侧可展示该概念的首选词和同义词。例如,点击"慢性家族性嗜中性白细胞减少症"概念,左侧展示了概念的同义词"良性家族性中性白细胞减少症"(图8-11)。

　　当检索某个术语时,点击该术语,右侧区域的概念树可自动定位至该术语所在节点,并展示层级路径中的概念节点(图8-12)。例如,选中左侧区域的"低血糖症",右侧区域展示了低血糖症在概念树中的层级"症状和体征 / 西医症状和体征 / 按部位划分的发现 / 按身体部位分类的病症／身体系统病症／内分泌系统疾病／葡萄糖调节紊乱／低血糖病症／低血糖症"。

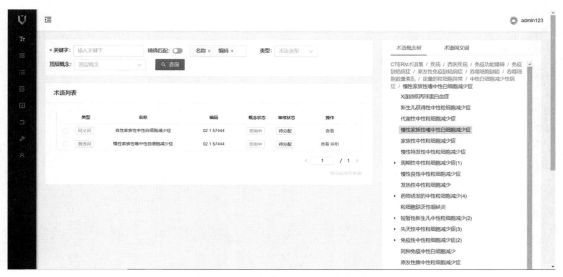

图 8-11　在术语概念树中查看概念

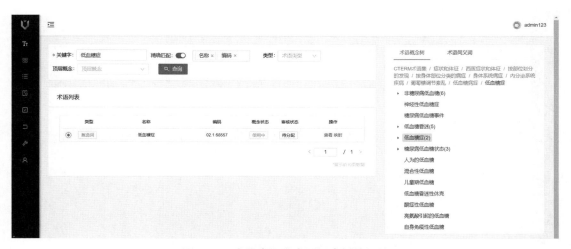

图 8-12　定位术语在术语概念树的位置

(三)关键字检索

关键字检索提供术语名称、编码进行灵活选择查询,可以支持单一术语名称、单一术语编码以及术语名称和编码联合查询(图 8-13)。

(四)精确或模糊检索

术语浏览器提供按术语名称、编码进行精确或模糊检索,精确检索是指检索内容与检索结果完全一致,方便使用者快速定位,无须二次查找(图 8-14);而模糊检索会自动拆分检索词为单元概念,并进行逻辑运算,检索出包含检索内容的所有术语名称或编码。

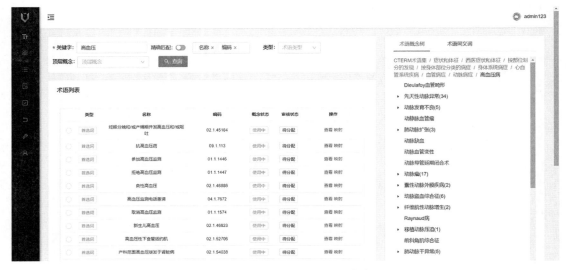

图 8-13　术语浏览器关键字检索

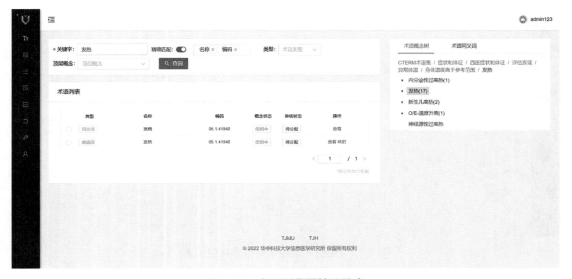

图 8-14　术语浏览器精确检索

(五)同义词检索

术语浏览器提供按术语概念的同义词和首选词进行检索。管理信息系统对术语概念的首选词和同义词进行标识,可以通过类型过滤选择仅展示概念的首选词或同义词,方便使用者快速检索(图 8-15)。

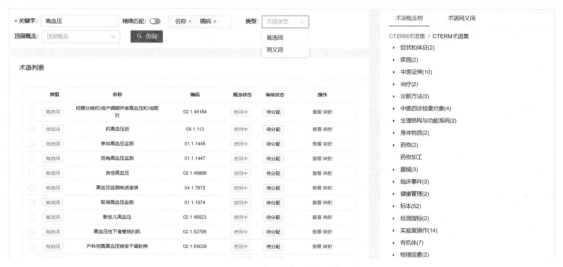

图 8-15　术语浏览器术语类型检索

选择术语条目,点击右侧区域的"术语同义词"选项卡,可以查看该术语的首选词和所有同义词。以"高血压病"为例,可以查看"高血压病"的同义词有高血压、血压升高、高血压性血管病变等,还包括了 HT、BP 等常用英文缩写(图 8-16)。

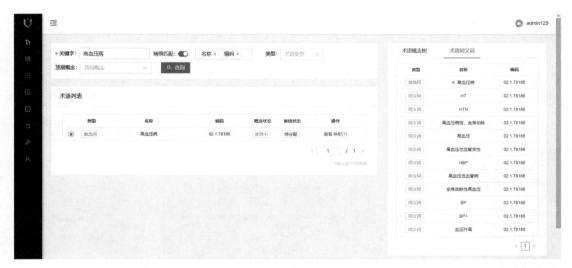

图 8-16　术语浏览器同义词检索

(六)按顶层分类检索

术语浏览器提供顶层概念检索,可以按顶层概念进行分类检索,检索出某一类顶层概念下的术语列表(图 8-17)。

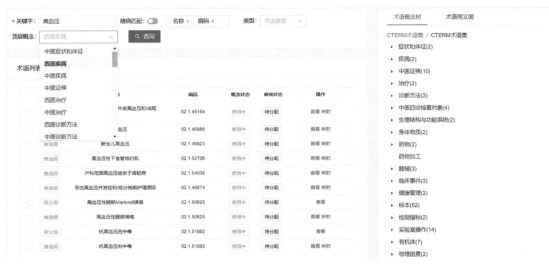

图 8-17　术语浏览器顶层概念检索

二、知识图谱浏览器

（一）功能简介

知识图谱浏览器的查询功能，以可视化的形式展示相关术语之间的关系网络，点击任一术语可查看其关联术语和语义关系。知识图谱浏览器分为上下两部分功能区，上侧功能区提供术语名称检索功能，可选择是否显示标签、是否支持拖拽等；下侧功能区以图形化的方式显示术语概念之间的语义关系，并对不同的语义类型以不同的颜色进行展示（图 8-18）。

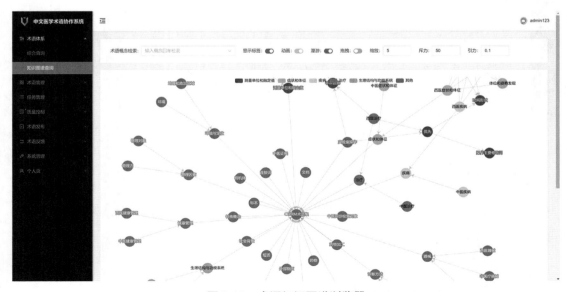

图 8-18　术语知识图谱浏览器

在可视化知识图谱中,点击任一术语概念可显示其概念编码和概念名称(图 8-19)。

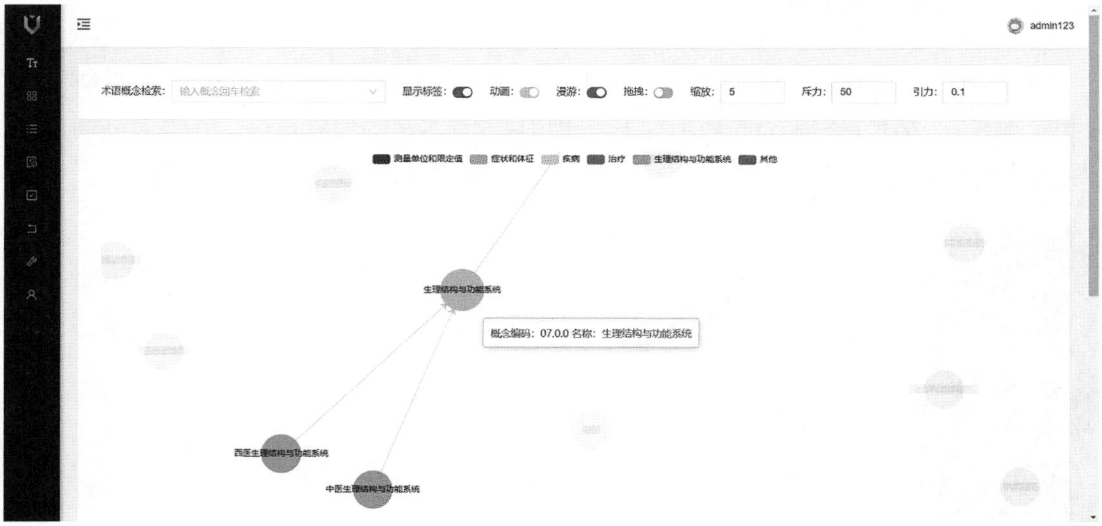

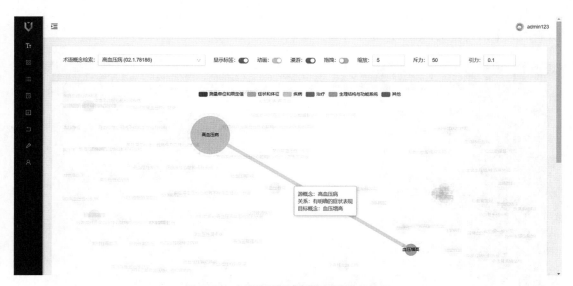

图 8-19　知识图谱浏览器查看概念

(二)语义关系浏览

在可视化知识图谱中,点击任一术语关系可显示其原概念名称、关系类型以及目标概念。以"高血压"为例,点击某一个关系边,可以看到"高血压"与"血压升高"之间有"有明确的症状表现"的语义关系(图 8-20)。

图 8-20　知识图谱浏览器查看语义关系

三、术语著录和映射

用户可以在现有的概念下,进行相关术语的添加或删除。在菜单栏点击[术语管理]下的[术语著录],通过[查询]定位要添加下级术语或删除术语的位置,通过[操作]-[添加同义词]为指定的术语添加同义词。通过[操作]-[删除]来删除指定的术语(图8-21)。

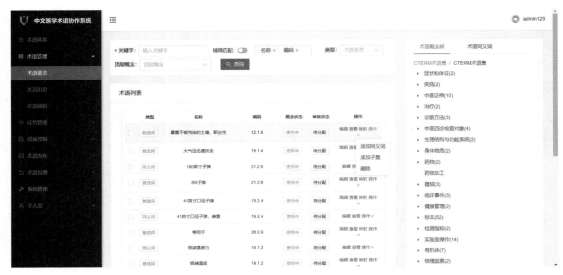

图 8-21　添加或删除术语概念和同义词

通过[操作]-[添加子集]为指定的概念添加下级概念,为指定术语添加子集概念时,默认添加的术语为首选词(图8-22)。

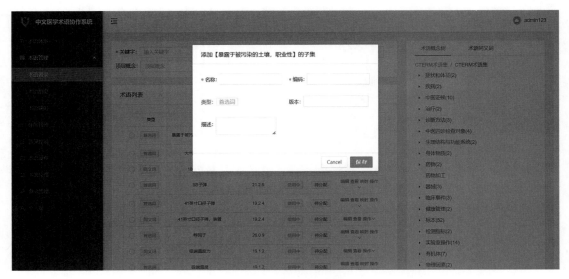

图 8-22　添加下级概念

在菜单栏点击[术语管理]下的[术语映射]，通过关键字查询特定的术语，在查询结果中点击某条术语的[映射]，通过[增加]功能可将该术语与其他术语集中的术语建立映射关系（图 8-23）。

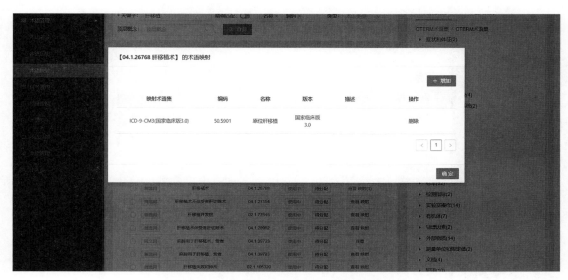

图 8-23　添加术语概念与其他分类系统的映射

四、术语审核

在菜单栏点击[任务管理]下的[审核任务]，点击[待分配初审]的复选框，可看到待分配待审核的术语。每条待审核术语均有[分配]按钮，可点击将其分配给指定审核员（图 8-24）。此外，还可通过复选框选择多条术语，点击[分配]进行批量任务分配。

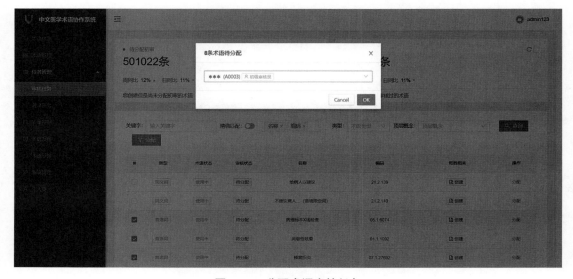

图 8-24　分配术语审核任务

在左侧菜单栏点击[质量控制]下的[术语审核],可看到分配给自己的待审核术语内容(图 8-25)。点击[审核],可选择[通过][不处理][退回]。[通过]即通过审核;[不处理]则暂不做任何操作,随后还可对该条术语进行审核;[退回]即未通过审核。

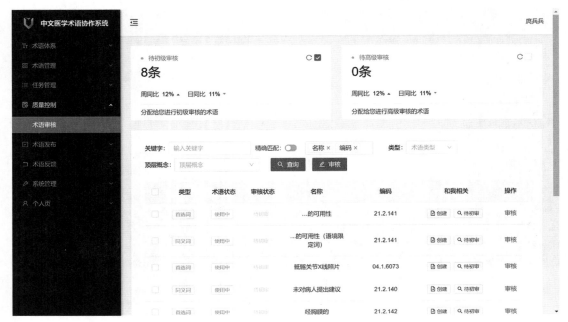

图 8-25　术语审核

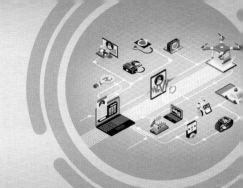

第九章

中文医学术语应用

中文医学术语(含中医)系统将建设一套全面统一的医学术语系统,涵盖身体结构、疾病、操作、活有机体、事件、观察实体等各方面临床工作所需的信息,可以在不同学科、专业和诊疗机构之间实现临床数据的标引、存储、检索和聚合,便于计算机处理。中文医学术语(含中医)系统根据使用者不同,可将用户分为系统研发人员和系统使用人员。①系统研发人员可将中文医学术语(含中医)系统引入临床信息系统、大数据和医疗辅助决策、医院管理等信息系统,用于系统的设计和研发;②系统使用人员可基于中文医学术语(含中医)系统,提升医疗服务、医学研究、医院管理等方面的能力。

临床工作中,考虑电子病历系统的病历书写、诊断管理、医嘱开立、数据集中展示等功能模块,引入中文医学术语(含中医)系统能够提升病历书写的质量和计算机可读性,为软件开发商提供临床医疗术语的概念和代码,促使临床信息交互系统的信息共享。此外,医院信息化建设中的众多检查信息系统,也会为患者提供检查所见和诊断结果,包括心电、放射、超声、内镜、病理、核医学、细胞学等检查,也可以引入中文医学术语集并应用。中文医学术语在临床信息系统中的应用,主要包括医嘱下达、病历记录、护理记录、检查检验报告记录等。

第一节 基础功能研发支持

一、医学自然语言处理

电子病历中患者的主诉、既往史、症状、诊疗过程及临床诊断等信息大多以非结构化的自然语言形式储存。科研工作和临床研究需要大量的、有意义的患者病历资料,中文医学术语系统标准能够与科研工作结合,提供自动化的病历数据分析能力。医学领域的自然语言文献,例如医学教材、医学百科、临床病历、医学期刊、入院记录、检验报告等,这些文本中蕴含大量医学专业知识和医学术语。将实体识别技术与医学专业领域结合,利用机器读取医学文本,可以显著提高临床科研的效率和质量,并且可服务于下游子任务。要想让机器"读懂"医学数据,核心在于让计算机在大量医学文本中准确地提取关键信息,这就涉及命名实体识别、关系抽取等自然语言处理技术。医学领域中非结构化的文本,都是由中文自然语言句子或句子集合组成。实体抽取是从非结构化医学文本中找出医学实体,如疾病、症状的过程。联合应用自然语言处理(natural language processing,NLP)技术,诸如应用医学文本自动标注等,可进行医疗文书的结构化分析,并将标注结果作为文本特征加以标识,以实现计算机自动标引,有效解决医院信息系统中信息资源无限增长和检索效率低下的矛盾。

常规的医学文本处理所包含的步骤如下:

1. 分词 分词是将文本序列切分成一个个单独的词,例如将"糖尿病周围血管病变"分解为"糖尿病""周围血管""病变",这需要庞大的医学知识库在背后支撑,否则将影响分词效果及后续的文本处理步骤。

2. 词嵌入 词嵌入是一种词的类型表示,具有相似意义的词具有相似的表示,是将词汇映射到实数向量的方法总称。通过这种方式产生的词向量不仅维度低,而且包含了语义信息。例如"癌"和"恶性肿瘤"这两个词所对应的向量在空间中距离很近,但"癌"和"汽车"这两个不搭边的词所对应的向量就距离很远。这样,通过运算可以使计算机像人一样"理解"词汇的意思。

3. 命名实体识别 经过分词和词嵌入之后,计算机就可以开始识别文本中具有特定意义的实体,在医疗中这些实体包括患者基本信息相关实体(姓名、年龄等)、药品名、疾病名和手术名等。一些常见的实体可能包含在知识库当中,识别起来就很简单。但对于那些不常见的实体的识别,则需要一些算法来实现。基于中文医学术语系统,可以更精确地识别医学概念,并进行归一处理。

二、可信病历语义质控

"区块链 + 数据共享"成为近年来产业实践的热点,国内外涌现出一批初步探索的案例,但基于区块链的卫生健康数据可信共享机制缺失,仍未形成一套可靠的卫生健康数据可信共享机制,链上数据标准不统一、链下数据质量差异大,导致上链和共享的数据可靠性不足,难以进一步挖掘利用。规范数据上链共享的内容、形式和质量,其基础是一套行之有效的术语系统和知识图谱。

传统病历质控局限于格式和滞后于医疗过程的问题,为控制和提升上链卫生健康数据质量,必须突破多医疗机构共享电子病历数据时的一致性语义质量评价障碍。基于医学术语及反映其关联关系的知识图谱,从原始病历数据中自动识别出命名实体并进行术语标注,使用标注后数据进行深度学习模型训练,实现对病历数据自动提取实体、实体关系、修饰词、限定词、诱因、持续时长、发病时间等内容。

1. 医学实体识别 从复杂的电子病历文本中,提取出如患者的症状、体征、疾病、用药等关键要素。

2. 实体关系识别 以疾病和诊疗操作为中心,提取疾病与症状/体征、药物治疗/手术治疗的关系。

3. 医疗事件识别 识别提取检查、诊断、用药、手术等诊疗活动关键节点,最终形成电子病历的要素化语义表示。

基于知识图谱,从语义关系的一致性、合理性、规范性和充分性等方面进行质控规则的生成,进而构建内涵质控规则图谱,通过子图分析快速识别电子病历中要素间语义的逻辑问题,实现医疗过程中的病历实时语义质控。

在面向海量术语的知识图谱构建过程中,利用不确定性人工智能技术实现大规模知识图谱的快速构建,并通过人机结合方式实现知识图谱质量的迭代优化。在进行病历质控时,利用区块链将内涵质控规则上链存储,并通过本地化质控规则接口实现实时的病历语义质控,做到语义质控规则的防篡改与可溯源,促进电子病历数据采集的规范化、数据处理的标准化和数据质量的可控化。

三、电子病历结构化存储

中文医学术语(含中医)系统与电子病历的结合,主要体现在模板制作中,具体实现模式包括基本元素和复合元素,能够提高电子病历的前置结构化水平,便于后续的病历分析和医学研究。①基本元素:电子病历的基本元素其实就是一个临床术语,最理想的情况是基本元素都来自中文医学术语集,从术语集直接导入,但如何选择合适的术语放在合适的位置,需要专业的术语管理人员进行审核和定义。②复合元素:多个概念通过一定的语义关系组成复合元素,术语集也可以为复合元素的制作提供指导,需要重点管理的诊断可以制作为复合元素供诊断使用。

此处以手术科室入院记录为例,说明生理结构和功能系统、症状和体征、文档、检测对象等术语分类在电子病历结构化设计过程中的具体应用方法。

1. 生理结构和功能系统 主要描述人和动物的正常、异常身体结构和形态学上发生改变的结构。以"手术科室入院记录"病历模板为例,其中"体格检查"部分描述了对人体各身体部位的检查结果。"体格检查"下的各小标题如图 9-1 所示。

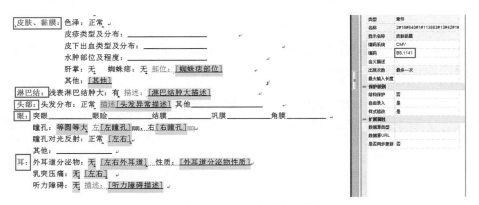

图 9-1 体格检查中的各小标题

"体格检查"中的各小标题属于人体各部位,归类于生理结构和功能系统,其中小标题与生理结构和功能系统分类术语间的对应关系如表9-1所示。

表 9-1 体格检查中小标题名称(部分)与生理结构和功能系统分类术语的对应关系

术语名称	术语编码
皮肤、黏膜	07.1.1141
淋巴结	07.1.1721
头部	07.1.10834
眼	07.1.3922
耳	07.1.14774
鼻	07.1.1012
口腔	07.1.1340
颈部	07.1.12386
胸部	07.1.2151

2. 症状和体征　主要用于描述与临床有关的发现。以"手术科室入院记录"病历模板为例,其中"既往史"部分包含对各人体系统的病史症状描述。"泌尿系统症状"一栏中"泌尿系统症状"的选项如图9-2所示。

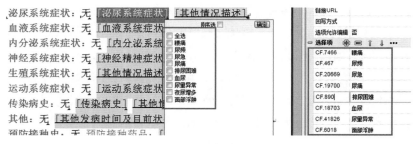

图 9-2 "泌尿系统症状"选项

"泌尿系统症状"描述了患者泌尿系统相关疾病的临床表现,归类于症状和体征分类,其中选项与症状和体征分类中文术语间的对应关系示例如表9-2所示。

表 9-2 "泌尿系统症状"选项名称与症状和体征分类术语的对应关系

术语名称	术语编码
腰痛	01.1.7466
尿频	01.1.467
尿急	01.1.20669

续表

术语名称	术语编码
尿痛	01.1.19700
排尿困难	01.1.890
血尿	01.1.18703
尿量异常	01.1.41826
夜尿增多	01.1.18549
面部浮肿	01.1.6018

3. 检测对象　该分类描述了一种状态或一种表现,并且这种状态或表现能够形成其答案或结果。以"手术科室入院记录"病历模板为例,其中"生命体征"部分包含对患者各生命体征信息的描述。"体温""脉搏""呼吸""血压"等生命体征信息将映射到相应的术语编码,如图 9-3 所示。

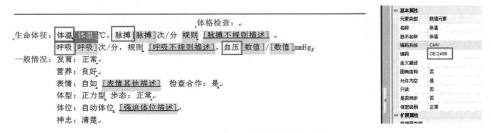

图 9-3　患者"生命体征"信息

各体征信息描述了患者的身体状态,归类于检测指标分类,部分体征名称与检测分类中文术语间的对应关系如表 9-3 所示。

表 9-3　部分"体征"名称与检测指标分类术语的对应关系

术语名称	术语编码
体温	16.1.2408
脉搏	16.1.5036
呼吸	16.1.2169
血压	16.1.986

4. 文档　该分类主要描述一种由一个人或者多个人创造的实体,用来为他人提供关于事件或事态的信息。电子病历中,各类病历文书或报告单的标题,如"护理记录""手术记录""心脏彩超报告单"等,都会用到本分类术语,如图 9-4 所示。

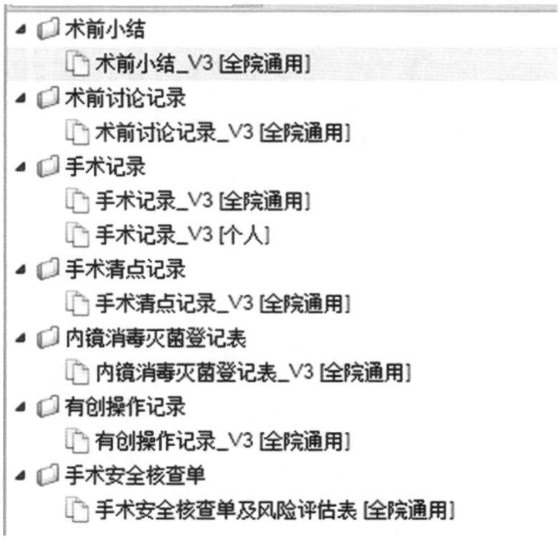

图 9-4　手术相关部分病历文书

患者病历中的各类病历文书及报告单的标题都属于文档分类术语,部分病历文书或报告单的标题名称与文档分类中术语间的对应关系如表 9-4 所示。

表 9-4　部分病历文书或报告单的标题名称与文档分类术语的对应关系

术语名称	术语编码
手术记录	22.0.28
护理记录	22.0.313
麻醉记录	22.0.29
心脏彩超报告	22.0.326
病程记录	22.0.216
胸部 CT 报告	22.0.325
病理报告	22.0.239
入院记录	22.0.334

第二节　医院信息系统应用

一、结构化病历检索

医疗进入数据驱动的时代,智能医疗、医疗大数据备受业界瞩目和追捧,众多机构致力于提升自身对健康医疗数据挖掘、管理和应用的能力。然而,临床医学术语表达不一致的问题阻断了健康医疗信息在语义层面实现互操作的可能。术语标准对大数据的结构化及标准化具有基础性支撑作用。

病历搜索是基于医院本身病历数据清洗加工的基础上,通过多样化的搜索方式和工具,达到快速搜索特定要求病历或患者,以满足临床各种查询、科研、分析场景的专业搜索模块。提供功能包括病历的关键词搜索、高级搜索、条件树搜索、搜索历史和搜索收藏等。用户完成搜索操作后,系统在后台迅速检索相关数据,将搜索结果展示到页面。为了更好地理解搜索时的逻辑,编者做了图示的细节展示。例如,当用户搜索"乳腺癌"后,搜索结果页如图9-5展示。

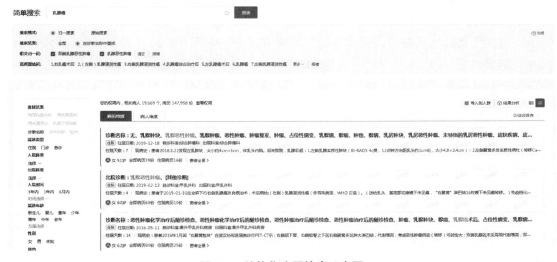

图9-5 结构化病历检索示意图

系统识别"乳腺癌"属于一种疾病,将具体展示4个搜索的逻辑:①搜索范围;②搜索方式;③相关归一词(在专业字典中对应的标准名称以及相关的子类疾病名称);④高频原始词(该关键词在原始病历文档中对应的原始词,是医生的原始录入数据,展示出现最多的20个词)。

1. **搜索范围** 包括在全部范围内搜索和在归一字段下进行搜索。

2. **搜索方式** 包括精确等于搜索词、精确包含搜索词和模糊包含搜索词三种方式。

3. **相关归一词** 默认相关主题词都已参与搜索,可以通过勾选,选择想要的主题词进行搜索。

4. **高频原始词** 这部分是原始数据,仅作展现不能编辑。

系统同时将相关病历搜索结果的摘要信息呈现给用户。以本次搜索为例,系统共检索出147 958份与乳腺癌相关的病历,并将所有病历的摘要信息呈献给用户。平台应用中文医学术语系统,基于NLP后结构技术以及患者聚合数据存储技术,在千万级记录之中实现精确的患者全病历数据检索,速度达到毫秒级别。

二、辅助诊断编码

随着病案首页在医疗付费、流程管控中的重要性增加,其编码数据的准确性引起了越来越多的关注。为了使各项统计工作、审批基线有据可依,可使用技术手段辅助、审查病案数据的准确度与完整性,促进病案首页书写标准化、规范化,确保统计工作的高质量,实现医学、统计、信息、计算机应用四位一体化。人工智能等先进技术能够辅助日常的医生工作流程,提高工作效率和工作质量。利用人工智能技术探索在病案首页质量控制问题,尤其是编码纠正、辅助上的应用具有可行性。具体可以实现的领域包括:智能化 ICD 自动编码对应;多诊断情况下自动判别主要诊断;智能化编码合并及合理费用优化等。辅助诊断编码对中文医学术语系统的依赖体现在以下两个方面。

1. 病案首页数据质控可以使用片面与全面方式分别实现。片面实现方式仅利用病案首页内的相关数据,采取相关分析方法进行处理分析,最终可以实现病案数据的修正、优化及稽查。全面实现方式在获得包括患者电子病历数据、处方数据、检查数据等相关其他信息时可以作出的复杂数据质量评估。

2. 人工智能技术应用于智能编码其算法的基础是自然语言处理(NLP)技术,该技术通过计算机科学、信息工程和人工智能等手段让计算机实现对非结构化文本的理解、分析和处理工作。依靠大量医学知识的沉淀,通过编码逻辑和编码规则,将处理好的文本与编码的标准描述对齐匹配,达到编码的目的。逻辑和规则的搭建,需要依靠电子病历中不同部分的内容信息准确识别,包括患者基本信息(性别、年龄)、临床诊断、手术操作、影像信息和病理信息等。

一个典型的具有诊断智能编码的智能病案质控管理信息系统具有以下功能特征,如图 9-6 所示。

(1)医学术语搜索功能:引入中文医学术语系统后,诊断检索功能能够实现同义词检索和语义识别,如图 9-7 所示。基于中文医学术语系统的知识图谱库,系统在展示诊断时能够展示该诊断相关的病因、部位、病理、分期、分型等信息。

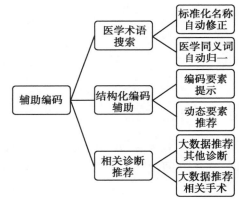

图 9-6　智能病案质控管理信息系统功能介绍

(2)相关诊断推荐功能:通过对患者病历资料的处理,识别患者的主诉、既往史、现病史、诊疗过程记录、会诊记录、检查结论、出院情况、出院诊断等全面信息,判定医生给出的诊断是否精确,并基于数据库进行诊断推荐(图 9-8)。

(3)结构化编码辅助功能:基于中文医学术语系统的语义类型和术语之间的语义关系,能够为病案编码员或临床医生提供高级的编码辅助工具。编码员或医生通过选择与患者疾病相关的病因、部位、病理、分型、症状等信息,基于同义词实施归一,可精确展示诊断(图 9-9)。

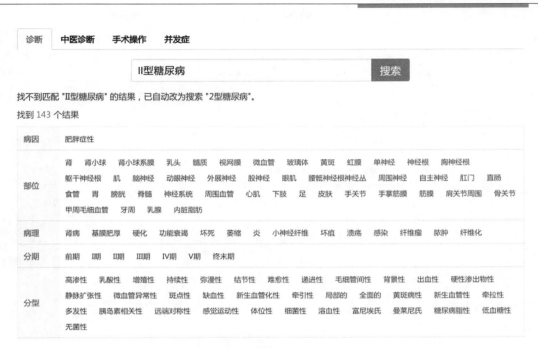

图 9-7　基于同义词的诊断检索

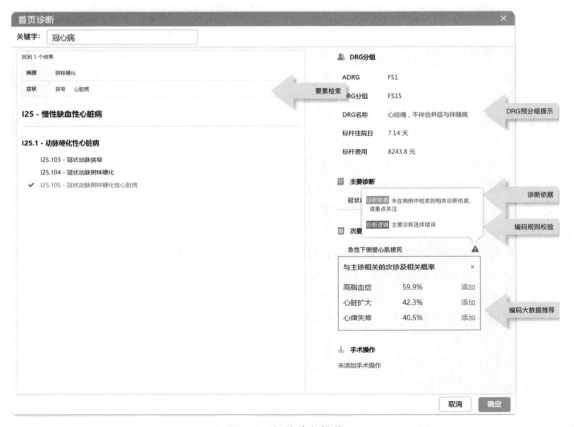

图 9-8　智能诊断推荐

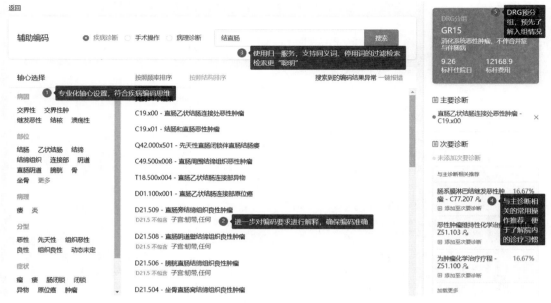

图 9-9　结构化编码辅助工具

三、医院管理分析

医院诊疗分析能够展示当前登录账号有权限的诊疗数据分布统计和相关趋势图,权限分为医院、科室、个人三个维度,可根据不同维度选择要查看的具体科室或医院信息,支持切换门急诊、住院,时间范围支持按照月、周、日选择(图 9-10)。诊断名称根据 ICD-10 的编码规则按照层级透出、药品名称按照解剖学治疗学及化学分类系统(Anatomical Therapeutic Chemical,ATC)规则分层透出,支持数据源头追溯,展示其对应的病历、患者信息,为便于统计与汇总,也支持患者分析所有数据以及图表的下载。

1. 诊断　数据取自主诊断的 ICD-10 名称,住院患者通常是病案首页的第一顺位诊断。

2. 手术　数据取自手术记录和病案首页,使用的是标准化后的手术名称,与中文医学术语系统对应。

3. 用药　数据取自医嘱表中的药品名称,并应用 ATC 分类规则进行归一。

4. 检验　数据取自检验表中的检验套餐名称,使用的是标准化后的检验项目名称,与中文医学术语系统对应。

5. 检查　数据取自检查表中的检查项目名称,使用的是标准化后的检查项目名称,与中文医学术语系统对应。

解剖学治疗学及化学分类系统(ATC)是世界卫生组织对药品的官方分类系统,由世界卫生组织药物统计方法整合中心(The WHO Collaborating Centre for Drug Statistics Methodology)制定,第一版于 1976 年发布。1996 年,ATC 系统成为国际标准。系统对 NMPA 药品字典和ATC 分类系统进行数据归一,实现对药物分类的统计(图 9-11)。

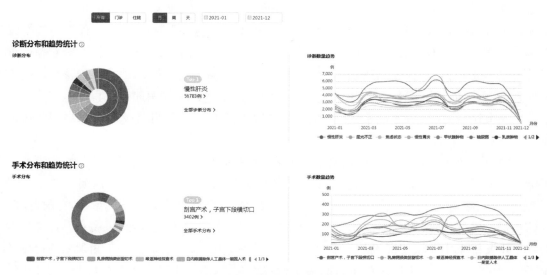

图 9-10 医院诊疗分析示例 1

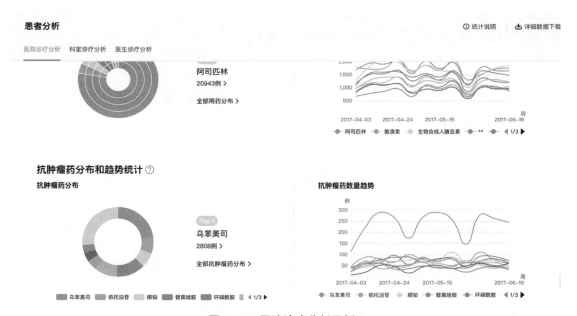

图 9-11 医院诊疗分析示例 2

四、临床辅助决策支持

中文医学术语是临床决策支持的数据基础,将对临床医学信息的标准化、电子化、智能化起到十分重要的作用。临床指南(Clinical Practice Guideline,CPG)是由专业医学组织基于高级别的循证证据,针对疾病的诊断、治疗、预防以及护理等方面,为临床医生提供决策建议的资料。基于临床指南的临床决策支持系统(Clinical Decision Support System,CDSS)一直是医学领域研究的热点,基本方法是将临床指南格式化为计算机可解释的指南(Clinical-interpretable Guideline,CIG),然后再通过推理引擎实现临床决策推荐。已经有很多的研究工作将指南结构化为可推理的知识表达,然而,不同机构的医学专家和计算机专家对指南拆解的结果差别较大,因为在指南表达的过程中医学专家会利用掌握的领域自动补充指南中未提到的部分,而计算机专家则更多地停留在字面意思,这说明指南建模过程中双方协作非常重要。此时,中文医学术语系统和知识图谱技术成为医学专家和计算机专家之间的沟通桥梁。

全科临床决策支持系统旨在根据患者年龄、性别、症状、检验项目和其他因素,推荐所有可能的诊断及其常见用药。临床决策支持系统嵌入临床医生工作站中,当医生需要下诊断时,系统会将患者的基本信息、主诉、现病史、检查、检验等结果传给 CDSS,系统首先根据输入信息进行特征处理,再调用推荐模块获取推荐结果,最后在前端进行结果展示。计算机专家基于中文医学术语系统提供的术语字典,识别患者电子病历文本,并基于知识图谱提供的术语之间的语义关系,准确定位患者的诊断和病情,推荐诊疗建议。如图 9-12 所示,计算机通过患者的咳嗽、咳痰、痰中带血等症状,识别出患者可能患“肺恶性肿瘤”,推荐进行癌胚抗原、胸部 CT 检查等,并提醒可能继发淋巴结继发恶性肿瘤等疾病。若患者确诊为肺恶性肿瘤,可以推荐与之相关的治疗方法,例如肺叶切除术、腔镜下全肺部切除术等。

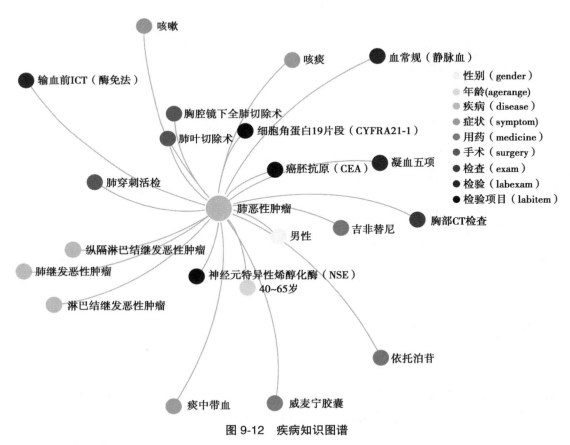

图 9-12　疾病知识图谱

第三节　系统设计案例

一、精准化疾病诊断录入设计

诊断(diagnosis)一词源于希腊语,意指识别(identification)和判断(discernment)。医学上用以表示通过病情学和其他医学检查手段来掌握疾病的临床表现,进而揭示疾病的本质和确定疾病的名称,亦即通过疾病的表现来识别疾病内在属性的过程。诊断是医生诊疗业务的核心,医生根据患者的情况明确临床诊断,根据诊断确定诊疗方案及其他后续诊疗工作。针对疾病诊断,目前依然停留在医生手工录入的层面,ICD-10用于疾病分类和统计,其所包含的疾病名称远远不够临床医生日常病历书写需要。很多临床医生会把病理结果、症状、检查结果、体征以及手术情况作为疾病的诊断,不会对疾病诊断的名称进行完整书写,有些疾病名称相同但病因不同、部位不同等,都不能准确地描述疾病,进而也给疾病分类造成困扰。如气胸、血气胸、创伤性气胸和创伤性血气胸在 ICD-10 中的编码都是不一样的,如果是"创伤性气胸"而医生只录入"气胸"相应的编码就不准确了。因此,需要建立基于临床医学受控术语集的电子病历结构化诊断录入,实现临床诊断的规范化、统一化管理。

1. 精确化诊断设计需求分析　按照"病因 + 病理 + 部位 + 临床表现"规范描述进行疾病诊断,是临床诊断的依据和正确诊断的基本条件。理想的疾病名称应既能反映疾病的内在本质或外在表现的某些特点,又具有唯一性。若要给疾病一个正确的临床诊断命名,就必须要有一个统一的标准,这个标准不仅是临床医生能接受,而且应能在疾病诊断过程中给医生起到提示作用,促使医生作出标准且完整的诊断。

(1)按中西医分类:中医诊断和西医诊断。

(2)按诊断时间:初步诊断和最后诊断。患者入院后医生下达的是初步诊断,初步诊断随着诊疗过程的推进可能会越来越明确或需要更改,最终确诊的诊断是最后诊断。

(3)按病历记录书写:入院诊断(入院记录、首次病程记录、出院记录、病案首页)和出院诊断(出院记录、病案首页)。由此可见,诊断在病历书写的过程中需要多次引用。

(4)按诊断可靠性:确诊诊断和疑似诊断。

(5)按诊断顺序:主要诊断和次要诊断,主要诊断是排在第一位的诊断,是患者本次就医主要解决的、医生花费精力最多的、产生费用最多的问题。一条诊断还会有子诊断,在中医里也就是病名和证候。

诊断的内容属性分类:

(1)有发现部位:解剖或获得性身体结构。

(2)有形态学:形态学异常结构。

(3)有诱因:有机体、物理力、物质、药品和生物制品等。

（4）有病因：临床发现、事件。

（5）伴发：临床发现。

（6）继发：临床发现、操作。

（7）有严重程度：严重性，轻、中、重。

（8）有临床过程：过程，慢性、突发、急性。

（9）有发作性：发作性，首次发作、新发、复发。

（10）有诊断依据：观察实体（体格检查）、评估性操作、实验室操作。

（11）有解释：发现值，有无、正常异常等。

（12）有病理过程：自体免疫、感染。

（13）有表现：临床发现。

（14）有发生：胎儿、婴儿、幼儿等。

（15）有发现方法：操作。

（16）有信息提供人：患者本人、他人等。

以心力衰竭为例的诊断术语构成分析，如图9-13所示。

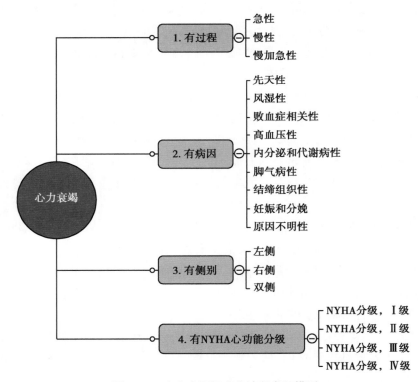

图9-13　心力衰竭标准化诊断书写模型

由以上分析可见，一条完整的诊断描述有共性的属性，也有个性的属性。共性的属性是可以通用的，如管理类的属性、侧别、部位、严重程度、过程等；针对个性的属性，如病因、性质等，不同的概念属性不同，属性值集也有较大的差异。有些概念在术语集中的描述粒度已经能够满足日常录入的需求,对于无法满足录入需求的概念再通过制作复合元素、添加诊断描述等方式解决。

2.设计方案 在支持全结构化录入的基础上,在录入的各个节点充分提供文本录入以满足诊断规范化管理和诊断个性化书写的需求。针对结构化诊断录入,对指定术语提供完全的结构化定义,概念 + 属性 + 属性值集,同时也支持文本录入。针对非结构化诊断录入,提供常用诊断列表,满足指定术语的查找和录入,同时也支持文本录入。诊断录入的过程如图 9-14 所示:

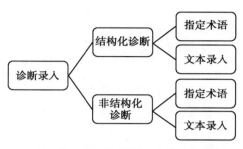

图 9-14 电子病历诊断录入系统设计示意图

3.病历诊断概念制作

(1)病历模板预置:采用"概念 + 属性 + 值"的模式对临床诊断概念进行语义关系的定义,在临床医学受控术语集的基础上建立电子病历的临床诊断知识库。将诊断作为病历结构化书写元素的依据,科室 / 个人的病历模板往往按照疾病分类,也就是医生在书写病历之前已经有了一个初步诊断,可以将病历模板中的诊断相关段落进行结构化元素定义,约束诊断录入;每个科室可以整理出常见病和重点管理诊断列表,有针对性地进行临床诊断的规范化定义管理,如心内科常见疾病:冠心病、高血压、心肌梗死、心绞痛、心律失常、心肌病、心脏瓣膜病、心力衰竭、主动脉夹层、心房颤动等。

(2)病历诊断名称定义:①前置条件:临床医学受控术语集能够满足当前临床诊断的书写需求。②文本元素:一个诊断概念,也就是临床医学受控术语集的一条诊断术语,如图 9-15 所示。

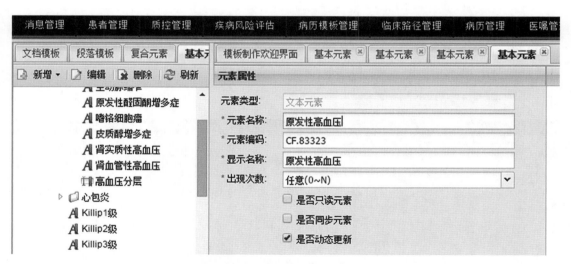

图 9-15 文本元素型诊断制作设计

(3)选择元素:一类诊断概念的集合往往是同一种疾病的不同细分,如原发性高血压和继发性高血压都属于高血压的一种,那么可以作为一个高血压,也就是包含概念本身及 IS A

关系下的全部概念。当建立选择元素时,系统提供该元素下子概念自动导入功能,并允许排序、隐藏、显示(用隐藏和显示替代原来的删除),如图 9-16 所示。

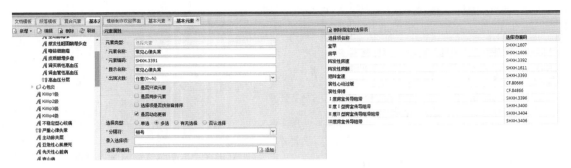

图 9-16　选择元素型诊断制作设计

(4)诊断的属性定义:诊断属性从类型上基本也属于选择元素(多选、单选、有无)。系统提供基础的公共诊断属性集(预定义),由模板制作人根据使用需求进行详细定义。每一个属性的值都可以选择显示和隐藏。属性与概念的关系:属性与概念松耦合,允许医生不选(为空)或者输入文本值;属性与概念紧耦合,必选,不能为空。用于高血压分级分层等必须填写且属性值域绝对有限的项目,如图 9-17 所示。属性举例:

部位:解剖结构,心脏、血管、心内膜、心瓣膜、心肌、心包等。

病因:先天性、风湿性、动脉粥样硬化性、高血压性、肺源性、病毒和立克次体性、细菌和真菌性、梅毒性、寄生虫性、内分泌和代谢病性、贫血性、脚气病性、肾脏病性、结缔组织病性、药物(或化学物)中毒性、物理因素性、神经官能性、遗传性、病因不明性等。

有性质:充血性、代偿性、失代偿性。

程度:轻、中、重、轻 - 中、中 - 重、致命、危及生命。

急慢性:急性、慢性、亚急性。

分级:1 级、2 级、3 级。

危险分层:低危、中危、高危、极高危。

侧别:左侧、右侧、双侧(全)。

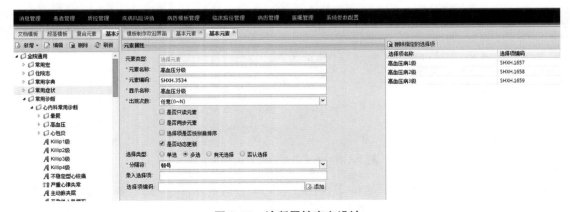

图 9-17　诊断属性定义设计

（5）病历模板制作：通过脚本定义将诊断名称和诊断属性进行逻辑关联。

例1，高血压：高血压/原发性高血压/继发性高血压[分级][危险分层]，如图9-18所示。

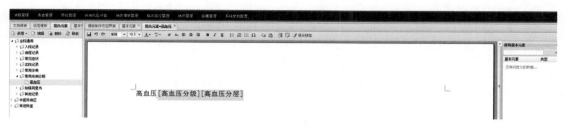

图9-18 诊断元素设计

例2，心力衰竭：[急慢程度][病因][侧别]心力衰竭，[NYHA心功能分级]。

例3，心律失常：[发生机制][起源部位][心率快慢][心律失常类型]。其中，[发生机制]自律性异常、折返形成、后除极触发、传导异常、联合异常；[起源部位]窦性、房性、房室交界区性、室性（室上性和室性）；[心率快慢]快速型和缓慢型；[心律失常类型]心动过速、心动过缓、心律不齐、传导阻滞、期前收缩。

二、智能化疾病风险评估设计

临床上，很多疾病的管理需要依据或参考风险评估结果，包括心血管疾病、呼吸系统疾病等，如果能在中青年时或患者入院初期就提早知道罹患冠心病、脑卒中、静脉血栓栓塞症等疾病的风险，就可以及早采取预防措施。以静脉血栓栓塞症为例，说明中文医学术语在智能化疾病风险评估中的作用。静脉血栓栓塞症（VTE）被列为第三位常见的急性心血管病，病死率仅次于缺血性心脏病和脑卒中，已成为世界性的公共健康医疗保健问题。美国胸科医师协会第九版《临床实践指南》建议所有重症患者都应进行VTE风险评估，对高危患者采取相应预防性治疗措施，Caprini风险评估模型是一种可靠有效的基于个体危险因素进行VTE风险量化评估的风险预测工具。2017年北京市属综合医院的调查结果显示，医务人员VTE防治专业知识较为欠缺，普遍认为推行Caprini评分会增加临床工作负担，众多医院无法动态追踪和评估患者病情，院内静脉血栓防控效果并不理想。

通过设计与建设面向VTE的决策支持系统，嵌入电子病历系统与医生工作流程相融合，为医生提供实时的诊疗活动现场决策支持。系统具有诊前临床辅助决策功能和诊后医疗质量评价功能，能够基于Caprini风险评估模型对患者VTE发生风险进行自动评估、动态监控和预警提醒，基于知识库向医生建议防治措施，基于患者医疗数据和知识库对科室的VTE防治情况进行评价。医生通过信息系统的诊前VTE辅助决策功能，获取自动化的Caprini评分结果，以及物理预防和药物预防措施建议。医技科室为系统报告的VTE高风险患者安排绿色通道，当患者行超声或放射影像检查确诊VTE发生时，医技科室通过电子危急值报告系统实时通知病房医生,提醒医生及时准备与采取治疗措施。医务处依据决策支持系统的预防和治疗措施知识库,定期对各专科的 VTE 预防和治疗干预结果进行评价与考核,如图 9-19 所示。

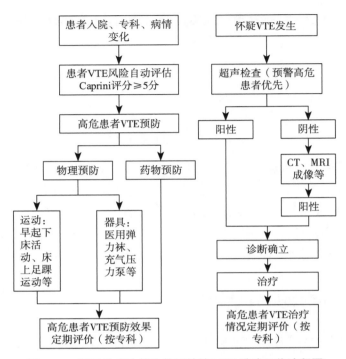

图 9-19　基于临床决策支持系统的 VTE 防治工作流程图

1. VTE 决策支持系统设计　VTE 的决策支持系统由知识库和推理机组成。知识库对 Caprini 评估模型涉及的信息进行收集、整理、分类、加工并建立逻辑关联知识点;推理机部分完成患者临床数据和知识库的比较分析,给出风险因素结论。

(1)知识库:知识库的构建是实现 VTE 风险自动评估及防治措施推荐的核心,使用中文医学术语库构建方法,结合信息系统建设理论,设计如表 9-5 所示的概念。①指标:指格式化的患者医疗信息要素,指标具有标准化的取值,须进行分类,同类指标的集合形成一个指标类,各类指标的集合组成指标库,具体包含医嘱类指标、检验类指标、体征类指标和诊断类指标等。对电子病历存储结构进行改造,使用中文医学术语集中的术语标准进行存储和数据处理。②规则:规则是一个可以得出结果的指标与指标值的比较判定,包括主观规则和客观规则,主观规则由医生判定,客观规则由系统自动提取指标值进行判定;所有规则的集合组成规则库。③规则评分:规则评分是一个或一组规则与分数之间的对应关系,Caprini 评估表包含了一组规则评分,并可得出总分值。④评估结果表:评估结果表是评分值与疾病风险等级之间的对应关系及对风险因素的解释,同时给出预防措施建议。如表 9-6 所示,系统对 Caprini 评分结果进行描述,预防措施建议涉及 VTE 防治措施知识库构建。

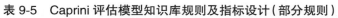

表 9-5 Caprini 评估模型知识库规则及指标设计（部分规则）

规则		规则评分	涉及的指标	术语编码	指标值来源	指标类
年龄	41～60 岁	1	年龄	16.1.63	入院管理系统	基本信息
	61～74 岁	2	年龄	16.1.63		
	≥75 岁	3	年龄	16.1.63		
肥胖		1	BMI	16.1.4754	护理文书	体征
VTE 病史		3	既往史	22.0.317	电子病历	病史
VTE 家族史		3	家族史	22.0.159		
恶性肿瘤		2	白血病、淋巴瘤、多发性骨髓瘤等	01.1.94595，01.1.47439 等	电子病历	诊断
髋骨、骨盆、下肢骨折		5	髋骨骨折、骨盆骨折、跟骨骨折等	01.1.57128，01.1.87745 等		
石膏绷带固定		2	石膏固定术、石膏床等	PD.41662，PD.40751 等	医生工作站	医嘱
中心静脉置管		2	中心静脉置管			
血清同型半胱氨酸升高		3	血清同型半胱氨酸	/	检验系统	检验
莱顿 V 因子突变		3	莱顿 V 因子			
小手术		1	I 类切口等级手术	07.1.27923	手术管理系统	医嘱
关节置换术		5	关节置换术	04.1.32353 及下层术语代码		
腹腔镜手术（>45 分钟）		2	手术医嘱且手术开始/结束时间	16.1.8733，16.1.8734		

表 9-6 Caprini 评估模型知识库评估结果表设计

评分	风险等级	风险说明	预防措施建议
0～1	低危	VTE 发生率小于 0.5%	无
2	中危	VTE 发生率约为 1.5%	药物预防或物理预防
3～4	高危	VTE 发生率约为 3.0%	药物预防和/或物理预防
≥5	危	VTE 发生率约为 6.0%	药物预防和物理预防

构建 VTE 防治措施知识库,向医生提供建议预防和治疗措施,防治措施知识库设计如表 9-7 所示,目前初步建设了药物预防和治疗措施知识库,限于篇幅仅列出部分措施。

表 9-7　VTE 防治措施知识库内容说明

类别	医嘱名称	说明
药物预防	低分子肝素钙针	5kU,SC,q24h
药物治疗	低分子肝素钙针	100U/kg,SC,q12h

(2)规则引擎:规则引擎基于知识库和患者客观信息录入进行判定,得出风险评估得分,同时为风险评估表设定一个预警阈值,若自动评估结果 ≥ 3 分,则发送预警消息,由医生进行人工复核和主观规则判定,规则引擎重新计算风险评估得分并作出预警。为实现对患者 VTE 风险的实时监控,设定规则引擎每天中午和 / 或晚上进行 1 次或 2 次自动评估,获取患者所有客观指标值并推导危险分级(图 9-20)。

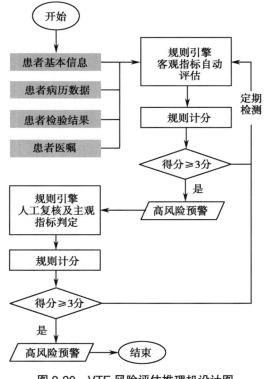

图 9-20　VTE 风险评估推理机设计图

2. VTE 决策支持系统建设效果

(1)提出有效的院内 VTE 防治方法:VTE 作为住院患者的一种能够进行有效预防的高发病率、高病死率、高漏诊率的疾病,需要从医院管理层面和信息技术层面不断推动院内 VTE 防治工作,建立科学的疾病发生风险评估体系,制定规范化的筛查、预警、处理和报告制度。通过建设基于临床决策支持的院内 VTE 防治信息化管理体系,对住院患者进行自动化的 Caprini 评分筛查,提升全院各专科 VTE 防治工作的落实度,避免实施 Caprini 评分筛查给医务人员带来额外工作负担,从而提升医疗工作效率,创新 VTE 防治路径。系统为用户主动推送患者 VTE 发生风险预警信息及 VTE 防治处理措施信息,破解了医务人员对 VTE 认识不足、防治意识差等风险意识不足的现状。基于系统提供的高危患者预警和确诊危急值报告,参照系统建设的 VTE 防治措施知识库,及时进行 VTE 防范和治疗,从而有效降低 VTE 的发病率和病死率。

(2)提升临床医生的 VTE 诊疗水平:从周期上看,美国医生培养周期是大学毕业以后至少 10 年,主要通过实践获得知识技能。如果医生能够合理利用 VTE 决策支持系统,就能在一定程度上提升诊疗水平,缩短培训速度,减少误诊、漏诊以及医患纠纷等问题。系统在不增加医务人员工作量的条件下,基于内置知识库,利用信息技术优势实现每日连续对患者进行 Caprini 评分,动态追踪患者病情,辅助医生对住院患者实施全面、规范的筛查与防治,有效降低了漏诊率,缩短了诊断时间,减少了医疗差错,提高了医疗质量。工作实践证明,信息系统的建设有助于医生对 VTE 的强化预防、早期诊断及规范治疗,患者 VTE 高风险预警及检出例数显著提高,VTE 患者会诊及接受治疗情况明显改善,防治工作初现成效。

附　录

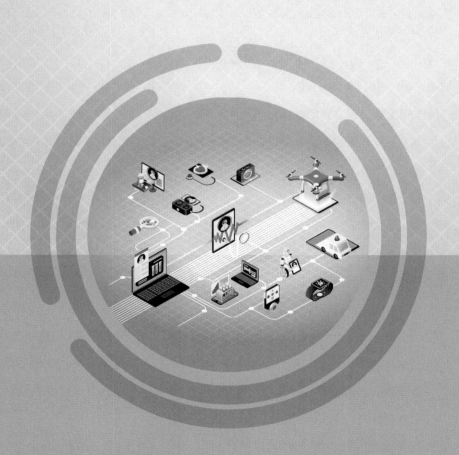

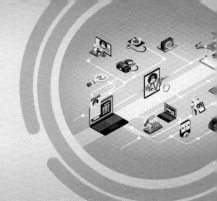

附录 1

国家行业卫生健康信息标准目录

序号	标准名称	标准号
1	疾病分类与代码	GB/T 14396—2016
2	全国卫生行业医疗器械、仪器设备（商品、物资）分类与代码	WS/T 118—1999
3	卫生机构（组织）分类与代码	WS 218—2002
4	卫生信息数据元标准化规则	WS/T 303—2023
5	卫生信息数据模式描述指南	WS/T 304—2023
6	卫生信息数据集元数据规范	WS/T 305—2023
7	卫生信息数据集分类与编码规则	WS/T 306—2023
8	卫生信息数据元目录 第 1 部分：总则	WS 363.1—2023
9	卫生信息数据元目录 第 2 部分：标识	WS 363.2—2023
10	卫生信息数据元目录 第 3 部分：人口学及社会经济学特征	WS 363.3—2023
11	卫生信息数据元目录 第 4 部分：健康史	WS 363.4—2023
12	卫生信息数据元目录 第 5 部分：健康危险因素	WS 363.5—2023
13	卫生信息数据元目录 第 6 部分：主诉与症状	WS 363.6—2023
14	卫生信息数据元目录 第 7 部分：体格检查	WS 363.7—2023
15	卫生信息数据元目录 第 8 部分：临床辅助检查	WS 363.8—2023
16	卫生信息数据元目录 第 9 部分：实验室检查	WS 363.9—2023

序号	标准名称	标准号
17	卫生信息数据元目录 第 10 部分:医学诊断	WS 363.10—2023
18	卫生信息数据元目录 第 11 部分:医学评估	WS 363.11—2023
19	卫生信息数据元目录 第 12 部分:计划与干预	WS 363.12—2023
20	卫生信息数据元目录 第 13 部分:卫生费用	WS 363.13—2023
21	卫生信息数据元目录 第 14 部分:卫生机构	WS 363.14—2023
22	卫生信息数据元目录 第 15 部分:卫生人员	WS 363.15—2023
23	卫生信息数据元目录 第 16 部分:药品、设备与材料	WS 363.16—2023
24	卫生信息数据元目录 第 17 部分:卫生管理	WS 363.17—2023
25	卫生信息数据元值域代码 第 1 部分:总则	WS 364.1—2023
26	卫生信息数据元值域代码 第 2 部分:标识	WS 364.2—2023
27	卫生信息数据元值域代码 第 3 部分:人口学及社会经济学特征	WS 364.3—2023
28	卫生信息数据元值域代码 第 4 部分:健康史	WS 364.4—2023
29	卫生信息数据元值域代码 第 5 部分:健康危险因素	WS 364.5—2023
30	卫生信息数据元值域代码 第 6 部分:主诉与症状	WS 364.6—2023
31	卫生信息数据元值域代码 第 7 部分:体格检查	WS 364.7—2023
32	卫生信息数据元值域代码 第 8 部分:临床辅助检查	WS 364.8—2023
33	卫生信息数据元值域代码 第 9 部分:实验室检查	WS 364.9—2023
34	卫生信息数据元值域代码 第 10 部分:医学诊断	WS 364.10—2023
35	卫生信息数据元值域代码 第 11 部分:医学评估	WS 364.11—2023
36	卫生信息数据元值域代码 第 12 部分:计划与干预	WS 364.12—2023
37	卫生信息数据元值域代码 第 13 部分:卫生费用	WS 364.13—2023
38	卫生信息数据元值域代码 第 14 部分:卫生机构	WS 364.14—2023
39	卫生信息数据元值域代码 第 15 部分:卫生人员	WS 364.15—2023
40	卫生信息数据元值域代码 第 16 部分:药品、设备与材料	WS 364.16—2023
41	卫生信息数据元值域代码 第 17 部分:卫生管理	WS 364.17—2023
42	城乡居民健康档案基本数据集	WS 365—2011
43	卫生信息基本数据集编制规范	WS 370—2022

序号	标准名称	标准号
44	基本信息基本数据集个人信息	WS 371—2012
45	疾病管理基本数据集 第1部分:乙肝患者管理	WS 372.1—2012
46	疾病管理基本数据集 第2部分:高血压患者健康管理	WS 372.2—2012
47	疾病管理基本数据集 第3部分:重性精神疾病患者管理	WS 372.3—2012
48	疾病管理基本数据集 第4部分:老年人健康管理	WS 372.4—2012
49	疾病管理基本数据集 第5部分:2型糖尿病病例管理	WS 372.5—2012
50	疾病管理基本数据集 第6部分:肿瘤病例	WS 372.6—2012
51	医疗服务基本数据集 第1部分:门诊摘要	WS 373.1—2012
52	医疗服务基本数据集 第2部分:住院摘要	WS 373.2—2012
53	医疗服务基本数据集 第3部分:成人健康体检	WS 373.3—2012
54	卫生管理基本数据集 第1部分:卫生监督检查与行政处罚	WS 374.1—2012
55	卫生管理基本数据集 第2部分:卫生监督行政许可与登记	WS 374.2—2012
56	卫生管理基本数据集 第3部分:卫生监督监测与评价	WS 374.3—2012
57	卫生管理基本数据集 第4部分:卫生监督机构与人员	WS 374.4—2012
58	疾病控制基本数据集 第1部分:艾滋病综合防治	WS 375.1—2012
59	疾病控制基本数据集 第2部分:血吸虫病病人管理	WS 375.2—2012
60	疾病控制基本数据集 第3部分:慢性丝虫病病人管理	WS 375.3—2012
61	疾病控制基本数据集 第4部分:职业病报告	WS 375.4—2012
62	疾病控制基本数据集 第5部分:职业性健康监护	WS 375.5—2012
63	疾病控制基本数据集 第6部分:伤害监测报告	WS 375.6—2012
64	疾病控制基本数据集 第7部分:农药中毒报告	WS 375.7—2012
65	疾病控制基本数据集 第8部分:行为危险因素监测	WS 375.8—2012
66	疾病控制基本数据集 第9部分:死亡医学证明	WS 375.9—2012
67	疾病控制基本数据集 第10部分:传染病报告	WS 375.10—2012
68	疾病控制基本数据集 第11部分:结核病报告	WS 375.11—2012
69	疾病控制基本数据集 第12部分:预防接种	WS 375.12—2012
70	疾病控制基本数据集 第13部分:职业病危害因素监测	WS 375.13—2017

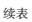

续表

序号	标准名称	标准号
71	疾病控制基本数据集 第 14 部分:学校缺勤缺课监测报告	WS 375.14—2016
72	疾病控制基本数据集 第 15 部分:托幼机构缺勤监测报告	WS 375.15—2016
73	疾病控制基本数据集 第 18 部分:疑似预防接种异常反应报告	WS 375.18—2016
74	疾病控制基本数据集 第 19 部分:疫苗管理	WS 375.19—2016
75	疾病控制基本数据集 第 20 部分:脑卒中登记报告	WS 375.20—2016
76	疾病控制基本数据集 第 21 部分:脑卒中病人管理	WS 375.21—2016
77	疾病控制基本数据集 第 22 部分:宫颈癌筛查登记	WS 375.22—2016
78	疾病控制基本数据集 第 23 部分:大肠癌筛查登记	WS 375.23—2016
79	儿童保健基本数据集 第 1 部分:出生医学证明	WS 376.1—2013
80	儿童保健基本数据集 第 2 部分:儿童健康体检	WS 376.2—2013
81	儿童保健基本数据集 第 3 部分:新生儿疾病筛查	WS 376.3—2013
82	儿童保健基本数据集 第 4 部分:营养性疾病儿童管理	WS 376.4—2013
83	儿童保健基本数据集 第 5 部分:5 岁以下儿童死亡报告	WS 376.5—2013
84	妇女保健基本数据集 第 1 部分:婚前保健服务	WS 377.1—2013
85	妇女保健基本数据集 第 2 部分:妇女常见病筛查	WS 377.2—2013
86	妇女保健基本数据集 第 3 部分:计划生育技术服务	WS 377.3—2013
87	妇女保健基本数据集 第 4 部分:孕产期保健服务与高危管理	WS 377.4—2013
88	妇女保健基本数据集 第 5 部分:产前筛查与诊断	WS 377.5—2013
89	妇女保健基本数据集 第 6 部分:出生缺陷监测	WS 377.6—2013
90	妇女保健基本数据集 第 7 部分:孕产妇死亡报告	WS 377.7—2013
91	妇女保健基本数据集 第 8 部分:孕前优生健康检查	WS 377.8—2020
92	电子病历基本数据集 第 1 部分:病历概要	WS 445.1—2014
93	电子病历基本数据集 第 2 部分:门(急)诊病历	WS 445.2—2014
94	电子病历基本数据集 第 3 部分:门(急)诊处方	WS 445.3—2014
95	电子病历基本数据集 第 4 部分:检查检验记录	WS 445.4—2014
96	电子病历基本数据集 第 5 部分:一般治疗处置记录	WS 445.5—2014
97	电子病历基本数据集 第 6 部分:助产记录	WS 445.6—2014

序号	标准名称	标准号
98	电子病历基本数据集 第 7 部分:护理操作记录	WS 445.7—2014
99	电子病历基本数据集 第 8 部分:护理评估与计划	WS 445.8—2014
100	电子病历基本数据集 第 9 部分:知情告知信息	WS 445.9—2014
101	电子病历基本数据集 第 10 部分:住院病案首页	WS 445.10—2014
102	电子病历基本数据集 第 11 部分:中医住院病案首页	WS 445.11—2014
103	电子病历基本数据集 第 12 部分:入院记录	WS 445.12—2014
104	电子病历基本数据集 第 13 部分:住院病程记录	WS 445.13—2014
105	电子病历基本数据集 第 14 部分:住院医嘱	WS 445.14—2014
106	电子病历基本数据集 第 15 部分:出院小结	WS 445.15—2014
107	电子病历基本数据集 第 16 部分:转诊 (院) 记录	WS 445.16—2014
108	电子病历基本数据集 第 17 部分:医疗机构信息	WS 445.17—2014
109	居民健康档案医学检验项目常用代码	WS/T 446—2014
110	基于电子病历的医院信息平台技术规范	WS/T 447—2014
111	基于健康档案的区域卫生信息平台技术规范	WS/T 448—2014
112	慢性病监测信息系统基本功能规范	WS/T 449—2014
113	院前医疗急救指挥信息系统基本功能规范	WS/T 451—2014
114	卫生监督业务信息系统功能规范	WS/T 452—2014
115	卫生信息共享文档编制规范	WS/T 482—2016
116	健康档案共享文档规范 第 1 部分:个人基本健康信息登记	WS/T 483.1—2016
117	健康档案共享文档规范 第 2 部分:预防接种报告	WS/T 483.2—2016
118	健康档案共享文档规范 第 3 部分:新生儿家庭访视	WS/T 483.3—2016
119	健康档案共享文档规范 第 4 部分:儿童健康体检	WS/T 483.4—2016
120	健康档案共享文档规范 第 5 部分:首次产前随访服务	WS/T 483.5—2016
121	健康档案共享文档规范 第 6 部分:产前随访服务	WS/T 483.6—2016
122	健康档案共享文档规范 第 7 部分:产后访视	WS/T 483.7—2016
123	健康档案共享文档规范 第 8 部分:产后 42 天健康体检	WS/T 483.8—2016

序号	标准名称	标准号
124	健康档案共享文档规范 第 9 部分:预防接种报告	WS/T 483.9—2016
125	健康档案共享文档规范 第 11 部分:死亡医学证明	WS/T 483.11—2016
126	健康档案共享文档规范 第 12 部分:高血压患者随访	WS/T 483.12—2016
127	健康档案共享文档规范 第 13 部分:2 型糖尿病患者随访服务	WS/T 483.13—2016
128	健康档案共享文档规范 第 14 部分:重性精神病患者个人信息登记	WS/T 483.14—2016
129	健康档案共享文档规范 第 15 部分:重性精神疾病患者随访服务	WS/T 483.15—2016
130	健康档案共享文档规范 第 16 部分:成人健康体检	WS/T 483.16—2016
131	健康档案共享文档规范 第 17 部分:门诊摘要	WS/T 483.17—2016
132	健康档案共享文档规范 第 18 部分:住院摘要	WS/T 483.18—2016
133	健康档案共享文档规范 第 19 部分:会诊记录	WS/T 483.19—2016
134	健康档案共享文档规范 第 20 部分:转诊(院)记录	WS/T 483.20—2016
135	电子病历共享文档规范 第 1 部分:病历概要	WS/T 500.1—2016
136	电子病历共享文档规范 第 2 部分:门(急)诊病历	WS/T 500.2—2016
137	电子病历共享文档规范 第 3 部分:急诊留观病历	WS/T 500.3—2016
138	电子病历共享文档规范 第 4 部分:西药处方	WS/T 500.4—2016
139	电子病历共享文档规范 第 5 部分:中药处方	WS/T 500.5—2016
140	电子病历共享文档规范 第 6 部分:检查报告	WS/T 500.6—2016
141	电子病历共享文档规范 第 7 部分:检验报告	WS/T 500.7—2016
142	电子病历共享文档规范 第 8 部分:治疗记录	WS/T 500.8—2016
143	电子病历共享文档规范 第 9 部分:一般手术记录	WS/T 500.9—2016
144	电子病历共享文档规范 第 10 部分:麻醉术前访视记录	WS/T 500.10—2016
145	电子病历共享文档规范 第 11 部分:麻醉记录	WS/T 500.11—2016
146	电子病历共享文档规范 第 12 部分:麻醉术后访视记录	WS/T 500.12—2016
147	电子病历共享文档规范 第 13 部分:输血记录	WS/T 500.13—2016
148	电子病历共享文档规范 第 14 部分:待产记录	WS/T 500.14—2016
149	电子病历共享文档规范 第 15 部分:阴道分娩记录	WS/T 500.15—2016

序号	标准名称	标准号
150	电子病历共享文档规范 第 16 部分:剖宫产记录	WS/T 500.16—2016
151	电子病历共享文档规范 第 17 部分:一般护理记录	WS/T 500.17—2016
152	电子病历共享文档规范 第 18 部分:病重(病危)护理记录	WS/T 500.18—2016
153	电子病历共享文档规范 第 19 部分:手术护理记录	WS/T 500.19—2016
154	电子病历共享文档规范 第 20 部分:生命体征测量记录	WS/T 500.20—2016
155	电子病历共享文档规范 第 21 部分:出入量记录	WS/T 500.21—2016
156	电子病历共享文档规范 第 22 部分:高值耗材使用记录	WS/T 500.22—2016
157	电子病历共享文档规范 第 23 部分:入院评估	WS/T 500.23—2016
158	电子病历共享文档规范 第 24 部分:护理计划	WS/T 500.24—2016
159	电子病历共享文档规范 第 25 部分:出院评估与指导	WS/T 500.25—2016
160	电子病历共享文档规范 第 26 部分:手术同意书	WS/T 500.26—2016
161	电子病历共享文档规范 第 27 部分:麻醉知情同意书	WS/T 500.27—2016
162	电子病历共享文档规范 第 28 部分:输血治疗同意书	WS/T 500.28—2016
163	电子病历共享文档规范 第 29 部分:特殊检查及特殊治疗同意书	WS/T 500.29—2016
164	电子病历共享文档规范 第 30 部分:病危(重)通知书	WS/T 500.30—2016
165	电子病历共享文档规范 第 31 部分:其他知情告知同意书	WS/T 500.31—2016
166	电子病历共享文档规范 第 32 部分:住院病案首页	WS/T 500.32—2016
167	电子病历共享文档规范 第 33 部分:中医住院病案首页	WS/T 500.33—2016
168	电子病历共享文档规范 第 34 部分:入院记录	WS/T 500.34—2016
169	电子病历共享文档规范 第 35 部分:24 小时内入出院	WS/T 500.35—2016
170	电子病历共享文档规范 第 36 部分:24 小时内入院死亡记录	WS/T 500.36—2016
171	电子病历共享文档规范 第 37 部分:住院病程记录首次病程记录	WS/T 500.37—2016
172	电子病历共享文档规范 第 38 部分:住院病程记录日常病程记录	WS/T 500.38—2016
173	电子病历共享文档规范 第 39 部分:住院病程记录上级医师查房记录	WS/T 500.39—2016

序号	标准名称	标准号
174	电子病历共享文档规范 第40部分:住院病程记录疑难病例讨论记录	WS/T 500.40—2016
175	电子病历共享文档规范 第41部分:住院病程记录交接班记录	WS/T 500.41—2016
176	电子病历共享文档规范 第42部分:住院病程记录转科记录	WS/T 500.42—2016
177	电子病历共享文档规范 第43部分:住院病程记录阶段小结	WS/T 500.43—2016
178	电子病历共享文档规范 第44部分:住院病程记录抢救记录	WS/T 500.44—2016
179	电子病历共享文档规范 第45部分:住院病程记录会诊记录	WS/T 500.45—2016
180	电子病历共享文档规范 第46部分:住院病程记录术前小结	WS/T 500.46—2016
181	电子病历共享文档规范 第47部分:住院病程记录术前讨论	WS/T 500.47—2016
182	电子病历共享文档规范 第48部分:住院病程记录术后首次病程记录	WS/T 500.48—2016
183	电子病历共享文档规范 第49部分:住院病程记录出院记录	WS/T 500.49—2016
184	电子病历共享文档规范 第50部分:住院病程记录死亡记录	WS/T 500.50—2016
185	电子病历共享文档规范 第51部分:住院病程记录死亡病例讨论记录	WS/T 500.51—2016
186	电子病历共享文档规范 第52部分:住院医嘱	WS/T 500.52—2016
187	电子病历共享文档规范 第53部分:出院小结	WS/T 500.53—2016
188	电子病历与医院信息平台标准符合性测试规范	WS/T 501—2016
189	电子健康档案与区域卫生信息平台标准符合性测试规范	WS/T 502—2016
190	基层医疗卫生信息系统基本功能规范	WS/T 517—2016
191	妇幼保健信息系统基本功能规范	WS/T 526—2016
192	远程医疗信息系统基本功能规范	WS/T 529—2016
193	居民健康卡数据集	WS 537—2017
194	医学数字影像通信基本数据集	WS 538—2017
195	远程医疗信息基本数据集	WS 539—2017
196	继续医学教育管理基本数据集	WS 540—2017
197	院前医疗急救基本数据集	WS 542—2017

序号	标准名称	标准号
198	居民健康卡技术规范 第1部分:总则	WS/T 543.1—2017
199	居民健康卡技术规范 第2部分:用户卡技术规范	WS/T 543.2—2017
200	居民健康卡技术规范 第3部分:用户卡应用规范	WS/T 543.3—2017
201	居民健康卡技术规范 第4部分:用户卡命令集	WS/T 543.4—2017
202	居民健康卡技术规范 第5部分:终端技术规范	WS/T 543.5—2017
203	居民健康卡技术规范 第6部分:用户卡及终端产品检测规范	WS/T 543.6—2017
204	医学数字影像中文封装与通信规范	WS/T 544—2017
205	远程医疗信息系统技术规范	WS/T 545—2017
206	远程医疗信息系统与统一通信交互规范	WS/T 546—2017
207	医院感染管理信息系统基本功能规范	WS/T 547—2017
208	医学数字影像通信(DICOM)中文标准符合性测试规范	WS/T 548—2017
209	卫生统计指标 第1部分:总则	WS/T 598.1—2018
210	卫生统计指标 第2部分:居民健康状况	WS/T 598.2—2018
211	卫生统计指标 第3部分:健康影响因素状况	WS/T 598.3—2018
212	卫生统计指标 第4部分:疾病控制	WS/T 598.4—2018
213	卫生统计指标 第5部分:妇幼保健	WS/T 598.5—2018
214	卫生统计指标 第6部分:卫生监督	WS/T 598.6—2018
215	卫生统计指标 第7部分:医疗服务	WS/T 598.7—2018
216	卫生统计指标 第8部分:药品与材料供应保障	WS/T 598.8—2018
217	卫生统计指标 第9部分:卫生资源	WS/T 598.9—2018
218	人口死亡信息登记系统基本功能规范	WS/T 596—2018
219	医院人财物运营管理基本数据集 第1部分:医院人力资源管理	WS 599.1—2018
220	医院人财物运营管理基本数据集 第2部分:医院财务与成本核算管理	WS 599.2—2018
221	医院人财物运营管理基本数据集 第3部分:医院物资管理	WS 599.3—2018
222	医院人财物运营管理基本数据集 第4部分:医院固定资产管理	WS 599.4—2018

序号	标准名称	标准号
223	医学数字影像虚拟打印服务规范	WS/T 597—2018
224	医疗机构感染监测基本数据集	WS 670—2021
225	国家卫生与人口信息数据字典	WS/T 671—2020
226	国家卫生与人口信息概念数据模型	WS/T 672—2020
227	卫生信息标识体系 对象标识符注册管理规程	WS/T 681—2020
228	卫生信息标识体系 对象标识符编号结构与基本规则	WS/T 682—2020
229	药品采购使用管理分类代码与标识码	WS/T 778—2021
230	单采血浆信息系统基本功能标准	WS/T 786—2021
231	国家卫生信息资源分类与编码管理规范	WS/T 787—2021
232	国家卫生信息资源使用管理规范	WS/T 788—2021
233	血液产品标签与标识代码标准	WS/T 789—2021
234	区域卫生信息平台交互规范 第 1 部分:总则	WS/T 790.1—2021
235	区域卫生信息平台交互规范 第 2 部分:时间一致性服务	WS/T 790.2—2021
236	区域卫生信息平台交互规范 第 3 部分:节点验证服务	WS/T 790.3—2021
237	区域卫生信息平台交互规范 第 4 部分:安全审计服务	WS/T 790.4—2021
238	区域卫生信息平台交互规范 第 5 部分:基础通知服务	WS/T 790.5—2021
239	区域卫生信息平台交互规范 第 6 部分:居民注册服务	WS/T 790.6—2021
240	区域卫生信息平台交互规范 第 7 部分:医疗卫生机构注册服务	WS/T 790.7—2021
241	区域卫生信息平台交互规范 第 8 部分:医疗卫生人员注册服务	WS/T 790.8—2021
242	区域卫生信息平台交互规范 第 9 部分:术语注册服务	WS/T 790.9—2021
243	区域卫生信息平台交互规范 第 10 部分:健康档案存储服务	WS/T 790.10—2021
244	区域卫生信息平台交互规范 第 11 部分:健康档案管理服务	WS/T 790.11—2021
245	区域卫生信息平台交互规范 第 12 部分:健康档案采集服务	WS/T 790.12—2021
246	区域卫生信息平台交互规范 第 13 部分:健康档案调阅服务	WS/T 790.13—2021
247	区域卫生信息平台交互规范 第 14 部分:文档订阅发布服务	WS/T 790.14—2021

续表

序号	标准名称	标准号
248	区域卫生信息平台交互规范 第 15 部分:预约挂号服务	WS/T 790.15—2021
249	区域卫生信息平台交互规范 第 16 部分:双向转诊服务	WS/T 790.16—2021
250	区域卫生信息平台交互规范 第 17 部分:签约服务	WS/T 790.17—2021
251	区域卫生信息平台交互规范 第 18 部分:提醒服务	WS/T 790.18—2021
252	血站信息系统基本功能标准	WS/T 811—2022

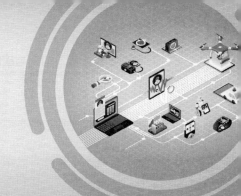

附录 2

中国卫生信息与健康医疗大数据学会团体标准目录

序号	标准名称	标准号
1	手术、操作分类与代码	T/CHIA 1—2017
2	健康体检基本项目数据集	T/CHIA 2—2018
3	健康体检自测问卷数据集	T/CHIA 3—2018
4	健康体检报告首页数据集	T/CHIA 4—2018
5	健康体检颈动脉超声检查基本数据集	T/CHIA 5—2018
6	专科电子病历数据集编制规范	T/CHIA 6—2018
7	高血压专科电子病历数据集 第1部分:高血压患者基本信息	T/CHIA 7.1—2018
8	高血压专科电子病历数据集 第2部分:高血压门(急)诊病历	T/CHIA 7.2—2018
9	高血压专科电子病历数据集 第3部分:高血压门(急)诊处方	T/CHIA 7.3—2018
10	高血压专科电子病历数据集 第4部分:高血压急诊留观病历	T/CHIA 7.4—2018
11	高血压专科电子病历数据集 第5部分:高血压检查记录	T/CHIA 7.5—2018
12	高血压专科电子病历数据集 第6部分:高血压检验记录	T/CHIA 7.6—2018
13	高血压专科电子病历数据集 第7部分:高血压护理操作记录	T/CHIA 7.7—2018
14	高血压专科电子病历数据集 第8部分:高血压护理评估与计划	T/CHIA 7.8—2018

续表

序号	标准名称	标准号
15	高血压专科电子病历数据集 第9部分:高血压专科住院病案首页	T/CHIA 7.9—2018
16	高血压专科电子病历数据集 第10部分:高血压入院记录	T/CHIA 7.10—2018
17	高血压专科电子病历数据集 第11部分:高血压出院记录	T/CHIA 7.11—2018
18	高血压专科电子病历数据集 第12部分:高血压住院医嘱	T/CHIA 7.12—2018
19	高血压专科电子病历数据集 第13部分:高血压转诊(院)记录	T/CHIA 7.13—2018
20	高血压专科电子病历数据集 第14部分:医疗机构信息	T/CHIA 7.14—2018
21	高血压患者家庭监测健康档案数据集	T/CHIA 8—2018
22	高血压患者家庭数据监测管理信息系统基本功能规范	T/CHIA 9—2018
23	卫生计生监督手持执法设备软件功能规范	T/CHIA 10—2018
24	基于区域卫生信息平台的妇幼健康信息系统技术规范	T/CHIA 11—2018
25	医学数字影像通信唯一标识符规范	T/CHIA 12—2018
26	医疗健康物联网 人体感知信息融合模型	T/CHIA 13—2018
27	医疗健康物联网 感知设备通信数据命名表 第1部分:总则	T/CHIA 14.1—2018
28	医疗健康物联网 感知设备通信数据命名表 第2部分:位置标识	T/CHIA 14.2—2018
29	医疗健康物联网 感知设备通信数据命名表 第3部分:体温计	T/CHIA 14.3—2018
30	医疗健康物联网 感知设备通信数据命名表 第4部分:血氧仪	T/CHIA 14.4—2018
31	医疗健康物联网 感知设备通信数据命名表 第5部分:血压计	T/CHIA 14.5—2018
32	医疗健康物联网 感知设备通信数据命名表 第6部分:血糖仪	T/CHIA 14.6—2018
33	医疗健康物联网 感知设备通信数据命名表 第7部分:能量检测仪	T/CHIA 14.7—2018
34	新型冠状病毒肺炎基本数据集 第1部分:门诊	T/CHIA 15.1—2020
35	新型冠状病毒肺炎基本数据集 第2部分:住院	T/CHIA 15.2—2020
36	新型冠状病毒肺炎基本数据集 第3部分:随访	T/CHIA 15.3—2020
37	新型冠状病毒肺炎基本数据集 第4部分:临床科研	T/CHIA 15.4—2020
38	医学术语(含中医)分类框架体系	T/CHIA 16—2020
39	健康医疗大数据资源目录体系 第1部分:总体框架	T/CHIA 17.1—2020

序号	标准名称	标准号
40	健康医疗大数据资源目录体系 第2部分:技术要求	T/CHIA 17.2—2020
41	健康医疗大数据资源目录体系 第3部分:基本元数据	T/CHIA 17.3—2020
42	健康医疗大数据资源目录体系 第4部分:资源分类	T/CHIA 17.4—2020
43	健康医疗大数据资源目录体系 第5部分:资源标识符编码规则	T/CHIA 17.5—2020
44	中国人群肿瘤登记数据集标准	T/CHIA 18—2021
45	脑血管病电子病历数据集标准 第1部分:入院记录	T/CHIA 19.1—2021
46	脑血管病电子病历数据集标准 第2部分:首次病程记录	T/CHIA 19.2—2021
47	脑血管病电子病历数据集标准 第3部分:出院小结	T/CHIA 19.3—2021
48	脑血管病电子病历数据集标准 第4部分:神经系统评价量表	T/CHIA 19.4—2021
49	人类基因测序原始数据汇交元数据规范	T/CHIA 20—2021
50	组学样本处理与数据分析标准 第1部分:全基因组测序数据分析	T/CHIA 21.1—2021
51	组学样本处理与数据分析标准 第2部分:全外显子组测序数据分析	T/CHIA 21.2—2021
52	组学样本处理与数据分析标准 第3部分:转录组样本处理	T/CHIA 21.3—2021
53	组学样本处理与数据分析标准 第4部分:转录组文库构建	T/CHIA 21.4—2021
54	组学样本处理与数据分析标准 第5部分:转录组测序数据分析	T/CHIA 21.5—2021
55	区域医疗质量监管信息系统功能规范	T/CHIA 22—2021
56	医学影像设备检查部位代码	T/CHIA 23—2021
57	儿童营养与健康调查基本数据集 第1部分:0～23月龄	T/CHIA 24.1—2022
58	儿童营养与健康调查基本数据集 第2部分:2～5岁	T/CHIA 24.2—2022
59	儿童营养与健康调查基本数据集 第3部分:6～17岁	T/CHIA 24.3—2022
60	儿童营养与健康管理信息系统基本功能规范	T/CHIA 25—2022
61	儿童营养与健康管理信息系统技术规范	T/CHIA 26—2022
62	儿童营养与健康管理信息系统接口规范	T/CHIA 27—2022
63	儿童营养与健康评价指标 第1部分:0～23月龄	T/CHIA 28.1—2022

续表

序号	标准名称	标准号
64	儿童营养与健康评价指标 第 2 部分:2～5 岁	T/CHIA 28.2—2022
65	儿童营养与健康评价指标 第 3 部分:6～17 岁	T/CHIA 28.3—2022
66	儿童营养与健康调查规范	T/CHIA 29—2022
67	房颤病专科中西医电子病历基本数据集	T/CHIA 30—2023

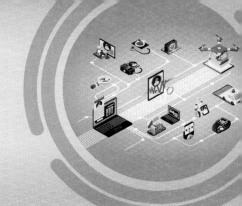

附录3

中文医学术语（含中医）分类框架体系

ICS 35.240.80

C 07

团 体 标 准

T/CHIA 16—2020

医学术语（含中医）分类框架体系

Categorical structures of medicine terms (including traditional Chinese medicine)

2020-11-16 发布 　　　　　　　　　　　　2020-12-1 实施

中国卫生信息与健康医疗大数据学会　发布

前　　言

本标准按照 GB/T 1.1—2020 给出的规则起草。

本标准由国家卫生健康委统计信息中心提出并归口。

本标准主要起草单位：国家卫生健康委统计信息中心、华中科技大学信息医学研究所、华中科技大学同济医学院附属同济医院、中国中医科学院中医药信息研究所、南京大学医学院附属鼓楼医院、上海交通大学医学院附属新华医院、浙江大学医学院附属儿童医院、北京医院、北京协和医院、四川大学华西医院、中国医科大学附属第一医院、中国医科大学附属盛京医院、郑州大学第一附属医院、广安门医院、江苏省人民医院、广东省人民医院、河北省人民医院、山东省立医院、华中科技大学同济医学院附属协和医院、武汉大学中南医院、中南大学湘雅三医院、南昌大学第一附属医院、昆明医科大学第一附属医院、大连大学附属中山医院、东莞市中医院、上海中医药大学附属龙华医院、无锡市人民医院、北京大学、清华大学、华中科技大学同济医学院、中国人民解放军空军军医大学、北京市卫生计生委信息中心、上海申康医院发展中心、广州市卫生健康技术鉴定和人才评价中心、厦门市大数据中心、深圳市医学信息中心、上海市疾病预防控制中心、天津市疾病预防控制中心、医惠科技有限公司。

本标准主要起草人：胡建平、陈孝平、张晓祥、崔蒙、鲍嬴、俞刚、潘伟华、杜元太、朱卫国、师庆科、邵尉、全宇、赵杰、张红、刘云、杨洋、刘新平、包国峰、周彬、肖辉、王安莉、曹磊、王雄彬、张翔、董亮、沈崇德、张子尧、罗力、杨吉江、沈丽宁、王霞、张世红、何萍、高昭昇、叶荔姗、林德南、夏天、刘军、何国平、胡云苹、董方杰、李岳峰。

医学术语（含中医）分类框架体系

1. 范围

本标准规定了医学术语系统的核心分类框架,包括顶层分类和亚类,以及各个类对应概念的描述。

本标准适用于标准化电子病历中的术语集成,包括中西医专业临床术语以及电子医疗记录中的关联术语。

2. 规范性引用文件

下列文件中的条款通过本标准的引用而成为本标准的条款。凡是注日期的引用文件,其随后所有的修改版(不包括勘误的内容)或修订版均不适用于本标准。但是,鼓励根据本标准达成协议的各方研究是否可使用这些文件的最新版本。凡是不注日期的引用文件,其最新版本适用于本标准。

ISO/TS 22990—2019 *Traditional Chinese medicine - Categories of clinical terminological system to support the integration of clinical terms from traditional Chinese medicine and Western medicine*

GB/T 7027—2002《信息分类和编码的基本原则与方法》

GB/T 38324—2019《健康信息学　中医药学语言系统语义网络框架》

3. 术语和缩略语

GB/T 38324—2019 中包含的术语和缩略语适用于本标准,本标准中仅列出未包含的术语和缩略语。

3.1 概念 concept

内涵概念,事物的一般含义。

概念不一定绑定到特定的语言。然而,他们受到社会或文化背景的影响,常常导致不同的分类。

3.2 术语 terminology

被结构化的人类和计算机可读的概念标识。可以直接或间接地描述居民健康状况和卫生保健活动,并允许检索和分析。

3.3 术语系统 terminological system

根据术语之间的关系构成的一组概念,每个概念由符号表示。

3.4 类 class

描述一组具有相同属性、操作、方法、行为、关系和语义的对象。

3.5 类的层级结构 class hierarchy

类的排序,子类是它的超类的细化。

3.6 顶级分类 top class

在类层级结构中,最高一级的类。

3.7 亚类 subclass

在类层级结构中,比另一个类低一级的类。

4. 分类框架体系

4.1 概述

医学术语(含中医)分类框架体系为医学术语系统的所有概念提供一个一致性分类框架体系。该框架体系由 27 个顶级分类概念和 32 个亚类概念组成。

4.2 概念描述

4.2.1 症状和体征

由疾病或其他病理现象引起的身体或精神上的异常状态,以及患者自身感觉的和医生发现的异常现象。

4.2.1.1 中医症状和体征

通过中医四诊获取的与西医有明显语义上差别的症状体征术语。

4.2.1.2 西医症状和体征

西医诊疗过程中使用的按照西方医学体系描述的术语,由疾病或其他病理现象引起的身体或精神上的异常状态,以及患者自身感觉的和医生通过视、触、叩、听发现的异常现象。

4.2.2 疾病

在一定病因作用下自身调节紊乱而发生的异常生命活动过程,并引发一系列代谢、功能、结构的变化,表现为症状、体征和行为的异常。

4.2.2.1 中医疾病

中医体系疾病名称术语。

4.2.2.2 西医疾病

西医体系疾病名称术语。

4.2.3 中医证候

证的外候,即疾病过程中一定阶段的病位、病因、病性、病势及机体抗病能力的强弱等本质有机联系的反应状态,表现为临床可被观察到的症状等。

4.2.4 治疗

按照一定的规则或规律所实行的干预或改变疾病状态的过程,包括药物治疗、手术治疗、物理治疗、精神心理治疗、作业治疗、语言治疗、针灸推拿、康复治疗、营养膳食治疗、其他仪器治疗等。

4.2.4.1 中医治疗

包括中医的治则治法、非药物处方等,如穴位组配等。

4.2.4.2 西医治疗

西医理论指导的治疗方法。

4.2.5 诊断方法

通过物理检查或者中医四诊,结合实验室检测、影像学检查、电生理检查、病理检查甚至计算机辅助以确定疾病的性质,并与相近疾病进行鉴别的方法。

4.2.5.1 中医诊断方法

中医理论指导的诊断方法,如望诊、切诊等。

4.2.5.2 西医诊断方法

西医理论指导的诊断方法,如生理状态评估、黏膜活检等。

4.2.6 中医四诊检查对象

中医四诊的检查方式的目标对象,包括望诊对象、闻诊对象、问诊对象、切诊对象。

4.2.7 生理结构与功能系统

具有一定形态结构的器官和组织,以及一些没有具体形态的器官或系统。

4.2.7.1 中医生理结构与功能系统

包括中医的形体和形态,如经络、三焦等。

4.2.7.2 西医生理结构与功能系统

包括西医的正常和异常的解剖结构,如腺体结构、皮肤和皮下组织结构等。

4.2.8 身体物质

身体内的有形的和无形的物质。

4.2.8.1 中医身体物质

中医理论的人体生命活动的基本物质,如精、气、血、津液等。

4.2.8.2 西医身体物质

西医理论的身体内物质,如体液、咽黏液等。

4.2.9 药物

以治疗、预防或诊断为目的,或为了改变人或动物的生理功能或行为的物质。

4.2.9.1 中药

包括中药饮片、颗粒剂、中成药、方剂(汤药)、散剂、丸剂、膏剂及其他外用药剂等。

4.2.9.2 西药

包括化学药、生物制品。

4.2.10 药物加工

包括药物煮沸法、调配方法以及其他与药物有关的操作方法。

4.2.11 设备

健康促进和疾病诊治过程中涉及的所有仪器设备。

4.2.11.1 中医设备

中医诊断、治疗、评估、康复、预防等相关的器械和设备,以及配套软件系统和平台。

4.2.11.2 西医设备

西医诊断、治疗、评估等相关的器械和设备,以及配套软件系统和平台。

4.2.11.3 非医疗设备

非医疗,但和医疗过程相关的,或在医疗环境中的设备、软件、信息平台、信息安全系统等,如计算机、打印机、自助机等。

4.2.12 临床事件

发生在一定时间点的临床情况,如疾病暴发、诊断、治疗等。

4.2.12.1 药物事件

与药物相关的事件,包括采药、制药、药房或者药物毒副作用等相关事件。

4.2.12.2 医疗事件

医疗过程中发生的事件。

4.2.12.3 非医疗事件

非医疗过程中直接发生的事件,但与医疗相关,如医疗管理、教育等。

4.2.13 健康管理

一种对个人或人群的健康危险因素进行全面管理的过程,包括在医院以外进行的对个人或人群的诊疗后康复、慢性病管理、预防、养生、调护、健康教育等。

4.2.13.1 中医健康管理

包括中医养生调护、预防、护理、保健、随访、教育等内容。

4.2.13.2 西医健康管理

包括西医预防、社会教育、随访、护理、人群筛查等内容。

4.2.14 中医理论与经验

中医临床实践中与疾病、治则和治法、研究和应用等有关的理论知识和经验知识。

4.2.14.1 中医理论

指导中医临床的理论。

4.2.14.2 中医经验

包括中医学术流派、历代医家学术内容、各家学说。

4.2.15 标本

为评估、诊断、治疗、减轻或预防疾病或异常的身体状态或症状而收集取得的认为可代表整体的一部分的体液、呼出气、毛发或组织等,包括来自人体和非人体的标本。

4.2.16 检测指标

物理或化学的测试结果,可以揭示或评估身体变化。

4.2.16.1 中医检测指标

中医诊疗涉及的舌象图、脉象图、经络图像等。

4.2.16.2 西医检测指标

包括西医诊疗涉及的检验指标、检查指标等。

4.2.17 实验室操作

对样品中的单个分析物或者复合物的测定或观测的检测方法,如呼吸功能检测、胃镜检查、病理检查、实验室检测等。

4.2.18 有机体

生命实体,包括但不限于动物界、微生物界、植物界,可用于模拟疾病的起因,如炭疽杆菌、地衣、酿脓链球菌等。

4.2.19 物理因素

可作为损伤机制而发挥作用的因素。

4.2.19.1 物理力

包括自然力和非自然力。自然力,如重力、风流、空气流、气温等;非自然力,如机械力、磁力、放射、爆炸、运动、电流、火等。

4.2.19.2 物理对象

包括天然和人造的物体,如印刷材料、房间地面、车、个人物品、衣服等。

4.2.20 外部物质

具有独立存在的物质,其来源可能是生物的、矿物的或化学的,如过敏原等。

4.2.21 测量单位和限定值

包括量词和限定值。

4.2.21.1 测量单位

定义和采用的可测量的量,与其他相同尺寸的量进行比较以表示他们相对于改量的大小。中医测量单位,如长度单位(寸,同身寸)、(两)块(姜)、(三)节(葱)等;西医测量单位,如摄氏度、毫升、毫米汞柱等。

4.2.21.2 限定值

对其他词起限定作用的术语,如语种限定、时间限定、偏好限定等。

4.2.22 文档

由个人创建,目的是向他人提供有关临床事务的信息,如门诊病历、住院病历、健康档案等。

4.2.23 短语

作为一个概念单元的一小组词,通常是一个从句的组成部分。

4.2.24 社会背景

包括人、职业、机构、家庭、宗教、团体、社会地位、生活方式等。

4.2.25 环境与定位

环境类型名称和地理 / 政治区域名称以及已命名的位置。

4.2.25.1 环境

人类生存的空间及其中可以直接或间接影响人类生活和发展的各种自然因素总和,如社区环境、医院环境等。

4.2.25.2 地理 / 政治区域

地域名称或已命名的位置,如岭南地区(五岭以南的地区)、巴蜀(四川省)、欧洲、南美洲等。

4.2.26 连接词

连接两个或多个实体或部分的概念,用来表示这些实体两者之间的关系类型。

4.2.27 特殊概念

不再使用的概念和不具有具体含义的节点概念,包括错误概念、重复概念等。

4.3 分类框架体系结构

医学术语(含中医)分类框架体系结构,见附图 3-1。

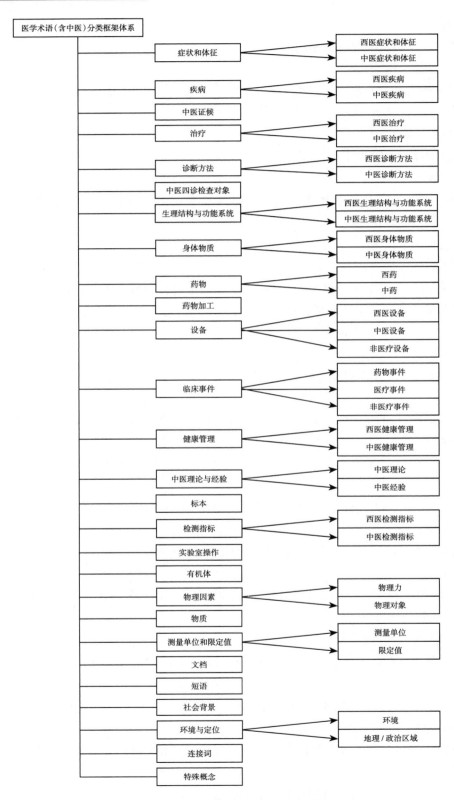

附图 3-1　医学术语（含中医）分类框架体系结构图

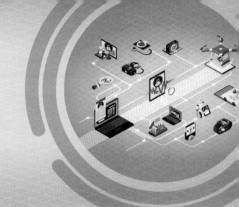

附录4

药品采购使用管理分类代码与标识码

ICS 11.020
CCS C 07

中华人民共和国卫生行业标准

WS/T 778—2021

药品采购使用管理分类代码与标识码

Classification coding and identification codes of pharmaceutical procurement, utilization and management

2021-04-19 发布   2021-10-01 实施

中华人民共和国国家卫生健康委员会 发布

前　言

本标准按照 GB/T 1.1—2009 给出的规则起草。

本标准的主要起草单位：国家卫生健康委统计信息中心、国家卫生健康委卫生发展研究中心、中国药学会科技开发中心、天津市医药采购中心。

本标准的主要起草人：胡建平、钱军程、王晶、申远、陆建成、杨龙频、江芹、肖鲁、郑宏、张锋、韩会学、张宏伟、周志明、尹明芳、尹来、杨哲、黄华乔、张世红、张继春、王宝新、罗亮、冯婉玉、韩玉哲、薛昊、李剑峰、马强、周海龙、张学高。

药品采购使用管理分类代码与标识码

1. 范围

本标准规定了化学药品、生物制品、中成药使用与管理的范围、分类与编码的基本原则和方法及相应的药品产品代码,同时包含各药品核心信息的分类与编码规则、方法及相应的代码。

本标准适用于各级各类医疗卫生机构、行政主管部门和其他用户在药品采购、配送、库存、使用等相关信息系统建设时,对药品进行分类与标识,保障药品信息采集、信息处理和信息交换等相关工作的标准化、规范化。

2. 规范性引用文件

下列文件对于本文的应用是必不可少的。凡是注明日期的引用文件,其随后所有的修改单(不包括勘误的内容)或修订版均不适用于本标准。但是,鼓励根据本标准达成协议的各方研究。凡是不注明日期的引用文件,其最新版本适用于本标准。

GB/T 7027—2002《信息分类和编码的基本原则与方法》

YY 0252—1997《化学药品(原料、制剂)分类与代码》

《中华人民共和国药典(2015 年版)》

3. 术语和定义

下列术语和定义适用于本文件。

3.1 药品 medicine

全国集中采购和医院使用覆盖的化学药品、生物制品和中成药,原则上不包括中药材、中药饮片和中药颗粒剂。

3.2 药品采购使用管理分类代码与标识码 classification coding and identification codes of pharmaceutical procurement, utilization and management

药品采购使用管理分类代码是将药品的核心属性进行分类,并赋予具有一定规律、易于计算机和人识别处理的符号,形成代码元素集合。代码元素集合中的代码元素就是赋予编码对象的符号,即编码对象的代码值。

3.3 药品通用名称 generic name of medicine

按照"中国药品通用名称命名原则"制定的、在药品监督管理部门注册时规定的药品产品名称。

3.4 品种名 varietal name

即药品的通用名(Chinese approved drug name, CADN),也称品种通用名,是按照药品有效成分或活性成分确定的名称,不包含剂型。化学药品和生物制品主要依据中国药典和国际非专利药名(INN),中成药是产品名称去掉剂型后的称谓。

3.5 剂型 dosage form

为适应治疗和预防的需要,根据病情与药物的特点而制备的药物应用的一定形态。

3.6 规格 strength

即药品的制剂规格,一般情况下以每片、每包或每支为单位的药物制剂内所含有效成分的量,特殊情况下以装量(重量或容量)、浓度、面积等代表制剂规格。

3.7 品规 product regulation

本标准所称品规,是同品种药品下,某一特定剂型与某一特定制剂规格的组合形成一个品规。同一品规的药品具有相同的化学结构或有效成分、相同的给药途径、相同的剂型与规格。

3.8 混合分类法 method of composite classification

本标准采用线分类法和面分类法组合使用,以其中一种分类法为主,另一种做补充的信息分类方法。[GB/T 7027—2002,6.4]

4. 缩略语

下列缩略语适用于本文件:YPID:药品标识(Yao Pin Identifier)。

5. 分类基本原则与方法

5.1 分类基本原则

5.1.1 科学性

以药品最核心和最稳定的本质属性或特征作为分类的基础和依据。

5.1.2 系统性

根据药品的主要属性或特征、临床约定俗成的习惯等,按一定排列顺序系统化,形成一个科学合理的分类体系。

5.1.3 连续性

同类不同轴之间的定义相互独立,但各类的轴之间保持一定的连续性;不同类中定义相同的轴也保持了连续性和统一性。

5.1.4 可扩展性

设置收容类目以适应未来不断更新的科学和技术的发展,以保证新增药品时,在原有分类体系下进行扩展。

5.1.5 兼容性

与 GB/T 7027—2002《信息分类和编码的基本原则与方法》及国内外相关标准的原则及惯例保持一致。

5.1.6 综合实用性

从系统工程角度出发,将局部问题放在系统整体中处理,以达到系统最优。在满足系统总任务、总要求的前提下,尽量满足系统内各相关单位的实际需要。

5.2 分类方法

本标准以面分类法为主,以线分类法做补充的混合分类法对集中采购和医院使用药品进行分类。

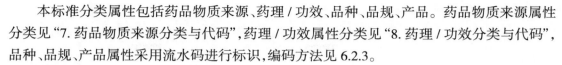

本标准分类属性包括药品物质来源、药理／功效、品种、品规、产品。药品物质来源属性分类见"7. 药品物质来源分类与代码",药理／功效属性分类见"8. 药理／功效分类与代码",品种、品规、产品属性采用流水码进行标识,编码方法见 6.2.3。

6. 编码基本原则与方法

6.1 编码基本原则

6.1.1 唯一性

每一个药品产品的最小销售单元仅有唯一一个识别代码,确保计算机能在全国范围内对药品产品的身份识别,实现同物同身份同码,即 YPID。

6.1.2 含义性

针对不同的要素类别赋予不同的分类名称,并具体定义。

6.1.3 规范性

在同一轴中,每个字母和数字都有特定含义,且是唯一的。要素的代码具有连续性和逻辑性。

6.1.4 稳定性

代码设计留有余地,不必修改其结构。当某个代码元素从代码元素集合中撤销时,在一定的时间内,原代码标识不应再为其他编码对象所用。

6.1.5 适用性

代码尽可能反映不同药品产品的分类特点,支持系统集成、统计分析、价格比较等功能。

6.1.6 可扩充性

代码留有适当的后备容量,以适应不断扩充的需要。

6.2 编码方法

本标准采用层次码,按 5 个层级要素进行编码,分别为药品物质来源、药理／功效、品种、品规、产品,每一层的每一位编码均可由 0～9 十个阿拉伯数字和 a～z 二十六个英文字母共 36 个符号组成,是含义码和流水码的组合。

6.2.1 代码长度

药品 YPID 由 12 位数字、字母混合组成,表示任何一个厂家生产的药品产品的唯一识别码。

6.2.2 YPID 代码结构(附图 4-1)

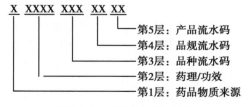

附图 4-1 YPID 的代码结构

6.2.3 YPID 各层代码释义

第 1 层:药品物质来源。用 1 位数字表示,取值范围 1～9。

第2层:药理/功效分类。用4位数字表示。

第3层:品种流水码,表示同药理/功效下每个药品的品种按汉字拼音顺序赋码。用3位数字和字母混编,取值范围为001～ZZZ码。

第4层:品规流水码,表示同品种药品下,对某一特定剂型与某一特定规格组合后按照先后顺序赋码。用2位数字和字母混编,取值范围为01～ZZ。

第5层:产品流水码,表示对相同剂型和规格的药品加以区分企业、包装规格或包装特点等具体药品产品特别属性的按照先后顺序赋码。用2位数字和字母混编,取值范围为01～ZZ。

7. 药品物质来源分类与代码

药品物质来源分类与代码见附表4-1。

附表 4-1　药品物质来源分类与代码

代码	大类
1	化学药品
2	生物制品
3	中成药

8. 药理/功效分类与代码

药品物质来源属性不同,药理/功效分类不同。化学药品药理分类与代码见附表4-2,附表4-2遵循YY 0252,生物制品药理分类与代码见附表4-3,中成药功效分类与代码见附表4-4。

8.1 化学药品药理分类与代码

附表 4-2　化学药品药理分类与代码

大类码	大类	小类码	小类	代码
01	抗生素类药物	01	青霉素类	0101
		02	头孢菌素类	0102
		03	碳青霉烯类	0103
		04	β-内酰胺酶抑制剂及其与 β-内酰胺类抗生素配伍的复方制剂	0104
		05	氨基糖苷类	0105
		06	酰胺醇类	0106
		07	四环素类	0107
		08	大环内酯类	0108

续表

大类码	大类	小类码	小类	代码
01	抗生素类药物	09	林可酰胺类	0109
		10	多肽类	0110
		11	糖肽类	0111
		12	噁唑酮	0112
		13	三硫代烯丙醚类	0113
		99	其他抗生素类抗感染药	0199
02	化学合成的抗菌药	01	磺胺类及其增效剂	0201
		02	喹诺酮类	0202
		03	硝基呋喃类	0203
		04	硝基咪唑类	0204
		99	其他化学合成的抗菌药	0299
03	抗分枝杆菌药物	01	抗结核药	0301
		02	抗麻风药	0302
		99	其他抗分枝杆菌药	0399
04	抗真菌药物	01	吡咯类	0401
		02	嘧啶类	0402
		03	多烯类	0403
		04	棘白菌素类	0404
		05	咪唑类	0405
		06	烯丙胺类	0406
		99	其他抗真菌药	0499
05	抗病毒药物	01	广谱抗病毒药	0501
		02	抗人类免疫缺陷病毒药	0502
		03	抗疱疹病毒药	0503
		04	抗巨细胞病毒药	0504
		05	抗流感及呼吸道病毒药	0505
		06	抗肝炎病毒药	0506

大类码	大类	小类码	小类	代码
05	抗病毒药物	07	核苷类逆转录酶抑制剂	0507
		08	蛋白酶抑制剂	0508
		09	环戊烷类	0509
		99	其他抗病毒药	0599
06	抗寄生虫药物	01	抗血吸虫病药	0601
		02	抗疟药	0602
		03	驱肠虫药	0603
		04	抗丝虫药	0604
		05	抗阿米巴及抗滴虫药	0605
		06	抗利什曼原虫药	0606
		99	其他抗寄生虫药	0699
09	其他抗感染类药物	01	消毒防腐药	0901
		99	其他抗感染类药	0999
11	维生素类、矿物质类及营养类药物	01	维生素 A、D 属	1101
		02	维生素 B 属	1102
		03	维生素 C 及其他	1103
		04	复合维生素制剂	1104
		05	微量元素与矿物质	1105
		06	肠内营养药	1106
		07	肠外营养药	1107
		99	其他维生素类、矿物质类及营养类药	1199
12	糖类、盐类与酸碱平衡调节药物	01	葡萄糖及其他	1201
		02	电解质平衡调节药	1202
		03	酸碱平衡调节药	1203
		99	其他糖、盐及酸碱平衡调节药	1299
13	酶类及其他生化药物	01	酶及辅酶类药	1301
		02	核酸类药	1302
		99	其他生化药	1399

大类码	大类	小类码	小类	代码
14	激素及调节内分泌功能类药物	01	垂体激素及下丘脑释放激素药	1401
		02	促性激素类药	1402
		03	促肾上腺皮质激素类药及抑制药	1403
		04	肾上腺皮质激素类药	1404
		05	胰岛素及其类似物	1405
		06	口服降糖药	1406
		07	其他降糖药	1407
		08	甲状腺激素及抗甲状腺类药	1408
		09	钙代谢调节药物及抗骨质疏松药	1409
		10	雄激素、抗雄激素及同化激素类药	1410
		11	雌激素类及抗雌激素药	1411
		12	孕激素类与抗孕激素类药	1412
		13	前列腺素类药	1413
		99	其他激素及调节内分泌功能药	1499
15	调节免疫功能药物	01	免疫抑制剂	1501
		02	免疫增强剂	1502
		99	其他调节免疫功能药	1599
16	抗变态反应药物	01	抗组胺药	1601
		02	过敏反应介质阻释剂	1602
		99	其他抗变态反应药	1699
18	抗肿瘤药物	01	烷化剂	1801
		02	抗代谢药	1802
		03	抗肿瘤抗生素	1803
		04	植物来源的抗肿瘤药及其衍生物	1804
		05	激素类抗肿瘤药	1805
		06	抗肿瘤辅助用药	1806
		07	生物靶向抗肿瘤药	1807

续表

大类码	大类	小类码	小类	代码
		08	芳香化酶抑制剂	1808
18	抗肿瘤药物	09	酪氨酸激酶抑制剂	1809
		99	其他抗肿瘤药	1899
		01	中枢神经兴奋药	2101
		02	镇静、催眠药	2102
		03	抗精神病药	2103
		04	抗抑郁抗躁狂药	2104
		05	抗焦虑药	2105
		06	抗癫痫及抗惊厥药	2106
		07	抗帕金森病药	2107
21	神经系统用药物	08	抗重症肌无力药	2108
		09	抗脑血管病药	2109
		10	抗痴呆药和脑代谢调节药	2110
		11	镇痛药	2111
		12	解热镇痛抗炎药	2112
		13	抗偏头痛药	2113
		14	抗痛风药	2114
		99	其他神经系统用药	2199
		01	全身麻醉药	2301
23	麻醉及其辅助用药物	02	局部麻醉药	2302
		03	麻醉辅助药	2303
		99	其他麻醉用药	2399
		01	祛痰药	2401
		02	镇咳药	2402
24	呼吸系统用药物	03	平喘药	2403
		04	感冒用药	2404
		99	其他呼吸系统用药	2499

续表

大类码	大类	小类码	小类	代码
25	心血管系统用药物	01	强心药	2501
		02	抗心律失常药	2502
		03	防治心绞痛药	2503
		04	抗高血压药	2504
		05	抗休克药	2505
		06	周围血管扩张药	2506
		07	调节血脂药及抗动脉粥样硬化药	2507
		99	其他循环系统用药	2599
26	消化系统用药物	01	治疗消化性溃疡药与胃食管反流病药	2601
		02	助消化药	2602
		03	胃肠解痉药	2603
		04	促胃肠动力药与止吐、催吐药	2604
		05	泻药、止泻药	2605
		06	食欲抑制剂及其他减肥药	2606
		07	治疗肝性脑病药与肝病辅助药	2607
		08	利胆药与胆石溶解药	2608
		09	治疗炎性肠病药	2609
		10	微生态制剂	2610
		11	肛肠科用药	2611
		99	其他消化系统用药	2699
27	泌尿系统用药物	01	利尿药	2701
		02	脱水药	2702
		03	尿崩症用药	2703
		04	透析用药	2704
		05	前列腺疾病用药物及勃起功能障碍治疗药物	2705
		99	其他泌尿系统用药	2799

大类码	大类	小类码	小类	代码
28	血液系统用药物	01	抗贫血药	2801
		02	促凝血药	2802
		03	抗凝血药	2803
		04	血浆及血容量扩充剂	2804
		05	促白细胞增生药	2805
		06	促血小板增生药	2806
		07	抗血小板聚集药	2807
		99	其他血液系统用药	2899
29	专科用药物	01	外科用药	2901
		02	皮肤科用药	2902
		03	眼科用药	2903
		04	耳鼻喉科用药	2904
		05	口腔科用药	2905
		06	妇产科用药	2906
		99	其他专科用药	2999
30	计划生育用药	01	避孕药	3001
		99	其他计划生育用药	3099
71	解毒药	01	氰化物中毒解毒药	7101
		02	有机磷酸酯类中毒解毒药	7102
		03	亚硝酸盐中毒解毒药	7103
		04	阿片类中毒解毒药	7104
		05	鼠药解毒药	7105
		06	金属中毒解毒药	7106
		99	其他解毒药	7199
72	诊断用药物	01	造影剂	7201
		02	器官功能检查剂	7202
		99	其他诊断用药	7299

大类码	大类	小类码	小类	代码
80	特殊管理药物	01	麻醉药品	8001
		02	第一类精神药品	8002
		03	第二类精神药品	8003
		04	医疗用毒性药品	8004
		05	放射性药品	8005
		99	其他特管药品	8099
90	制剂辅料	01	制剂稳定性辅料	9001
		02	固体制剂辅料	9002
		03	半固体制剂辅料	9003
		04	液体制剂辅料	9004
		99	其他制剂辅料	9099
99	其他化学药物	01	三防特殊用药	9901
		02	卫生防疫用药	9902
		99	其他化学药	9999

8.2 生物制品药理分类与代码

附表 4-3　生物制品药理分类与代码

大类码	大类	小类码	小类	代码
01	治疗用	01	抗体类	0101
		02	血液制品类	0102
		03	抗毒素及免疫血清类	0103
		04	细胞因子类	0104
		05	激素、酶和多肽类	0105
		06	基因和细胞治疗类	0106
		07	微生态类	0107
		08	变态反应原类	0108
		99	其他	0199

大类码	大类	小类码	小类	代码
02	预防用	01	疫苗类	0201
		02	抗毒素及免疫血清类	0202
		03	血液制品类	0203
		99	其他	0299
03	体内诊断用	01	结核分枝杆菌类	0301
		02	其他细菌类	0302
		99	其他	0399
99	其他	99	其他生物制品	9999

8.3 中成药功效分类与代码

附表 4-4　中成药功效分类与代码

大类码	大类	小类码	小类	代码
01	解表剂	01	辛温解表	0101
		02	辛凉解表	0102
		03	扶正解表	0103
		99	其他解表剂	0199
02	泻下剂	01	寒下	0201
		02	温下	0202
		03	润下	0203
		04	攻补兼施	0204
		05	逐水	0205
		99	其他泻下剂	0299
03	和解剂	01	和解少阳	0301
		02	调和肝脾	0302
		03	调和胃肠	0303
		04	表里双解	0304
		99	其他和解剂	0399

续表

大类码	大类	小类码	小类	代码
04	清热剂	01	清热泻火	0401
		02	清热凉血	0402
		03	清热解毒	0403
		04	清热生津	0404
		05	清脏腑热	0405
		06	祛暑剂	0406
		07	清散虚热	0407
		99	其他清热剂	0499
05	温里剂	01	温中祛寒	0501
		02	回阳救逆	0502
		03	温经散寒	0503
		99	其他温里药	0599
06	补益剂	01	补气	0601
		02	补血	0602
		03	气血双补	0603
		04	补阴	0604
		05	补阳	0605
		06	阴阳双补	0606
		07	补肝肾,强筋骨	0607
		99	其他补益剂	0699
07	固涩剂	01	固表止汗	0701
		02	涩肠固脱	0702
		03	固肾止遗	0703
		99	其他固涩剂	0799
08	安神剂	01	补养安神	0801
		02	重镇安神	0802
		99	其他安神药(含解表,清热祛风除痰镇惊;清热安神)	0899

续表

大类码	大类	小类码	小类	代码
09	开窍剂	01	凉开	0901
		02	温开	0902
		99	其他开窍剂	0999
10	理气剂	01	理气行滞	1001
		02	理气宽胸	1002
		03	理气舒肝	1003
		04	理气调中	1004
		99	其他理气剂	1099
11	理血剂	01	活血	1101
		02	止血	1102
		03	活血养血	1103
		99	其他理血剂	1199
12	疏风剂	01	疏散外风	1201
		02	平熄内风	1202
		99	其他疏风剂	1299
13	治燥剂	01	清宣润燥	1301
		02	滋阴润燥	1302
		99	其他治燥剂	1399
14	祛湿剂	01	化湿和胃	1401
		02	清热祛湿	1402
		03	利水渗湿化浊	1403
		04	温化水湿	1404
		05	祛湿化浊	1405
		06	祛风除湿	1406
		99	其他祛湿药	1499
15	祛痰剂	01	祛痰止咳	1501
		02	清热化痰	1502

续表

大类码	大类	小类码	小类	代码
		03	润燥化痰	1503
		04	温化寒（燥湿化）痰	1504
15	祛痰剂	05	化痰散结	1505
		06	补益止咳平喘	1506
		99	其他祛痰剂	1599
		01	解表消食	1601
16	消食剂	02	补益止泻（痢）	1602
		03	解痉止胃痛	1603
		99	其他消食剂	1699
		01	补益调经（止带）	2101
21	妇科用药	02	补益安胎	2102
		03	治产后病	2103
		99	其他妇科用药	2199
		01	咽喉病	2201
		02	口腔、牙病	2202
22	五官用药	03	眼病	2203
		04	鼻病	2204
		05	耳病	2205
		99	其他五官用药	2299
		01	健脾驱（杀）虫	2301
23	驱虫剂	02	清热燥湿（杀虫）止痒	2302
		03	祛风除湿（杀虫）止痒	2303
		99	其他驱虫剂	2399
24	涌吐药	01	涌吐药	2401
		99	其他涌吐药	2499
27	外用药	01	凉血止血治疡	2701
		02	治痔疮剂	2702

409

续表

大类码	大类	小类码	小类	代码
27	外用药	03	烧烫冻伤	2703
		99	其他外用药	2799
60	民族药	01	藏药	6001
		02	蒙药	6002
		03	苗药	6003
		04	维药	6004
		05	傣药	6005
		06	壮药	6006
		99	其他民族药	6099
99	其他功用	99	其他功用	9999

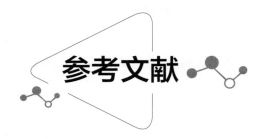

参考文献

[1]甘藏春.贯彻落实新《中华人民共和国标准化法》在全国标准化工作会议上的讲话(摘要)[J].中国标准化,2018(03):12.

[2]李玉恩.术语与术语标准化[J].术语标准化与信息技术,2005(03):12-13.

[3]孟群,胡建平,汤学军,等.电子健康档案标准符合性测试研究[J].中国卫生信息管理杂志,2013(1):31-34.

[4]李岳峰,胡建平,吴士勇.国家医疗健康信息互联互通标准与测评体系建设[J].中国卫生信息管理杂志,2023,20(1):7-12.

[5]胡建平,张晓祥,庹兵兵,等.中文医学术语标准体系构建研究[J].中国卫生信息管理杂志,2023,20(1):13-18.

[6]董方杰,胡建平,吴士勇.我国卫生健康信息互联互通2.0技术特征研究[J].中国卫生信息管理杂志,2023,20(1):1-6.

[7]王霞,胡建平,董方杰,等.我国卫生健康信息团体标准化工作实践与发展对策[J].中国卫生信息管理杂志,2023,20(1):31-35.

[8]李岳峰,胡建平,张晓祥,等.中文医学术语标准开发管理体系框架研究[J].中国卫生信息管理杂志,2022,19(1):69-73.

[9]屈晓晖,胡建平,李岳峰,等.医学相关术语系统协作开发工具研究及思考[J].中国卫生信息管理杂志,2022,19(2):233-237.

[10]张黎黎,胡建平,徐勇勇.临床数据传输数据组和数据元标准的研究[J].中国卫生信息管理杂志,2019,16(1):77-83.

[11]刘辉,张燕舞,高妍,等.我国护理术语标准化问题分析及发展策略[J].中国护理管理,2014,14(05):556-560.

[12]贾李蓉,李海燕,王芳.术语,其他语言与内容资源技术委员会(ISO/TC37)标准研究现状[J].中国中医药图书情报杂志,2013(4):1-3.

[13]郭玉峰,刘保延,崔蒙,等.SNOMED CT内容简介[J].中国中医药信息杂志,2006,13(7):100-102.

[14]董燕,崔蒙,贾李蓉.SNOMED CT 层次结构与标识符[J].中国数字医学,2012,7(2):68-72.

[15]胡德华,方平.一体化医学语言系统(UMLS)及其对我国情报检索语言的启示[J].情报学报,2000(02):158-163.

[16]张晓梅,李丹亚,胡铁军.一体化医学语言系统与本体论研究[J].医学信息学杂志,2006(02):89-92.

[17]李丹亚,胡铁军,李军莲,等.中文一体化医学语言系统的构建与应用[J].情报杂志,2011,30(02):147-151.

[18]张林,赵英杰,陈兴.观测指标标识符逻辑命名与编码系统(LOINC)数据库介绍[J].河北省科学院学报,2004(04):66-68.

[19]黄文瑶,熊礼宽.检验项目系统化分类与数字化编码[J].国际检验医学杂志,2013,34(01):121-123.

[20]侯丽,李芳.RxNorm 的词表结构及应用领域[J].中华医学图书情报杂志,2013,22(08):1-5.

[21]李芳,陈颖,侯丽,等.RxNorm 多词表语义互操作机制研究[J].数字图书馆论坛,2012(12):146-152.

[22]李宁,蒋刚,何越美.NANDA 的护理诊断最新分类结构[J].护理研究,2001(03):127-130.

[23]杨桂芝,曾海金.护理诊断最新分类动态和趋势[J].卫生职业教育,2003(12):110-111.

[24]蒋侠.NANDA-NOC-NIC 链接的研究和临床应用进展[J].当代护士,2016(07):3-7.

[25]彭建祥,温贤秀.护理措施分类系统的研究与实现[J].实用医院临床杂志,2010,7(04):97-98.

[26]袁剑云,李庆功.护理诊断与护理实务分类系统最新进展和趋势[J].中华护理杂志,2000(07):47-49.

[27]阳红,查红裴,柯平.ICD-10 的主要特点及运用方法简介[J].成都军区医院学报,2003(06):52-53.

[28]李丹亚,胡铁军,诸文雁,等.中文医学主题词表检索系统[J].中华医学图书馆杂志,2001(04):1-2.

[29]严青利,张勇.医学主题词表(MeSH)评述[J].情报杂志,2001(08):64-66.

[30]范为宇,苏大明,胡艳敏,等.有关中英文版中医药学主题词表的研究[J].医学信息学杂志,2007(04):411-413.

[31]朱建平.浅议中医药学名词术语的规范与审定[J].中医杂志,2003(04):247-249.

[32]谢竹藩,廖家祯,刘干中,等.评《中医药学名词》中的对应英文名词[J].中国中西医结合杂志,2006(02):169-172.

[33]沈绍武,田辉,邵企红,等.国家标准中医病证分类与代码简介[J].中华医院管理杂志,

1999（05）：58-60.

[34]邓运起.《中医病症分类与代码》在临床的应用[J].中国病案,2005,6（10）：31-32.

[35]方青.基于本体论的中医药一体化语言系统[D].杭州：浙江大学,2004.

[36]刘炜,林文娟.意合形合视角下中西医学术语对比分析[J].医学与哲学（A）,2015,36
（07）：85-88.

[37]中华人民共和国国务院."十二五"期间深化医药卫生体制改革规划暨实施方案[J].中
国卫生信息管理杂志,2012（2）：5-13.

[38]中华人民共和国国务院办公厅.全国医疗卫生服务体系规划纲要（2015—2020年）[J].
中国实用乡村医生杂志,2015（9）：1-11.

[39]国务院办公厅.国务院办公厅关于促进"互联网+医疗健康"发展的意见（国办发
〔2018〕26号）政府信息公开专栏[EB/OL].（2018-4-28）[2023-3-22].http://www.gov.cn/
zhengce/content/2018-04/28/content_5286645.htm.

[40]孙木,周颖明,陈尔真,等.CCHI与ICD-9-CM-3结合建立手术分级评价体系[J].中国
卫生质量管理,2017,24（03）：40-42.

[41]李斌,胡燕生.手术、操作分级管理中的名称与ICD-9-CM-3编码[J].中国病案,2007
（12）：32-33.

[42]何达埙.美国医学院图书馆的发展及其现状[J].医学信息学杂志,1984（04）：45-49.

[43]钟伶,林丹红,林晓华.临床医学系统术语SNOMED CT的特点及其应用[J].中华医学
图书情报杂志,2007（02）：58-60.

[44]叶其松.术语学核心术语研究[D].哈尔滨：黑龙江大学,2010.

[45]王丽伟,王伟,高玉堂,等.领域本体映射的语义互联方法研究：以药物本体为例[J].图
书情报工作,2013,57（17）：21-25.

[46]王喜荣.中医药一体化语言系统[D].广州：广州中医药大学,2011.

[47]任慧玲,胡德华."NLM2006—2016年长期规划"分析及其启示[J].图书馆工作与研究,
2011（06）：99-103.

[48]程艾军.《医学主题词表》（MeSH）及其在医学文献检索中的应用[J].首都医科大学学
报（社科版）,2008（03）：73-75.

[49]彭莉,储戟农,范为宇,等.MeSH词表的管理[J].国际中医中药杂志,2013,35（12）：
1107-1109.

[50]唐小利,孙涛涛,李越.NLM发展战略规划对我国医学图书馆发展的启示[J].医学信息
学杂志,2012,33（05）：63-66.

[51]白海燕,王莉,梁冰.UMLS及其在智能检索中的应用[J].现代图书情报技术,2012（04）：
1-9.

[52]郭玉峰,谢琪,周霞继,等.构建中医临床术语标准真实世界规范化应用技术体系的思
考[J].中医杂志,2015,56（7）：557-561.

[53]阮彤,王昊奋.基于本体的医疗健康语义知识库构建[J].中国信息界（e医疗）,2014

（06）:50-51.

[54]董燕.基于本体的中医临床术语体系构建研究[D].北京:中国中医科学院,2016.

[55]付强.基于主题词表的医学领域本体的构建研究[D].长春:吉林大学,2011.

[56]陈永莉,洪漪.检索语言在医学信息管理与检索中的应用综述[J].图书情报知识,2015（03）:72-79.

[57]米杨,曹锦丹.利用UMLS语义网络构建医学文献本体的实证探索[J].图书馆学研究,2012（07）:55-60.

[58]崔佳伟,吴思竹,邬金鸣,等.美国国立医学图书馆2017—2027年发展战略规划分析与探讨[J].医学信息学杂志,2019,40（03）:75-81.

[59]钱庆,吴思竹.美国国立医学图书馆医学术语标准建设及启示[J].中国数字医学,2014,9（01）:15-18.

[60]谢雪娇,张黎黎,奈存剑,等.国外医学术语标准开发方法及对我国的启示[J].中华医学图书情报杂志,2019,28（11）:16-21.

[61]朱彦,贾李蓉,高博,等.中医临床术语系统v2.0设计与构建[J].中国中医药图书情报杂志,2018,42（03）:10-15.

[62]王一杨.医学领域本体管理方法及应用系统[D].北京:清华大学,2014.

[63]李丹亚,李军莲,李晓瑛,等.医学知识组织体系发展现状及研究重点[J].数字图书馆论坛,2012（12）:13-21.

[64]董方杰,李岳峰,杨龙频,等.我国卫生健康信息标准工作进展与展望[J].中国卫生信息管理杂志,2019,16（04）:400-405.

[65]乔幸潮,陈超,李宗友,等.RxNorm,WHO Drug,SNOMED CT三大药物术语集简介及比较研究[J].中国药房,2019,30（10）:1297-1301.

[66]中华人民共和国国家卫生和计划生育委员会.疾病分类与代码:GB/T 14396—2016［S］.北京:中国标准出版社,2016.

[67]佚名.国家卫生健康委提出"全民健康信息标准化体系建设的意见",明确未来工作重点[J].中国数字医学,2020,15（10）:8.

[68]GALINSKI C. Infoterm,Secretary of ISO/ TC 37 Standards for global Semantic interoperability［J］. China Standardization,2007（01）:8-17.

[69]BHATTACHARYYA S B. SNOMED CT History and IHTSDO［M］//BHATTACHARYYA S B. Introduction to SNOMED CT. Singapore:Springer Singapore,2016:19-23.

[70]GIANNANGELO K,MILLAR J. Mapping SNOMED CT to ICD-10［J］. Stud Health Technol Inform,2012（180）:83-87.

[71]CEUSTERS W,SMITH B,KUMAR A,et al. Ontology-based error detection in SNOMED-CT［J］. Stud Health Technol Inform,2004,107（Pt 1）:482-486.

[72]DONNELLY K. SNOMED CT:The advanced terminology and coding system for eHealth［J］. Studies in health technology and informatics,2006（121）:279-290.

［73］NADKARNI P,CHEN R,BRANDT C. UMLS concept indexing for production databases:a feasibility study［J］. J Am Med Inform Assoc,2001,8（1）:80-91.

［74］HE S,NACHIMUTHU S K,SHAKIB S C,et al. Collaborative authoring of biomedical terminologies using a semantic Wiki［J］. AMIA Annu Symp Proc,2009（2009）:234-238.

［75］ROSPOCHER M,TUDORACHE T,MUSEN M A. Investigating Collaboration Dynamics in Different Ontology Development Environments,Cham,2014［C］. Springer International Publishing,2014.

［76］TUDORACHE T,NYULAS C,NOY N,et al. Using Semantic Web in ICD-11:Three Years Down the Road:International Workshop on the Semantic Web［C］. Springer,Berlin,Heidelberg, 2013.

［77］TUDORACHE T,NYULAS C,NOY N F,et al. WebProtégé :A collaborative ontology editor and knowledge acquisition tool for the Web［J］. Semantic web,2013（41）:89-99.

［78］TUDORACHE T,FALCONER S,NOY N F,et al. Ontology Development for the Masses: Creating ICD-11 in WebProtégé ,Berlin,Heidelberg,2010［C］. Springer,Berlin,Heidelberg, 2010.

［79］HARDIKER N R,RECTOR A L. Structural validation of nursing terminologies［J］. Journal of The American Medical Informatics Association,2001,8（3）:212-221.

［80］HARDIKER N R,HOY D,CASEY A. Standards for nursing terminology［J］. J Am Med Inform Assoc,2000,7（6）:523-528.

［81］FALCONER S,TUDORACHE T,NOY N F. An analysis of collaborative patterns in large-scale ontology development projects:Proceedings of the sixth international conference on Knowledge capture,Banff,Alberta,Canada,2011［C］. Association for Computing Machinery, 2010.

［82］DI FRANCESCOMARINO C,GHIDINI C,ROSPOCHER M. Evaluating Wiki-Enhanced Ontology Authoring,Berlin,Heidelberg［C］. Springer Berlin Heidelberg,2012.

［83］WASSERMAN H,WANG J. An applied evaluation of SNOMED CT as a clinical vocabulary for the computerized diagnosis and problem list［J］. AMIA Annu Symp Proc,2003（2003）:699-703.

［84］LOINC and Health Data Standards Team Of Regenstrief Institute. Logical Observation IDentifiers Names and Codes（LOINC）［EB/OL］. ［2023-03-22］. https://loinc.org/.

［85］SNOMED International. SNOMED CT［EB/OL］. ［2023-03-22］. http://www.ihtsdo.org/snomed-ct/.

［86］National Library of Medicine. RxNorm［EB/OL］. ［2023-03-22］. https://www.nlm.nih.gov/research/umls/rxnorm/index.html.

［87］National Library of Medicine. Unified Medical Language System（UMLS）［EB/OL］. ［2023-03-22］. https://www.nlm.nih.gov/research/umls/index.html.

［88］National Library of Medicine. Medical Subject Headings（MeSH）［EB/OL］. ［2023-03-22］.

https://www.nlm.nih.gov/mesh/meshhome.html.

[89]MAMOU M,RECTOR A,SCHULZ S,et al. ICD-11(JLMMS)and SCT Inter-Operation[J]. Stud Health Technol Inform,2016(223):267-272.

[90]ORTELLI T A. The National Library of Medicine[J]. AJN The American Journal of Nursing, 2019,119(7):53-54.

[91]BODENREIDER O. Issues in mapping LOINC laboratory tests to SNOMED CT[J]. AMIA Annu Symp Proc,2008(2008):51-55.

[92]MCDONALD C J,HUFF S M,SUICO J G,et al. LOINC,a universal standard for identifying laboratory observations:a 5-year update[J]. Clin Chem,2003,49(4):624-633.

[93]KHAN A N,GRIFFITH S P,MOORE C,et al. Standardizing laboratory data by mapping to LOINC[J]. J Am Med Inform Assoc,2006,13(3):353-355.

[94]LIU S,MA W,MOORE R,et al. RxNorm:prescription for electronic drug information exchange [J]. IT Professional,2005,7(5):17-23.

[95]NELSON S J,ZENG K,KILBOURNE J,et al. Normalized names for clinical drugs:RxNorm at 6 years[J]. J Am Med Inform Assoc,2011,18(4):441-448.

[96]LUNNEY M. Helping nurses use NANDA,NOC,and NIC:novice to expert[J]. J Nurs Adm, 2006,36(3):118-125.

[97]BOUZA C,LOPEZ-CUADRADO T,AMATE-BLANCO J M. Use of explicit ICD9-CM codes to identify adult severe sepsis:impacts on epidemiological estimates[J]. Crit Care,2016,20(1): 313.

[98]MANCHIKANTI L,FALCO F J,HIRSCH J A. Ready or not! Here comes ICD-10[J]. J Neurointerv Surg,2013,5(1):86-91.

[99]SWAILS W S,SAMOUR P Q,BABINEAU T J,et al. A proposed revision of current ICD-9-CM malnutrition code definitions[J]. J Am Diet Assoc,1996,96(4):370-373.

[100]CIMINO J J,JOHNSON S B,PENG P,et al. From ICD9-CM to MeSH using the UMLS:a how-to guide[J]. Proc Annu Symp Comput Appl Med Care,1993(1993):730-734.

[101]RICHWINE P W. A study of MeSH and UMLS for subject searching in an online catalog[J]. Bulletin of the Medical Library Association,1993,81(2):229-233.